F A M I L Y D O C T O R

中国家庭医生手册（下）

白宏波 编著

化学工业出版社
·北 京·

目录

目录

目录

目录

目录

第六章

疾病介绍

第一节　常见成人疾病

◎心血管内科

▲动脉硬化

【疾病简介】动脉硬化是动脉的一种非炎症性病变，是动脉管壁增厚、变硬、失去弹性和管腔狭小的退行性和增生性病变的总称。它包括动脉粥样硬化、小动脉硬化（末梢动脉硬化）和动脉中层硬化。动脉粥样硬化是动脉硬化中常见的类型，为心肌梗死和脑梗死的主要病因。动脉硬化可发生在身体任何部位，但不均衡，多发生在血管分岔、弯曲等血流不流畅部位。动脉粥样硬化常发生在大动脉、冠状动脉和脑动脉。小动脉硬化多发生在脑部和肾脏。动脉中层硬化主要发生在髂骨动脉或髋动脉等四肢的动脉。危害大的是脑动脉、颈动脉、冠状动脉、肾动脉和大腿动脉硬化。

【常见症状】动脉硬化的症状主要取决于血管病变的位置及造成的缺血程度。动脉硬化早期常无症状，随硬化程度加深，脑动脉的硬化可在过劳、兴奋、压力大时出现头晕、头痛、恶心，严重者出现脑卒中。冠状动脉的硬化可引起胸痛、心梗、心衰、心律不齐。肾脏动脉硬化可使肾脏逐渐变小，引起尿毒症。下肢的动脉硬化可引起间歇性跛行。

【发病原因】引起动脉硬化的最主要的原因是高血压、高脂血症、抽烟三大危险因子促成的胆固醇在血管壁沉积。肥胖、糖尿病、运动不足、紧张状态、高龄、家族病史、脾气暴躁等也是重要因素。动脉硬化是随着年龄增长而出现的血管疾病，通常是在青少年时期发生，至中老年时期加重、发病。近年来随着生活方式改变，发病率逐年增加且呈年轻化趋势。

【治疗方法】改善生活方式是控制和延缓动脉硬化的基础，戒烟、限酒、规律适当的运动，减少饱和脂肪和反式脂肪（主要存在于红肉、快餐食品、含脂乳制品和人造奶油中）摄入，睡眠充足。应主要从大豆及其制品、鱼类或瘦肉中补充蛋白质，多吃小麦胚芽及其油类、菠菜等食物。

1. 西医

（1）药物治疗，主要使用扩张血管、调节血脂、抗凝和溶解血栓等药物进行相应治疗。

（2）除了以上方法外，也可采用介入治疗等外科手术，恢复动脉供血。

2. 中医

中医认为肝脾虚弱受损必然出现血脂异常，血流缓慢，血液黏稠，粥样硬化。

扶正化瘀是中医治疗大法和基本原则。扶正的中药有虫草、绞股蓝等，化瘀的有丹

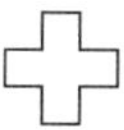

参、桃仁等。同时可以考虑应用软坚散结的药物，如鳖甲。血脂康、脂必妥等也有一定的调脂作用。

【预防与康复】

（1）改善生活方式既是治疗动脉硬化的一般治疗方法，也是预防动脉硬化的重要内容。

（2）积极治疗与本病有关的疾病，如高血压、高脂血症、痛风、糖尿病、肝病、肾病综合征和有关的内分泌病等。

（3）注意动脉硬化的危险信号　在动脉硬化发展的早期，由于病变轻微或在临床上无任何的不适症状，极易削弱防范意识，隐匿病情。实际上，我们的动脉在青少年时期即开始硬化。冠状动脉在十几岁以后，脑动脉在二十多岁后，大动脉在 60 岁以前，就开始逐渐硬化，并随年龄增加而加深。一旦血液黏稠成为粥状，则很难恢复，并会在四十几岁开始引起各种疾病。

早期的动脉硬化患者会有以下不同的症状，如心悸、心慌、胸痛、胸闷、头痛、头晕、四肢凉麻、四肢酸懒、跛行、视力降低、记忆力下降、失眠、多梦等，这些都是动脉硬化的早期危险信号。应争取做到早发现、早预防、早治疗。

▲冠心病

【疾病简介】冠状动脉是供给心脏血液的动脉，如同一顶王冠，位于心脏的头顶部。

冠心病是指冠状动脉因各种原因导致冠状动脉狭窄或阻塞、供血供氧不足而引起的心肌机能障碍和（或）器质性病变，分为慢性冠脉病（包括慢性稳定型心绞痛、无症状性心肌缺血、冠脉正常心绞痛及缺血性心肌病）和急性冠脉综合征（包括不稳定型心绞痛和急性心肌梗死）。

冠心病具有明显的年龄和性别特点。冠心病起病于 20 岁以后，发病率和死亡率随着年龄的增长而增加。男性发病年龄比女性提早十年。50 ～ 55 岁之前，女性由于有雌激素的保护，冠心病发病率显著低于男性。绝经后的女性发病率开始上升，而且 55 岁后，男性患者死亡率下降，女性患者死亡率上升。70 岁以后，女性患者死亡率超过男性。

【常见症状】由于冠状动脉狭窄的支数和程度的不同，其临床症状也有不同。

临床常见的冠心病是慢性稳定型心绞痛、不稳定型心绞痛和急性心肌梗死。这三种疾病在本书相关部分设有专题，此处仅作简要介绍。

1. 稳定型心绞痛

发作性胸痛，心前区不适是主要症状。胸痛为一种发紧或沉重感，如压迫憋闷，窒息紧缩或烧灼感，而不是针刺、触电或刀割样、尖锐性胸痛。疼痛可放射至左肩、左臂内侧，疼痛常发生在体力活动或情绪激动时，且持续时间在数分钟至 30 分钟之间，含服硝酸甘油后数分钟内症状缓解。

2. 不稳定型心绞痛

其胸部不适、疼痛症状与稳定型心绞痛类似，但发作更频繁、持续时间长，休息或轻体力活动时也会发作，含服硝酸甘油后缓解效果差。

3. 急性心肌梗死

胸痛部位和感觉与心绞痛类似，但程度重，持续时间可达数小时或更长，含服硝酸甘油后症状不能缓解。可出现烦躁、出汗、恐惧或濒死感，呕吐、心律失常甚至休克。

部分患者会出现不典型症状，如左侧牙痛、左侧头痛等，易导致延误诊治，需高度警惕。

【发病原因】绝大多数冠心病都是由冠状动脉粥样硬化引起。随年龄增长血管逐渐老化与硬化是基本因素，但高脂血症、高血压、肥胖、糖尿病等疾病和吸烟、大量饮酒、缺乏运动等不良生活习惯，加速了冠状动脉硬化的形成。

少数冠心病由自身或药物引起的血管痉挛导致。还有极少数的冠心病因血管先天缺陷、严重感染（如川崎病、牙周病）、系统性红斑狼疮、外伤、放射治疗等引起。

有近亲属在 50 ～ 55 岁之前患上冠心病者其患病风险增加。

【治疗方法】冠心病的治疗目的是减轻心脏负荷、改善冠状动脉血流状况和减缓或逆转动脉粥样硬化斑块发展。

以药物治疗为主。必要时进行在冠状动脉内放入支架的介入治疗，严重者可考虑进行外科搭桥手术。

【预防与康复】注意对冠心病危险因素的控制。

▲高血压

【疾病简介】高血压是指以动脉血压增高为主要特征的临床综合征。高血压的诊断标准是：在未服用药物的情况下，非同日 3 次测量血压，收缩压（高压）≥ 140mmHg 和 / 或舒张压（低压）≥ 90mmHg。血压会随某些因素保持合理波动。通常成人较婴儿和儿童的血压值高；老年人较成年人血压值高；冬季血压值较夏季高；一天之内早晨 6 ～ 8 点和下午 4 ～ 6 点也是两个血压高峰。另外，血压值还存在性别、地区、个体差异，如女性在更年期前血压值通常低于男性，更年期后迅速升高，甚至高于男性。高纬度、高海拔、寒冷地区人群血压值高于低纬度、低海拔、温暖地区人群。

持续或严重高血压会对心、脑、肾、眼等所谓靶器官造成损害，也是导致脑卒中、心力衰竭、心肌梗死、动脉瘤、肾衰竭、视网膜损害等多种疾病的重要因素。近年来，高血压年轻化趋势明显，年轻性的高血压由于比年长者发展迅速，其发生严重并发症的危险性更高。

血压按如下标准进行分类和分级：正

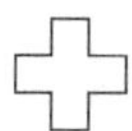

常血压，收缩压 < 120mmHg，舒张压 < 80mmHg；正常高值，收缩压 120 ～ 139mmHg 和 / 或舒张压 80 ～ 89mmHg；高血压 1 级，收缩压 140 ～ 159mmHg 和 / 或舒张压 90 ～ 99mmHg；高血压 2 级，收缩压 160 ～ 179mmHg 和 / 或舒张压 100 ～ 109mmHg；高血压 3 级，收缩压≥ 180mmHg 和 / 或舒张压≥ 110mmHg；单纯性收缩期高血压，收缩压≥ 140mmHg 和舒张压 < 90mmHg。

高血压按发病原因分为原发性和继发性两大类。按起病缓急和病程进展，可分为缓进型和急进型两种。大多数患者属于原发性和缓进型高血压。

【常见症状】

1. 缓进型高血压

起病缓慢（通常会有 10 年以上历史），早期常无自觉症状，逐渐出现头痛、头晕、头胀、耳鸣、心悸、肩酸、乏力、失眠、注意力不集中、夜尿、多尿、眼底易出血等症状。这些症状初始仅在精神紧张、情绪激动、劳累后出现，随病情发展，血压由暂时性升高转为持续性升高，症状也持续存在。

2. 急进型高血压

可由缓进型突然转变而来，也可突然起病。急性高血压可发生在任何年龄，但以 30 ～ 40 岁为最多见。血压明显升高，舒张压多在 130mmHg 以上，有乏力、口渴、多尿、严重头痛、呕吐、视力迅速减退、眼底视网膜出血及渗出，严重时可出现神志不清、抽搐等症状，常并发脑卒中、心肌梗死等疾病。

继发性高血压除上述高血压症状外还伴有原发病症状。

【发病原因】

（1）原发性高血压病因不明，与发病有关的因素有如下几点。

① 遗传：大约半数原发性高血压患者有家族史。

② 生活习惯：摄入食盐过多、大量饮酒、吸烟者高血压发病率高。

③ 年龄：发病率有随年龄增长而增高的趋势，40 岁以上者发病率高。

④ 环境与职业：有噪声的工作环境、过度紧张的脑力劳动均易发生高血压，城市中的高血压发病率高于农村。

（2）继发性高血压的原因是由于某些疾病。最常见的基础病是肾脏及肾上腺疾病，以及睡眠呼吸暂停、低通气综合征、妊娠、肥胖、糖尿病等。

【治疗方法】

1. 非药物治疗

通过改变生活方式，进行非药物治疗，对控制和改善高血压具有重要的、基础性作用。

（1）控制体重。体重指数（BMI）应控制在 24 以下。腰围：男性应小于 90 厘米，女性应小于 85 厘米。肥胖的人只要减肥，大多能使血压下降。

（2）合理膳食。调整饮食结构，减少热量摄入，限制高脂肪食物进食量，增加蔬菜水果进食量。

（3）减少钠盐摄入量。每日钠盐摄入量，应不超过 6 克。这里的 6 克不仅指食盐，还包括味精、酱油等含盐调料和食品中的盐分。我们可以参考一啤酒瓶盖的盐量大概是 2 克的办法控盐，还可以采用在原来用盐量的基础上减少 1/3 ～ 1/2 的办法控盐。

（4）禁烟限酒。吸烟和过量饮酒都是导致血压上升的重要因素。禁烟不只是主动戒烟，也应避免被动吸烟。如果饮酒，摄入量应严格控制。每天饮酒量，控制在白酒小于 20 ～ 50 毫升，葡萄酒小于 100 毫升，啤酒小于 300 毫升水平。

（5）适当运动。根据年龄及身体状况选择合适的有氧运动，尽量不做憋气或爆发力运动，以免发生意外。运动量应掌握在运动后的脉搏数每分钟不超过 120 次，自我感觉神清气爽；每周运动 3 ～ 5 次，每次 30 分钟。

（6）充足睡眠和缓解精神压力。缺乏睡眠和精神压力大时，交感神经受到刺激，会导致血压上升。因此应保证每天 7 小时左右的充足睡眠，并及时释放压力。

2. 药物治疗

按照小剂量逐渐加量、优先选择长效制剂、联合用药和个性化原则使用降压药。用药后需在一个月内将血压降至正常水平，即 <60 岁成人控制在 <140/90mmHg 以下。有血中同型半胱氨酸增高者，可增加患心脑血管病、糖尿病风险和引起新生儿缺陷和习惯性流产，应同时服用叶酸。

3. 继发性高血压应同时治疗原发疾病。

4. 中医疗法

（1）静坐、每日按摩头部及足底等对于高血压有缓解作用。

（2）高血压茶疗法：高血压是中老年人的一种常见病，患者除了应坚持药物治疗外，经常用中药泡茶饮用也能起到很好的辅助治疗作用。

① 杜仲降压茶：杜仲具有良好的降血压、降血脂、抵消药物副作用、提高机体免疫力、防止肌肉骨骼老化等作用。杜仲茶在舒张血管的同时还可以改善血管的弹性，使硬化的血管恢复原有的弹性，从而恢复血压的自我调节机制，达到降低血压的目的。

② 罗布麻茶：罗布麻茶的降压原理是通过罗布麻中的天然有效成分，来提高心脏和血管的功能，降低血脂，提高血压的抗氧化能力从而达到降血压的目的。

③ 菊花茶：所用的菊花应为甘菊，其味不苦，尤以苏杭一带所生的大白菊或小白菊为最佳。每次用 3 克左右泡茶饮用，每日三次。菊花加金银花、甘草同煎代茶饮用，有平肝明目、清热解毒之效，对高血压、动脉硬化患者有显著疗效。

④ 山楂茶：山楂所含的成分可以助消化、

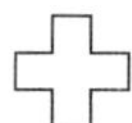

扩张血管、降低血糖、降低血压。同时经常饮用山楂茶，对于治疗高血压具有明显的辅助疗效。其饮用方法为，每天数次用鲜嫩山楂果 1 ～ 3 枚泡茶饮用。

【预防与康复】前面提到的非药物治疗方法同样适用于高血压的预防。

（1）充分认识高血压的危害性，并了解高血压是身体异常的重要警示信号。由于大多数高血压起病隐匿，易被忽视，因此应定期测量血压。

（2）治疗高血压应坚持三心，即信心、决心、恒心，只有这样做才能防止或推迟机体重要脏器受到损害。

（3）定时服用降压药，自己不随意减量或停药。可在医生指导下根据病情变化给予调整，防止血压反跳。

（4）条件允许者，可自备血压计及学会自测血压，并做好记录，以备就诊时供医生参考。

（5）老年人降血压不能操之过急，血压以控制在收缩压 <140mmHg、舒张压 < 90mmHg 为宜，可减少心脑血管并发症的发生。

（6）老年人及服用去甲肾上腺素或神经末梢阻断药者应防止体位性低血压。

（7）避免以下误区

① 对有并发症时应将血压降得更低认识不足。普通高血压患者血压要低于 140/90mmHg；糖尿病、肾病、病情稳定的脑血管病和冠心病患者血压要低于 130/80mmHg；而上述病情严重的患者血压要低于 120/80mmHg。但血压也不能降得过低，以免引起脑血流灌注不足，增加脑缺血的风险。

② 对非药物疗法重视不够。

③ 血压降下来后不再用药。

④ 治病心切，喜欢作用快的降压药。

⑤ 不用药亦可降压。

⑥ 新药、贵药就是好药。

⑦ 忽视血压监测和记录。目前降压药种类很多，适合不同类型的高血压，因此，十分强调个性化用药。坚持每日或每周定期对血压的监测并记录，是个性化用药的重要基础，对用药一段时间后，血压未得到良好控制者，应及时调整用药种类或用药量、服用时间。

▲后天性心脏病

后天性心脏病是指出生后由于某种原因而导致的心脏疾病，主要有以下几种。

（1）风湿性心脏病：主要是在风湿热感染后，心脏瓣膜逐渐病变所导致的心脏异常。

（2）高血压性心脏病：动脉性高血压导致左心室肥大，肺动脉高压导致右心室肥大。

（3）冠状动脉心脏病：糖尿病、高血压、吸烟、缺乏运动等导致的冠状动脉硬化。

（4）肺性心脏病：因慢性支气管炎、

肺气肿等导致肺动脉高压症，使得右心室肥大或衰竭。

（5）病毒性心肌炎：因病毒感染引起心脏肌肉炎症，出现心力衰竭或心律不齐。

（6）特发性心肌症：新陈代谢或激素水平异常、酗酒、药物等原因引起的心肌肥厚扩张等变化。

（7）心脏肿瘤：大多为良性肿瘤，以黏液瘤最为常见。

（8）心包炎：由病原微生物直接侵犯心脏内膜而引起的心脏疾病。

▲家族性高胆固醇血症

【疾病简介】家族性高胆固醇血症是儿童期最常见的遗传性高脂血症，也是脂质代谢疾病中最严重的一种，可导致各种危及生命的心血管疾病并发症出现，是冠状动脉疾病的一种重要危险因素。

【常见症状】由于血液中低密度胆固醇过高，使胆固醇在身体其他组织沉着。沉积在肌腱者称肌腱黄色瘤，以跟腱和手部伸肌腱多见，为本病的特有表现。在肘部和膝下也易形成结节状黄色瘤；眼睑处可形成扁平状黄色瘤。随着年龄的增长，肌腱黄色瘤更常见。胆固醇在角膜浸润则形成角膜弓（由于脂质沉积而在角膜周缘形成的不透明白色环）。部分患者在 10 岁左右就出现冠心病的症状和体征。此外，患者常出现反复性的多关节炎和腱鞘炎，主要累及踝关节、膝关节、腕关节和近端指间关节，抗炎药物不能抑制。

【发病原因】本病属遗传性疾病，有家族性的特征，非遗传因素也对其有影响。

【治疗方法】

1. 饮食控制

每日食物中脂肪含量小于 30%，提高纤维素饮食，如水果、蔬菜占比。

2. 调脂药物

饮食控制治疗效果不理想，且儿童的低密度胆固醇超过 160 毫克 / 分升（正常 <110 毫克 / 分升）时，为降低心血管病风险，需使用降脂药物。

3. 分离术

用血液透析方法加速降低低密度胆固醇。

▲慢性低血压

【疾病简介】一般来说按常规测量法（在至少两次、非同日、静息状态下连续 3 次测量血压条件下测得的平均值）测得成人上肢动脉血压低于 90/60mmHg 时，可称为慢性低血压。慢性低血压可分为体质性、体位性和继发性三类。

【常见症状】头晕、头痛、无力、疲乏、心前区隐痛、蹲下起来后眼前发黑、血压偏低。

【发病原因】

（1）体质性低血压（原发性低血压）：

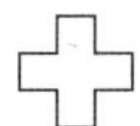

与遗传、体质瘦弱（多见于年轻女性）、职业（重体力劳动者和大运动量运动员）有关。

（2）体位性低血压：（患者从卧位到坐位或直立位时，或长时间站立时血压突然下降）调节血压的自主神经功能发生异常和服用降压药等。

（3）继发性低血压：既可由心肌梗死、心脏衰竭、急性出血等引起急性低血压，也可由甲状腺功能减退症、肾上腺皮质功能减退症、癌症、营养障碍等引起慢性低血压。

【治疗方法】

1. 西医

（1）体质性低血压者，若因遗传因素引起，本人无任何不适症状的一般不需要治疗，注意定期随访监测即可。若因体质瘦弱引起，可从以下几个方面进行综合性治疗。

① 饮食营养方面应给予高营养、易消化和富含维生素的饮食。

② 适当补充维生素 C、B 族维生素和烟酰胺（维生素 PP）等。适当饮用咖啡、可可和浓茶，有助于提高中枢神经系统的兴奋性，改善血管舒缩中枢功能，有利于提升血压和改善临床症状。此外，饮用蜂蜜或蜂王浆也有裨益。

③ 适当参加运动。

④ 对于上述治疗无效者，可咨询医生使用升压剂等药物。

（2）对继发性低血压病主要是针对原发病治疗。

（3）体位性低血压患者只需暂时躺下，安静休息即可恢复。

2. 中医

中医认为低血压主要是心脾阳虚，阳气不足，血行乏力所致。一般情况下可用肉桂、桂枝、甘草各 10 克，1 剂 / 日，水煎服或泡开水当茶饮。若伴睡眠欠佳者可加夜交藤 30 ～ 50 克。舌红少津咽干者加麦冬 15 克、五味子 10 克。此外，根据辨证施治，可辅以中成药如归脾丸、人参营养丸、金匮肾气丸、六味地黄丸等。

【预防与康复】

（1）晚上睡觉将头部垫高，可减轻低血压症状。

（2）早上起床时，应缓慢地改变体位，防止血压突然下降。起立时不能突然，要转身缓缓而起，肢体屈伸动作不要过猛过快，例如提起、举起重物或排便后起立动作都要慢些。

（3）每天用冷水擦身或干布擦身刺激血管增高血压。

（4）有下肢血管曲张的老人宜穿有弹性的袜子、紧身裤，以加强静脉回流。体格瘦小者应每天多喝水以便增加血容量。

（5）不要在闷热或缺氧的环境中站立过久，以减少发病。

▲心包炎

【疾病简介】心包为包裹心脏的双层富

有弹性的囊状组织，两层之间充满淋巴液，起着润滑作用。

心包炎就是心包因各种原因引起的炎症反应，可导致心包渗液、粘连、增厚、缩窄、钙化等病变。按病因分为感染性心包炎和非感染性心包炎；按病情进展分为急性心包炎和慢性心包炎两大类。临床常见的心包炎为急性心包炎和慢性缩窄性心包炎两种。

【常见症状】心包炎的特点是通常早期只会出现引起心包炎症的基础病症状，当病情进展到一定阶段才出现心包炎相应的症状。

（1）急性心包炎：常出现发烧和胸痛，并放射至颈、左肩和左臂，疼痛在平卧、吞咽、咳嗽、深呼吸时加重，当坐下或把上半身前倾时减轻。若病情进一步发展导致心包腔内积液激增，引起心包炎的最严重并发症——心包填塞（心脏压塞）时，由于心脏受压无法正常舒张出现呼吸困难、全身大汗、极度烦躁、面色苍白或发绀、神志不清等症状及休克或猝死。

（2）慢性缩窄性心包炎的主要症状是气短、咳嗽和乏力及腹腔积液和腿部水肿，没有疼痛。

【发病原因】病毒及细菌感染是心包炎，特别是急性心包炎的重要病因。结缔组织病、尿毒症、恶性肿瘤、甲减（甲状腺功能减退）、心肌梗死、风湿性关节炎、心脏手术、放射治疗等也是致病原因。一些慢性心包炎原因不明。

【治疗方法】

（1）急性心包炎：需住院治疗，使用消炎止痛药缓解症状，并根据病因进行相应治疗，形成心包积液者需要进行手术引流。

（2）慢性缩窄性心包炎：需卧床休息，低盐饮食和使用利尿剂缓解症状，病情严重者可考虑手术治疗。

▲心肌梗死

【疾病简介】心肌梗死，又称心梗，是由于突发的冠状动脉阻塞，导致血流大幅减少或完全中断，使部分心肌因严重的缺血、缺氧发生坏死的急性心血管病。多发于中年以上男性，患者多有冠心病史。心梗分为ST段抬高型和非ST段抬高型两种。

心梗危险性极高，死亡率超过30%。多数患者发病前都有先兆，死亡的患者中一半以上在这些前驱症状出现后3～4小时发生心梗，所以了解这些症状，并及时就医，对挽救生命十分重要。

【常见症状】

1. 先兆

发病前1～2日至1～2周有乏力、胸痛、气短、活动时心悸等症状，最常见的是原有心绞痛加重和新发生心绞痛。前者指原有的稳定型心绞痛转变成不稳定型心绞痛，出现心绞痛症状加重、发作时间延长，

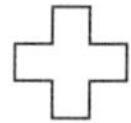

使用硝酸甘油效果变差等情况。后者指过去无心绞痛者，突然出现长时间心绞痛。许多不稳定型心绞痛在三个月内发展成心梗。

2. 症状

心梗常在安静、睡觉，特别是午夜和清晨时发生。大多会在胸部正中出现剧烈的疼痛，并放射至后背、下颌或左臂，也可出现在这些部位中的一个或多个，甚至腹部，而非出现在胸部，疼痛时间长，往往达数小时或更长。休息或服用硝酸甘油不能缓解。可出现头晕、晕厥、烦躁、出冷汗、恶心、恐惧或濒死感。

约三分之一的患者可无胸痛，而以心力衰竭或休克为首发症状，出现手脚冰冷、发绀、冒冷汗、心跳显著加快、血压急剧下降等症状，其中以女性、75 岁以上老人、糖尿病心衰患者、有脑卒中史者为多。许多老年人的典型症状为气短、发绀或恶心、呕吐、呃逆、上腹不适、疼痛等胃功能紊乱或顽固性牙痛。

约五分之一的患者可仅有轻微症状或无症状，仅能通过心电图进行识别。绝大多数患者可出现心律失常，严重者可导致猝死。部分患者可并发心力衰竭或休克。有些患者还会因心力衰竭出现呼吸困难、浮肿等症状。

【发病原因】 大多由冠状动脉硬化、不稳定粥样斑块破裂形成血栓，导致冠脉血管部分或完全阻塞引起。少数为心肌耗氧量剧烈增加、冠状动脉痉挛、先天畸形、炎症、冠状动脉口阻塞等所致。常见诱因为：清晨交感神经活动增加，心肌收缩力、冠状动脉张力、血压增高；暴饮暴食特别是进食大量脂肪后血脂、血液黏稠度增高；重体力活动、过分激动、寒冷刺激、血压剧升、便秘时用力大便等使心脏负荷明显加重；休克、脱水、出血、心律失常或手术使心脏血流量骤降等。

【治疗方法】

（1）应立即呼叫急救车，使患者保持安静、卧床，并嚼服阿司匹林（对阿司匹林过敏者用氯吡格雷或噻氯匹定代替），以减小血栓体积，提高存活率。

（2）视病情进行药物溶栓、直接冠状动脉介入治疗、冠状动脉搭桥、外科手术等治疗。

（3）心梗的救治须争分夺秒，尽早到达医院，明确诊断和开始溶栓治疗十分重要。因心梗类型不同，治疗方案也有所不同，有心脏疾病患者应携带原有心电图，以便医生更快确定心梗种类。

（4）心梗发生后的第一周属于高度危险期，必须避免任何体力活动、情绪激动、精神兴奋情形，以免增加心脏负荷。患者应绝对卧床 1 ～ 3 天。进食低盐、低脂、半流食。防止便秘。

（5）心梗后出现抑郁和焦虑者，需使用相应抗抑郁、抗焦虑药物，以免刺激心脏。

【预防与康复】

（1）绝对不搬抬过重的物品。搬抬重

物时必然弯腰屏气，这对呼吸、循环系统的影响与大便时用力屏气类似，是老年冠心病患者诱发心梗的常见原因。

（2）洗澡要特别注意。不要在饱餐或饥饿的情况下洗澡。水温最好与体温相当，水温太热可使皮肤血管明显扩张，大量血液流向体表，可造成心脑缺血。洗澡时间不宜过长，洗澡间闷热且不通风，在这样环境中人的代谢水平较高，极易缺氧、疲劳，老年冠心病患者更是如此。冠心病程度较严重的患者洗澡时，应在他人帮助下进行。

（3）气候变化时要当心。在严寒或强冷空气影响下，冠状动脉可发生痉挛并继发血栓而引起急性心肌梗死。气候急剧变化、气压低时，冠心病患者会感到明显的不适。持续低温、大风、阴雨是急性心肌梗死的诱因之一。所以每遇气候恶劣时，冠心病患者要注意保暖或适当加服硝酸甘油类扩冠药物进行保护。

（4）生活应有规律性，注意劳逸结合。保持良好的睡眠，生活上应采取平淡、从容的态度，避免情绪激动，工作上应保持乐观向上的态度。

（5）认识自我，量力而行，积极参加适合自己的文化娱乐活动，如练书法、学绘画、种花、养鸟、垂钓、听音乐等。只要出现疲劳感，冠心病患者都应该中止活动，立即休息。过度劳累使身心受到损害，心肌耗氧量增加，极易诱发心力衰竭。对老年患者来说，避免过度劳累，特别是精神疲劳尤其重要。

（6）可根据自身病情、体质等情况选择如气功、散步、慢跑、太极拳等舒缓运动。

（7）避免长时间阅读、写作、会晤和交谈等活动，这些活动不仅消耗体力，而且加重心脏负担，患者应控制活动的时间。

（8）先兆症状的出现可能为心肌梗死濒临的表现，应重视并及时而积极地治疗。

▲心绞痛

【疾病简介】心绞痛是心脏所承担的负荷和所需的氧气超过为心脏输送供应血液功能的冠状动脉的承担能力时，心肌因急剧的、暂时缺血、缺氧所引起的以发作性胸痛或胸部不适为主要表现的临床综合征。多见于老年、男性、缺乏运动者，但近年来，年轻化趋势明显。心绞痛可分为稳定型、不稳定型和变异型三大类。

稳定型心绞痛是指在一段时间内的心绞痛的发病相对稳定，均由运动、劳动量过大或应激状态（精神紧张、情绪激动等）诱发。

不稳定型心绞痛和变异型心绞痛的共同特点是心绞痛发作不稳定。自发性发作危险性大，持续时间长，易发展成心肌梗死，常需要紧急处理。

【常见症状】

1. 稳定型心绞痛

以发作性胸痛为主要表现。疼痛主要

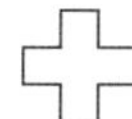

位于心前区，有手掌大小范围，非点状。疼痛常放射至左肩、左臂，可达无名指和小指，有时也可表现为颈、咽或下颌部不适。胸痛常为压迫、发闷或紧缩性，而非针刺样、触电样或刀割样等尖锐性。女性患者更多地会感觉胸部烧灼感或背部、肩部、手臂、下颌的压迫感。疼痛往往迫使患者立即停止原来的活动。重者还可有出汗症状。心绞痛发作常由体力劳动、情绪激动、精神紧张、饱食、寒冷、贫血或睡眠中噩梦等所激发，并发生在这些诱发因素当下，而非之后。心绞痛常在相当的活动量或相似的条件下发作。疼痛一般持续数分钟至十余分钟，最长不超过 30 分钟（如果疼痛转瞬即逝，持续数秒，或持续时间过长，如超过数小时，通常不是心绞痛），舌下含服硝酸甘油可在数分钟内使症状缓解。

2. 不稳定型心绞痛

包括劳力恶化型心绞痛、初发心绞痛、夜间心绞痛、卧位心绞痛、梗死后心绞痛、混合型心绞痛等多种类型。这些心绞痛的疼痛感同稳定型心绞痛一样，但发作模式发生了改变。

疼痛表现形式多样，可位于胸骨下段，左心前区或上腹部，可放射至颈、下颌、左肩胛部或左前胸。疼痛可很快消失或仅有左前胸不适、发闷感。但也经常有发作不典型者，表现为胸闷、气短、周身乏力、恶心、呕吐等，尤其是老年女性和糖尿病患者。发作诱因可有可无，发作时间一般比稳定型心绞痛长，可达 30 分钟。劳力恶化型稍微活动也会发作，常在一个月内频繁发作，使用硝酸甘油后症状不能得到有效缓解。夜间心绞痛发生在夜间、睡眠中。卧位心绞痛发生在卧床时。

3. 变异型心绞痛

其特点是在休息状态下发作，与活动无关。

通常同一个患者的心绞痛发作特点保持不变。当有胸痛加重、发作频繁、在轻于以往活动量时出现胸痛，或者休息时胸痛等发作特点的改变，都是病情加重的表现。这种改变常反映冠状动脉硬化斑块破裂或形成血栓，发生心肌梗死的风险大大增加。

特别要指出的是，部分患者心绞痛发作时，心电图和查体也无法发现异常，所以患者应留意自身症状，准确地描述疼痛的类型、位置，与活动、饮食、天气的关系和其他因素，这将有助于医生明确诊断。

另外，糖尿病患者和老年患者，特别是老年女性患者，心绞痛症状常不典型，如疼痛很少位于胸骨后，可能表现为后背、肩膀的疼痛或胃部不适，容易被误诊为关节炎或胃肠疾病。

【发病原因】心绞痛的主要原因是因年龄、家族遗传史（父亲在 55 岁之前、母亲或姐妹在 65 岁之前死于心脏病）、血脂异常、高血压、糖尿病、痛风、肥胖、吸烟、缺乏运动、过量饮酒引起冠状动脉粥样硬化造成血管狭窄所致，也有因冠状动脉痉挛而致病。严重的高血压，主动脉瓣狭窄、反流和心室肥厚也可引起心绞痛。

具体来说，稳定型心绞痛主要因冠状动脉硬化引起；不稳定型心绞痛是在冠状动脉硬化基础上，斑块破裂形成血栓所致；变异型心绞痛因冠状动脉痉挛引起，常发生在吸烟人群，尤其是短期内大量吸烟的年轻男性。情绪紧张和精神压力过大以及寒冷刺激，使用收缩血管药物也是引起冠状动脉痉挛的重要原因。

【治疗方法】

1. 发作时的治疗

（1）稳定型心绞痛

① 病情发作时立刻休息，一般可使症状消除。

② 舌下含服硝酸甘油片可在数分钟内缓解症状。

（2）不稳定型心绞痛和变异型心绞痛是严重的具有潜在危险性的急症，患者应平躺，保持安静，舌下含服硝酸甘油片，立即送医治疗（硝酸甘油片持续作用时间 30 分钟，若送医路途较远，时间较长，可每隔 30 分钟服用 1 片，以不超过 3 次为限）。

2. 缓解期的治疗

（1）一般治疗

① 了解和避免各种可导致心绞痛发作的诱发因素。

② 治疗高血压、糖尿病、血脂异常、痛风、肥胖等导致冠状动脉硬化的疾病。

③ 改变生活方式，适当运动，戒除烟酒，控制体重，合理膳食（低脂、低盐、多吃蔬菜水果），减轻精神压力，睡眠充足。

④ 稳定型心绞痛患者在运动前数分钟服用硝酸甘油可减少或避免心绞痛发作。

（2）药物治疗

① 除非有禁忌证，所有心绞痛患者均应服用阿司匹林，有禁忌者改用氯吡格雷预防血栓形成。

② 根据病情使用 β 受体阻滞剂（减轻心肌氧耗）、硝酸酯类（舒张血管改善症状）、钙离子拮抗剂（阻止血管收缩和痉挛）、血管紧张素转换酶抑制剂（减少心肌梗死死亡率）、抗血小板抗凝药（抗血栓形成）。

（3）血管重建治疗　经一般治疗和药物治疗效果不佳者，考虑经皮冠状动脉介入治疗（就是通常讲的支架术）或冠状动脉旁路移植术（心脏搭桥手术）。这两种治疗方法可有效改善患者症状，增加劳动耐力，减少服用药物的种类及剂量，但术后仍需长期服药，控制致病危险因素。

【预防与康复】一般治疗内容适用于本病的预防与康复。

▲心肌炎

【疾病简介】心肌炎是心肌的炎症性疾病，主要损害位于心膜与心内膜之间的心肌，

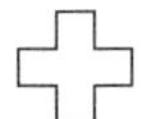

但有时也会侵及心包、心内膜和心脏的起搏传导系统，多发于青壮年。心肌炎可分为感染性和非感染性两类，按病程可分为急性、亚急性和慢性。

绝大多数心肌炎可痊愈，少数由于心肌炎持续活动可能转为慢性心功能不全或扩张型心肌病。

【常见症状】患者症状表现差别极大，取决于病因和病变对心脏的损害程度。轻者可无症状，重者因严重的心律失常或心力衰竭发生猝死。常见的感染性心肌炎和病毒性心肌炎多不危及生命，但可后遗心律失常。

婴幼儿患者病情多较严重。一般可有全身乏力、心悸、心率过快、心律不齐等症状，也可出现胸闷、胸疼、呼吸困难、昏厥等症状。

【发病原因】感染性心肌炎主要由感染病毒、细菌、真菌等所引起，非感染性心肌炎主要由风湿、某些抗生素、肿瘤化疗、药物、化学毒物、X 射线过度照射等引起。

【治疗方法】

（1）在心肌炎症状消失前的急性期须严格卧床休息，以减轻心脏受损和心肌组织损伤，降低形成心肌瘢痕、影响心肌功能或转为慢性心肌炎等一系列风险。

（2）根据病情使用利尿剂、强心剂、抗生素、激素。

（3）积极治疗原发疾病。

（4）限制盐的摄入，每日不超过 6 克，避免因食盐过多增加心脏负担。

【预防与康复】

（1）应积极预防和治疗感冒，尤其是病毒性感冒，以免引起常见的病毒性心肌炎。

（2）急性期内（发病后 6 个月）卧床不应少于 3 ～ 6 个月，恢复期（6 ～ 12 个月）时可过渡到下午半天卧床休息。心脏扩大、心力衰竭者应延长卧床休息时间。患者须待症状消失，检查结果正常后，逐渐增加活动量。

（3）进食易消化和富含蛋白质的食物，增加抵抗力。

▲心律失常

【疾病简介】心脏通过有规律的收缩和舒张运动，将血液输送至全身，成人正常心率（心脏搏动数）为 60 ～ 100 次 / 分钟，儿童稍快，新生儿可达 140 次 / 分钟。当心脏起搏系统和传导系统发生病变或障碍，就会引起心脏的节律或速率出现异常，称为心律失常。

期前收缩（早搏）、心房颤动（房颤）与扑动、心动过速、心动过缓是常见的心律失常形式，心律失常既可发生于心脏病患者，也可见于正常人。心律失常的后果既可无害，也可危及生命，心律失常的危险程度和它所引起的症状严重程度并不完全一致。大多数心律失常既不会引起明显的症状，也不会影响心脏的泵血功能，通常没有风险或风险较低，但引起症状的心律失常需要更加关注。

【常见症状】症状表现轻重不一，轻者可无明显症状，或仅有轻微的心悸感，重者可有心慌、头晕、乏力、出汗、恶心、心绞痛、昏厥甚至猝死。

【发病原因】引起心律失常的原因有病理性因素和生理性因素两大类。

（1）病理性因素包括各种心血管疾病、肾病、甲状腺功能减退或亢进等内分泌疾病，发烧、低血糖、肿瘤等代谢异常，药物副作用，毒物或药物中毒，电击、淹溺、冷冻、中暑等物理因素，电解质紊乱等。

（2）生理性因素包括运动过量、情绪激动、过饮过食、缺乏睡眠、烟、酒、咖啡、冷热刺激等。

【治疗方法】心电图是诊断心律失常类型和性质的主要手段，但有时心电图并不能完整捕捉到相应信息，所以患者对症状的描述可帮助医生作出判断。患者应留意心律失常发作时心率（快速或慢速）、节律（规则或不规则）、时间（短暂或持续，以及起止时间）、伴随症状、诱因和经过等情况。

（1）健康的人也会在剧烈运动、劳累过度、情绪激动、发烧、大量饮酒、吸烟、喝咖啡、喝浓茶、服用某些药物后偶尔出现心律失常，但多为非器质性的且可自行恢复，注意观察即可。

（2）对于有多种基础病的患者应积极进行病因治疗，纠正心脏病理改变，调整异常病理、生理功能。

（3）消除心律失常诱发因素。

（4）同时，根据心律失常的症状、类型和影响采用药物和安装起搏器、电复律、电除颤消融术、外科手术等非药物手段治疗。

【预防与康复】

（1）注意消除前文提到的心律失常诱因，减少发生率。

（2）因抗心律失常药可影响电解质平衡和脏器功能，用药后应注意观察用药效果，定期复诊，根据情况及时调整用药种类和剂量。

（3）定期进行心电图，特别是24小时动态心电图检查、监测、评估治疗效果。

（4）患者及家属应学习掌握一定的心律失常急救知识（详见本书急救部分）。

▲心力衰竭

【疾病简介】心力衰竭简称“心衰”，是指由于心脏结构或功能性疾病导致心脏的泵血功能下降，不能将静脉回血经动脉充分排出心脏到达身体各处，满足机体代谢需要，出现静脉系统血液瘀积，动脉系统血液灌注不足的心脏循环障碍综合征。

心力衰竭不是一个独立的疾病，也不意味着心脏停止跳动了，而是指各种心脏病发展到晚期，心脏功能衰弱无法完成正常工作

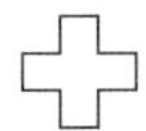

的状态。心力衰竭按照发生的缓急程度，分为急性心力衰竭和慢性心力衰竭。急性心力衰竭是因急性的严重心肌损害或突然加重负荷，使心功能正常的心脏在短时间内发生衰竭，或原有的慢性心衰竭短时间急剧恶化。慢性心衰是指缓慢发展的心衰，比急性心衰更为常见。发生的部位分为左心力衰竭、右心力衰竭和全心衰竭（心脏由左心房、右心房、左心室、右心室组成，左心力衰竭是指左心室发生循环障碍，右心力衰竭是指右心室发生循环障碍，全心衰竭是指左、右两室均发生循环障碍）。左心衰以肺循环瘀血为特征，右心衰以体循环瘀血为特征，大多数心衰患者都是从左心衰开始，也是临床上较为常见的一种心衰。

【常见症状】多数心衰是以运动耐力下降、乏力、呼吸短促、呼吸困难为首发症状。

1. 急性心力衰竭

突发严重呼吸困难，端坐呼吸，呼吸频率可达 30 ～ 50 次 / 分钟，面色灰白、发绀、大汗、烦躁、有恐惧感，频繁咳嗽，有粉红色泡沫状痰，神志模糊甚至休克。

2. 慢性心力衰竭

（1）左心衰竭：耐力下降，常因呼吸困难而在睡眠中憋醒，端坐后大多可缓解，咳嗽、咳痰、少尿。

（2）右心衰竭：浮肿，特别是易出现在脚踝、腰部、大腿等身体承受重量部位，腹胀、食欲不振、恶心、呕吐、耐力下降、夜间尿量突然增加。

（3）全心衰竭：同时有左心衰竭和右心衰竭症状。

【发病原因】心衰主要由两大类原因引起：一是冠心病心肌缺血、心肌梗死、心肌炎、心脏病等造成的原发性心肌损害；二是高血压、主动脉瓣损害、肺动脉高压、肺动脉瓣损害、心脏瓣膜关闭不全、先天性血管病等引起的心脏长期负荷过重。有上述基础心脏病的患者，常因感染、心律失常、过劳、情绪激动、静脉输液过多过快、摄入钠盐过多及某些药物使用不当等因素诱发心衰。

【治疗方法】

1. 急性心衰治疗

（1）患者应立即送医院抢救治疗，送医途中应让患者取坐位，双腿下垂，以减少静脉血回流，减轻心脏负担。

（2）症状缓解后，应对基础心脏病和诱因进行治疗。

2. 慢性心衰治疗

（1）积极进行病因治疗：基础病的改善和消除，对防止和延缓心衰的发生，提高生活质量，降低死亡率有重要作用。应避免满足于短期缓解症状，导致治疗过晚，发展成严重的心衰。

（2）一般治疗：保持适宜的体力活动；控制体重；避免精神刺激；限制钠盐摄入，每日不宜超过 5 克。

（3）根据病情使用相应药物治疗。

【预防与康复】

（1）积极防治各种心脏疾病。

（2）避免和控制各种诱发心衰因素，如呼吸道感染、风湿、过劳、心律失常、睡眠不足等。

（3）妊娠前或妊娠前期心功能不全者应终止或节制生育。

（4）采取高枕位睡眠姿势，可帮助改善心衰症状。

（5）心衰症状改善后，应适当下床活动，以免形成静脉血栓和肺部感染。

（6）少食多餐，增加维生素和高营养价值食物摄入，适当控制饮水量，以减轻肾脏负担。

（7）严格戒除烟酒和咖啡、浓茶等兴奋刺激物。

（8）每天自测体重、血压和心率并做好记录，体重测量应在每天清晨起床小便后进行。每天体重增加 1 千克以上是液体潴留的早期信号，如果体重持续迅速增加，表明心衰在恶化。

（9）按时按量服用治疗心衰的药物，避免心衰加重。

（10）使用任何药物均需事先咨询医生意见，以免引起液体潴留。

▲心源性哮喘

【疾病简介】心源性哮喘是由于左心衰竭和急性肺水肿等引起的发作性气喘。多发于有高血压、心脏病的老年人。

【常见症状】最突出的临床表现为阵发性夜间呼吸困难。典型发作多发生在夜间熟睡 1 ～ 2 小时后，患者因气闷、气急而突然惊醒，被迫立即坐起并打开窗户，意欲减轻窒息感，伴以阵咳、哮喘性呼吸音或咳泡沫样痰。轻者取坐位十余分钟至 1 小时左右，呼吸困难可自行消退，患者又能入睡。严重者可持续发作，频频咳嗽，气促加重，发绀，大汗淋漓，手足厥冷，咳出粉红色泡沫性痰，并可发展为急性肺水肿。此外，还可有其他症状：当轻微活动或稍微劳动后，出现气虚无力，平卧后反而出现咳嗽、气喘、气促，须垫高枕头方感到舒适些；精神淡漠或烦躁不安，尿量昼少夜多。

【发病原因】通常都是由于高血压、冠心病等导致慢性心力衰竭所造成的。

【治疗方法】应努力寻找病因并进行病因治疗，如二尖瓣狭窄所致的阵发性呼吸困难，通过二尖瓣分离手术可使本征症状完全消失。阵发性夜间呼吸困难的治疗与其他急性心力衰竭的治疗相同，如镇静、输氧、取坐位、两腿下垂，减少静脉回流；用强心、利尿及血管扩张剂，以改善心功能。

【预防与康复】应积极治疗原发病，改善心脏功能。

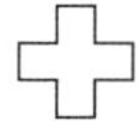

▲心脏病

【疾病简介】心脏病也称为心血管病，是心脏和血管病变的统称，包括冠心病、高血压、心律失常、心肌病、心脏瓣膜病、先天性心脏病、主动脉瘤等多种具体疾病。

【常见症状】胸痛、乏力、气促、心悸、头晕、晕厥等是心脏病常见症状，但这些症状并不是心脏病特有的症状，其他系统疾病也可产生上述症状，这些症状单一出现时，只能提示心脏病的可能性，但当这几种症状同时出现，基本可以确定心脏病的存在。

这些症状的表现形式也因疾病种类和患者个体情况有很大差异，如胸痛既可出现于胸口中央，也可出现于颈后、肩胛、下背部或腹部；既可以是压痛、闷痛，也可是刺痛、锐痛；有的隐匿性心肌缺血患者没有胸痛症状，而表现为在运动中感到肌肉紧缩感和乏力性疼痛，出现间歇性跛行；有的患者常感到疲乏与倦怠。但这些症状常捉摸不定，不易引起重视，患者往往通过减少活动量来适应或归结于衰老的表现。个别患者甚至在疾病的晚期也没有症状，常规体检也难于发现这些无症状的心脏病，故极易发生猝死等严重情况。

【发病原因】主要是胚胎期心脏发育异常和出生后多种因素侵害心脏所致。

【治疗方法】

（1）药物治疗：是治疗心脏病的基础方法，许多心脏病通过规范用药均可取得较好疗效。

（2）介入和手术治疗：也是日益成熟和普及的治疗手段，尤其对心脏组织结构改变者效果明显。

（3）心脏移植手术：可以挽救和延长少数终末期心脏病患者生命。

【疾病预防】

（1）从心理、饮食、运动等方面养成良好的生活习惯，防止不良生活方式对心血管造成直接或间接的损害。

（2）积极预防和治疗各种感染，尤其是病毒感染对心脏的侵害。

（3）积极治疗糖尿病和高血压。糖尿病会带来血管的损伤，高血压本身既是心血管的一种常见病，又是导致心脏本身损害的重要肇因，由糖尿病和高血压病引起的心脏病变，已成为现代临床心脏病的重要原因。

（4）适当补充叶酸和其他B族维生素。研究表明含叶酸和其他B族维生素的强化食品和营养补充剂，有降低心脏病发生风险的作用。

▲心脏瓣膜病

【疾病简介】人体的心脏由左心房、左心室、右心房、右心室四个心腔组成，每侧心房和心室分别相连，两个心室和两个大动脉相连。心房和心室之间，心室与离开心室的两个大动脉之间都有相当于防火门的心脏瓣膜，起着单向阀门的作用，以阻止血液回流到刚刚离开的心室，保证血流单方向运动，供应全身。

心脏瓣膜包括位于左心室和左心房之间的二尖瓣、位于右心房和右心室之间的三尖瓣、位于左心室出口的主动脉瓣和位于右心室出口的肺动脉瓣，这些瓣膜由于多种原因导致的病变，称为心脏瓣膜病。瓣膜的病变会影响血流的运动，增加心脏负担，造成心脏功能损害，最终导致心功能衰竭。病变的类型通常为瓣膜关闭不全或狭窄，其中二尖瓣关闭不全或狭窄和主动脉瓣关闭不全或狭窄病变最为常见。

【常见症状】心脏瓣膜病多呈现慢性发展的过程，在瓣膜病变早期可无临床症状，当出现心律失常、心力衰竭或发生血栓栓塞时出现相应的临床症状。患者常表现为活动后心慌、气短、疲乏和倦怠，活动耐力明显减低，稍作运动便出现呼吸困难（即劳力性呼吸困难），严重者出现夜间阵发性呼吸困难甚至无法平卧休息。部分患者特别是二尖瓣狭窄患者可出现呼吸道出血和由于长期的肺部瘀血导致的频发支气管炎。某些患者特别是主动脉瓣狭窄患者，常会在活动后出现头晕、眩晕甚至晕厥。随年龄增长，出现日益频繁的心前区不适或心绞痛症状。心脏瓣膜病也可因急性缺血坏死、急性感染性心内膜炎等而急性发生，表现出急性心衰的症状，如严重的呼吸困难、端坐呼吸、咳嗽，并咳出粉红色泡沫样痰，心率加快、口唇紫绀、大汗淋漓等。

【发病原因】有先天性的发育畸形和后天性疾病所致两大类。心内膜炎和风湿热是引起后天性心脏瓣膜病的主要原因，部分患者由二尖瓣脱垂或心肌梗死造成瓣膜缺血性坏死引起。

【治疗方法】

（1）避免重体力劳动和剧烈运动，限制钠盐和水的摄入。

（2）后天性心脏瓣膜病患者，首先要治疗致病的原发病。

（3）根据病情使用相应药物调整血流运动，改善症状。

（4）药物治疗效果不理想者，采用手术或介入治疗，修复瓣膜。

（5）无症状患者应明确病因和病变情况，进行必要的处理。

【预防与康复】

（1）积极防治呼吸道感染、风湿热、感染性心内膜炎。

（2）避免过劳、熬夜、情绪激动和刺激性食物。

（3）定期复查，及时掌握病变进展，及早进行干预。

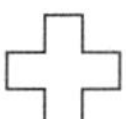

◎呼吸内科

▲肺脓肿

【疾病简介】肺脓肿是由细菌感染等多种病因引起的肺部组织化脓积痰，进而形成脓肿破溃的病变，有原发和继发两种。

【常见症状】畏寒，高烧可达39～40℃，咳嗽，约一周后咳嗽加剧，并伴有恶臭的浓痰。

【发病原因】原发性肺脓肿是由肺脓肿致病菌或肺炎引起。继发性肺脓肿是在已有病变基础上由肺癌、支气管扩张或血源性感染等引起。

【治疗方法】抗生素有较好的治疗效果，部分患者可能需要手术治疗。

【疾病预防】对上呼吸道感染应尽早根治。

▲肺水肿

【疾病简介】肺水肿是指肺内组织液从肺毛细血管内外渗到肺泡、肺间质和细小支气管内，引起肺通气与换气功能严重障碍的疾病。

【常见症状】端坐呼吸（指患者为减轻呼吸困难被迫采取端坐或半卧位的状态）、呼吸困难，阵发性咳嗽并伴有大量带血的泡沫状痰。严重时可出现意识障碍、发绀（唇、指、趾、甲床等皮肤和黏膜呈青紫色）。

【发病原因】肺水肿的病因很多，大体可分为心源性和非心源性两大类，包括心脑疾病、肺炎、休克、烧伤、尿毒症、肝硬化、吸入有毒气体、高原环境、药物、溺水等。

【治疗方法】

（1）肺水肿发病率高，危险性大，及时发现，并采取积极有效的治疗措施，是抢救成功的关键。

在送患者就医途中，应努力消除病人的恐惧、焦虑和烦躁，以降低氧耗；协助病人取坐位或半坐卧位，双腿下垂，以有利于呼吸及减少回心血量从而减轻肺水肿。同时，在无低血压的情况下，舌下含服大剂量硝酸甘油，可迅速降低肺静脉压。方法为每次服用4片（2.4毫克），每隔5分钟1次，连续5～7次为一个疗程，1～2个疗程。老年患者要注意观察监测血压变化，有条件者及时氧疗。

（2）主要是以药剂雾化吸入法对症治疗的同时，祛除诱发病因及治疗原发病。

▲肺炎

【疾病简介】人体吸入的氧气和呼出的二氧化碳通过肺部的肺泡组织进行交换。肺炎就是肺泡及其周围组织因多种原因引起的炎症，多发于婴幼儿、老年人和身体衰弱者，并对其构成严重危害。肺炎按致病原因、发生场所、病程可有多种分类，平常所讲的肺炎主要是指细菌性感染引起的肺炎，也是各类肺炎最常见的一种。

【常见症状】多数患者起病急骤，常有受凉、劳累、感染（约1/3患病前有上呼吸道感染）等病史，主要症状是突然出现强烈的畏寒，继而高烧，体温可达39～40℃且持续不退（多半会持续一周以上）、咳嗽、咳痰，随炎症扩大到胸膜出现胸痛。常伴有头痛、全身肌肉酸痛、食欲减退，严重者可有呼吸困难。老年人可不发烧或仅有低烧，也可表现为突然出现意识混乱。婴幼儿也可不发烧而仅有呼吸加快、突然拒食等症状。

【发病原因】主要由病原微生物如细菌、病毒、真菌或寄生虫等引起，通常是因吸入病原体而致病。也可因感染通过血液到达肺部或临近组织感染直接扩散到肺部。胸腹部手术、外伤、衰弱、卧床不起、瘫痪或意识丧失者常因呼吸变浅或咳嗽反射受损使痰液在肺部阻塞或清除不净，导致细菌感染聚集繁殖，增加患病风险。

【治疗方法】主要使用抗生素治疗，必要时使用祛痰药或止咳药缓解症状，同时防治并发症。

【疾病预防】

（1）戒除吸烟，避免吸入粉尘和一切有毒或刺激性气体。

（2）平时注意防寒保暖，遇有气候变化，随时更换衣物。体虚易感者，可常服玉屏风散之类药物，预防发生外感。

（3）加强体育锻炼，增强体质。

【康复护理】

（1）安静休息，以保持和恢复体力，同时应适当活动，避免长时间卧床，定时坐立。

（2）进行深呼吸锻炼，帮助祛除痰液。

（3）注意营养和水分的补充。

▲过度通气综合征

【疾病简介】过度通气综合征是急性焦虑引起的生理、心理反应，因为感觉不到呼吸而加快呼吸，导致二氧化碳不断被排出而浓度过低，引起次发性的呼吸碱中毒等症状。过度通气综合征常见于女性，一般好发于癔症患者，也可见于甲亢、肝硬化、脑血管意外、颅脑损伤、败血症患者及妊娠期妇女。

【常见症状】发病前有精神创伤或过度劳累、精神紧张，或应激等心因性诱因。发病时呼吸加深加快，患者诉有呼吸费力；胸闷压迫感或窒息感，可有胸痛、心悸、心动过速等；四肢末端及颜面麻木，手足抽搐，肌肉痉挛甚至强直，也可有头痛、头晕、意识障碍。

【发病原因】一般被某些压力或药物、食物及负面情绪所诱发。

【治疗方法】

1. 一般治疗

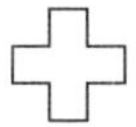

（1）向患者解释清楚症状与过度通气之间的联系，解除患者精神负担，消除恐惧心理。只要安抚患者的情绪，同时提醒患者把呼吸放慢、加深，如果能有效做到，通常在5～10分钟之内，就可使病情快速地缓和下来。

（2）掌握正确的呼吸方法，即腹式呼吸、缓慢呼吸，通过减慢呼吸频率减少或消除过度通气的倾向性。

（3）若患者的情绪无法有效地缓和下来，此时可以用纸袋盖住患者的口鼻，让其反复吸入自己呼出的二氧化碳，就可有效地解除低二氧化碳血症的现象，使病情快速好转。

（4）平时应避免熬夜及饮用咖啡、茶等刺激性饮料，以及使用安非他命类药物。

2. 药物治疗

适当补充氯化钠液和葡萄糖酸钙，必要时使用谷维素、溴剂、镇静剂等药物。

3. 重复呼吸疗法

急性发作时采用面罩（或袋囊）重复呼吸疗法，使吸入气体中二氧化碳提高而减轻症状。

【预防与康复】

（1）适当排解、释放自己的负面情绪，不要刻意压抑，以免一发不可收拾。

（2）要对过度通气综合征的初发症状有所认识，以便及早提醒自己放松情绪及放慢呼吸。

（3）若经常发病，应该寻求适当的咨询，以求认识及处理自己负面情绪的来源。

▲感冒

【疾病简介】 感冒是一组包括鼻腔、口腔、咽喉部急性炎症的疾病，又称为上呼吸道感染，简称“上感”。感冒可分为普通感冒和流行性感冒，这里仅重点介绍普通感冒，流行性感冒将在后面单独介绍。

普通感冒俗称“伤风”，又称急性鼻炎，多发于冬春季节，常见于儿童、老年人和抵抗力较低人群。

【常见症状】 常见以打喷嚏、鼻塞、流涕（清水样）等鼻部表现为首发症状，逐渐出现发烧、畏寒、头痛、关节肌肉酸痛、全身倦怠乏力、咽干、咽喉疼痛、轻度咳嗽等症状。部分患者可有胃痛、恶心、呕吐腹泻等症状。抵抗力较弱的儿童可出现高烧。

这些症状依个人体质、感冒阶段、出现部位、严重程度有所差异，但有显著的重复性，即同一患者每次感冒几乎总是出现相同的症状。

大多数患者2～3天就可逐渐恢复，流涕从初始的清水样至后期的浓稠样和完全消失需要7～10天，咳嗽可持续1～2周。

部分抵抗力较低者，特别是婴幼儿和高龄长者易引发支气管炎、肺炎、鼻窦炎、中耳炎等并发症状。有些严重的并发症状与感冒类似，需高度重视，以免误诊误治，出现下列情况时需引起重视。

（1）感冒数天后发烧仍不退，且有浓痰咳出，应警惕转变为支气管炎。

（2）如果发烧，还有剧烈的恶心、呕吐且反复发作，应警惕脑膜炎等脑部疾病。

（3）如果发烧，又不想吃油腻食品，且有恶心、呕吐等症状，则需警惕有可能是传染性肝炎的症状。

（4）感冒一周后，有心慌、胸闷、气短、心前区隐约作痛等症状，特别是心律不齐、心跳加快，超过 100 次 / 分钟，需警惕是否并发了心肌炎。

（5）如果上午不发烧，午后发烧，同时有乏力、干咳、盗汗、出冷汗等症状，且日渐消瘦，则有可能是肺结核。

（6）如果小儿发烧至第二天，面部及身上开始出现细小的红色小丘疹，分布密且均匀，舌体鲜红，口唇周围有苍白圈，则有可能是猩红热。

【发病原因】多通过感冒患者咳嗽、打喷嚏时散发的飞沫病菌传染，感染也可由接触患者的手、衣物和用品感染，大多数感染源为病毒，少数为细菌感染。受凉、淋雨、过度疲劳、受到惊吓、气候突变等常是感冒的诱发因素。

【治疗方法】

（1）普通感冒，即使不吃药，通常 7 ～ 10 天可自愈。轻者注意休息，注意保暖，大量饮水即可。症状明显者可适当对症吃药，减轻症状。

（2）对症治疗：早期用抗感冒药、抗组胺药、解热镇痛药改善局部及全身症状。

① 感冒初起，鼻塞、咽干、流涕、打喷嚏、流眼泪等，可选用复方伪麻黄碱缓释胶囊。

② 畏寒，发烧，头痛初起，伴有全身肌肉关节痛，可选用阿司匹林、对乙酰氨基酚、布洛芬、芬必得、萘普生、贝诺酯、牛磺酸等，复方制剂如复方对乙酰氨基酚片。

③ 感冒症状较重，发热、头痛、流涕、打喷嚏、鼻塞、咽痛、咳嗽、咯痰等，可选用含有伪麻黄碱、马来酸氯苯那敏、二氧丙嗪、人工牛黄、右美沙芬等的复方抗感冒药。

④ 服用抗感冒药时，要注意只用一种，不应重复用药，否则可对肝、肾功能造成损害。

⑤ 服用抗感冒药时，禁止饮酒。

⑥ 孕妇、哺乳期妇女、婴幼儿和老年人及患有心脏病、高血压、甲亢、青光眼和前列腺肥大等患者及驾驶机、车、船人员或其他机械操作者需谨慎使用抗感冒药。

（3）有以下情况者需要注意，最好到医院就诊。

① 严重感冒：全身症状明显，伴有严重的咽痛、头痛、低热等，或是由于症状明显，导致无法进行日常工作生活时，需要到医院检查，确定是细菌感染还是病毒感染。

a. 抗病毒治疗：抗病毒药只在早期有作用，适于初期患者。可服用土霉素、麦迪霉

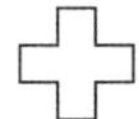

素或肌注青霉素、庆大霉素等药物。

b.抗生素治疗：如阿莫西林、阿奇霉素等。

② 如果治疗一段时间（7 天以内），病情仍不好转，需要警惕是否转为慢性或出现并发症，应立即停药。

③ 本次感冒的症状与以往不太相同或伴有其他症状者，需与传染病等其他疾病初发症状相鉴别。

（4）下面人群需要特别注意，一旦感冒最好就医。

① 患有慢性疾病正在服用药物者，如心脏病、高血压、甲亢、青光眼、前列腺肥大等。

② 体弱的老人、3 岁以下婴幼儿患者，应在医生指导下用药，切不可盲目用药，以免产生意外。如病程 3 天不愈或是症状比较严重，需停药就诊。

③ 怀孕或是准备怀孕的妇女，特别是孕期前 4 周。

（5）感冒用药禁忌

① 驾驶车船、高空作业或操作精密仪器的人，工作时间内禁用含有马来酸氯苯那敏、盐酸苯海拉明的抗感冒药，因为二者均有嗜睡的不良反应。前列腺肥大患者也要谨慎使用。

② 婴幼儿禁用含咖啡因及伪麻黄碱的感冒药，因为婴幼儿神经系统抑制功能尚未健全，咖啡因及伪麻黄碱会造成中枢神经兴奋，甚至诱发高热惊厥；孕妇慎用抗感冒药，因为部分抗感冒药可致胎儿畸形；老年人由于肝、肾功能减退，长期或大剂量服用解热镇痛药可因药物蓄积引起肝、肾功能损害，老年人伴心脏病、高血压者使用含伪麻黄碱的感冒药，易使血压升高，诱发心绞痛。

③ 老年人和患有心脏病、高血压、甲状腺功能亢进、青光眼、前列腺增生及对拟交感神经药敏感的患者应慎用含有盐酸伪麻黄碱成分的制剂；支气管哮喘患者禁用阿司匹林，慎用对乙酰氨基酚、布洛芬等药物。慢性支气管炎和肺炎患者应慎用含右美沙芬的药物，因其镇咳作用可影响痰液排出导致呼吸道阻塞；癫痫患者慎用含氯苯那敏的药物，因其可诱发癫痫发作；消化道溃疡、血小板减少症、有出血症状者慎用含对乙酰氨基酚、阿司匹林、布洛芬的抗感冒药。

（6）中医认为感冒是感受风邪，邪犯卫表而致，主要分为风寒、风热、暑湿等类型。

① 风寒型感冒：恶寒重、发热轻、无汗、鼻塞、流涕、喷嚏、咳嗽、舌苔白薄者，应该选用发散风寒的辛温解表药，如风寒感冒颗粒、感冒清热颗粒、荆防颗粒、九味羌活丸、参苏理肺丸、通宣理肺丸。不能选用桑菊感冒片、银翘解毒片、羚翘解毒丸、羚羊感冒片，误用会加重病情或者致迁延不愈。

② 风热型感冒：恶寒轻、发热重、鼻塞流稠涕、咳嗽、咽红、口渴咽干、舌苔薄黄者，应该选用清热宣肺的辛凉解表药，如香雪抗病毒口服液、桑菊感冒片或银翘解毒

丸、羚羊感冒片、羚翘解毒丸等。不能选用九味羌活丸、参苏理肺丸、通宣理肺丸，误用会引起体温升高，咽疼加重。

③ 暑湿型感冒：发烧不退、头晕目眩、厌食不渴、困倦、恶心呕吐、大便溏薄、舌苔白腻者，可选用解表化湿的药物如藿香正气水、金银花露、仁丹。不可服用保和丸、山楂丸。

（7）儿童患感冒后，如果症状不重、没有发热，可根据出现的症状和表现，在家中向医生咨询，并在医生指导下酌情服用药物。

① 西药：对乙酰氨基酚口服液（泰诺、百服宁等）、对乙酰氨基酚栓、布洛芬。

② 中成药在儿科疾病中，使用比较广泛，并且有些剂型如丸、散等，还可以调在乳汁、蜂蜜或粥内服用，非常方便，也可有效防治小儿感冒。现将家中常备的治疗小儿感冒的中成药简单介绍如下。

a. 九宝丹：具有发汗解表、止嗽化痰、健胃消食的功能。主要用于风寒感冒，症见怕冷发热、头痛肢酸、无汗、鼻塞、流清涕、咳嗽痰多、食欲不振等，每服 1 丸（每丸 3 克），日服 2 次，温开水送下，周岁以内小儿酌减。

b. 妙灵丹：具有清热解表、止咳化痰的作用。适用于小儿外感风邪、肺胃蕴热引起的头痛、发热、怕冷、无汗或微汗、鼻塞流涕、咳嗽痰多、咽喉肿痛、气促作喘、口渴、面赤唇红，甚至高热不退，出现惊风抽搐等症。此丹是治疗小儿感冒发热、咳嗽痰多的常用成药。每服 1 丸（每丸重 1.5 克），日服 2 次，薄荷煎汤或温开水送下。

c. 小儿感冒冲剂：能够清热解表，主要用于小儿感冒发热，普通感冒、流行性感冒均可应用。日服 2 次，每袋 24 克。1 岁以内每袋分 4 次服，1 ～ 3 岁每袋分 3 次服，4～7 岁每袋分 2 次服，8 ～ 12 岁每袋 1 次服。温开水冲服即可。

d. 小儿保元丹：具有清热解表、镇惊化痰之功。适用于小儿感冒风寒、痰热内闭引起的怕冷发热、无汗、鼻塞不通、流清涕、咳嗽痰盛、气促作喘、面赤唇红，甚至高热不退、烦躁不安、神昏抽搐等症，是治疗小儿感冒未解、里热炽盛引起的高热喘促为主症的常用中成药。每服 1 丸（每丸重 0.9 克），日服 2 次。薄荷、钩藤煎汤或温白开水送下。周岁以内小儿酌减。

e. 回生救急散：简称救急散，大瓶重 3 克，小瓶重 1.2 克。该药具有清热解表、镇惊化痰的作用。适用于小儿内有积热、伤风感冒引起的身热无汗、咳嗽痰盛、咽喉肿痛、大便秘结、小便黄赤、烦躁不安，甚至惊风抽搐等症。是治疗小儿感冒发热的常用成药，尚可用于流感、肺炎喘嗽、隐疹不透、急热惊风等症。每服 0.6 克，日服 2 次，温开水冲服。周岁以内小儿酌减。

f. 小儿至宝锭：简称至宝锭，是治疗小儿感冒挟滞的常用成药之一。该药能够清热

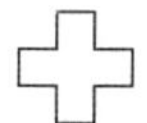

导滞、祛风化痰，适用于外感风寒、停食停乳引起的发热、咳嗽痰多、呕吐恶心、不思饮食、大便酸臭、手心发热、烦躁不安，甚至神昏抽搐等症。蜜丸，每丸重 1.5 克，每服 1 丸，日服 2 次，焦三仙煎汤或温开水送下。周岁以内小儿酌减。

g. 牛黄镇惊丸：是治疗小儿感冒挟惊的主要成药之一。为蜜丸，每丸重 1.5 克。该药具有清热镇惊、散风化痰的功能，适用于小儿素有内热、感受外邪、痰热内闭引动肝风所致的头痛无汗、高热不止、痰涎壅盛、气促作喘、烦躁不宁、睡中惊惕，严重者可出现神志不清、手足抽搐等症。每服 1 丸，日服 2 次，薄荷煎汤或温开水送下。周岁以内小儿酌减。

h. 香苏正胃丸：又称香苏正胃丹。亦为蜜丸，每丸重 1.5 克，是治疗小儿暑湿外感兼挟伤食停乳的常用成药。该药具有解表和中、消食行滞的功能，只要是夏暑季节贪凉饮冷所致的发热怕冷、呕吐、腹泻、不想吃饭、尿少、腹痛、腹胀等症，均可应用。每服 1 丸，日服 2 次，用温开水送服。周岁以内小儿用量酌减。

（8）孕妇若得了普通感冒，主要表现为打喷嚏、鼻塞，也不发烧，症状较轻，不用服感冒药，一个星期左右就自行痊愈的，这种情况下孕妇感冒对胎儿是没有什么影响的。但是症状较严重时，如持续高烧不退，或者感冒不是普通感冒而是流感病毒感染导致的感冒，特别是孕早期 5 ～ 12 周期间患感冒，此时孕妇感冒对胎儿的影响就比较大。因为此期间正是胎儿各器官成长发育形成的关键时期，此期间若孕妇感冒症状较严重，无论是感冒病毒本身、还是高烧不退、或是抗感冒药都对胎儿有非常大的影响。孕妇应该在医生的建议和指导下采取适当措施选择是否终止妊娠。除此之外，孕中期、孕晚期的普通感冒都对胎儿影响不大。孕妇们也不用过分担心，感冒严重时，可在医生指导下服用一些毒副作用轻微的中成药。忌服阿司匹林、布洛芬、双氯芬酸钠、苯海拉明、右美沙芬等药物，以免引起畸胎，或因影响凝血功能诱发流产等严重后果。

产妇分娩后 10 天内，一般出汗较多，这是因为要通过排汗协助排出体内积蓄的废物，此属正常生理现象。但是，出汗过多，毛孔张开，如受风寒，极易感冒、咳嗽，不但对产后健康恢复不利，还会引发其他疾病，若长期不愈，会给产后留下病根，造成痛苦。为了防止感冒，必须抵御风寒，因此，产妇穿衣要适当，不要穿得过少，但也不要穿得过多，更不要一会儿穿、一会儿脱，造成身体对外界的抵抗力降低。不要接触感冒病人，以免被传染，卧室要通风，保持室内空气新鲜。

【预防与康复】

（1）注意加强运动、均衡饮食、避免疲劳过度，增强身体抵抗力。

（2）出汗后及时换衣，气温骤降时及时加衣保暖。

（3）每日坚持用淡盐水漱口，可有效预防感冒。

（4）养成外出回来洗手、漱口的卫生习惯。

▲急性支气管炎

【疾病简介】急性支气管炎是由感染、物理刺激、化学刺激、过敏等致病因素引起的急性气管支气管黏膜炎症。本病多同时累及气管、支气管，所以也称为急性气管支气管炎。往往继发于上呼吸道感染之后，也常为肺炎的早期表现。小儿和年老体弱者易感，多发于秋冬季节。儿童、老年人、有慢性支气管炎和其他基础病的人群易引起肺炎、急性呼吸衰竭等严重并发症。

【常见症状】因感染引起的急性支气管炎通常以感冒开始，并出现相应的症状（但一般全身症状较轻），之后出现反复剧烈干咳、无痰、胸骨后方感到疼痛，随后痰量增多，痰带脓性，咳嗽加剧（咳嗽的出现通常是支气管炎出现的信号）。偶伴血痰，咳嗽可延续2～3周。严重的支气管炎会出现38℃左右的发烧，持续3～5天，若持续发热提示合并肺炎，出现嘴唇发紫、呼吸困难等症状。

【发病原因】病毒、细菌感染，吸入冷空气、粉尘烟雾、刺激性气体和花粉、真菌孢子、动物毛皮及排泄物或对蛋白质过敏等都是致病因素，有些急性支气管炎是由慢性支气管炎恶化、急性发作引起。

【治疗方法】

（1）一般治疗：休息，多喝水，补充足够的营养，注意保暖，通常一周左右就可痊愈。

（2）对症治疗：根据病情使用镇咳药、支气管扩张剂或退烧药缓解症状。

（3）物理治疗：使用超声波加湿器或雾化吸入器对儿童患者改善症状有一定作用。

（4）抗生素治疗：炎症严重者需使用抗生素药物治疗。

【预防与康复】

（1）增强体质，积极预防上呼吸道感染，防止有害气体、酸雾和粉尘的外袭，是预防支气管炎的重要措施。

（2）在流感季节前应用流感疫苗，降低上呼吸道感染风险。

【中医观点】

（1）杏仁、苏叶、法夏、茯苓各6克，前胡、桔梗、甘草各5克，枳壳、橘红各3克，生姜2片，大枣3枚，清水煎服。咳重加百部5克，冬季无汗加麻黄3克，若发热重、出汗加生石膏10克，同煎服。

（2）桑花15克，连翘、桑叶、菊花各10克，前胡、百部、桔梗、牛蒡子各6克，杏仁、薄荷、甘草各5克，芦根12克，清

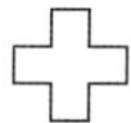

水煎服。发热重的加黄芩、知母各5克，生石膏10克；咳重痰多加全栝蒌10克、川贝5克同煎。

▲流行性感冒

【疾病简介】流行性感冒简称流感，是由流感病毒引起的一种急性呼吸道传染病，传染性强，传播速度快，发病率高。由于病毒毒性强，流感的症状也较普通感冒重。流感病毒主要有甲、乙、丙三型，绝大部分的流感是甲型流感病毒引起。流感可分为单纯型、肺炎型、胃肠型和中毒型等多种类型，其中单纯型流感最为常见。青少年和老年人是流感的高发群体。流感发生有区域特点，我国北方地区流行高峰一般在冬春季；而南方地区全年流行，高峰多发生在夏季和冬季。本病具有自限性，通常短期内就可好转，但在婴幼儿、老年人、有心肺基础疾病者和体质较弱人群中易并发肺炎、心肌炎、脑炎等严重并发症而危及生命。

【常见症状】流感不同于普通感冒的一个显著症状是普通感冒一般不发烧，或仅有低烧，且持续时间短，而流感大多会出现高烧，且发烧会持续4～5天。

1. 单纯型流感

常在2天左右的潜伏期后，突然起病，出现畏寒、高烧，体温可达39～40℃，一般发病第一天体温最高，之后逐渐退烧，伴有严重的头痛和全身肌肉关节酸痛，尤以腰背部和下肢为甚，极度乏力，食欲减退。常有咽喉痛、干咳、流涕、胸部灼烧感，早期呼吸道症状相对较轻，稍后咳嗽加重，出现咳痰，颜面等部位皮肤发红、发热，流泪、眼结膜充血等症状，如无并发症，多数症状在发病2～3天后好转或消退，但发烧可持续4～5天，咳嗽、乏力感可持续数天。如果高烧持续3～4天不退或退烧后再烧，且有明显的全身虚弱症状，可能是在病毒感染的基础上发生二次细菌感染。

2. 肺炎型流感

剧烈咳嗽，严重的呼吸困难，持续或反复的高烧，可有血性痰或脓痰，严重者可出现呼吸衰竭，这是最常见的流感并发症，多见于老年人、有心肺疾病的患者和儿童。

3. 胃肠型流感

除发烧外，其余症状以呕吐、腹痛、腹泻等消化系统表现为主。

4. 中毒型流感

发病初期就会出现十分严重的症状，如高烧、休克、呼吸衰竭，常在发病后1～2天致死。

流感并发脑炎时，伴有痉挛、意识丧失等神经系统症状；并发心肌炎时，伴有早搏、心悸等心律不齐症状。此外，流感还可引起中耳炎、鼻窦炎、多发性神经炎等并发症，出现相应症状。

【发病原因】主要通过吸入患者咳嗽和喷嚏时排出的有传染性飞沫或直接接触患者

的鼻分泌物感染，有时也可通过接触患者或其分泌物污染的用品而感染。好发于人群聚集活动区和空间狭小的室内。

【治疗方法】流感目前尚无有效药物，主要是采取减轻症状的对症治疗并预防和治疗并发症。

（1）发病至症状消退后一个月内均应充分休息、多饮水，避免劳累。

（2）发病的头两天可使用抗病毒药物治疗，这些药物仅在发病早期有效，且药效仅一天左右。

（3）对症治疗：可使用止咳药或饮热水缓解咳嗽，使用阿司匹林或布洛芬缓解头痛和肌肉痛。但14岁以下儿童应避免使用阿司匹林，以免引起一种称为瑞氏综合征的副作用（退烧后出现恶心、呕吐、嗜睡、昏迷、惊厥等情况）。

（4）有合并细菌感染者使用抗生素控制炎症。

（5）老弱幼孕和体力、脑力劳动强度大者也可视情况使用抗生素进行预防性治疗，防止出现并发症。

【疾病预防】

（1）接种流感疫苗：对婴幼儿、老年人、长期卧床病人等患并发症风险较高人群应考虑每年接种疫苗（对鸡蛋等卵蛋白或疫苗过敏者，正在发烧的病人等忌用）。疫苗一般在接种两周后产生保护作用。

（2）流感期间避免去人群聚集场所。

（3）尽量避免和患者接触，患者用具及分泌物要彻底消毒。流感病毒不耐热，100℃高温1分钟或50℃ 30分钟蒸煮即可消灭，也可使用消毒剂、紫外线消毒。

（4）外出回家后马上洗手、漱口。

【康复护理】

（1）流感患者在发病后2～3天内传染性最强，在此期间应生活在隔离、通风、消毒的独立房间。

（2）注意休息，多饮水，增加营养，饮食清淡易消化，补充维生素。

【中医观点】中医认为流感因机体抗病能力低下与感受外邪侵袭而起，但气候失常，寒暖失调之时更易发病。可采用如下中药治疗。

（1）疏风解毒胶囊、银翘解毒类、双黄连口服制剂等适用于发病初期咽红不适、轻咳少痰者。

（2）九味羌活颗粒、散寒解热口服液等适用于发病初期恶寒、头痛、身痛、流清涕、无汗者。

（3）莲花清瘟胶囊、莲花清热片、小儿豉翘清热颗粒等适用于高烧、咳嗽、痰黏、咳痰不爽、口渴喜饮、咽痛者。

▲慢性支气管炎

【疾病简介】慢性支气管炎是气管、支气管及其周围组织的慢性炎症。其特点是带有痰的咳嗽，每年持续至少3个月，连续2

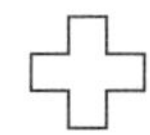

年或2年以上。慢性支气管炎易并发肺气肿、支气管肺炎和支气管扩张，严重者可发生肺动脉高压甚至肺源性心脏病。

【常见症状】起病缓慢、隐匿、病程长，大多开始时只在冬季出现，随病程发展，长年不愈。以早晨咳嗽咳痰（起床后因体位变化可刺激排痰）为主，睡眠时也有阵咳和排痰。可伴有气短或喘息，有的患者随年龄增加逐渐出现呼吸困难，也有的患者平常无症状，但在运动时突然出现呼吸困难，这都表明慢性支气管炎的加重。

【发病原因】吸烟和从事接触、吸入刺激性气体的工作是主要病因，此外一些外部因素，如感染病毒和细菌，接触尘螨、真菌、花粉等过敏原，寒冷的气候等，会损伤气道黏膜，当遇到抵抗力下降、自主神经功能失调时即可致病。

【治疗方法】

（1）慢性支气管炎常因细菌在气管内繁殖，使症状恶化，需根据痰液细菌培养结果确定细菌种类，使用相应抗生素消除炎症。

（2）使用祛痰药，促进痰液排出。咳嗽、气喘明显时可使用镇咳、平喘药。

【预防与康复】

（1）戒烟，同时避免吸入有害气体和接触过敏原。

（2）增强体质，注意保暖，防止感冒。

（3）免疫力低下、反复出现呼吸道感染者可使用疫苗或胸腺肽等增强免疫力。

▲慢阻肺

【疾病简介】慢阻肺即慢性阻塞性肺疾病，是一种具有气流阻塞特征，并与慢性支气管炎和（或）肺气肿密切相关的一种疾病，也是一种常见的呼吸系统疾病。慢阻肺多呈进行性，可进一步发展为肺心病和呼吸衰竭，其致残率位居第二，仅次于心脏病，致死率排名第四，仅次于恶性肿瘤、脑血管病和心脏病。我国40岁以上人群慢阻肺发病率为8.2%，但由于进展一般缓慢，早期症状不明显，尚未引起患者和社会的重视。

【常见症状】

（1）咳嗽：多数患者以慢性咳嗽为首发症状。初期咳嗽轻微且多在早晨起床时出现，冬春发病或加重，夏秋消失或减轻，随病情加重早晚或日间均会出现咳嗽。

（2）咳嗽通常咳少量透明黏液性痰。

（3）气短或呼吸困难：早期仅在活动时出现，后期在休息时也可出现严重的呼吸困难，使患者产生焦虑不安。

遇严重空气污染、接触过敏原、病毒或细菌感染时可导致突然的急性加重，出现咳嗽加重、痰量增加、痰液颜色由白色变成黄色或绿色，呼吸困难加重甚至衰竭。

【发病原因】有个体因素和环境因素两方面。前者包括：家族遗传性支气管哮喘，对各种物理、化学、生物刺激反应过早、过强。后者包括：吸烟（主动或被动）、烟雾、粉尘、过敏原、工业废气、烹调时产生的大量油烟及室内空气污染，浓度过大或接触时间过长。

【治疗方法】慢阻肺的治疗主要分为稳定期的治疗和急性加重期的治疗。当患者出现超越日常状况的病情时，应尽快去医院救治。这里主要介绍稳定期的治疗方法。

1. 一般治疗

（1）戒烟是目前唯一有效延缓肺功能进行性下降的措施。

（2）控制职业性或环境污染，防止有害气体吸入。

（3）练习进行腹式呼吸（腹部“吸鼓呼缩”，呼气时间要比吸气时间长1～2倍）和缩唇呼吸（经鼻吸气，然后通过缩唇像吹口哨一样缓慢呼气4～6秒）增强呼吸功能。

（4）避免伤风感冒，年长者可使用流感疫苗。

（5）食用高蛋白、低碳水化合物食物：高蛋白饮食有助于改善患者常见的肌肉损害、无力症状；低碳水化合物可减轻心肺受损。

（6）多喝水，保持尿液除晨尿以外均为白色，防止痰液黏稠。

2. 药物治疗

通过吸入或雾化方法使用支气管扩张剂、糖皮质激素等药物。

3. 氧气治疗

有助于缓解慢阻肺引起的肺心病，改善活动时呼吸困难症状。

4. 康复治疗

肌肉训练，可提高患者生活的独立性和生活质量，减少住院的时间和频率。

5. 外科治疗

少数患者可通过手术改善肺功能。

【预防与康复】

（1）参见治疗方法中“一般治疗”和“康复治疗”内容。

（2）使用呼吸流量仪可方便、及时监测病情，调整药物，减少急性发作频率。

（3）当活动后出现呼吸困难，胸前有堵塞感、压迫感、气不够用、气促或劳动、运动能力下降时，除考虑心脏问题外，也应考虑肺脏问题，尽快进行相应检查。

（4）40岁以上人群应每年检查肺功能，慢阻肺患者应每半年去医院检查一次肺功能。

【中医观点】中药在祛痰、支气管舒张、免疫调节等方面有独特优势和较好疗效。

▲上呼吸道咳嗽综合征

【疾病简介】上呼吸道咳嗽综合征又称鼻后滴流综合征，是指由于咽鼻部疾病引起分泌物倒流鼻后和咽喉部，甚至反流入声门或气管，导致以咳嗽为主要表现的综合征。

【常见症状】

（1）发作性或持续性咳嗽、咳痰，以白天咳嗽为主，入睡后很少咳嗽。

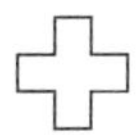

（2）可有鼻后滴流和（或）咽后壁黏液附着感。

（3）有鼻炎、鼻窦炎、咽炎、扁桃体炎等病史，可有鼻塞、鼻腔分泌物增加、鼻痒、喷嚏、眼痒、头痛、嗅觉障碍、咽痒、咽痛、咽部异物感、声音嘶哑等症状。

【发病原因】慢性咽喉、扁桃体疾病产生的脓性分泌物长期、慢性刺激。

【治疗方法】根据病情选用相应药物。

（1）由普通鼻炎引起的，首选第1代抗组胺剂（如马来酸氯苯那敏）和减充血剂（盐酸伪麻黄碱）。

（2）由过敏性鼻炎引起的，使用第2代抗组胺药（如氯雷他定或阿司咪唑等）和糖皮质激素。

（3）由急性细菌感染引起的，主要使用抗生素。

（4）药物治疗效果不佳时可采取引流或手术治疗。

【预防与康复】

（1）尽量避免感冒。

（2）注意保暖、避免风寒、多饮热水。

▲哮喘

【疾病简介】哮喘是气道慢性炎症性疾病。发生哮喘时气道高反应性可逆性气流受限，病程长者可出现气道重构。许多疾病如心力衰竭、支气管肺癌、气管内膜病变等都可出现哮喘的症状，但通常讲的哮喘是指支气管哮喘，这是一种气道慢性炎症性疾病。近年来哮喘病呈迅速上升态势，尤其是少年儿童增加更快。好发于季节交替期间，特别是秋冬和冬春之际。

【常见症状】哮喘发作的急缓症状和频率因人而异。有些患者绝大多数情况下没有症状，或仅有咳嗽，而部分严重的发作可出现意识模糊、嗜睡和皮肤青紫等危急症状。患者多在黎明时突然发生呼吸困难和喘息，继而开始咳嗽，并咳出大量白黏痰，咳出痰后呼吸状况逐渐改善，喘鸣也随之消失，持续时间从数分钟至数天不等。个别严重者可持续更长时间，或出现严重情况。多数患者可自行缓解，也可经治疗后缓解，发作多与接触变应原，冷空气，精神、物理、化学刺激，运动或上呼吸道病毒感染有关。

【发病原因】本病的病因较复杂，主要有遗传和环境两方面因素。绝大多数患者直系三代亲属中有哮喘和过敏性鼻炎、特异性皮炎等过敏性疾病。大多数患者本身属于过敏体质，本身患有过敏性鼻炎、特异性皮炎，或有过呼吸道病毒感染史，对经空气传播的尘埃、花粉、宠物皮毛、霉菌等，以及某些食物如花生、牛奶、坚果、海鲜和药物过敏。有些患者情绪压抑和焦虑时也会以哮喘为应激反应形式表现出来。香烟、冷空气刺激、剧烈运动也可诱发哮喘。

【治疗方法】哮喘是一种较难治愈的慢性疾病，需长期坚持治疗。

（1）由于慢性支气管炎、咽炎等症状与哮喘相似，容易造成误诊、误治，所以明确诊断十分重要。

（2）确定脱离和避免接触变应原是最有效的治疗方法。

（3）药物治疗：包括基础性的、长期的抗炎药治疗和应急缓解症状的支气管扩张剂治疗，正确使用吸入剂（首选糖皮质激素）是有效治疗哮喘的关键。

（4）对于变应原明确而又难以完全避免接触的患者可采用变应原特异性免疫疗法。

（5）重度和危重患者经药物治疗无效时，需进行机械通气治疗。

【预防与康复】

（1）患者和家庭成员应学习和掌握预防和处理哮喘发作知识，如诱发因素、如何防止发作、怎样正确使用相应药物、何时需要去医院等。

（2）使用手持峰流速仪和肺量计可有效监测呼吸状况，用药效果，预警发生中、重度哮喘风险，提前采取干预措施，防止出现严重后果。

（3）患者应寻求医生帮助制定书面的详细的哮喘病健康管理计划（包括治疗和预防），这对于进行有效的自我管理和减少急性发作有重要意义和作用。

（4）避免接触和消除引起哮喘的变应原和其他刺激、诱发因素。

（5）通过培养良好爱好转换情绪，避免精神压力过大。

（6）平时常用冷水洗浴、干毛巾擦身等进行皮肤锻炼，以使肺、气管、支气管迷走神经紧张状态得到缓和。

（7）练习腹式呼吸法，改善哮喘状况。

（8）避免感冒和过度疲劳等对预防哮喘发作也有着重要的作用。

▲胸膜炎

【疾病简介】胸膜是一个双层黏膜，分别覆盖于肺的表面和胸廓的内侧面，两层黏膜之间通常有少量的液体，使两侧胸膜间能相互滑动，胸膜对肺脏起着润滑和保护作用。

胸膜炎又称“肋膜炎”，是胸膜因感染等原因引起的炎症，大多为继发于肺部和胸部的病变，也可为全身性疾病的局部表现。根据炎症的程度分为干性胸膜炎、渗出性胸膜炎和脓胸三个阶段。

【常见症状】除少数病情轻者无症状外，胸膜炎的典型症状是多在肺炎好转后出现随呼吸或咳嗽加重的胸痛，疼痛呈刺痛状，原因是炎症使得胸膜粗糙，增加了胸膜间的摩擦。常伴有持续发烧、乏力、面色苍白、食欲不振。若炎症引起胸膜间积液时，这些增加的液体有润滑作用，使得胸部的疼痛感减轻甚至消失，但积液会造成对肺脏的压迫，产生呼吸短促症状。若积液发生化脓性感染即进入脓胸状态，

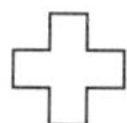

出现高烧、恶寒、剧烈胸痛和呼吸困难，甚至发绀和休克。不同病因所致的胸膜炎可伴有相应疾病的临床表现。少数病情轻者无症状。

【发病原因】肺炎是引起胸膜炎的主要原因，部分患者可因结核、结缔组织病、外伤和胸部肿瘤等引起。

【治疗方法】

（1）针对病情使用抗生素和其他相应药物。

（2）使用止咳剂控制咳嗽，缓解胸痛。

（3）胸腔积液过多时，需穿刺插管排液。

（4）对持续性剧痛者，伴有呼吸困难而影响睡眠时，可酌情使用止痛药或镇静剂。

【预防与康复】

（1）积极治疗原发基础病。

（2）注意休息，进食高蛋白、多纤维素、易消化食物，增加抵抗力。

（3）定时变换体位，以防胸膜粘连。

（4）要保持病人居室安静，以解除其不安情绪。

（5）治疗应彻底，特别是对于结核性胸膜炎，不可随便停药，以免产生抗药性。

▲支气管扩张

【疾病简介】支气管扩张是指支气管由于管壁的肌肉和弹性成分遭到破坏，导致管壁薄弱变形，持久扩张而无法收缩的疾病。当支气管始终处于扩张状态时，痰就很难排出，形成有利于细菌繁殖的环境，从而导致肺部的慢性感染。

【常见症状】支气管扩张多呈慢性病程，大多患者在幼年曾有麻疹、百日咳或支气管肺炎病史，少数患者有慢性鼻炎或家族性免疫缺陷史。

支气管扩张症状多种多样，程度也从极轻微到很难治愈各异，典型症状为慢性咳嗽、大量脓痰、反复咳血和反复的肺部感染。咳嗽和咳痰与体位有关，常在晨起或夜间卧床转动体位时增多。大部分患者有程度不一的咳血或血痰，部分患者无咳嗽、咳脓痰症状，而以反复咳血为唯一症状。容易在同一肺段反复发生肺炎并迁延不愈。若反复感染引发全身中毒，可出现发烧、乏力、食欲减退、消瘦、贫血、呼吸困难等症状。重症患者由于支气管周围组织化脓性炎症和广泛的肺组织纤维化，可并发呼吸衰竭或肺心病，出现嗜睡、呼吸困难加重等症状。部分慢性患者伴有杵状指（趾）。

【发病原因】支气管扩张的主要病因是支气管——肺组织的严重或反复感染及支气管阻塞（吸入物体或肺肿瘤所引起），少数患者病因为先天发育障碍、遗传因素、免疫缺陷或吸入损伤气道的毒性物质。

【治疗方法】

（1）以雾化吸入配合体位引流、拍打胸壁，促进排痰。

（2）使用抗生素治疗细菌感染。

（3）病变部位有限者可考虑手术切除部分肺组织或采用支气管动脉栓塞术治疗。

（4）晚期支气管扩张患者可考虑肺移植术。

（5）由于止咳药可加重病情，一般禁止使用。

【预防与康复】

（1）儿童期进行麻疹和百日咳疫苗接种，合理使用抗生素，改善生活环境和加强营养，积极治疗支气管肺炎、肺结核等急慢性呼吸道感染对于预防支气管扩张具有重要意义。

（2）注意看护儿童，防止将异物吸入气道。

（3）避免吸入有害烟尘、灰尘、气体、烟雾。

（4）支气管扩张属消耗性疾病，需保证营养充足均衡。

（5）预防和控制好慢性气管炎、肺气肿、肺心病、肺动脉高压等并发症。

◎消化内科

▲白色便

【疾病简介】白色便即大便颜色发白。有些时候，大便的颜色灰白好似陶土，通常表示胆汁进入肠道的路径被阻塞，如胆结石、胆管癌、胰头癌（胰腺癌的一种）或肝癌等疾病，都会对胆汁流入消化道起到阻碍作用。所以当大便出现灰白色陶土状时，要对肝、胆、胰系统的疾病引起警惕。此外，如果是患有阻塞性黄疸的病人，也可能排出这种白色陶土样的粪便。

此外，进食牛奶过多或糖过少，产生的脂肪酸与食物中的矿物质钙和镁相结合，形成脂肪皂，粪便也可呈现灰白色、质硬，并伴有臭味。

如果粪便如白色淘米水样，量大且含有黏液，应警惕霍乱的发生。因此，一旦发现排便出现这样的情况，应尽早到医院就诊。

▲肠炎

【疾病简介】肠炎是由多种原因引起的肠道内膜炎症，按病程长短可分为急性和慢性（病程在两个月以上）两种。肠炎通常对健康成人不会造成严重影响，但对于婴幼儿、老年人和体弱及有严重疾病者，常可引起致命性腹泻和电解质失衡。

【常见症状】

1. 急性肠炎

急性肠炎起病较急，好发于夏秋季节，常并发急性胃炎。腹痛、腹泻是主要特点。同时可出现恶心、呕吐症状。腹痛以肚脐周围为主，腹泻轻重不一，有时会有阵发性加剧，肠道炎症范围越大，腹泻越激烈，常呈

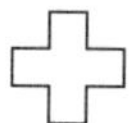

稀水样便，每日数次至10多次，有时会带血。腹泻和呕吐严重者可发生脱水。出现乏力、尿少、口干和婴儿哭时无泪等症状，常伴有肠鸣音，可有发烧、畏寒，若水和盐、钾等电解质补充不及时可发生休克和肾衰竭。

2. 慢性肠炎

慢性肠炎的主要特点是间断性反复发作的腹部隐痛、腹胀、腹泻、消化不良，遇冷、进食油腻之物或情绪波动、劳累后加剧。腹痛多在下腹部，腹泻从每日数次至数十次不等。

【发病原因】急性肠炎主要因病毒、细菌、寄生虫感染引起。流行性感冒病毒引起的胃肠型感冒、轮状病毒引起的小儿秋季腹泻、细菌性痢疾、细菌性食物中毒等是常见的急性肠炎类型。

慢性肠炎可由急性肠炎迁延或反复发作所致。抗生素滥用、药物使用不当、化学毒物等也是慢性肠炎的病因。部分慢性肠炎病因不明。

【治疗方法】

（1）通常及时补充水分和电解质是最基本、最有效，甚至是唯一所需的治疗方法。一般可采取少量多次饮水的方法补充水分，严重腹泻、呕吐者可采取输液方法补充水分和电解质，不宜饮用碳酸饮料、运动饮料、果汁、茶水和咖啡。

（2）选用解痉、止痛、止泻药对症治疗，缓解症状，但儿童慎用。

（3）针对致病原因使用相应的药物治疗。

（4）症状缓解后，进食清淡易消化的食物。

（5）症状严重或持续超过48小时者，应及时就医。

【预防与康复】

（1）3岁以下婴幼儿接种轮状病毒疫苗可有效避免这一阶段儿童常见的由轮状病毒感染引起的严重腹泻。

（2）由于许多肠炎是因直接或间接接触被感染的大便引起，所以应养成便后用肥皂认真洗手的习惯。

（3）夏秋季节温度高、湿度大有利于细菌繁殖，食物容易腐败变质；炎热的天气里，人们喜欢生食蔬菜、瓜果和饮用啤酒、冷饮等饮料；长期处在空调房间也增加了身体受凉的概率。注意食物保鲜和卫生，避免大量进食过冷饮料，休息时注意腹部保暖，勿使空调直吹身体均可有效防止肠炎的发生。

▲肠易激综合征

【疾病简介】肠易激综合征又称胃肠神经官能症，是一种胃肠道功能紊乱性疾病，多见于20～40岁女性，可分为腹泻主导型、便秘主导型和腹泻便秘交替型。

【常见症状】腹痛、腹泻（常为少量稀散不成形便，可有排便较急迫或排便不尽感，粪便多带有黏液）、便秘、腹胀，可伴有失眠、焦虑、抑郁、紧张及头痛、背痛、心悸、尿频、尿急等症状。

【发病原因】因胃肠道敏感性较高和心理应激反应两者共同作用而引起。

【治疗方法】

（1）心理治疗重点是舒缓紧张情绪。

（2）生活方式调整：避免摄入过量的脂肪及刺激性食品，如咖啡、酒精饮料，增强体育运动。日常饮食减少产气食物，如奶制品、大豆等摄入。以腹泻为主的患者酌情控制粗纤维蔬菜和水果的摄入，以便秘为主的患者应增加高纤维素食摄入。

（3）药物治疗：根据症状使用解痉药、胃肠动力药、泻药和抗焦虑、抗抑郁药物。

▲腹水

【疾病简介】正常状态下人体腹腔内约有 50 毫升液体，对肠道起着润滑作用。腹腔内液体量增加超过 200 毫升即称为腹水。腹水是许多疾病的一种临床表现。以往诊断腹水主要依靠腹部叩诊，出现移动性浊音即可诊断为腹水。小量腹水(500 毫升以内）只能在肘膝位时叩诊脐部才能出现浊音，诊断较为困难，中等量腹水可有明显的移动性浊音，大量腹水有腹型的改变及波动感，一般诊断不难。目前对小量腹水的诊断可借助 B 超等辅助检查来确诊，腹水的诊断很少有漏诊者。对腹水性质的诊断除根据腹水的外观来判断外，主要依靠化验室检查。

【常见症状】患者有少量腹水（300 ～ 500 毫升）时，可无明显不适；有中等腹水（500 ～ 3000 毫升）时，自觉腹胀、腹部外形膨隆；有大量腹水（超过 3000 毫升）时，可出现呼吸困难、下肢浮肿。此外，根据病因不同还可出现不同的伴随症状，如发烧、黄疸、贫血、心力衰竭等。

【发病原因】产生腹水的原因很多，较为常见的有心脏疾病、肝脏疾病、肾脏疾病、腹膜疾病、营养障碍、恶性肿瘤、结缔组织病等。

【治疗方法】

1. 一般治疗

卧床休息，给予低盐饮食，严格限制盐分摄入。

2. 药物治疗

使用利尿剂，静脉输注白蛋白。

3. 腹腔穿刺

腹水严重，影响呼吸和进食者需进行腹腔穿刺抽出腹水。

【预防与护理】

（1）注意休息。腹水较轻者可做轻微的活动；腹水较重者，应取半卧位卧床休息。

（2）严格控制钠盐摄入，每天不应超过 1 克。

（3）注意口腔、皮肤护理，身体受压部位应进行热敷和按摩，卧床者应每两小时翻身一次，预防发生褥疮。

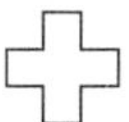

▲肝脓肿

【疾病简介】肝脓肿是指肝脏感染化脓性病变，常继发于胆道感染或其他化脓性感染，多发于 60 ～ 70 岁人群。

【常见症状】高烧，恶心，呕吐，食欲不振， 肝区持续性疼痛，随深呼吸及体位移动而加剧。可伴有腹泻、黄疸。

【发病原因】绝大多数肝脓肿因细菌感染造成。感染途径包括脓毒症、腹腔感染、肝脏创伤、肝部囊肿肿瘤、胆道蛔虫等。部分患者是因感染一种常见于热带地区的阿米巴寄生虫，罹患阿米巴痢疾或阿米巴肠炎后，病虫经血管侵害肝脏所致。

【治疗方法】药物和手术治疗。

1. 药物治疗

使用抗生素。

2. 手术治疗

脓肿较大时，需进行穿刺或手术引流。脓肿严重者，还须进行切除肝叶手术。

▲肝性脑病

【疾病简介】肝性脑病肝昏迷，也称肝性昏迷或肝昏迷，是由严重肝病引起的，以代谢紊乱为基础的一系列严重的神经精神综合征，以人格改变、智力减弱、意识障碍、昏迷为主要特征。肝性脑病可分为急性和慢性两种。

肝脏是人体重要的解毒器官，人体新陈代谢的各种有害物质都须通过肝脏的解毒处理，排出体外，以维持机体的正常运转。当肝病严重、肝脏解毒功能受损时，有毒物质直接进入体内循环，侵入大脑，使中枢神经系统中毒。主要由蛋白质分解而成的氨是这些有毒物质中的重要成分，氨中毒是肝性脑病发生的最关键因素之一。

【常见症状】症状因基础病的性质，肝细胞损伤的程度、快慢及诱因的不同表现不一，基本可分为四期。

1. 前驱期

表情欣快，举止反常，有时淡漠少言，昼间昏睡而夜间躁动，衣冠不整，随地便溺，有些轻微患者常无明显异常，只有判断力下降，注意力不集中，不能很好地完成精细动作等轻微异常。

2. 昏迷前期

前驱期症状加重，意识模糊，定向力差，不能完成简单计算，两手震颤。

3. 昏睡期

昏睡，但可叫醒，精神错乱明显，认人、认时、认地点能力丧失。

4. 昏迷期

嗜睡、肌肉木僵、深度昏迷、肝臭（病人呼气时可嗅到似烂苹果和臭鸡蛋的特殊气味）。

【发病原因】急性肝性脑病主要是由急性重症病毒性肝炎或毒性物质（药物、化妆品、毒蘑菇）引起。慢性肝性脑病主要由慢性肝损伤（肝硬化、肝癌等）、门体静脉分流手术（一种将压力高的血流引向压力低的地方，以达到预防出血或止血目的的手术）引起。进食过多的蛋白质、胃肠道出血、输血，使用大剂量利尿剂、镇静剂、止痛药、酒精性饮料，感染、便秘、低血糖等也是肝性脑病的诱发因素。

【治疗方法】

1. 西医

主要是药物治疗。

（1）确认并清除诱因。

（2）控制蛋白质摄入，严禁食用肉、蛋、乳类等产氨较多食物和高脂、粗糙坚硬食物。

（3）灌肠导泄，清除肠道积食、积血及其他毒性物质。

（4）使用抗生素减少肠道细菌毒素产生。

（5）肝移植：适用于在肝硬化、慢性肝功能衰竭基础上反复发作的肝性脑病。

2. 中医

治疗原则是清热解毒，芳香开窍，保护肝脏，调整代谢。服用安宫牛黄丸、至宝丹或汤药。

【疾病预防】

（1）控制和治疗基础病。

（2）患者和家属应熟悉肝性脑病诱发因素，尽可能避免诱因的发生，特别是要避免高蛋白饮食。

（3）患者家属应注意观察患者性格及行为异常变化，以便早发现、早治疗。

▲肝硬化

【疾病简介】肝硬化是肝脏受各种因素反复、长期侵害导致肝细胞大量坏死、肝组织纤维化，形成结节、增生，肝功能丧失的疾病。肝硬化是一种进行性、不可逆性病变，也是各种慢性肝病发展的晚期阶段。

肝硬化可分为肝炎性肝硬化、酒精性肝硬化、胆汁性肝硬化、血吸虫性肝硬化和心源性肝硬化等，其中肝炎性肝硬化是最常见类型。肝硬化常见于男性，35 ～ 50 岁是发病高峰。

【常见症状】由于肝脏代偿功能（通过加强某一器官或组织的功能以适应或补偿生理或病理情况下需要的生理现象）较强，肝硬化早期大多无明显症状，部分患者有恶心、乏力、食欲不振、腹胀不适、手指前端增大（称为杵状指）、手掌逐渐变红、皮肤发黑等症状。随病情发展出现体重减轻、严重乏力、腹痛、腹泻、鼻腔或牙龈出血、黄疸、下肢浮肿、腹部积水、黑便、大便恶臭，女性还常有月经过多、闭经，男性可有乳房发育。晚期可出现消化道大出血、肝性脑病等危重情况。

胆汁性肝硬化、血吸虫性肝硬化和心源性肝硬化除有上述症状外还因各自病因不同呈现相应的特征。

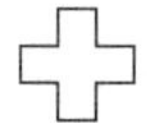

胆汁性肝硬化首发症状常是瘙痒乏力、口眼干燥和黄色的脂质在皮肤或眼帘处沉积。黄疸、骨质疏松、皮肤易青紫或有出血倾向，也是病情进展后常见症状，胆汁性肝硬化易发于 35 ～ 60 岁女性。

血吸虫性肝硬化急性期有食欲不振、便秘、腹痛、腹泻、腹水、恶心、呕吐、乏力、消瘦、咳嗽、胸痛、皮肤过敏症状。慢性期有慢性腹泻、黏液血便、腹部腹壁静脉曲张、贫血、性欲减退、月经紊乱等症状。晚期较易出现食管与胃部出血。血吸虫性肝硬化常见于年轻人群。

心源性肝硬化以心脏严重衰竭症状为主要表现，肝脏受损症状居次要地位。

【发病原因】肝炎性肝硬化主要由乙型、丙型和丁型病毒性肝炎，特别是乙型慢性肝炎导致。酒精性肝硬化主要由长期大量饮酒（每日摄入酒精超过 80 克，时间达 10 年以上）使脂肪堆积（脂肪肝）或酒精性肝炎致病。胆汁性肝硬化因非酒精性脂肪肝和胆管长期发炎、胆汁淤积而致。血吸虫性肝硬化因血吸虫侵犯肝脏引起。心源性肝硬化原因为慢性充血性心力衰竭反复发作或心包炎等引起。此外长期接触工业毒物或药物、代谢障碍等也是发病原因。

【治疗方法】肝硬化目前尚无法治愈，可通过治疗控制病情发展。

1. 一般治疗

（1）摄入高蛋白、高维生素、富含微量元素的清淡、易消化食物，有肝性脑病时，应严格控制蛋白质摄入。有腹水者应控制水和盐的摄入，禁止饮酒。

（2）避免劳累，充分休息和睡眠，饭后应休息 1 小时左右。

（3）慎用经肝脏代谢的药物。

2. 药物治疗

（1）补充维生素和使用保肝护肝药物。

（2）根据病情使用抗病毒、抗生素类药物及利尿剂、黏膜保护剂等。

（3）胆汁性肝硬化造成骨质疏松者可补充钙剂。

3. 手术治疗

部分脾脏肿大或有出血危险患者需进行手术。

4. 肝移植

对于晚期患者，肝移植是最好的治疗方法，但仍需解除致病因素。

5. 中西医联合治疗

中西医联合治疗可取得较好的效果。

【预防与康复】

（1）积极防治各种病毒性肝炎。

（2）定期检测血常规、肝功能、血氨、甲胎蛋白（AFP）（主要用于监测肝癌）、HBV-DNA 定量（可反映病毒复制水平）等指标。定期进行腹部 B 超复查。

▲黄疸

【疾病简介】黄疸是指因血液中胆

红素增高引起的巩膜（眼白）、黏膜、皮肤等身体组织变成黄色的症状与体征。黄疸本身不是疾病，而是疾病的一种外在表现。胆红素是血液中血红素代谢过程中产生的一种色素，大部分会经过肝脏、胆管、十二指肠等器官，随粪便排出体外。体内胆红素超过正常值时，可引起黄疸。胆红素超过正常范围而肉眼看不出黄疸，则称为隐性黄疸。

黄疸的强度与疾病的严重程度及进展未必一致，不能仅凭黄疸判断病情，如急性肝炎通常黄疸比较明显，而慢性肝炎或肝硬化则多半不会出现黄疸。

黄疸最常见于肝胆疾病，但也可出现于其他系统疾病。

绝大多数新生儿在出生后第一周可出现正常的生理性黄疸。

【常见症状】通常巩膜、舌部、耳鼓膜、皮肤等组织依次发黄，呈浅黄或深金黄色；尿黄似浓茶；大便色浅呈白色或白陶土样。除新生儿生理性黄疸外，患者常有其他伴随症状出现，如腹胀、腹痛、食欲不振、恶心、呕吐、皮肤瘙痒、心率过低、乏力等。

新生儿生理性黄疸具有以下特点：一是呈浅黄色；二是手心、脚心不黄；三是4~5日达到高峰，10日后逐渐消退。

【发病原因】胆红素代谢障碍（生成过多或摄取受损等）、排出受阻等均可导致黄疸。

1. 溶血性黄疸

凡能引起红细胞大量破坏而产生溶血的疾病，都能引起溶血性黄疸。

2. 肝细胞性黄疸

各种肝脏疾病，如病毒性肝炎、中毒性肝炎、药物性肝病、各型肝硬化、原发性与继发性肝癌、败血症及钩端螺旋体病等，都可因肝细胞发生弥漫损害而引起黄疸。

3. 阻塞性黄疸（胆汁淤积性黄疸）

由于胆管梗阻而致，较常见的疾病是胆石症（胆结石）、胆管癌或胰腺癌等。

4. 小儿黄疸

包括新生儿生理性黄疸和病理性黄疸。

5. 假性黄疸

因进食过多的胡萝卜、南瓜、番茄等，可发生假性黄疸。

【治疗方法】根据病情采取相应的治疗措施。

▲酒精性肝病

【疾病简介】酒精性肝病是由于长期大量饮酒导致的中毒性肝损伤，最初为肝细胞脂肪变性，进而发展为肝炎、肝纤维化，最终导致肝硬化。最常见的酒精性肝病有三种：酒精性脂肪肝、急性酒精性肝炎和酒精性肝硬化。至少80%重度酗酒者会发生脂肪肝，5%～10%发生酒精性肝

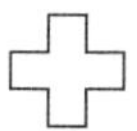

炎，近 10% 可出现肝硬化。它们是酒精性肝病发展的三部曲。

【常见症状】

1. 酒精性脂肪肝

患者营养状态良好，体型偏胖。一般无症状或仅有轻度不适，如全身倦怠、易疲劳、食欲不振等，病情进一步发展可有恶心、呕吐、黄疸、肝脏肿大、肝区疼痛。少数可并发高脂血症、溶血性贫血和黄疸三联征。肝功能：转氨酶（ALT、ASL）轻度至中度升高，AST 常高于 ALT。血清胆红素可增高但常 <34 微摩尔 / 升。

2. 酒精性肝炎

酒精性肝炎患者常有营养不良、发热、黄疸较深症状等，常伴有肝肿大伴触痛、腹水及肝性脑病。可出现上消化道出血（常由胃黏膜糜烂、消化道溃疡引起）。肝功能：转氨酶升高，AST 大于 ALT。血清胆红素升 >170 微摩尔 / 升。血清白蛋白降低，球蛋白增高。可有贫血及白细胞升高。

3. 酒精性肝硬化

酒精性肝硬化的表现与非酒精性肝硬化类似，早期有食欲不振、疲乏无力、长期低热等。晚期肝功能失代偿可出现黄疸、腹水及门静脉高压症。可见肝掌、蜘蛛痣、腮腺肿大、男性乳房发育、脾肿大和食管静脉曲张破裂出血。大约在 50 岁发病，常于 60 岁左右因并发症死亡。肝功能：血清白蛋白降低，球蛋白增加（白球比例倒置），AST/ALT 比值升高，凝血酶原时间（PTA）延长，红细胞、白细胞及血小板不同程度降低。

【发病原因】酒精摄入过量（包括数量和频次）是引起酒精性肝病的原因。一般认为，酒精摄入量男性 > 60 毫升 / 日（即 570 毫升葡萄酒、1200 毫升啤酒或 180 毫升高度白酒）、女性 > 20 毫升 / 日是发生酒精性肝病的临界值，且其危险性随摄入量增多而提高。一般情况下，连续 5 年平均饮酒量超过临界值即可发病，且女性更易发生酒精性肝病。此外，饮酒方式（空腹饮酒、酒精浓度高及短时间大量饮酒，肠道酒精吸收多，血液中酒精浓度就高）和遗传因素也与发病密切相关。

▲克罗恩病

【疾病简介】克罗恩病是一种原因不明的慢性消化道炎症。病变呈节段性分布，可发生在消化道的任何部位，还可伴有皮肤、关节、眼部等部位的肠外表现。克罗恩病在欧美发病率较高，但近年来在我国的发病率有逐渐增高趋势，黑人发病率仅为白人的 1/5，发病率种族差异明显。本病多于 35 岁前发病，高发年龄为 15 ～ 25 岁。

【常见症状】起病隐匿，早期常无症状或症状轻微，易被忽视。首发症状是慢性腹泻（有时是血性）、痉挛性腹痛、发烧、食欲下降和体重减轻，病情轻重，长短不一，多为终身患病，呈间断性发作，发作严重时可导致剧烈腹痛、脱水和消化道出血。部分患者有肛门周围病变，如肛瘘、肛裂。大肠广泛受损时，常出现便血甚至癌变。在上述胃肠道症状发作时，可出现关节、皮肤、眼、口腔黏膜、肝脏等肠外损害。

儿童患者多不表现为胃肠症状，而是出现生长发育缓慢、关节炎、发烧或因贫血导致的虚弱和乏力。

【发病原因】病因未明，但多认为与免疫系统功能失调，导致肠道对环境、食物或感染源过度反应有关，吸烟、精制糖可增加患病和复发风险。

【治疗方法】目前尚无治愈方法，主要以营养支持、药物控制和手术切除联合应用缓解症状。

（1）营养支持治疗在本病整体治疗中有重要作用，可预防和控制疾病造成的营养不良，改善生活质量，降低手术并发症，对于儿童患者还有助于更好地发育。

（2）药物治疗主要使用止泻药、抗炎药、免疫调节等。

（3）手术治疗：药物治疗无效合并有肠梗阻、肠瘘、消化道出血者需要考虑手术治疗，术后需定期复查。

▲溃疡性结肠炎

【疾病简介】溃疡性结肠炎是以结肠（大肠）反复出现溃疡糜烂为特征的慢性炎症性肠病，好发于 20 ～ 30 岁左右人群。

【常见症状】溃疡性结肠炎的典型症状是腹部绞痛，强烈便意，以及腹泻（常带血）。除少数患者急性起病外，大多起病缓慢。急性起病者病情常较重，出现剧烈腹泻、高烧、腹痛。慢性起病者，逐渐出现频繁便意，轻度下腹疼痛，带血和黏液的粪便，一次发作可持续数天至数周，并可随时复发。轻者每日腹泻不足 5 次，重者可达 10 ～ 20 次，日久不愈，可出现食欲、体重下降，贫血，营养不良，衰弱等状况。部分患者可同时出现关节炎、巩膜炎、强直性脊柱炎、眼内炎症等疾病，并表现出眼睛发红和痒胀、口腔溃疡、关节肿痛、皮肤损伤、骨质疏松等症状。儿童患者可能影响生长发育。病程超过 8 年者，患结肠癌风险大大提高。

【发病原因】原因尚不明确，一般认为与遗传因素和自身免疫异常（免疫反应过强）有关，神经紧张等心理因素对发病也有重要影响。

【治疗方法】溃疡性结肠炎是慢性疾病，目前没有特效的治疗方法，主要是通过综合治疗控制炎症、消除症状，补充丢失的体液和营养。

（1）根据病情使用止泻药、消炎药、激素和免疫调节剂。

（2）调整饮食，避免食用生冷瓜果、蔬菜和腌制品。

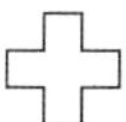

（3）补充铁剂，治疗贫血。

（4）病情严重者，需住院输液或输血治疗。

（5）药物治疗无效时，可考虑手术治疗。

【预防与康复】

（1）保持心情舒畅，避免过度劳累。

（2）少吃辛辣、高纤维食物。以清淡饮食为主，以减少肠道刺激。

（3）保证营养、液体和电解质的补充，减少慢性损耗。

（4）有8年以上病史的患者应定期检查。

▲食管裂孔疝

【疾病简介】胸腔和腹腔被横膈膜隔开，通过食管（食道）裂孔将食管和胃连接起来。食管裂孔疝就是因某种原因，腹腔内脏器（主要是胃）通过食管裂孔进入胸腔的疾病。食管裂孔疝有滑动型、食管旁型和混合型三种，绝大部分属滑动型。本病多发于老人。

【常见症状】胸口灼热，胃内容物上反感，胸骨下方或胸口疼痛，恶心、吐血、贫血、吞咽困难等，如果进入胸腔的疝较小，可无自觉反应。

【发病原因】有食管发育不全的先天性因素和横膈膜肌肉老化、肥胖、多产、便秘、腹腔内肿瘤、积水、剧烈咳嗽导致横膈膜萎缩、张力减弱及腹腔内压力升高等后天因素两大类，但以后天因素为主。

【治疗方法】

（1）无症状或症状轻微患者，一般不需药物治疗，只需减少食量，避免餐后平卧和睡前进食，注意睡姿，防治便秘和肥胖即可。

（2）有症状者，除采取以上措施外，可使用抑酸剂或抗反流保护食管黏膜药物治疗。

（3）药物治疗效果不佳者，可考虑采取手术治疗。

【疾病预防】主要是消除导致腹压长期增高的因素。

▲食管静脉瘤

【疾病简介】食管静脉瘤是食管黏膜下静脉壁扩张突出，血管形成瘤状的疾病。多数是单个静脉扩张，孤立存在，故又称食道孤立性静脉扩张。食管静脉瘤属良性病变，生长速度缓慢，也很少发生破裂、出血和溃疡。

【常见症状】一般无症状，少数体积较大者可有出血或吞咽固体食物困难症状。

【发病原因】由于肝硬化等肝脏疾病使静脉（肝脏血液的主要来源入口）的血液不能顺利流动而处于瘀滞状态，造成门静脉血压升高，这里的血液逆流至食管形成鼓起的静脉瘤。

【治疗方法】一般无需治疗。如有瘤体较大，表面颜色变红或有出血征兆、影响食物吞咽等情况，需手术治疗。

▲食管贲门黏膜撕裂综合征

【疾病简介】食管贲门黏膜撕裂综合征是指因频繁的剧烈呕吐，腹内压骤然增加，导致食管下部和/或贲门（连接食管与胃组织）黏膜和黏膜下层组织撕裂并引起出血的疾病。

【常见症状】剧烈干呕或呕吐，继之呕血，出血量大时，可出现休克等严重情况，但大多数呕血可自行停止。

【发病原因】主要是大量饮酒后发生剧烈呕吐，导致腹内压和胃内压突然升高所致。妊娠呕吐、幽门狭窄、食物中毒、急性肠胃炎、普通胃镜检查、尿毒症、极力咳嗽、用力排便、举重、分娩等也都可引起腹内压和胃内压的突然升高，导致发病。

【治疗方法】

（1）出血量不大、症状较平稳时，卧床安静休息。采取侧卧姿势，保持呼吸道畅通，避免呕吐物导致窒息。使用药物止呕、止血，同时严密监测生命体征、排尿量等情况。

（2）出血量大时，除药物外，还需采取内镜或手术止呕、止血治疗。

【预防与康复】尽量避免使腹内压或胃内压骤然升高的情况。

▲食管炎

【疾病简介】食管炎也称食道炎，是指食管黏膜组织由于受到不正常的刺激而发生的炎症，食管炎的病因和种类很多，可分为以急性腐蚀性食管炎为主的急性食管炎和以反流性食管炎为主的慢性食管炎两大类。反流性食管炎是最常见的食管炎类型。

【常见症状】炎症轻微者通常没有明显症状，严重者有食管热感，俗称“烧心”，胸骨后疼痛、吞咽困难等症状。反流性食管炎多有夜间咳嗽症状。

【发病原因】急性腐蚀性食管炎主要由儿童误服或成人吞服酸性或碱性强的液体，误吞鱼刺、假牙，不喝水服用抗生素等药物引起。反流性食管炎主要是因贲门切除术或患有食管裂孔疝，使胃液或十二指肠液逆流所引起。长期饮高度酒、大量吸烟、病菌感染、胸腔放射性治疗、长期放置鼻/胃管等也可引起食管炎。

【治疗方法】

（1）去除病因并相应使用黏膜保护剂、胃酸抑制剂，保护食管。

（2）急性食管炎需根据病情禁食2～3天或进食流质、半流质食物。

（3）因感染引起的使用适当的抗生素。

（4）反流性食管炎可通过避免睡前进

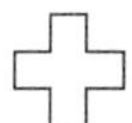

食、调整卧姿（头高脚低）、忌食刺激性食物，减少食物反流。

（5）上述治疗效果不佳者，可考虑手术治疗。

【预防与康复】反流性食管炎患者应避免便秘、过于肥胖等易使腹部受到压迫的情况出现。同时在睡前2小时勿再进食且将枕部垫高。

▲胃轻瘫综合征

【疾病简介】胃轻瘫综合征又称胃无力，是一种以胃排空延缓为特征的临床症候群。根据病因可分为原发性和继发性，根据起病急缓程度和病程长短，分为急性和慢性两种，以慢性多见。

【常见症状】原发性胃轻瘫多表现为早饱、上腹饱胀、嗳气、恶心、呕吐和体重减轻等，也可有腹泻、便秘等症状。急性胃轻瘫起病急，病程一般不超过3个月；慢性胃轻瘫起病隐匿，发展缓慢，症状持续或反复发作达数月至数年。继发性胃轻瘫者，除上述症状外，还伴有原发病症状。

【发病原因】原发性胃轻瘫病因不明，多见于年轻女性，可能与精神紧张引起上消化道功能障碍有关。继发性胃轻瘫是由多种疾病引起的非机械梗阻而致消化道功能异常，常见于糖尿病、结缔组织病、胃部手术或迷走神经切断术、感染或代谢异常、中枢神经系统疾病、恶性肿瘤等，某些药物也可导致胃轻瘫。

【治疗方法】

（1）治疗原发疾病。胃轻瘫是糖尿病的常见并发症，必须严格控制血糖水平。

（2）进食低脂肪、低纤维易消化饮食，少食多餐，戒烟限酒，避免使用可致胃排空延迟的药物。

（3）症状明显者可使用促动力性药物，加快胃排空。

（4）迁延难治者可考虑手术治疗。

【中医观点】使用补脾健胃、消食理气中药。

▲胃食管反流

【疾病简介】胃食管腔因过度接触（或暴露于）胃液而引起食管黏膜损伤的疾病。

【常见症状】

1. 胃灼热和反酸

胃灼热是指胸骨后和剑突下烧灼感，多在餐后1小时出现，平卧、弯腰或腹压增高时易发生。反流入口腔的胃内容物常呈酸性称为反酸。反酸常伴胃灼热，是本病最常见的症状。

2. 吞咽疼痛和吞咽困难

有严重食管炎或食管溃疡时可出现吞咽疼痛，这是由酸性反流物刺激食管上皮下的感觉神经末梢所引起。反流物也可刺激机械感受器引起食管痉挛性疼痛，严重时可表现为剧烈刺痛，向背、腰、肩、颈部放射，酷似心绞痛。由于食管痉挛或功能紊乱，部分患者又可出现吞咽困难，且发生食管狭窄时，吞咽困难持续加重。

3. 其他症状

反流物刺激咽部黏膜可引起咽喉炎，出现声嘶、咽部不适或异物感。吸入呼吸道可发生咳嗽、哮喘，这种哮喘无季节性，常在夜间发生阵发性咳嗽和气喘。个别患者会反复发生吸入性肺炎，甚至进而出现肺间质纤维化。

【发病原因】胃食管反流及其并发症的发生是多因素的。其中包括食管本身抗反流机制的缺陷，如食管下括约肌功能障碍和食管体部运动异常等；也有食管外诸多机械因素导致的功能紊乱。

【治疗方法】

1. 一般治疗

生活方式的改变应作为治疗的基本措施。

（1）抬高床头 15 ～ 20 厘米是简单且有效的方法，这样可在睡眠时利用重力作用加强酸清除能力，减少夜间反流。

（2）宜适当限制摄入脂肪、巧克力、茶、咖啡等会降低食管下括约肌压力的食物。应戒烟戒酒。

（3）避免睡前 3 小时饱食，同样可以减少夜间反流。

2. 药物治疗

通过改变生活方式不能改善反流症状者，应使用 H_2 受体阻滞剂、质子泵抑制剂、促动力药、黏膜保护剂等开始系统的药物治疗。

3. 外科手术治疗

凡长期服药无效或需终身服药者、或不能耐受扩张者、或需反复扩张者都可考虑采用外科手术治疗。

【预防与康复】

（1）减轻体重，过度肥胖者会增大腹压而促成反流。

（2）少吃多餐，睡前 4 小时内不宜进食。

（3）避免在生活中长久增加腹压的各种动作和姿势。

▲胃下垂

【疾病简介】正常人的胃在腹腔的左上方，站立时最低点不应超过脐下两横指，当胃降到上述正常状态以下时，称为胃下垂。常见于体型消瘦或久病体弱者、经产妇、多次腹部手术有切口疝者和长期卧床少动者。

【常见症状】轻度的胃下垂多无症状，中度以上者常有胃部不适、饱胀感，饭后明显，可伴有恶心、嗳气、厌食，常伴有便秘，有时腹部有深部持续性隐痛，常于饭后、站立及劳累时加重。长期胃下垂严重者常有消瘦、乏力、直立性晕厥、低血压、心悸、失眠、头痛等症状。

【发病原因】腹部膈肌悬吊力不足、腹腔压力减低、腹肌松弛等原因使得膈肌位置下降所致。

【治疗方法】饮食治疗是主要的治疗方法。

（1）避免一次进食过多，宜少食多餐，适当控制饮水量。

（2）选择易消化的主食，蛋白质以豆类为主，肉类应选择脂肪较少的瘦肉和鱼肉，少吃生冷果蔬。

（3）细嚼慢咽以利于消化吸收和促进排空速度，缓解腹胀、腹痛。

（4）腹部胀痛严重时可使用胃动力药促进消化排空。

【预防与康复】

（1）切勿暴饮暴食，宜少吃多餐。

（2）仰卧起坐、气功、太极拳等腹肌锻炼，饭后散步，均有助本病的康复。

（3）保持乐观情绪，避免暴怒、郁闷。

（4）治疗过程较长，需耐心坚持治疗。

▲胃炎

【疾病简介】胃炎是胃黏膜的炎性病变，是一种常见的消化道疾病，主要有急性胃炎和慢性胃炎两大类，后者又分为慢性浅表性胃炎和慢性萎缩性胃炎。此外还有一些特殊类型的胃炎。

【常见症状】急性胃炎常在进食不洁食物后数小时至24小时内发病，表现为上腹不适、疼痛、恶心、呕吐和食欲不振等，如伴随肠炎则有腹泻。

慢性浅表性胃炎可无症状，或有程度不同的上腹疼痛、不适、恶心、呕吐等消化不良状态，多见于年轻人。

慢性萎缩性胃炎一般没有胃肠道症状，病情发展导致胃酸分泌减少时，可出现食欲不振或上腹部闷痛症状，多见于老年人。

【发病原因】急性胃炎常由饮酒、药物、不洁、辛辣、过热食物、机械损伤和感染性疾病等导致。慢性胃炎主要由幽门螺杆菌感染所致。自身免疫系统疾病、胆汁反流也可导致慢性胃炎。慢性萎缩性胃炎多由慢性浅表性胃炎发展而来，饮食中高盐和缺乏新鲜蔬菜水果也可引起胃黏膜萎缩，引起胃炎。

【治疗方法】胃炎的病因复杂，需首先确定病因再进行相应治疗。

1. 一般治疗

（1）避免摄入辛辣、过热、过咸食品和暴饮暴食。

（2）戒除烟酒、控制饮用咖啡、浓茶等刺激性饮料。

（3）慎用可损害胃黏膜的药物，如阿司匹林和其他非甾体抗炎药。

（4）精神紧张、睡眠不足、生活不规律均可诱发或加重胃炎，需进行相应调整。

2. 基础病治疗

治疗引起胃炎的基础病。

3. 药物治疗

（1）以胃灼热、反酸、上腹饥饿感、疼痛为主要症状者，可使用抗酸剂、H_2受体阻滞剂或质子泵抑制剂。

（2）以上腹饱胀、恶心或呕吐为主要症状者，可使用多潘立酮、西沙必利等促动力药物。

（3）有感染者还需加用抗生素。

（4）因明显的精神因素和失眠致病者可加用抗抑郁镇静药。

【预防与康复】

（1）一般治疗的方法也适用于预防与康复。

（2）积极防治口腔炎和咽喉炎等口咽部感染和其他诱发疾病。

▲胃潴留

【疾病简介】胃潴留也称胃排空延迟，是指胃内容物积贮而未及时排空。本病分为功能性与器质性两种。

【常见症状】呕吐为本病的主要表现，日夜均可发生，一天1次至数次。呕吐物常为宿食，一般不含胆汁。上腹饱胀和疼痛亦多见。腹痛可为钝痛、绞痛或烧灼痛。呕吐后症状可暂时获得缓解。急性患者可致脱水和电解质代谢紊乱；慢性患者则可有营养不良和体重减轻。严重或长期呕吐者，因胃酸和钾离子的大量丢失，可引起碱中毒，并致手足抽搐。

【发病原因】功能性胃潴留多由于胃张力缺乏所致。此外，胃部或其他腹部手术引起的胃动力障碍、中枢神经系统疾病、糖尿病所致的神经病变，及迷走神经切断术等均可引起本病。尿毒症、酸中毒、低钾血症、低钙血症、全身或腹腔内感染、剧烈疼痛、严重贫血及使用抗精神病药物和抗胆碱能药物也可致本病。

【治疗方法】

（1）一般治疗：避免进食多渣食物，补充维生素和微量元素。

（2）药物治疗：服用促进胃动力药物，如胃复安、吗丁啉；根据需要纠正水、电解质与酸碱失衡。

（3）手术治疗：若为梗阻所致，必要时行手术治疗。

（4）积极治疗原发病。

【预防与康复】饮食要少吃多餐，勿暴饮暴食；进食易消化流质食品，避免进食生冷酸辣、油腻性、刺激性食物；饮食清淡，多喝水。

▲消化道出血

【疾病简介】消化道是指从食管到肛门之间负责食物消化、吸收、排泄的管道。构成这一管道的器官和组织的出血称为消化道出血。消化道出血通常分为上消化道出血和下消化道出血。上消化道出血指食管、胃和十二指肠等部位的出血；下消化道出血指小肠、结肠和直肠部位的出血。消化道出血是临床常见病，常因发病急而又诊断困难危及患者生命。

【常见症状】消化道出血的症状取决于出血病变的性质、部位、出血量与速度，也与患者的年龄，心肾功能等全身情况有关，如老年人器官老化，且多有其他基础病，即使出血量不大，也易引起器官衰竭，出现严重症状。

一般来讲，上消化道出血多表现为呕血，也可表现为便血。当急性大量出血或动脉破裂出血时呕血为鲜红色。当出血量少或已停止时，由于胃液对血液的作用呕血呈咖啡色。

上消化道出血表现为便血时，多因血液在胃肠中停留时间较长，呈黑便；若出血速度较快，也可呈红色。

下消化道出血大多表现为便血，出血量多、速度快时，颜色较红；出血量较少时近乎正常大便。小量、慢性的消化道出血无明显自觉症状，但急性大量出血除上述症状外，可出现头晕、心悸、冷汗、乏力、口干，甚至晕厥休克等症状。

【发病原因】消化道出血可因消化道本身的炎症、机械性损伤、血管病变、肿瘤等因素引起，也可因邻近器官的病变和全身性疾病累及消化道所致。

【治疗方法】大多数消化道出血可自行停止。根据出血原因、部位、出血量及速度，采取相应方法。

（1）慢性小量出血主要是治疗原发病。

（2）急性大量出血患者应在采取急救措施（见下）的同时，立即就医救治，通常需进行输液、输血和手术治疗。

【疾病预防】

（1）积极治疗原发性疾病，如消化道溃疡等，减少出血机会。

（2）生活要有规律，避免暴饮暴食和大量饮酒。

（3）尽量不用或少用对胃有刺激性的药物，如必须使用，应加用保护胃黏膜药物。

（4）出现头晕、贫血等症状时及时就医检查。

（5）肝病患者要定期复查。

大量出血急救措施如下：

（1）大量出血病人应绝对卧床休息，并保持安静。采取舒适体位或平卧位，可将下肢略抬高，以保证脑部供血。呕血时头偏向一侧，避免误吸，保证呼吸道通畅。

（2）病人的呕吐物或粪便要暂时保留部分标本待就医时化验。

（3）严密观察病情变化，密切观察生命体征的变化，并注意观察皮肤颜色及肢端温度变化。注意观察尿量，准确记录出入量。

（4）呕血时，可让病人漱口，并用冷水袋冷敷心窝处。

（5）病人不能饮水，以免电解质失衡，加剧病情。可含化冰块，缓解口干症状。

▲消化道溃疡

【疾病简介】消化道溃疡主要指肠壁和胃十二指肠壁等部位形成慢性溃疡的疾病，是一种常见的消化系统疾病。好发于春秋两季，男性发病率高于女性，胃溃疡以40～50岁年龄的人居多，而十二指肠溃疡以20～30岁的人居多。

【常见症状】轻微的溃疡多不会出现自觉症状，在做相应检查时可发现溃疡或已自愈瘢痕。

上腹部疼痛是消化道溃疡的主要特征，疼痛呈节律性、周期性和长期性。节律性是指腹痛常出现在空腹时，如上午11点左右或下午16点左右，进食后缓解，由于胃酸分泌水平在凌晨1～2点最高，许多患者会在此时间因疼痛而醒来。周期性是指症状持续数天、数周或数月后缓解，而后又复发。长期性是指由于本病具有反复发作和自然缓解的特点，因此，疾病持续时间长，许多患者有数月、数年甚至更长的病史。

如果溃疡伤及大的血管，会出现吐血或便血情况，如果溃疡面深大可导致胃穿孔，出现腹膜炎。情况严重者可出现呼吸变浅、脉搏加速、皮肤冰冷的休克症状，需立即就医。

【发病原因】正常情况下，分解食物的胃酸和保护胃肠黏膜的黏液物质处于平衡状态。过度饮酒、咖啡会增加胃酸的分泌；阿司匹林、布洛芬、吲哚美辛、水杨酸钠等非甾体抗炎药和类固醇激素会刺激胃肠黏膜；遗传性因素、精神压力、吸烟，特别是精神压力过大，会刺激迷走神经，增加胃酸的分泌，同时影响胃黏膜血液循环，会破坏胃液和胃肠保护液的平衡，减低胃黏膜保护液的分泌导致溃疡。感染幽门螺杆菌也是致病的重要原因。近年来的研究证实，几乎100%的十二指肠溃疡和70%的胃溃疡与幽门螺杆菌（Hp）感染相关。中医认为，此病与脾胃虚弱、饮食不节、情志所伤等有关。

【治疗方法】大多数消化道溃疡通过药物、精神、饮食上的综合治疗均可治愈。总体上在溃疡病急性期西药见效快，在恢复期中药效果好。

1. 一般治疗

（1）减轻精神压力，培养积极的性格，避免过度疲劳，保证充足的睡眠。

（2）定时进食和细嚼慢咽有助于刺激胃肠黏膜保护液均衡，持续分泌；在急性活动期应少食多餐，戒烟、酒、咖啡、辛辣、酸醋等刺激性食物；进食牛奶、鸡蛋、粥、面等流食半流食，可更好地稀释胃酸。

2. 西药

西药治疗的基本方案是抑制胃酸分泌药＋抗Hp药＋对症治疗药，如阿莫西林＋甲硝唑＋枸橼酸铋钾或质子泵抑制药＋克拉霉素＋阿莫西林等。

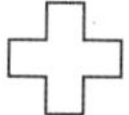

3. 中成药

（1）肝胃不和型：木香顺气丸、气滞胃痛颗粒、复方陈香胃片、养胃舒胶囊、活胃散、安胃颗粒、胃苏冲剂、三九胃泰。

适应人群：胃脘胀痛、痛引两胁，情志不遂而诱发或加重，嗳气、口苦、泛酸、舌苔薄白者。

（2）肝胃郁热型：左金片、正胃片、胃复舒胶囊。

适应人群：胃脘灼热感、胸胁胀满、烦躁易怒、口干口苦、大便秘结、舌红苔黄者。

（3）脾胃虚寒型：丁桂温胃散、温胃舒胶囊、香砂养胃丸、附子理中丸、紫芍六君丸。

适应人群：胃痛隐隐、喜温喜按、空腹加重、食欲缺乏、畏寒肢冷、泛吐清水、腹胀便溏，舌淡胖、有齿痕者。

（4）胃阴亏虚型：养胃舒胶囊、胃安胶囊、胃乐宁片、胃乐新颗粒。

适应人群：胃脘隐痛、饥不欲食、渴不欲饮、手足心热、纳差、干呕、大便干结、舌红、少津少苔者。

（5）胃络瘀阻型：摩罗丹、胃乃安胶囊、香药胃安胶囊、胃气痛片、三九胃泰。

适应人群：胃痛如刺、有定处而拒按，肢冷、出汗、呕血或有黑粪，舌质紫暗或有瘀斑者。

（6）肝郁气滞型： 舒肝丸、开郁顺气丸、沉香理气丸、沉香化滞丸。

适应人群：胃脘不适、胸闷痞满、心烦易怒者。

（7）寒邪客胃型：温胃舒胶囊、八味肉桂胶囊、七味胃痛胶囊、十香止痛丸、神曲茶。

适应人群：外受寒邪、胃脘剧痛、恶寒喜暖者。

（8）饮食停滞型：消食健脾丸、健胃十味丸、开胸理气丸。

适应人群：恶心呕吐、打嗝腐臭、口吐酸水、大便不通者。

4. 手术治疗

胃穿孔、吐血、便血情况严重者需手术治疗。

【预防与康复】

（1）保持心情放松、精神舒畅。胃是人体情绪的晴雨表，紧张、焦虑等情绪会加剧病情。

（2）建立良好的生活方式、规律生活，定时定量就餐，避免辛辣生冷等刺激性食物，戒烟限酒。

▲幽门狭窄

【疾病简介】幽门狭窄是指处于胃和十二指肠连接部位的幽门由于幽门管、幽门溃疡或十二指肠溃疡引起的幽门梗阻。

【常见症状】主要表现是腹痛及呕吐。腹痛的特点是伴随梗阻的发生和发展逐渐加重，由腹胀转变为广泛性上腹膨胀不适及阵发性胃收缩痛，出现嗳气、恶心、反胃和呕吐。腹痛和呕吐多发生在晚间和下午，呕吐物含隔餐甚至隔日食物。呕吐量大，不含胆汁，呕吐后自觉胃部舒适，常有少尿、便秘等慢性消耗表现。严重者有营养不良、消瘦、贫血及失水表现。

【发病原因】多由十二指肠溃疡愈合过程中所形成瘢痕收缩所致，同时溃疡引起的痉挛、炎症、水肿，使梗阻加重，并使梗阻由部分性逐渐发展成完全性。也有单纯炎症引起的一过性狭窄。此外，幽门部形成的胃溃疡或胃癌也会引起本病。

【治疗方法】

（1）炎症引起的一过性狭窄主要使用抗生素消炎。

（2）症状严重的器质性改变需手术治疗。

▲脂肪肝

【疾病简介】脂肪肝是指肝细胞内特定脂质（甘油三酯）堆积过多的病变。目前，脂肪肝已成为我国仅次于病毒性肝炎的第二大肝病，也是一种严重威胁健康的常见疾病。普通成人患病率为 10% ～ 30%，其中部分患者会发展为肝硬化。此外，脂肪肝还可增加 2 型糖尿病和动脉粥样硬化风险。脂肪肝多发于肥胖人群，特别是同时有肥胖、胰岛素抵抗和高甘油三酯的所谓代谢综合征人群。

【常见症状】轻度脂肪肝多无自觉症状，或仅有轻度的疲乏。中、重度脂肪肝可有食欲不振、乏力、腹胀、嗳气、肝区胀满感等症状。

【发病原因】肥胖、长期过量饮酒、糖尿病、某些药物和毒物、快速减肥（禁食、过分节食）、妊娠等。

【治疗方法】针对病因采取相应的治疗措施。

【预防与康复】加强运动、节制饮食、增加低糖低脂高纤维素食物摄入、戒酒、慎用肝毒药物。

▲脂肪泻

【疾病简介】脂肪泻是指由于多种原因，导致摄入的食物中的脂肪不能被小肠正常吸收而迅速从粪便中排出并引起营养缺乏的疾病。

【常见症状】腹泻、粪便色浅、软而量多、恶臭、粪便可贴附在卫生洁具壁上或浮在水面，难以冲掉。体重减轻、乏力、皮肤粗糙、易发口舌炎症或溃疡。小儿长期患病可引起身体发育落后，身材瘦小。

【发病原因】慢性胰腺炎、胰腺癌、胆道阻塞、胃肠炎症、甲状腺功能减退，胰腺、肝胆、肠道及内分泌等疾病和胃肠部分切除手术后引起。

【治疗方法】

（1）查找病因进行针对性地治疗。

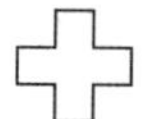

（2）进食高热量、高蛋白、低脂肪饮食。

（3）营养缺乏严重者应输入营养液或白蛋白及输血。

【预防与康复】

（1）积极预防基础病的发生。

（2）避免进食过量高脂肪类食物。

◎肾内科

▲尿崩症

【疾病简介】尿崩症是指由于垂体分泌的负责调节尿液浓缩和稀释的关键性激素——抗利尿激素不足或肾脏对抗利尿激素反应缺陷（敏感下降）导致肾脏不能保留水分，尿量大幅度增加的一组临床综合征。前者为中枢性尿崩症，后者为肾性尿崩症，前者较后者更为常见。本病常见于青壮年。遗传导致的尿崩症多见于儿童。

【常见症状】正常成人每日排尿量不超过 2.5 升，超过即为多尿。而尿崩症患者尿量可达每日 4 升以上。常见症状为烦渴多饮、多尿（尤其夜间显著）、食欲减退、体重下降，因持续处于脱水状态，还会出现精神焦虑、头疼、恶心、眩晕等症状。

遗传因素导致的肾性尿崩症患儿出生不久即可发病，因无法表达口渴而出现极度脱水。婴儿可有高烧，伴随呕吐和惊厥。

【发病原因】中枢性尿崩症可由头颅外伤和垂体手术、肿瘤压迫、脑部感染、自身免疫疾病和孕产期激素水平变化所致，也可因遗传因素患病，近半数中枢性尿崩症患者病因不明。肾性尿崩症病因为遗传因素、肾脏本身病变、代谢性疾病和某些药物的副作用。

【治疗方法】

（1）保证足够的水分摄入，维持水代谢平衡。

（2）非遗传因素引起的尿崩症，治疗其原发病。

（3）使用抗利尿剂等药物。

（4）给以低盐饮食，限制氯化钠摄入。

【康复护理】

（1）由于患者多尿、多饮，需在其身边经常备足温开水，以防脱水。

（2）避免食用高蛋白、高脂肪、辛辣和含盐过高的食品，忌烟酒。

（3）忌饮茶、咖啡和可可类饮料以及啤酒。

（4）定期检测血钾、血压、体温、脉搏、呼吸及体重，及时了解病情变化。

（5）患者夜间多尿，白天容易疲倦，要注意保持安静舒适的环境，以利于患者休息。

▲肾衰竭与尿毒症

【疾病简介】肾衰竭是指肾脏因各种原因导致的功能显著下降、丧失，无法充分过滤血液中的代谢废物、平衡体液和电解质时所出现的一种病理状态，而尿毒症就是肾衰竭终末期在心脏、神经、消化、泌尿系统出现的一系列临床综合征，二者紧密相连。肾衰竭可分为发展迅速的急性肾衰竭和经数月至数年甚至十几年缓慢发展的慢性肾衰竭。老年人是肾衰竭的高发人群。

【常见症状】

1. 急性肾衰竭

按病情变化可分为少尿期、多尿期和恢复期三个阶段。少尿期的主要症状是排尿量剧减甚至无尿、浮肿、血压升高、全身瘙痒、注意力下降、食欲减退等，部分患者还可有心跳加快、头晕等症状，病程从几天到几周。多尿期的主要症状是随着肾小管上皮细胞再生恢复，尿量逐渐增多，病程持续1～2周，但持续多尿者会出现脱水和电解质紊乱等危险情况。恢复期患者，经3～12个月尿量逐渐恢复正常，肾功能也恢复到正常状况，但少数患者会转为慢性肾衰竭。

2. 慢性肾衰竭

按病情变化可分为四个阶段，即肾功能代偿期、肾功能失代偿期、肾功能衰竭期（尿毒症前期）和尿毒症期，不同阶段的症状表现各不相同。

肾功能代偿期和失代偿期的早期，可有夜尿增多、乏力、腰酸、食欲轻微减退等轻度不适症状，部分病人可无任何症状。肾功能衰竭期会出现食欲减退、恶心、呕吐、贫血、全身瘙痒、呼吸气味难闻等症状。尿毒症期会出现明显的眼睑、下肢水肿，血压升高、虚弱无力、呼吸深长、胸闷、腹泻、嗜睡、头痛、惊厥、幻觉乃至昏迷等症状。

肾衰竭特别是长期存在的慢性肾衰竭还可影响骨组织的形成和维持，导致骨骼成长、发育异常和骨质疏松。

【发病原因】引起急性肾衰竭的主要原因有：①休克或出血导致肾脏缺血；②急性肾炎或急性肾盂肾炎导致肾功能下降；③肾结石或前列腺肥大导致尿路障碍。部分急性肾衰竭患者病因不明。

慢性肾衰竭主要是由糖尿病、高血压、慢性肾炎、慢性肾盂肾炎引起，肾结核也是重要致病原因。

【治疗方法】

1. 急性肾衰竭

（1）针对致病原因进行相应治疗。

（2）在少尿期进行量出为入的水分管理和限制钾、蛋白质的摄入。

（3）多尿期严格监测水和电解质的平衡状况。

（4）注意卧床休息和避免使用有损肾脏的药物。

（5）情况严重者需进行透析治疗。

2. 慢性肾衰竭

（1）营养治疗，限制蛋白质摄入量，同时保证足够的热量摄入。

（2）对应治疗糖尿病、高血压、肾炎

等致病因素。

（3）避免病情急剧恶化的各种危险因素，如肾脏基础病复发或加剧，严重高血压未能得到控制，重症感染、排尿障碍等。

（4）进行透析或者肾脏移植。

【预防与康复】积极预防、治疗糖尿病和高血压对肾衰竭的预防和康复具有重要意义。临床上慢性肾衰竭比急性肾衰竭更为常见，而糖尿病和高血压是导致慢性肾衰竭的主要原因。绝大多数的慢性肾衰竭患者的肾功能无论治疗与否，都会出现渐进性、不可逆性减退，其发展速度取决于引起肾衰竭的基础疾病，以及针对该疾病的治疗。

▲肾上腺皮质功能减退症

【疾病简介】肾上腺皮质功能减退症是由肾上腺损害引起的全身性疾病。

【常见症状】多起病隐匿，病情逐渐加重，全身性的皮肤黏膜色素沉着，呈灰褐或黑褐色，以暴露部位和摩擦部位更加明显，如面部、颈部、足背、束腰带的部位等。口腔黏膜及唇部也可受累，皮肤松弛变薄，像小儿皮肤。全身症状明显，乏力、低血压、体重减轻、性欲减退、女性腋毛或阴毛脱落、肠胃功能紊乱、食欲减退、恶心呕吐、便秘，偶有腹泻，腹痛。严重时出现高烧、眩晕、昏厥，甚至休克。

【发病原因】主要为自身免疫性肾上腺炎、肾上腺结核、真菌感染、超剂量使用糖皮质激素、肿瘤转移、放射治疗破坏等造成肾上腺损害引起肾上腺皮质激素分泌水平下降。

【治疗方法】

1. 西医

（1）基础治疗：需终生使用肾上腺皮质激素。

（2）病因治疗：积极治疗原发疾病。

2. 中医

可用甘草浸膏(每天口服 15 ～ 30 毫升）、十全大补汤、附桂八味丸、补中益气丸等。

【预防与康复】本病无特殊预防措施，早发现、早诊断是本病防治的关键。平时应注意休息，防止过度劳累，预防感染。

康复护理要点如下。

（1）补充营养：多喝牛奶，补充维生素 D、B 族维生素、维生素 C、胡萝卜素等营养素，减轻肾上腺的压力。

（2）避免神经紧张：长期精神负担过重会加重对肾上腺的损害。

（3）避免使用酒精、咖啡因、烟草这些对肾上腺及其他腺体具有高度毒性的物质。也应控制脂肪、油炸食物、火腿、猪肉、高度加工食品、汽水、糖及白麦粉等增加肾上腺压力的食品的摄入。

（4）多吃生鲜果蔬，尤其是绿叶菜类。

（5）适度的运动有助于刺激肾上腺的功能。

▲肾炎

【疾病简介】肾炎又称肾小球肾炎，是肾脏内负责过滤血液，制造尿液的肾小球发生的炎症，主要包括急性肾小球肾炎、急进性肾小球肾炎、慢性肾小球肾炎三大类。

【常见症状】

1. 急性肾小球肾炎

发病前多有扁桃体炎、咽炎、淋巴结炎、猩红热等呼吸道感染或脓疱病、疖肿等皮肤感染，以及肺炎、鼻窦炎、中耳炎等感染，潜伏期两周左右。起病较急，以水肿、尿量减少、尿色发深，以及随后出现（发病 1 ～ 2 周）的高血压、头痛、头晕、视物不清等为主要症状。严重者可因高血压出现呼吸困难、抽搐或昏迷。老年人常伴有恶心、呕吐、全身不适等症状。水肿多首先出现在颜面部，尤其是眼睑，之后逐渐扩大到手脚或腹部、胸部、阴囊等部位。但有一半的患者可无症状，或仅有尿液异常中的部分症状。

2. 急进性肾小球肾炎

是肾小球肾炎中最严重的类型，起病隐匿骤急，进展快，早期常有虚弱、乏力、发烧和食欲下降、恶心、呕吐、腹痛、关节痛及其他与急性肾小球肾炎类似的症状，之后肾功能呈进行性下降，常在数日内发展成少尿、无尿等肾功能衰竭危象。急进性肾小球肾炎以青壮年和老年多见。

3. 慢性肾小球肾炎

多数患者起病缓慢、隐匿、症状轻微，几乎不被察觉。早期可有乏力、腰膝酸软、食欲降低等症状，随病情发展，出现水肿、高血压，发展至肾衰竭时，会出现瘙痒、疲乏、恶心、呕吐、呼吸困难等症状。部分患者病情发展十分缓慢，出现尿液异常，但肾功能却没有下降的情况，甚至自然痊愈。慢性肾小球肾炎以青壮年男性多见。

【发病原因】肾小球肾炎既可由原发的、只累及肾脏的疾病引起，也可由继发的、同时累及身体其他部位的疾病引起。急性肾小球肾炎主要由细菌、病毒及寄生虫感染引起。急进性肾小球肾炎主要是由少数急性肾小球肾炎患者因免疫反应异常发展而来。慢性肾小球肾炎部分因急性肾小球肾炎迁延不愈而成，部分因遗传原因引起，也有部分患者病因不明。

【治疗方法】

1. 急性肾小球肾炎

急性肾小球肾炎多数具有自限性，治疗以休息和对症治疗为主，同时防止并发症，保护肾功能并促进其恢复。

（1）一般治疗：卧床休息 4 周左右，直至肉眼看不到血尿，水肿消退，血压正常，期间应注意保暖，以便使血管放松，血液充分送达肾脏。3 个月内避免剧烈活动。

（2）根据病情使用抗生素、利尿剂、降压药等药物治疗。

（3）情况严重者需透析治疗。

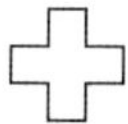

2. 急进性肾小球肾炎

（1）需立即使用激素等药物抑制免疫系统功能。

（2）用强化血浆置换法，清除血液中的抗体。

（3）情况严重者需进行透析或肾移植。

3. 慢性肾小球肾炎

慢性肾小球肾炎同急性肾小球肾炎一样，目前均无特效治疗药物，治疗上以防止或延缓肾功能进行性损害，改善或缓解症状，防治严重并发症为主。

（1）饮食：限制盐分和磷的摄入，保证优质低蛋白食物如蛋、奶、瘦肉等摄入，适当增加碳水化合物。

（2）注意休息：肾功能正常者可参加轻体力工作。

（3）根据肾功能指标使用相应的降压药，控制高血压，减少尿蛋白。

（4）使用激素等药物，控制尿蛋白较多情况的发生。

（5）情况严重者需进行透析和肾移植。

【预防与康复】

（1）加强身体锻炼，注意皮肤清洁卫生，减少呼吸道和皮肤感染。

（2）一旦发生感染应注意休息，避免剧烈运动，及时彻底治疗感染，感染后2～3周应检查尿常规以便及时发现异常。

（3）患病后应避免感染、劳累、妊娠和使用肾脏代谢药物以免加重病情。

（4）恢复期应遵医嘱定期进行尿常规、血压等指标检查，以监测肾功能变化。

【中医观点】中医理论认为，本病急性期有风寒证、风热证、湿热证及寒湿证；恢复期有阴虚邪恋、气虚邪恋。可根据病史、水肿及全身症状加以辨证施治，急性期的治疗原则，以祛邪为旨，宜宣肺利水、清热凉血、解毒利湿；恢复期则以扶正兼祛邪为主。

▲肾硬化症

【疾病简介】肾硬化症是肾脏因末梢动脉硬化或血管病变，血流量减少，肾脏逐渐变小、变硬而导致肾功能下降的疾病，包括动脉性肾硬化、良性肾硬化与恶性肾硬化。

【常见症状】

（1）动脉性肾硬化常有头痛、头晕、耳鸣等症状；老年患者可因硬化斑块脱落阻塞血管引起急、慢性肾衰竭。若引起慢性肾衰竭，初期常有疲劳、恶心、食欲下降、感觉减退等症状。若引起急性肾衰竭，除上述症状外还会出现水肿、尿量减少等症状。

（2）良性肾硬化主要症状是排尿次数增加，随病情发展出现恶心、体重过重、头疼、头晕、心悸或痉挛、贫血等肾衰竭症状。

（3）恶性肾硬化可出现不安、意识模糊、恶心、困倦、头疼、视力障碍等症状。

【发病原因】动脉性肾硬化是由肾脏末梢动脉硬化引起，良性和恶性肾硬化均由高血压损伤血管和肾小球引起。

【治疗方法】

（1）治疗和控制动脉硬化和高血压。

（2）恶性肾硬化需要入院治疗。

【预防与康复】主要是通过饮食和运动等生活方式的改变进行预防和控制。

▲肾盂肾炎

【疾病简介】肾盂和肾盏都是肾脏的一部分，一头连着肾实质，一头连着输尿管，负责将肾脏泌出的尿液，收集和输送到输尿管。之后，尿液经输尿管到达膀胱，最后排出体外。肾盂肾炎是指肾盂、肾盏和肾实质的尿路感染性炎症，多见于女性，尤其是新婚或妊娠女性，有急性和慢性两种。

【常见症状】

1. 急性肾盂肾炎

起病急骤，发烧（上午温度较低，下午至傍晚温度较高可达39℃以上）、寒战、一侧或双侧肾区及背部疼痛、恶心、呕吐、尿液混浊，尿频、尿急、尿痛、偶有血尿。儿童患者的泌尿系统症状不明显，发病时除高烧外常有惊厥、抽搐等症状。老年患者常因感染出现谵妄和败血症。

2. 慢性肾盂肾炎

病程隐匿，迁延反复。急性发作期除发烧时体温没有急性肾盂肾炎高外，其余症状与急性肾盂肾炎类似。在非发作期除低烧外，还会有全身倦怠或食欲不振、腰部隐痛等症状，个别患者可无任何自觉症状。随病情发展肾功能下降、食欲不振或呕吐越来越严重。血压上升严重者可出现少尿、无尿等尿毒症症状。

【发病原因】尿道黏膜损伤和因妊娠期子宫压迫、前列腺肥大、肾结石、尿道畸形等造成的尿路不畅，使病菌沿尿道上行至膀胱、输尿管和肾脏，是急性肾盂肾炎的主要病因。也有细菌沿血液流动感染肾脏的情况。急性肾盂肾炎多发生在急性膀胱炎之后或同时发病，慢性肾盂肾炎有的是急性肾盂肾炎慢性化，有时是急性期治愈后又反复，也有的直接就呈慢性状态。糖尿病患者、免疫功能低下者患病风险大、病情重。

【治疗方法】

（1）一般治疗：应保持安静、充分休息，多饮水、促进排尿，忌烟酒和刺激性食物。

（2）药物治疗：使用抗生素。

（3）手术治疗：因尿路感染、尿道畸形、前列腺肥大等引起肾盂肾炎反复发作者应采取手术治疗。

（4）透析：肾衰竭者还需进行人工透析。

【预防与康复】

（1）坚持每天多饮水，勤排尿，勿憋尿，以冲洗膀胱和尿道，避免细菌在尿路繁殖。

（2）注意阴部清洁，减少上行感染风险。

（3）急性肾盂肾炎用药治疗后，一般

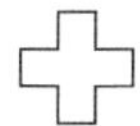

两周可以治愈。急性期切不可因症状消失而中断治疗，治疗结束停药后，第 2、第 4、第 6 周应复查尿液，以确认感染已被彻底清除，防止反复迁延。

（4）避免过度劳累和寒冷刺激，以免疾病复发。

（5）进食高热量食物，以增强身体抵抗力。

◎内分泌科

▲单纯性甲状腺肿

【疾病简介】单纯性甲状腺肿是指不是由炎症或肿瘤原因引起的、也不伴有甲状腺功能异常的甲状腺肿大，又称非毒性甲状腺肿。多见于女性，常发于青春期和妊娠期。

【常见症状】除甲状腺呈轻度或中度弥漫性肿大外，一般无其他症状。部分患者随病情发展，甲状腺可进一步增大，出现单个或多个结节，结节压迫气管时可出现咳嗽、吞咽和呼吸困难。

【发病原因】包括缺乏合成甲状腺素的原料——碘、甲状腺素需要量增加、甲状腺素合成和分泌障碍以及过量摄入致甲状腺肿大的物质，如某些药物和食物[大豆、木薯、果仁、芸薹属植物(如芥菜、油菜、榨菜)等]。

【治疗方法】

（1）由缺碘所致者，应补充碘盐和进食含碘丰富的食物。

（2）由于摄入致甲状腺肿物质者，在停用后一般可自行痊愈。青春期甲状腺肿者，过了青春期就会自然痊愈。

（3）其他患者可用甲状腺激素治疗。

（4）有压迫症状，且药物治疗无改善者或怀疑有甲状腺结节癌变时，应考虑手术治疗。

▲低血糖症

【疾病简介】低血糖症简称低血糖，是指由多种原因引起的血糖浓度过低（成人空腹或血浆葡萄糖浓度低于 2.8 毫摩尔 / 升，糖尿病患者血糖值低于或等于 3.9 毫摩尔 / 升，儿童标准低于成人 1.1 毫摩尔 / 升）所致的综合征。由于血糖为脑细胞的主要能量来源，血糖低时脑组织将依靠脑本身及肝储备的糖原分解来维持代谢，而脑组织本身所储备的糖原有限，因此，中枢神经系统对低血糖最为敏感，血糖过低对机体的影响也以神经系统为主。低血糖引起的脑能量供应不足，可在数分钟内造成脑的严重损伤。长期严重的低血糖可致永久性脑损害。低血糖症多发于糖尿病患者。

【常见症状】低血糖症的症状表现不一，多有无力感。血糖下降迅速者多出现手抖、冷汗、心悸、饥饿感及烦躁不安，一过性黑朦、意识障碍，甚至昏迷。血糖缓慢下降者可有头痛、头晕、视物模糊、注意力涣散、嗜睡。严重时陷入昏迷或癫痫发作，老年人由于机体反应性降低，其低血糖症状常不够明显，易被漏诊、误诊，应细心观察和检查。

【发病原因】空腹时出现的低血糖主要由胰岛素分泌过多（如胰岛疾病、胰外恶性肿瘤等）、肝脏疾病、葡萄糖供应不足、消耗过多（如长期饥饿、剧烈运动、慢性腹泻、妊娠等）造成。发生在餐后的低血糖原因主要有胃大部切除或胃肠功能异常导致的营养性缺乏、先天性酶缺乏、大量饮酒或进食荔枝（这些物质可抑制糖原分解而产生低血糖）。某些药物也可引起低血糖。

【治疗方法】

（1）确认出现低血糖时，应立即进食含 20 ～ 30 克糖类的食物或口服糖水、饮料，不能口服或症状严重者应立即送医院治疗。

（2）症状缓解后应及时进行病因治疗。

【预防与康复】

（1）糖尿病患者及家属应了解低血糖症的病因和症状，定期检查血糖。轻度低血糖应及时处理，防止由轻度低血糖发展为低血糖昏迷。

（2）避免自行增加降糖药物使用量和用药后空腹。

（3）经常发生餐前低血糖者需就医检查，确认是否患有胰岛 β 细胞癌。

▲肥胖症

【疾病简介】肥胖症是一组常见的代谢症群。当人体进食热量多于消耗热量时，多余热量以脂肪形式储存于体内，其量超过正常生理需要量，且达一定值时就演变为肥胖症。

肥胖有多种分类方法。按病因，如无明显病因可寻者称单纯性肥胖症，具有明确病因者称为继发性肥胖症。按照发病年龄的不同，可分为幼年起病型、青春期起病型和成人起病型。按照脂肪在身体堆积的部位，可分为腹部型肥胖和臀部型肥胖。腹部性肥胖又称向心性肥胖、男性型肥胖、内脏型肥胖、苹果型肥胖，这种肥胖脂肪主要堆积在腹部的皮下和腹腔内，四肢相对较细。臀部型肥胖又称非向心性肥胖、女性肥胖、梨形肥胖，脂肪主要堆积在臀部和腿部。腹部型肥胖患并发症的风险要远高于臀部型肥胖。

按照病理改变情况，单纯性肥胖可分为增生性肥胖和肥大性肥胖。增生性肥胖不仅脂肪细胞体积变大，而且数目增多；肥大性肥胖只是脂肪细胞体积变大，而数目并不增加。幼年起病型肥胖都是增生性肥胖，而且脂肪细胞数目一生都难以减少，且绝大多数到成年后依旧发胖，青春期起病的多为增生肥大性，脂肪细胞体积大，数量多，减肥难度介于幼儿和成人之间，成年起病型多以肥大性肥胖为主，减肥相对比较容易。

【常见症状】轻至中度肥胖可无任何自觉症状。重度肥胖者则多有怕热，活动能力降低，甚至活动时有轻度气促，睡眠时打鼾症状。部分患者还有高血压病、糖尿病、痛

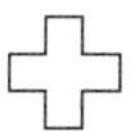

风等表现。

【发病原因】单纯性肥胖多由遗传、精神、进食多而运动少等因素引起，继发性肥胖是由某些疾病或使用激素引起。

【治疗方法】

1. 西医

治疗的两个主要环节是减少热量摄取及增加热量消耗。强调以行为、饮食、运动为主的综合治疗，必要时辅以药物或手术治疗。继发性肥胖症应针对病因进行治疗。各种并发症及伴随病应给予相应的处理。

2. 中医

（1）中成药

① 防风通圣丸：用于腹部皮下脂肪丰满，即以脐部为中心的腹部型肥胖。

② 精制大黄片：用于肥胖而便秘者。

③ 七消丸：主治单纯性肥胖伴有水肿者。

④ 消胖美：用于治疗单纯性肥胖症。

⑤ 减肥灵：用于治疗单纯性肥胖虚证型，对身体沉重、疲乏无力、全腹胀满、下肢凹陷性水肿有显著疗效。

（2）除服药外还有针灸减肥、耳针减肥、循经点穴推拿减肥等方法。

【疾病预防】应充分认识到肥胖会大幅增加罹患心脑血管疾病、糖尿病、脂肪肝、腰膝关节病、痛风、胆结石、肿瘤等疾病风险，女性还会增加不孕风险。肥胖的程度越高，平均寿命就越短，应尽可能地使体重维持在正常范围内。预防肥胖症应从儿童时期开始。

▲甲状腺功能减退症

【疾病简介】甲状腺功能减退症简称甲减，是由多种原因引起的甲状腺素合成和分泌减少，或组织利用不足而导致的全身代谢减低、机体重要功能活动降低综合征。发生在胎儿和新生儿的甲状腺功能减退症称为呆小症或克汀病。严重的甲减可出现黏液性水肿。甲减是一种常见病，多发于女性。甲减可分成多种类型，按病变发生的部位分为原发性甲减（占全部甲减的 95% 以上）、中枢性甲减（继发性甲减）和周围性甲减。

【常见症状】起病隐匿，发展缓慢，逐渐出现面色苍白，皮肤干燥，嗜睡，记忆力减退，食欲下降，体重增加，便秘，活动耐量降低，肌肉软弱无力，关节疼痛，生育力、性欲下降，月经过多或紊乱，表情淡漠，呆滞，动作、语速变慢，手脚掌皮肤呈姜黄色，毛发稀疏，严重者出现脸部浮肿、手脚冰冷等黏液水肿症状。小儿甲减则会出现身材矮小、智力低下、性发育延迟等症状。老年患者易被误诊为抑郁或因健忘、精神错乱误诊为老年痴呆。

如果不治疗，可引起贫血、体温过低和心力衰竭，再进一步发展可出现精神错乱、昏迷。

【发病原因】绝大部分甲减是由甲状腺自身免疫损伤、甲状腺手术时过多切除甲状腺或甲亢治疗时过度使用放射性碘，引起甲状腺滤泡细胞被破坏。垂体不能分泌足够的刺激甲状腺素分泌的激素等也是导致甲减的原因。

【治疗方法】主要使用甲状腺激素替代治疗，以使甲状腺功能维持正常，一般需终身用药。少数患者因甲状腺功能未被破坏，而产生的短暂甲减，可自行恢复。

【预防与康复】

（1）饮食以多维生素、高蛋白、低脂肪和低胆固醇为主。不宜过食生冷食物。

（2）补充碘盐和多进食海带、紫菜等含碘食物。对生育妇女更要注意碘盐的补充，防止因母体缺碘而导致子代患克汀病。碘盐不宜放入沸油中，以免挥发而降低碘浓度。

（3）忌用导致甲状腺肿物质，如避免食用卷心菜、白菜、油菜、木薯、核桃等，以免发生甲状腺肿大。

（4）病人应动、静结合，做适当的锻炼。养成每天大便的习惯。注意保暖，避免受凉。

（5）妊娠期不可停药。

（6）气候寒冷时，需根据情况适当增加药量。

（7）慎用安眠镇静药物。

（8）每年复查甲状腺功能、血常规、肝功能、肾功能、血脂、心电图和超声心动。

（9）如并发严重急性感染，或有重症精神症状，应立即就医，以免发生危险。

▲甲状腺功能亢进症

【疾病简介】甲状腺功能亢进症简称甲亢，是指由多种原因导致甲状腺功能增强，合成和分泌甲状腺激素过多，造成机体重要功能活动速度加快（以神经、心血管、消化等系统的兴奋性增高和代谢亢进为主要表现）的综合征。甲亢多见于女性。

【常见症状】心悸气短，甲状腺肿大，眼球突出，视力减退，疲乏无力，食欲亢进但体重减轻，怕热多汗，手部颤抖，紧张焦虑，入睡困难，尿频，大便次数增多或腹泻，月经不调，勃起障碍。病情严重者皮肤痛、痒、发红，心律失常，肝功能异常，下肢胫骨前皮肤增粗变厚，呈橘皮状。老年患者常不出现上述典型症状，多表现为乏力、心悸、厌食、嗜睡、沉默少语、抑郁、体重明显减轻等。

【发病原因】绝大多数甲亢是由一种称作格雷夫斯病（毒性弥漫性甲状腺肿）的疾病所致，但格雷夫斯病的病因不明，常与睡眠不足、精神压力大、发烧等因素密切相关，也会经常合并白癜风、脱发、1 型糖尿病。

【治疗方法】大部分的甲亢都可治愈，但若不治疗或治疗不当可引起心脏、肝脏、神经等多系统的严重损害。

（1）补充碘剂是预防地方性甲状腺肿的常用方法，但过快、过量补充碘易导致本病。停止碘的摄入后，半数患者可在六个月内自愈。

（2）其他因素致病者可采取药物、手术和放射性同位素治疗等方法。

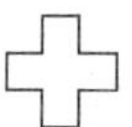

【预防与康复】

（1）掌握适宜的碘摄入量。患有甲状腺疾病的病人应食用无碘盐，普通人群控制盐的摄入量即可。

（2）控制进食海带、紫菜等含碘量高的食物。

（3）发病期间要保证充足的休息，避免劳累。稳定期可适当锻炼身体，如散步、打太极拳、做广播操等，以增强体质。

（4）因机体的代谢率高对营养物质需求多，一般宜摄入高热量、高蛋白质和高维生素的食物，如肉、蛋、奶、糖、新鲜水果、蔬菜等。

（5）忌烟酒、辛辣等发物。

（6）要解除不良情绪或不必要的心理负担，切忌情绪紧张。平日可多听优美的音乐、做静养功、欣赏花鸟鱼虫等，还应加强学习，提高素养，不断提高自我调节、控制情绪的能力。

（7）定期复查，监测血压、体重、心率和药物反应。

▲甲状腺炎

【疾病简介】甲状腺位于颈部喉结正下方，是一个宽约 5 厘米的腺体组织，由左右对称的两个半叶组成，正常情况下，难以看到或触摸到。

甲状腺的主要功能是分泌甲状腺激素。这些激素调控着人体化学反应进行的速度（代谢率）和功能，如心率、呼吸频率、热量产生和燃烧的速度、生长、生育、消化、皮肤状况等。甲状腺也产生降钙素，帮助骨钙沉积以增加骨骼的强度。

甲状腺炎是一种常见的甲状腺疾病，多见于女性。甲状腺炎有多种，常见的有桥本氏甲状腺炎（也称桥本病，自身免疫性甲状腺炎或慢性淋巴细胞性甲状腺炎）、亚急性甲状腺炎（肉芽肿性甲状腺炎）和产后甲状腺炎（无痛性淋巴细胞性甲状腺炎）等。

【常见症状】

1. 桥本氏甲状腺炎

是甲状腺炎最常见类型，近年有增加趋势。90% 以上患者为女性，特别是中老年女性，男性发病年龄晚于女性，患者常有甲状腺疾病家族史。

起病缓慢、病程长，甲状腺呈弥漫性肿大，无痛、质硬、表面光滑或有结节，局部压迫和全身症状不明显，偶有咽部不适。当发生甲状腺功能减退（甲减）时，可有疲劳、畏寒等甲减症状。少数患者起初表现为甲状腺功能亢进（甲亢），出现怕热、多汗、心悸、紧张、手抖、体重下降等甲亢症状，但最终会发展成甲减，出现相应症状。

部分患者伴有其他内分泌疾病，如糖尿病、肾上腺功能减退、甲状旁腺功能减退等，或伴有其他自身免疫性疾病，如恶性贫血、类风湿关节炎、系统性红斑狼疮等。

2. 亚急性甲状腺炎

多见于 20 ～ 50 岁女性，常在病毒感染后突然起病。典型症状是出现甲状腺剧痛，疼痛常始于一侧，很快向腺体其他部位和耳部、颌部放射，转动头部或吞咽时疼痛加重。常伴有极度疲乏，甲状腺进行性疼痛，37 ～ 38℃低烧。上述症状一般在发病后 3 ～ 4 天达到高峰，1 周内消退。之后，病程一般表现为甲亢期、过渡期、甲减期和恢复期。病后 1 周内，约半数患者出现兴奋、怕热、心慌、颤抖、多汗等甲亢症状，持续时间一般不超过 2 ～ 4 周，之后进入持续数周至数月的过渡期和甲减期，在此期间，甲亢症状逐渐消退，多数患者会出现一过性（暂时性）的怕冷、瞌睡、便秘、肿胀等甲减症状。少数患者无甲减期，直接进入恢复期，在恢复期，多数患者症状好转，无后遗症，极少数患者成为永久甲减。

整个病程一般持续 2 ～ 4 个月，个别患者在此期间会有反复，即临近恢复期，又出现病变，使得病程延长。

3. 产后甲状腺炎

常见于 30 ～ 40 岁女性，特别是产后 1 ～ 3 个月的产妇。

患者常在产后 6 周左右出现甲状腺无痛性增大和轻中度的心悸、怕热、多汗、乏力、体重下降等甲亢症状。甲亢持续时间不超过 3 个月，之后常继发甲减，少数患者成为永久性甲减。

患者常合并有干燥综合征、艾迪生病（一种肾上腺皮质功能减退症）等自身免疫疾病。

【发病原因】桥本氏甲状腺炎的病因是遗传因素和多种内外环境因素的相互作用，引起免疫调节机制缺陷。经常出现同一家族有几代人患病，感染和膳食中碘缺乏或富含碘，均会使发病率升高。

亚急性甲状腺炎病因未明，一般认为由病毒感染引起。

产后甲状腺炎病因未明，可能是自身免疫在妊娠期间被抑制，产后免疫抑制被解除的反跳。有甲状腺疾病家族史、吸烟、娩出女婴者发病率高。

【治疗方法】

1. 桥本氏甲状腺炎

尚无可靠的消除本病的治疗方法，可根据甲状腺大小和功能情况对症治疗。如甲状腺小，无明显压迫症状，甲状腺功能正常可随诊观察，但多数患者会发展成甲减，需终生使用甲状腺激素替代治疗。

2. 亚急性甲状腺炎

症状较轻者使用阿司匹林或非甾体抗炎药缓解疼痛和炎症，全身症状较重、持续高烧、疼痛明显者酌情使用糖皮质激素，少数发生永久性甲减者需终生使用甲状腺激素替代治疗。

3. 产后甲状腺炎

由于本病多可自愈，一般不需特殊治疗。症状显著者可使用 β 受体阻滞剂，少数发生永

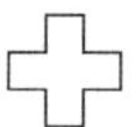

久性甲减者，需终生使用甲状腺激素替代治疗。

【预防与康复】

（1）桥本氏甲状腺炎患者应控制进食海带、海藻等海产品，以免摄入过多的碘。

（2）增强身体抵抗力，避免上呼吸道感染和咽炎，有助于预防亚急性甲状腺炎的发生。

▲库欣综合征

【疾病简介】库欣综合征也称皮质醇增多症或柯兴综合征，是以高皮质醇血症（也就是血液中皮质醇异常增高）为特点的临床综合征。皮质醇是肾上腺皮质激素的一种，在调节情绪和健康、免疫细胞和炎症、血管和血压，维护人体骨骼、肌肉和皮肤等方面具有十分重要的作用。但如果长期分泌过多也会引起蛋白质、脂肪、糖、电解质代谢的严重紊乱及干扰其他激素的分泌。

【常见症状】身体肥胖但手脚正常，脸变圆（满月脸），水牛背，痤疮，女性月经紊乱或停经、多毛，男性阳痿，骨质疏松，血压上升，情绪烦躁等。

【发病原因】脑垂体功能紊乱、肾上腺皮质增生、垂体腺肿瘤、肾上腺肿瘤或长期大量使用激素等。

【治疗方法】

（1）因使用激素致病的患者，停药后即可逐渐恢复。

（2）手术是治疗因增生或肿瘤致病患者的主要方法。

（3）无法手术者可考虑药物和放射治疗。

▲痛风和高尿酸血症

【疾病简介】痛风是由于血液中尿酸含量过高（高尿酸血症）引起尿酸盐结晶沉积在关节内的关节疾病。

痛风和高尿酸血症与生活水平的提高密切相关，已成为三高（高血压、高血脂、高血糖）后的又一常见病症。患者也常伴有腹型肥胖、高血压、高脂血症、2 型糖尿病、心血管疾病等。

痛风多发于中年男性，女性较少，且主要是绝经后妇女。痛风原本较少发生于年轻人，但近年来有年轻化趋势。若发生于 30 岁以下者，其病情一般较重。

痛风按病因可分为原发性和继发性两大类；按病程可分为无症状高尿酸血症期、急性期、间歇期和慢性期。

【常见症状】

1. 无症状高尿酸血症期

多无症状，或仅有疲乏、全身不适和关节刺痛等。

2. 急性期（急性痛风性关节炎）

一般没有先兆，可因外伤、手术、过量饮酒、过多食用富含蛋白质的食物或疾病诱发。患者常在深夜或清晨发病，关节红、肿、热、痛，疼痛剧烈、活动受限，大关节发病患者可伴有发烧、寒战、头痛、心悸、恶心症状。

3. 间歇期（间歇发作期）

急性期后进入数月至数年、十余年不等的无症状的间歇期，但多数患者在一年内复发。也有少数患者无间歇期，急性期后就开始有慢性关节炎表现。

4. 慢性期（慢性痛风石病变期）

如果病情加重并在发作后不积极治疗，将会导致更频繁的发作并可累及多个关节，如足背、足跟、踝、膝、腕和肘部等关节活动受限、僵硬、畸形，耳郭等部位皮肤隆起、破溃、排出白色粉状或糊状尿酸盐结晶（痛风石）。痛风石还可以沉积于肾脏，引起肾脏病变，严重者出现肾脏剧烈疼痛、血尿、排尿困难、泌尿系统感染、急性肾衰竭等症状。

【发病原因】痛风和高尿酸血症与体内嘌呤代谢有着密切关系。嘌呤是人体内存在的一种物质，其在能量供应、代谢调节和组成人体必需的辅酶等方面有重要作用。体内嘌呤在肝脏代谢后形成尿酸，尿酸随尿液、粪便和汗液排出体外。长期摄入过多高嘌呤食物或导致嘌呤合成增加的食物、内源性尿酸产生过量和肾脏排泄尿酸障碍等原因会导致体内血尿酸持续性增高，进而引起痛风。

原发性痛风是由于先天性嘌呤代谢紊乱和（或）尿酸排泄障碍所引起，多有遗传性。继发性痛风是由肾脏疾病或某些药物导致尿酸排泄减少，或骨髓增生性疾病（如白血病、淋巴瘤、多发性骨髓瘤、溶血性贫血等）和肿瘤化疗导致尿酸生成增多等引起。

【治疗方法】

1. 一般治疗

（1）改变饮食习惯，限制高嘌呤食物摄入，如动物内脏、海鲜、肉类、浓肉汤，多吃蔬菜水果。急性期食用不含嘌呤或含量少的食物，如面包、小麦面、米饭、黄瓜、西红柿、鸡蛋、脱脂奶等；间歇期蛋白质的摄取以植物蛋白为主。

（2）控制饮食总盐量；忌酒，尤其忌饮啤酒。

（3）控制体重，多饮水（每日饮水应不低于 2 升，条件允许可喝弱碱性水），避免受凉受潮、过度劳累和精神紧张。

（4）足部是痛风好发部位，应特别保护，一是不让足部受凉，最好白天和晚上都穿袜子；二是每晚用热水泡脚；三是避免足部受伤。

2. 药物治疗

（1）使用非类固醇抗炎药，缓解关节胀痛。

（2）对上述药物不耐受或肾功能不全者，可使用糖皮质激素。

（3）使用抑制尿酸生成药，如促尿酸排泄药、碱化尿液药。促尿酸排泄药可降低

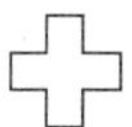

血液尿酸水平，但会增加尿液中的尿酸值，易增加泌尿系统结石风险。碱化尿液药若过量可造成泌尿系统形成比尿酸结石更难治疗的碱性结石。故使用这两类药时应每日饮水不低于 3 升，并定期监测尿液酸碱度（pH 值）。

3. 手术治疗

当血液中尿酸水平下降时，大多数结石可逐渐缩小、溶解或自行排出，但大的结石需通过体外冲击碎石、内镜取石或开放手术摘除。

【疾病预防】参见治疗方法中“一般治疗”部分。

常见食物含嘌呤情况如下。

（1）含极大量嘌呤的食物：羊心、胰、浓缩肉汁、肉脯、鲱鱼、沙丁鱼和酵母等。

（2）含大量嘌呤的食物：鹅肉、牛肉、肝、肾、扇贝肉、鸽肉、野鸡、大马哈鱼、凤尾鱼、鲑鱼和鲭鱼等。

（3）含中等量嘌呤的食物：鸡肉、鸭肉、猪肉、火腿、牛排、兔肉、脑、内脏（胃和肠）、牡蛎肉、虾和大比目鱼，及酸苹果、菜豆（肾形豆）、小扁豆、蘑菇或菌类食品、豆制品、青豆、豌豆、菠菜和花生等。

（4）低嘌呤食物：茶、咖啡、果汁、汽水等饮料，玉米粥、面条、空心面、面包等谷类，除以上提到的含中等量嘌呤蔬菜以外的各种蔬菜水果及坚果，蛋类、乳制品、奶油制品、黄油、巧克力等。

▲糖尿病

【疾病简介】胰岛素是由胰腺内的胰岛 β 细胞分泌的一种蛋白质激素，其主要作用是调节血糖、脂肪和蛋白质的代谢过程，促进全身组织细胞对血糖的摄取和利用。当胰岛素分泌过多时，血糖迅速下降，机体能量不足，脑组织受影响最大，可出现惊厥、昏迷、休克等严重情况；相反当胰岛素分泌不足或功能作用损害时，会导致血糖升高，若超过一定值时，糖则从尿中排出，引起糖尿病。

糖尿病是一组由于胰岛素分泌缺陷和/或胰岛素作用障碍所致的以血糖水平升高（高血糖）为特征的代谢性疾病，可分为由于胰岛素分泌绝对不足而引起的 1 型糖尿病和由于胰岛素分泌相对不足引起的 2 型糖尿病，部分 2 型糖尿病患者兼有胰岛素分泌绝对不足的问题。另外，也有少数患者属于特殊类型的糖尿病和妊娠糖尿病。绝大多数糖尿病患者属于 2 型糖尿病。

长期且没有得到良好控制的糖尿病，可引起多种慢性并发症，导致全身组织器官，特别是心血管、肾脏、眼、神经系统、皮肤、下肢的损害及其功能障碍和衰竭，严重威胁健康和生命。

【常见症状】糖尿病的典型症状是“三多一少”，即多尿（尿量多且尿频）、多饮（口渴，频频饮水）、多食（经常感到非常饥饿）、体重减少（消瘦）。还可有体力下降、嗜睡、恶心、视物模糊等症状。1 型糖尿病患者的症状常突然出现且明显，病情严重者可出现极度口渴、全身乏力、多尿、腹痛、呼吸困难、呼出气体有烂苹果味，数小时至数天内可导致昏迷和死亡。2 型糖尿病患者可在确诊前数年或数十年无明显症状，病情多呈缓慢发展，严重时可出现重度脱水、极度疲乏、精神错乱、癫痫发作。

糖尿病常导致多种严重的并发症，这些并发症往往是慢性和进行性的，隐匿性和危险性更大。大部分的并发症都是通过血管病变造成的，这些并发症主要如下。

（1）神经系统病变，四肢皮肤感觉异常，麻木、针刺、烧灼、蚁走感、足底踩棉花感、腹泻和便秘交替，尿潴留，有时突然大汗淋漓，阳痿等性功能障碍。

（2）视网膜病变，视力下降，眼底出血。

（3）糖尿病性肾病，浮肿，尿中泡沫增多，蛋白尿。

（4）感染，糖尿病患者易受各种细菌和真菌感染，且具有反复发生、伤口经久不愈、症状和后果十分严重的特点，如皮肤易出现疖痈，足部和小腿等处不易愈合的感染和溃疡，反复发生的泌尿系统感染，女性外阴瘙痒，牙周病和口腔炎症。

（5）动脉硬化（糖尿病患者动脉硬化的发生率是非糖尿病患者的 2 ～ 6 倍，且患者越年轻，发病率越高）、脑卒中和心肌梗死。

（6）心力衰竭、尿毒症。

【发病原因】

（1）1 型糖尿病的发病原因是在家族遗传易发病基础上，遇病毒等感染导致胰岛细胞受损造成胰岛素分泌绝对不足，多见于 15 岁以下青少年。

（2）2 型糖尿病多是在家族遗传易发病基础上，受肥胖（约 80% 以上的患者都有肥胖或超重）、进食过多、体力活动过少等生活方式影响，出现胰岛素分泌相对不足或作用缺陷，无法调控身体血糖代谢过程，血糖升高。随年龄增长发病率递增，多见于中老年人，但近年来年轻化趋势明显。

（3）妊娠糖尿病主要与妊娠期内分泌变化和胰岛素调节能力有关。

（4）特殊类型的糖尿病主要是由胰岛素细胞功能缺陷、作用缺陷、药物、感染等因素而引起。

【治疗方法】

（1）使患者认识到糖尿病的危害，积极、耐心地进行相应治疗，是糖尿病治疗的基础和关键。

（2）定期进行血糖监测是治疗的基础环节，患者应以不低于每周一次的频次在家中监测血糖水平，每 3 ～ 6 个月检测一次糖化血红蛋白。根据血糖水平及时调整治疗方案，避免直到出现严重症状时再进行调整，对身体造成伤害。

（3）无论哪种糖尿病，合理控制进食和总热量，平衡膳食种类和早、中、晚餐

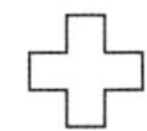

比例都是最基本的要求。除非病情处于不稳定期，大多数患者均应保持长期、适量规律的运动，肥胖病人更应控制和减轻体重。通过饮食控制和运动治疗使体重下降10% 能显著降低患病风险。同时应定期监测血糖指标。

（4）1 型糖尿病主要采取胰岛素注射治疗，同时进行饮食、运动等治疗。

（5）2 型糖尿病以饮食、运动等生活方式改变为主，辅之以口服降糖药或注射胰岛素治疗。

（6）妊娠糖尿病患者应于妊娠前确定糖尿病严重程度。病变较轻、血糖控制较好者，可在积极治疗、密切监护下妊娠。病情较重者一旦妊娠对母婴危险均较大，应避孕。口服降糖药对孕期母婴的安全性尚未得到足够证实。由于胰岛素是大分子蛋白，不通过胎盘吸收，故妊娠期间宜使用胰岛素控制血糖。

（7）特殊类型的糖尿病根据病因和病情采用降糖药、胰岛素和免疫抑制剂等方法治疗。

▲肢端肥大症

【疾病简介】肢端肥大症是体型和内脏器官异常肥大并伴有相应生理功能异常的一种内分泌与代谢性疾病。

儿童时期与青春期患病时，主要引起骨骼、软组织和内脏过度增长，可导致骨骺闭合延迟、长骨生长加速而发生巨人症；青春期后骨骺已融合，则形成肢端肥大症；少数青春期起病至成年后继续发展，形成巨人症。

多发生于青壮年男性，平均发病年龄为40 ～ 45 岁。一般起病较缓，病程较长，可达 30 余年。

【常见症状】面容改变、肢体末端增大、软组织肿胀，多汗，肢体麻木 / 腕管综合征，疲劳、倦怠，头痛，月经失调、闭经、不育（女），阳痿、性欲减退（男），关节病，糖耐量受损 / 糖尿病，甲状腺肿，耳、鼻、口腔和咽喉症状，充血性心力衰竭 / 心律不齐，高血压，视野缺损。

【发病原因】腺垂体分泌生长激素过多。

【治疗方法】包括手术、放射、药物治疗三种方式。

◎风湿免疫科

▲白塞病

【疾病简介】白塞病是一种全身性免疫系统疾病，是血管炎的一种，可侵害口腔、皮肤、关节肌肉、眼睛、血管、心脏、肺和神经系统等，好发于男性青壮年。

【常见症状】反复的口腔溃疡、生殖器溃疡、关节肿胀疼痛，眼睛红肿、疼痛、畏光、视力下降及皮肤结节性红斑等，也可累及血管、神经系统、消化道、肺、肾、附睾等器官，引起活动后气短、憋气、胸口疼痛、头痛、头晕、恶心呕吐、手脚麻木、瘫痪、腹痛、腹泻、体重下降等，中枢神经受到感染时可导致死亡。

【发病原因】病因尚不完全明确，与感染、免疫异常和遗传因素有关。

【治疗方法】

（1）急性发作时，应卧床休息，食用富有营养及易消化的食物，忌生冷等刺激性食物、饮酒。

（2）白塞病的治疗需要内科、眼科、口腔科等密切配合。不同的病情又各有其侧重面，治疗方案需高度个体化。常局部治疗与全身药物治疗并用。中西医结合治疗常可提高临床疗效。

（3）在药物治疗基础上，部分患者还可采取介入或手术治疗。

【预防与康复】注意劳逸结合，保持良好情绪；注意清洁卫生，防止各种感染；加强营养，提高机体抗病能力，可缓解病情、减少复发。

（1）口腔护理：用甘草、银花等清热解毒的中药煎水漱口。

（2）眼部护理：用野菊花煎水，凉后清洗眼睛。

（3）生殖器护理：苦参煎水后，清洗生殖器。

（4）饮食清淡，忌刺激性食物。

▲风湿病

【疾病简介】风湿病是一组侵犯关节、骨骼、肌肉、血管及有关软组织或结缔组织为主的疾病，常见的有痛风、骨性关节病、感染性关节炎等。发病多较隐蔽而缓慢，病程较长，且大多具有遗传倾向。

【常见症状】风湿病大多有关节病变和相应症状，约 50% 仅有疼痛，而严重者则有红、肿、热、痛及功能受损等全面炎症表现。患者多为多关节受累。

【发病原因】大多为自身免疫系统在感染、激素分泌失调、药物、环境等因素影响下的一种反应。

【治疗方法】治疗的方法包括药物、理疗、休息及锻炼、矫形及手术。

▲风湿性心脏病

【疾病简介】 风湿性心脏病简称风心病，是指由于风湿热活动，累及心脏瓣膜而造成的心脏病变，是风湿热的一种，属于自身免疫性疾病。风湿性心脏病病变主要是瓣膜的边缘和基底部发生水肿、渗出，并逐渐扩大到瓣膜全部，使得瓣膜及周围组织发生纤维化、僵硬、卷曲与钙化，从而导致瓣膜开口狭窄或关闭不全等，阻碍血液正常流动。风湿性心脏病累及的瓣膜部位数量可表现为二尖瓣、三尖瓣、主动

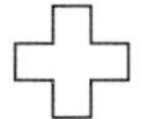

脉瓣中的一个或几个瓣膜病变，其中最常见的是二尖瓣病变。

本病多发于冬春季节，寒冷、潮湿环境下，初发年龄多在青壮年。

【常见症状】风心病患者常出现呼吸道感染（表现为抵抗力下降，容易感冒）和心律失常（最常见的是房颤）、血栓栓塞、感染性心内膜炎、心力衰竭等问题。

风湿热初次发作并不会立即引起瓣膜开口改变，往往需要数年甚至十几年以上才会形成瓣膜开口变化。因此患病初期常无明显症状，后期则因病变部位和程度不同，出现心悸、乏力、多汗、两颊潮红、口唇呈紫红色、呼吸困难、端坐呼吸、夜间不能平卧、腹水、尿量减少、下肢水肿、咳嗽、咯血、食欲不振、恶心、呕吐、胸痛、突然发生的晕厥甚至猝死。

【发病原因】主要病因为链球菌感染。

【治疗方法】根据病变瓣膜及程度不同，分别采取药物或手术治疗。

1. 药物治疗

适用于早期的二尖瓣病变和大多数三尖瓣病变。

2. 手术治疗

适用于主动脉瓣膜病变、药物治疗无效的二尖瓣病变和极少数的三尖瓣病变。手术方法包括瓣膜成型（修复）术和瓣膜置换术。

【预防与康复】

1. 生活习惯

一方面应避免心脏过度负荷，如重体力劳动、剧烈运动等，另一方面亦需动静结合，适当做一些力所能及的活动和锻炼，增强体质，提高心脏的储备能力。注意保持良好的生活习惯，少熬夜，避免劳累。同时应限制钠盐的摄入量。

2. 预防感染

平时可适当锻炼，增强体质，防止感冒等呼吸道炎症，如果患有牙周炎、破溃、泌尿系统感染等，应该及时就医，并主动向医生讲述自己曾接受过心脏瓣膜手术，并准确提供自己目前的用药情况。

3. 就医

一旦身体不适，应该在医生指导下用药，不可自己随便使用感冒药和抗生素等药物。

▲干燥综合征

【疾病简介】干燥综合征是慢性自体免疫系统失调，引起全身性外分泌腺体的慢性炎症性自身免疫病，是自身免疫疾病中常见的一种疾病。所谓自身免疫性疾病是免疫系统过强，人体内的免疫系统攻击自身正常细胞，对组织器官产生破坏作用的疾病。干燥综合征主要影响泪腺和唾液腺，严重时也会影响肠胃、肾脏、肺脏、皮肤和内分泌系统。好发于 40 ～ 50 岁女性。由于病情常缓慢发展，往往发作数年后才得以确诊，但已产生不可逆的并发症，严重影响生命质量，因此早发现、早诊断、早治疗十分重要。

【常见症状】本病多为隐匿起病，症状表现和轻重差异较大，但多有口腔干燥、需频频饮水，进食干燥食物时需伴水或流食送服，眼睛干涩、有反复性的异物感、乏力、发烧等症状。部分患者可有关节疼痛、下肢皮肤过敏性紫癜样皮疹、皮肤黏膜及会阴部干燥、慢性荨麻疹、血管炎、消化不良、便秘、慢性萎缩性胃炎、肺活量下降、肌肉麻痹等其他系统损害症状。

【发病原因】发病原因尚不明确，但与遗传、某些细菌和病毒感染、药物副作用、精神压力大有关。

【治疗方法】目前尚无根治方法，主要是采取多种方法缓解症状，延缓病情发展。

（1）使用免疫调节剂和抑制剂，调节免疫系统，避免器官受损。

（2）使用人工泪液、漱口水、刺激腺体分泌的药物改善症状。

（3）对于患者并发的肌肉、关节疼痛等症状使用非甾体抗炎药（如芬必得消炎药等）或相应药物进行治疗。

（4）使用含氟牙膏和戒除烟酒。

干燥症是一种慢性疾病，需长期耐心治疗，避免并发症和减少其带来的副作用。

【预防与康复】

（1）饮食宜清淡，多吃富含维生素的新鲜蔬菜、水果，避免过咸和辛辣刺激食物。

（2）由于唾液减少，易发生龋病（蛀牙）等口腔病，需注意口腔卫生和护理。

（3）勤换衣服、被褥，不用碱性肥皂和刺激性化妆品、洗涤用品。

（4）保持居室等湿度在50%～60%，温度在18～21℃，同时积极预防肺部感染。

（5）保持平和愉快的心情，避免情绪激动和压力过大。

▲结缔组织病

【疾病简介】结缔组织与神经组织、肌肉组织和上皮组织共同构成人体的四大组织，再由组织构成器官，结缔组织是关节、韧带和血管的基础。这些结缔组织的细胞间充满着基质，而基质间则布满胶原纤维，当这些胶原纤维和结缔组织有损伤而变性时发生的疾病称为结缔组织病或胶原病。结缔组织病是一组自身免疫系统疾病（这是一种通过自身产生的抗体或细胞攻击自身组织的疾病，会导致炎症和组织损伤），包括红斑狼疮、硬皮病、类风湿关节炎、血管炎、干燥综合征等。结缔组织病并不多见但病情常较严重，有的可影响生命，多发于女性。

【常见症状】症状的类型和严重程度取决于受累器官，因结缔组织病发生时，不仅会导致关节和关节周围出现炎症和免疫反应，而且常影响和损害心包、肾脏、胸膜、胃肠道甚至脑膜。其典型症状为：原因不明

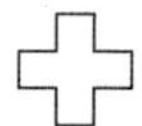

的发烧、关节痛、关节畸形、僵硬、肌肉痛、皮肤损伤、水肿、咳嗽、呼吸困难、疲惫等症状。

【发病原因】确切病因目前尚不清楚，多认为与遗传病毒感染、激素水平等有一定关系。

【治疗方法】尚无有效治愈方法，一般以对症治疗和控制病情发展为主。本病的基本治疗方法是用免疫抑制剂或糖皮质激素控制反复发作。需要注意的是，许多控制免疫反应的药物会同时干扰、降低和抑制机体抵抗疾病的能力，所以应尽可能短期使用。

▲类风湿关节炎

【疾病简介】类风湿关节炎是一种发生在关节的自身免疫性疾病，病变对关节造成慢性侵蚀，大多会导致关节畸形残废。本病多发于 30 ～ 50 岁女性。

【常见症状】多数为缓慢隐匿起病，少数急性发病，发作与缓解交替出现，最初多持续发低烧或全身乏力、食欲不振，关节偶尔疼痛。天气寒冷时疼痛加剧，之后关节出现对称性持续性肿胀、疼痛、强直、晨僵、变形（呈“天鹅颈”、纽扣花样等畸形）。发病多从手指、脚趾小关节向手、腕、踝、肘、膝关节发展，并逐渐累及颈、肩等关节活动受限。随着病情发展，部分患者可在肘、膝炎症关节附近皮下出现称为类风湿结节的小硬块。重症患者可因关节纤维化或骨性强直、关节周围肌肉萎缩痉挛，而丧失关节活动能力，生活无法自理。此外部分患者还会引起心肌炎、肾炎等疾病，并出现相应症状。儿童患者还可有高烧、皮肤红斑等症状，且病情进展较快。

【发病原因】病因未明，但一般认为与遗传、感染、激素水平变化及吸烟、寒冷、外伤、精神刺激等因素有关。

【治疗方法】类风湿关节炎的治疗目的是控制病情，缓解症状，减少发作，改善关节功能。治疗原则是早期治疗，个性化治疗，长期治疗。治疗方式由弱到强，由保守治疗到手术治疗。治疗过程应密切监测病情变化，及时复诊。

1. 一般治疗

（1）适当休息锻炼：使受累关节休息以免炎症加重是类风湿治疗的基础。出现疼痛严重、发烧、全身疲劳时应卧床休息，还可使用夹板帮助固定和制动关节。当症状减轻时，可逐渐加大运动量，防止关节强直和肌肉萎缩。

（2）物理治疗：可使用红外线、超声波、石蜡、按摩等方法和外用药缓解症状。

2. 药物治疗

使用非甾体抗炎药、抗风湿药、激素等药物控制病情，缓解症状。

3. 免疫净化疗法

部分患者可配合药物治疗采取血浆置换、免疫吸附等免疫净化疗法。

4. 手术治疗

经内科治疗后病情不能控制者，可使用支架、石膏绷带或辅助器具帮助恢复关节功能。髋关节、膝关节损坏者可置换人工关节。疾病晚期患者可考虑关节的切除、“融合”等手术。

【疾病预防】

（1）加强锻炼，增强身体素质。

（2）避免风寒湿邪侵袭，防止受寒、淋雨和受潮，不穿湿衣、湿鞋、湿袜等，关节处要注意保暖。夏季暑热，不要贪凉受寒，暴饮冷饮。秋季气候干燥，天气转凉，需防止受风寒侵袭。冬季寒风刺骨，更应注意保暖。

（3）注意劳逸结合，保持平和的心理状态。精神受刺激、过度悲伤、心情压抑等易诱发本病；患病之后，情绪的波动又往往使病情加重，这些都提示精神（或心理）因素对本病有一定的影响。因此，保持健康的心理状态，对维持机体的正常免疫功能有重要的意义。

（4）预防和控制感染。有些类风湿关节炎继发于扁桃体炎、咽喉炎、鼻窦炎、慢性胆囊炎、龋病等感染性疾病。研究认为这是由于人体对这些感染的病原体发生了免疫反应而引起本病，所以，应积极预防感染和控制体内的感染病灶。

【康复护理】患者应注意以下几个方面的护理，最大程度地改善和保存发病关节的功能。

（1）关节制动：急性期应将关节置于休息体位，减少运动。

（2）局部按摩：关节疼痛有所减轻后，可自己进行关节周围的按摩。

（3）关节体操练习：针对各个不同关节练习不同关节体操，每次 30 分钟，每天 2 ～ 3 次。

（4）关节药熏：配制药物进行关节熏洗，水温应保持在 50℃左右，每日 1 次，每次 20 分钟。

（5）关节温水浴：可将患病关节或整个肢体置于温水中浸泡 20 分钟左右，每日 1 次。

（6）关节保健灸：选取患部周围常用的穴位 2 ～ 3 个，用艾条进行保健灸。一般每日 1 次，1 次 20 分钟。

（7）进食新鲜水果、蔬菜，多吃鱼肉和植物油，少吃红肉。

类风湿关节炎与风湿性关节炎的区别如下。

（1）发病人群不同：前者以中年女性为主；后者以 9 ～ 17 岁为初发年龄，男女发病率相当。

（2）症状不同：前者常在小关节，尤其是手指掌关节、腕关节，有时也会伤及其他大小关节，后期造成关节的畸形，还可出现结节和心、肺、肾周围神经及眼的病变；而后者一般只在大关节，如膝、肘等发病，不造成关节的畸形，还会有红斑、舞蹈症、心肌炎的症状。

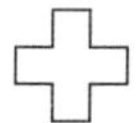

（3）发病原因不同：前者主要是免疫系统引起的疾病，而后者常由链球菌感染所致。

（4）治疗不同：前者由于病因尚未完全明确，目前只能对症治疗，控制和缓解症状；后者病因基本明确，以抗生素消除细菌感染为主，同时对其他症状对症治疗。

（5）预后不同：前者晚期会出现关节畸形，而后者经治疗后不会有关节畸形问题。

【中医观点】 中医认为本病是由外邪（风寒湿邪侵袭人体）、正虚（禀赋不足或调摄不当）和血瘀（气血周流不畅而壅据经隧）三方面因素导致，并分为六型，从祛邪、补虚、化瘀三个角度进行治疗。

1. 脏腑阴阳内伤

按中医阴阳五行的观点讲，五脏是心、肝、脾、肺、肾。心主血脉：肝主筋；脾主肌肉；肺主皮毛；肾主骨。发生风湿病主要是肝脾肾发生内伤，肾为先天之本，藏精生髓，在体为骨是作强之官；肝为筋之本，藏血生筋，统司筋骨关节；脾为后天之本，气血生化之来源，主四肢肌肉。人体的阴阳之气必须保持平衡，如果阴阳不平衡，出现偏盛偏衰，受到邪气侵入，所以发生风湿病的热与寒的症状表现。

2. 外感六淫之邪

六淫之邪气是指风、寒、暑、湿、燥、火六种正常之气太过。侵入人身体引起发病的气就称为邪气，风湿病是受到风、寒、湿邪气侵入人身体而发生的。风气胜者为行痹；寒气胜者为痛痹；湿气胜者为着痹。风寒湿邪闭阻经络和关节，不通则痛，故而引起关节肿胀疼痛。

3. 痰浊瘀血内生

痰浊与瘀血既是人体在病邪作用下的病理产物，也可以作为病因作用于人体，风湿病大多有慢性进行过程，疾病已久，则病邪由表入里，由轻而重，导致脏腑功能失调，而脏腑功能失调的结果就产生痰浊与瘀血，这些就是风湿病情缠绵而难治的根本原因。

4. 营气卫血失调

中医讲营气卫血，营气脉中、卫行脉外、阴阳相贯、气调血畅，营养四肢百骸脏腑经络。营卫和调，卫气在外保护人的体表，防御邪气侵入身体；营卫不和，邪气乘虚而入，故营卫失调是风湿病发病的重要因素之一。

▲雷诺综合征

【疾病简介】 雷诺综合征是一种遇寒冷、情绪紧张等刺激后，以阵发性肢端小动脉强烈收缩导致肢端缺血改变为特征的疾病。雷诺综合征包括雷诺病和雷诺现象。前者指这些疾病特征无相关疾病和明确病因，故又称特发性雷诺综合征，一般仅是局部功能异常，症状和病程缓和；后者与某些疾病相关，是这些疾病的症状之一，故又称继发性雷诺综合征，一般症状和病情严重。雷诺综合征的发作与温度有关，大多数见于寒冷地区。好发于寒冷季节，患者多是年龄在20～40岁之间的女性。

【常见症状】雷诺综合征的症状特点是肢端接连出现苍白、发紫和潮红反应，两侧对称，最初只在指尖出现，随病情发展，在脚或口部甚至耳朵和鼻子等部位也出现相同症状。病人常在受冷或情绪激动后，手指皮色突然变为苍白，继而发紫。发作常从指尖开始，以后扩展至整个手指，甚至掌部，伴有局部发凉、麻木、针刺感和感觉减退。经保暖后，皮肤转为潮红，有温热和胀感，最后皮肤颜色恢复正常，症状也随之消失。病情严重者出现指端皮肤干燥、肌肉萎缩、指甲脆裂或指端溃疡和坏疽。发作时桡动脉搏动不减弱，发作间歇期除手指皮温稍冷和皮色略苍白外，无其他症状。少数病人开始即出现青紫而无苍白阶段，或苍白后即转为潮红，并无青紫。

病程一般进展缓慢。疾病早期，常在寒冷季节频繁发作，且症状明显、持续时间长，而在温热季节则缓解。如病情较重一年四季均可发作。

【发病原因】雷诺病病因未明，与遗传及环境因素相关。寒冷刺激、情绪激动或精神紧张是主要的诱发因素，内分泌紊乱、感染、疲劳等也是致病因素。因多发于经常使用电脑、操作震动性机械的人员，所以也与经常使用指尖的职业因素有关。雷诺现象主要由结缔组织病等引起。

【治疗方法】对雷诺病主要是对症治疗，而雷诺现象治疗的最重要方面应是针对原发病治疗。

1. 局部治疗

可选用涂擦2%硝酸甘油软膏、多磺酸黏多糖乳膏等。

2. 系统治疗

使用松弛或扩张血管药物。

3. 手术治疗

病情严重，药物治疗无效且皮肤组织营养障碍者可考虑手术切除交感神经。

【预防与康复】

（1）明确病因，继发性者应尽可能控制原发病。

（2）防寒保暖，尽量避免暴露于寒冷空气中或接触冷水及冷的物体。

（3）避免各种损伤，以免失血加重病情。

（4）少量饮酒可以增加血液循环。不吸烟，以免尼古丁刺激血管收缩。

（5）容易激动或易冲动的病人，应多加劝慰，以解除思想顾虑或适当应用镇静安定药物。

【中医观点】中医将雷诺病分为阳虚寒凝、气虚血涩、气滞血瘀等类型，中药或针灸对本病治疗有较好的效果。

▲硬皮症

【疾病简介】硬皮病是一种以皮肤炎

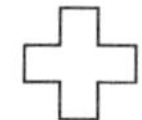

性、变性、增厚和纤维化进而硬化和萎缩，或伴有内脏器官及小血管硬化为特征的结缔组织病。可分为局限性和系统性两类，前者硬化仅限于远端肢体皮肤增厚，后者皮肤硬化广泛，表现为肢体远端与近端和/或躯干皮肤增厚，以及消化道、肺、心脏、肾等内脏器官和小血管受到损害。各年龄均可发病，但以20～50岁为发病高峰，女性发病率明显高于男性。

【常见症状】硬皮病的标志性症状是皮肤的改变，典型的皮肤损害依次经历肿胀期、浸润期和萎缩期三个阶段。

1. 局限性硬皮病

早期局部皮肤肿胀，周围有紫红色晕，其后皮损逐渐硬化，形成典型的象牙白色，表面光滑发亮，紧贴于下方组织。

2. 系统性硬皮病

雷诺现象（肢端，尤其是两手的小动脉阵发性痉挛，皮肤苍白、发凉，以后青紫、发红并逐渐恢复正常，伴阵发性疼痛）常为本病的早期症状，也可伴有关节痛、乏力。皮肤硬化常先累及双手和面部，指甲变小、指腹萎缩、手指末节可缩短，面部发紧、发亮、无皱纹、鼻尖、唇薄、张口受限。皮肤硬化可逐渐向臂部及躯干发展。内脏受损时，可有发酸、烧心、吞咽困难、肠蠕动减少、劳累后呼吸困难、恶性高血压或急性肾功能衰竭等情况。

【发病原因】病因尚不明确，可能与胶原代谢异常、免疫异常、血管病变、遗传和经常接触二氧化硅、聚氯乙烯等化学物质有关。

【治疗方法】目前尚无特效药治愈本病，多采用改善血管功能及微循环药物和激素、免疫抑制剂等对症治疗方法，扩血管、抗纤维化、调节免疫以缓解症状。

◎血液内科

▲白血病

【疾病简介】白血病是造血干细胞异常，身体过分生产不成熟的白细胞，使得骨髓和其他造血组织中白血病细胞大量增生，积聚并浸润其他器官和组织，同时使正常造血功能降低的一种血液疾病。是儿童和青少年常见的一种恶性肿瘤。

【常见症状】皮肤容易发生青肿、点状出血，贫血、持续发烧，感染经久不愈、淋巴结肿大、骨痛或关节痛、牙龈肿胀、肝脾肿大、头痛和呕吐、皮肤出现硬块、心包膜或是肋膜积水。

【发病原因】白血病的确切病因至今未明。病毒可能是主要的因素。此外，也与遗传因素、放射、化学毒物或药物等因素密切相关。

【治疗方法】白血病类型复杂，通常需根据病情综合采用化疗、放疗、免疫疗法和干细胞移植等多种治疗方法。

【疾病预防】

（1）避免接触过多的 X 射线及其他有害的放射线。对从事放射工作的人员需做好个人防护。孕妇及婴幼儿尤其应注意避免接触放射线。

（2）防治各种感染，特别是病毒感染。

（3）慎重使用某些药物，如氯霉素、保泰松、某些抗病毒药物、某些抗肿瘤药物及免疫抑制剂等。

（4）避免接触某些致癌物质，做好职业防护及监测工作。如在生产酚、氯苯、硝基苯、香料、药品、农药、合成纤维、合成橡胶、塑料、染料等过程中，注意避免接触有害、有毒物质。

（5）对白血病高危人群应做好定期普查工作，特别注意白血病早期症状。

▲过敏性紫癜

【疾病简介】过敏性紫癜是一种侵犯皮肤和其他中小血管的炎症。其主要特点为特征性皮疹、关节或腓肠肌（小腿肚子）痛、腹痛和肾损害，多发于学龄前和学龄期儿童。

【常见症状】起病前 1 ～ 3 周多有上呼吸道感染史，可伴有低烧、乏力、食欲下降等症状。首发症状多以四肢和臀部对称出现紫癜为主，部分患者可先出现腹痛、关节痛或肾脏损害症状。紫癜初起为紫红色丘疹、红斑，继而呈棕褐色。在病程中部分患儿出现阵发性腹痛、腹泻、便血（泻血、焦油样粪便等）等消化道症状；部分患儿出现膝、踝、肘、腕等大关节肿痛；部分患儿可出现血尿、蛋白尿或浮肿等肾脏受损症状。仅有皮肤损害者称单纯性紫癜；伴有消化道症状者称胃肠型紫癜；伴有关节症状者称关节型紫癜；伴肾脏损害者称肾型紫癜（紫癜性肾炎）。

【发病原因】主要因细菌或病毒感染引起。少数病例由药物、食物、花粉、虫螨及化学品等引起。

【治疗方法】

1. 病因治疗

（1）积极寻找、确认致病原因，进行相应治疗或清除过敏原。

（2）保持安静，避免食用高蛋白质食品，多饮水，以促进毒性物质排出。

2. 对症治疗

根据病情使用抗生素、止血剂、抗过敏药、激素及免疫抑制剂。为防止血管阻塞，病情较重者还需进行血浆置换。

【预防与康复】

（1）生活中清除或避免接触过敏原。

（2）胃肠型紫癜患儿如果出血量大，会有生命危险，家长应留意观察孩子大便是否带血。

（3）肾型紫癜患儿康复后需坚持随访 3 ～ 5 年。

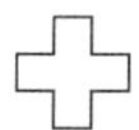

（4）三分之一以上患儿会出现肾脏损害情况，且大都发生在起病后 6 个月以内，家长应留意观察和检测孩子尿液，出现异常情况时及时就诊。

【预后】一般预后良好，皮肤不会有色素沉着和疤痕，关节肿胀也不会留下后遗症。

▲红细胞增多症

【疾病简介】红细胞增多症也称多血症，是红细胞异常增多的疾病，有真性红细胞增多症（原发性红细胞增多症）、症状性红细胞增多症两大类，后者又可分为继发性红细胞增多症、先天性红细胞增多症和相对性红细胞增多症。

【常见症状】真性红细胞增多症起病隐匿缓慢，可以多年无自觉症状。早期症状有虚弱、乏力、头痛、眩晕、气短、盗汗、视觉有盲点、牙龈出血、伤口不易止血、面部和手指等部位皮肤发红、全身瘙痒等，部分患者以血栓为首发症状。

症状性红细胞增多症除与真性红细胞增多症常见症状相似外，还伴有原发病的症状。

【发病原因】真性红细胞增多原因不明，但多见于患有高血压及脾脏肿大的中老年人。继发性红细胞增多症主要因吸烟、严重的肺病、心脏病引起缺氧所致，长期高原生活也是原因之一。先天性红细胞增多症通常由遗传性疾病所致。相对性红细胞增多症是由于烧伤、呕吐、腹泻、饮水过少等原因使体内血浆异常减少，使红细胞浓度相对升高。

【治疗方法】

（1）真性红细胞增多症主要使用放血治疗、放射治疗、化学药物治疗、生物治疗等方法。

（2）症状性红细胞增多症主要针对病因进行治疗。

▲贫血

【疾病简介】是指外周血（除骨髓之外的血液）中的血细胞本身数目或其含有的血红蛋白数目低于正常范围下限的一种疾病。贫血有多种类型，按其发病原因，主要有缺铁性贫血、失血性贫血、巨幼细胞性贫血、溶血性贫血、再生障碍性贫血和继发性贫血，以缺铁性贫血最为常见。

【常见症状】贫血的症状基本相同，可因贫血的严重程度、病因和发生速度等有所差异。一些轻微且发展缓慢的贫血可无症状。轻度的贫血常出现疲劳、乏力和皮肤、黏膜的苍白。严重的贫血还可出现头晕、头痛、口渴、耳鸣、失眠、多梦、脉搏细速、呼吸加快、记忆力减退、注意力不集中等症状。小儿贫血可出现哭闹不安、躁动或智力发育迟缓。

1. 失血性贫血

若是快速失血还会导致血压下降、心脏病发作、中风，当在几小时甚至更短时间失血三分之一（正常人的血液总量占体重的7%～8%）时可导致死亡。胃肠道出血者可有柏油色便，肾脏或膀胱出血者尿液可呈红色或棕色。

2. 缺铁性贫血

症状常逐渐出现，除基本症状外，可有指甲开裂或呈匙状，常有渴望食冰、黏土、污垢、石灰石等异食癖。

3. 巨幼细胞性贫血

除基本症状外，可出现舌炎，如因维生素 B_{12} 缺乏引起，还可出现手脚发麻、刺痛、感觉迟钝丧失和肌无力等症状。

4. 溶血性贫血

慢性溶血性贫血患者可无症状，红细胞受到严重快速破坏时，除基本症状外可出现轻度黄疸，随着病程延长还可出现腹胀和腹部不适感。急性溶血患者发病急骤，出现寒战、发烧、头痛、呕吐，四肢、腰背和腹部疼痛、血尿，严重者可发生急性肾衰竭、休克。

5. 再生障碍性贫血

除基本症状外，还有鼻出血、易感染等情况。

6. 继发性贫血

一般发展缓慢，症状轻微，患者有癌症、慢性肾衰竭、胶原病、白血病等慢性病相应症状。

【发病原因】造成贫血的原因广泛而复杂，但基本可归纳为血液丢失、红细胞生成不足和红细胞受到过多破坏三大类。

（1）失血性贫血是典型的血液丢失，红细胞生成速度低于丢失速度，导致贫血，常见于意外事故、手术、分娩、血管破裂等快速失血情况和鼻出血、消化道出血（如痔疮出血）、严重的月经出血等慢性失血情况，长期慢性失血易转化成缺血性贫血。

（2）缺铁性贫血、巨幼细胞性贫血、再生障碍性贫血和继发性贫血均属于血红细胞生成不足导致的贫血。缺铁性贫血是因生产血红细胞所需的铁元素减少或不足所致，失血也是成人缺铁的最主要原因。对于绝经前的女性，月经出血是缺铁最常见原因。怀孕、哺乳也需消耗大量铁元素，这一阶段的女性铁元素的消耗量是男性的2～4倍，这也是贫血多发生于女性的重要原因。对于男性和绝经后的女性，缺铁常提示有消化道出血疾病。另外缺铁还可因饮食中铁含量不足所致，这点对于婴幼儿、青春期女孩和孕妇表现尤为明显。

（3）巨幼细胞性贫血是因生成红细胞中血红蛋白所需的维生素 B_{12} 或叶酸缺乏，导致红细胞大而异常。造成这些物质缺乏的主要原因是饮食中缺少相应物质或消化不良（常因胃切除手术后、胃液减少，影响吸收），有时由某些药物引起。这类贫血是中年后常见的贫血。

（4）再生障碍性贫血是因骨髓造血机能下降，无法生成红细胞所致，同时这种机能下降也会导致白细胞和血小板的生成减

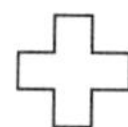

少。再生障碍性贫血的主要病因是自身免疫疾病，病毒感染、辐射、化学毒素和某些药物（如苯、氯霉素）也是致病原因。

（5）继发性贫血主要因一些慢性疾病干扰、减缓了红细胞的生成所致。

（6）溶血性贫血主要因免疫系统异常，误把红细胞当做异物进行攻击，造成红细胞被破坏（溶血）所致。是一种较为少见的贫血类型。部分患者因红斑狼疮等疾病或某些药物（如青霉素）引起，但多数患者病因不明。

【治疗方法】主要根据发病原因进行相应治疗。重度贫血患者，老年或合并心肺功能不全患者应输注红细胞。

1. 失血性贫血

尽快确认出血点进行止血。少量或缓慢的出血，可补充失血丢失的铁剂，依靠身体自身的功能纠正贫血。

2. 缺铁性贫血

补充铁剂，并多摄入肝脏，牛肉等含铁丰富的食物。

3. 巨幼细胞性贫血

注射维生素 B_{12} 或口服叶酸。

4. 急性再生障碍性贫血

年轻和中年患者可进行干细胞或骨髓移植。老年患者和无合适骨髓提供者的患者可使用类固醇、免疫抑制剂等药物以及输血进行治疗。

5. 继发性贫血

主要治疗基础病。

6. 溶血性贫血

针对病因、发病机制使用糖皮质激素、免疫抑制剂、输血、换血、脾切除手术等方法治疗。

【预防与康复】

（1）积极防治各种慢性失血。

（2）正确合理的饮食可以防治缺铁性贫血。已患缺铁性贫血的病人，单靠饮食疗法效果不大，但可作为辅助治疗，以防止复发。对月经过多者、产妇以及妊娠期妇女应当使用铁强化食品或补充铁剂；对婴儿和早产儿应及时添加强化食品；儿童和青少年应均衡摄入肉类、海带、蛋、动物肝脏、菠菜、红萝卜等富含铁质食物。

（3）在接触有害物质的生产工人中，应加强劳动保护。

（4）在日常生活中不滥用药物，严格掌握适应证。

（5）铁剂应在饭后服用，以减轻药物对胃肠道的刺激而引起的恶心呕吐，因酸性环境有利于铁的吸收，建议补充铁剂时，应同时服用维生素 C 或果汁。

（6）含钙类食品（如豆腐）和高磷酸盐食品（如牛奶）等，与铁剂能发生络合反应而生成沉淀，故应避免合用。四环素族抗生素能与铁剂生成不溶性络合物，不利吸收，故应尽量避免同时应用；若两者必须应用，应间隔 3 小时以上。口服铁剂期间，不要喝浓茶或咖啡、牛奶及其他碱性物质。

（7）一般补充铁剂治疗 1 个月左右，贫血症状即可明显好转或消失，但此时身体内铁元素储存并不充足，停药极易造成反复，故应在红细胞恢复正常后继续服用 3 ～ 6 个月，并定期检查。

（8）口服铁剂治疗期间，因铁与大肠内硫化氢反应生成硫化铁，使大便颜色变为褐黑色，类似消化道出血，对此不必紧张，停用铁剂后即恢复正常。

▲血红蛋白尿

【疾病简介】血红蛋白尿是一种反映血管内有超出正常的溶血的现象。正常血浆中的血红蛋白低于 50 毫克 / 升，而且与肝珠蛋白形成大分子化合物，不能从肾小球滤过。当发生血管内溶血，血红蛋白超过肝珠蛋白的结合能力时，游离的血红蛋白就从肾小球滤出，形成不同程度的血红蛋白尿。

血红蛋白尿和血尿是完全不同的，但不容易从肉眼加以区别，需通过尿沉渣镜检做出区别。

【常见症状】由于尿中血红蛋白含量不等，尿色可以呈红色、浓茶色，严重时呈酱油色。溶血严重时常伴贫血、黄疸，肝、脾大。患者因病因不同可表现为不同症状，如阵发性睡眠性血红蛋白尿（因红细胞膜缺陷引起的慢性血管内溶血）患者的血红蛋白尿容易在清晨第一次尿出现。蚕豆病（葡萄糖 -6-磷酸脱氢酶缺乏症的一个类型，表现为进食蚕豆后引起溶血性贫血），有进食蚕豆史或在蚕豆开花季节发生。

【发病原因】血管内溶血是血红蛋白尿最重要、最常见的原因，具体包括以下几类：红细胞先天缺陷所致的溶血性贫血、血型不合（输血反应）、细菌感染（败血症、感染性细菌性心内膜炎）、原虫感染（常见恶性疟疾）、药物和化学制剂所致溶血、化学制剂及重金属盐类、动植物因素引起血管内溶血（毒蛇咬伤，毒蕈中毒）。

此外，尿路中溶血（红细胞在尿中溶解）、肾梗死也会出现血红蛋白尿。

【治疗方法】根据引起血红蛋白尿的不同发病原因，给予对症治疗。

◎神经科

▲多发性神经炎

【疾病简介】多发性神经炎是指身体多处多数末梢神经因多种原因受到损害，引起肢体远端对称性的神经功能障碍的疾病，可分为急性和慢性两种。

【常见症状】

1. 急性多发性神经炎

起病急，双脚脚尖发麻，感觉变得迟钝，这种症状从双侧下肢快速向上发展扩大到全身，同时出现肌无力和四肢软瘫，影响到呼

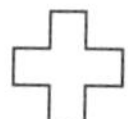

吸肌时可导致呼吸衰竭。

2. 慢性多发性神经炎

从脚部或手部起病，出现针刺感、麻木感、烧灼感等感觉异常，位置觉（感知手脚的位置）消失，行走和站立困难，肌肉萎缩。多发性神经炎还常因自主神经引流受损出现便秘、大小便失禁、性功能障碍、血压波动、皮肤发凉、苍白、干燥、出汗减少、粗糙等症状。

【发病原因】

（1）急性多发性神经炎病因主要有细菌感染、自身免疫反应、金属和药物中毒、肿瘤等。

（2）慢性多发性神经炎最主要的病因为糖尿病血糖控制不佳和酒精中毒。也有一些患者病因不明，但多与营养不良、恶性贫血、甲状腺功能减退、肿瘤、肝肾功能衰竭及遗传等有关。

【治疗方法】

（1）首先针对病因进行相应治疗。

（2）病因不明或不可纠正者主要通过药物和康复治疗缓解疼痛和肌无力症状。

【预防与康复】

（1）积极治疗基础病。

（2）增强体质，防止感冒及各类感染性疾病。

（3）长期服用异烟肼、苯妥英钠、氯喹、磺胺等药物的病人，一旦发现本病征兆，应立即停药。

▲多发性硬化症

【疾病简介】多发性硬化症是常见的一种中枢神经脱髓鞘疾病，可以影响中枢神经系统的许多部位，对脑和 / 或脊髓形成损伤和疤痕（硬化）。脑和脊髓中，神经纤维被一隔离层包绕，这层保护层叫做髓鞘，它可以使电信号快速传导。当髓鞘被免疫系统的清道夫——巨噬细胞“吃掉”时，神经轴突就呈裸露状态。轴突裸露，即脱髓鞘后，它们将会“短路”或者不能在神经系统间正确、有效地传递信息。可发于 10 ～ 60 岁人群，但多发于 30 岁左右人群。

【常见症状】多发性硬化的症状表现多样，取决于脑和脊髓脱髓鞘的部位，且不同的患者甚至同一患者在不同时期其症状也不相同。许多患者可以在很长一段时间内病情没有进展或不出现任何症状。

虽然没有特定的征兆或发病方式，但多从视神经障碍开始，如视物模糊或颜色缺失，但多限于一侧。如发生不易解释的眩晕及垂直性眼震，特别是年轻患者急性眩晕及垂直性眼震持续于眩晕停止之后应考虑本病。

其他较为常见的症状有：言语障碍；感觉异常，如寒冷、麻木、刺痛或瘙痒；疲乏；运动障碍，如强直、虚弱、肌肉无力、四肢痉挛；肠和膀胱功能障碍，如排尿困难、便秘、大小便失禁；疼痛，如眼球后部、四肢、背部疼痛；性功能障碍，如阳痿、性欲减退；抑郁症等。

【发病原因】病因尚不十分明确，与病毒感染（麻疹病毒）、地理位置（北方寒冷地区）、自身免疫反应等均有一定关系。

【治疗方法】急性期使用肾上腺皮质激素，慢性期通过康复训练恢复身体机能。

▲多汗症

【疾病简介】多汗症是指局部或全身皮肤出汗量异常增多的现象，可分为局部性多汗症与全身性多汗症两种。

【常见症状】

（1）局部多汗常见于手掌、足跖、腋下，其次为鼻尖、前额、胸部、阴部，多初发于儿童或青少年时期。掌跖多汗者往往伴有手足湿冷、青紫或苍白，易生冻疮等情况；足部多汗者常伴有足臭；腋下和阴部多汗者，易发生擦烂、红肿，伴发毛囊炎、疖子和腋臭等情况。

（2）全身多汗者皮肤经常处于湿润状态，而且有阵发性的出汗。

【发病原因】局部性出汗症和大部分全身性多汗症多因遗传导致的体质因素造成，遇精神压力大时加剧。还有一部分全身性多汗症是由炎症、外伤导致调节汗腺的神经系统的刺激和甲状腺功能亢进、糖尿病、酒精依赖症等疾病导致，成为这些疾病的症状之一，这种情况被称为症候性多汗症。

【治疗方法】

（1）局部性多汗症一般不需治疗，注意避免精神紧张和情绪波动即可。少数严重影响生活者可考虑采用局部外用止汗收敛药物（如氯化铝溶液），口服镇静药、抗胆碱能药，电离子透入疗法、浅层X射线照射、肉毒杆菌毒素局部注射或手术切除交感神经等方法治疗。

（2）全身性多汗症主要是治疗引起多汗的疾病。

【预防与康复】

（1）避免焦虑等精神刺激因素和辛辣、刺激性食物。

（2）每日两次使用抗菌肥皂清洗身体和刮除腋毛，清除异味。

▲癫痫

【疾病简介】大脑正常功能的维持需要神经细胞之间有序、组织化及协同放电，使得大脑神经细胞脊髓、神经、肌肉间进行信息交换。癫痫是指因多种原因引起大脑神经细胞放电异常，导致大脑短暂性功能障碍的一种疾病。

【常见症状】癫痫患者会有发作性的痉挛或意识障碍，绝大多数发作都会比较短暂，持续数秒到数分钟，大部分发作持续1～2分钟。部分患者发作前可有异常

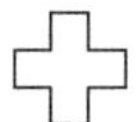

的听觉、嗅觉、味觉、精神紧张、似曾相识感及即将发病的强烈感觉等先兆。症状因异常放电影响的脑部区域和部分性发作还是全面性发作而表现各异。代表性的发作形态有以下几种。

1. 全面性发作

脑区大范围异常放电，通常立即引起意识丧失和异常活动。

（1）全面性强制阵挛性发作（大发作）：突然出现全身肌肉痉挛、抽动、摔倒、意识丧失、头部强迫性转向一侧、牙关紧闭、口吐白沫，常伴有舌头咬伤、尿失禁等，可致呼吸短暂停止，呼吸恢复后进入昏睡状态，20 分钟至 2 小时左右才会从昏睡中清醒。

（2）失神发作（小发作）：没有前兆，也没有痉挛等症状，患者突然丧失意识，对周围环境完全失去知觉，中止动作，持续数秒至数十秒后会突然恢复，继续之前的动作，可在一天中发生多次，且通常发生在静坐状态。小发作通常发生于 5 ～ 15 岁之间，青春期后就会自愈。个别患者会由小发作发展成大发作。

（3）失张力：身体肌肉突然紧张，隆起后又突然松弛，意识丧失、摔倒，持续数秒至数十秒，多发生于儿童。

（4）强直发作：身体肌肉突然或缓慢地强烈、持续收缩，肌肉僵直，通常发生于睡眠中，持续 10 余秒。

2. 部分性发作

异常放电仅影响一侧大脑半球，通常无意识丧失。

（1）精神运动发作：出现反复无意义、无目的的动作，以及反复出现幻觉或错觉，如不自主咀嚼、咂嘴、舔唇，发出无意义的声音、无目的移动手脚、不能理解别人的语言、拒绝帮助等症状，持续数分钟到数十分钟，大部分患者不能回忆发作过程。

（2）自主神经发作：出现恶心、头痛、心悸等症状，多发于幼童。头痛持续 5 ～ 10 分钟后似乎什么也没发生般完全恢复，常反复发生。

癫痫发作可导致外伤，一次性发作不会影响智力，但反复的发作可以损伤智力。大脑和心脏也可因过度负荷而出现永久性严重损害，甚至导致死亡。

【发病原因】癫痫的致病因素有多种，但通常与年龄相关。2 岁以下婴幼儿多由于高烧或代谢紊乱及产伤、先天缺陷、遗传性代谢异常、脑部疾病引起。2 ～ 24 岁患者大都病因未明。25 岁以上患者多由脑外伤、脑卒中、脑肿瘤以及某些药物、血糖水平过低、感染、长期大量饮酒后突然戒断、精神压力过大、过度劳累、严重缺乏睡眠、强烈声光刺激等引起。

【治疗方法】

（1）对能确定病因的患者，针对病因进行治疗。

（2）无法确定病因的患者，及时使用抗癫痫药物治疗。抗癫痫药可使1/3的患者不再发生全面性发作，可使1/3患者发作频率大幅降低、得到控制。约2/3的患者经治疗后可停止服药而不再发作。

（3）药物治疗效果不佳或副作用明显者可考虑手术治疗。

（4）药物治疗无效和不宜采取手术治疗者，可使用电刺激迷走神经进行神经调控治疗。

【预防与康复】

（1）积极预防和控制引起癫痫的诱发因素，特别是小儿高热惊厥和脑部外伤。

（2）对癫痫及时诊断，及早治疗。治疗越早，脑损伤越小，复发越少，预后越好。

（3）癫痫发作控制后，至少需要再服药2年才能逐渐减量，直至停药，如果停药后复发，则需重新计算服药时间，所以治疗应有耐心，停药要在医生指导下逐渐进行。

（4）防止发作时发生意外

① 如果是强直阵挛性发作：a.一旦发作应迅速将病人就地平卧，解开领扣和裤带，用软物垫在病人头下；b.移走身边危险物体，以免抽搐时碰撞造成外伤；c.抽搐发作时床边加床档，使用牙垫或厚纱布包裹压舌板垫于病人上、下臼齿之间，以防咬伤舌头，不宜用勺子放入患者口中；d.抽搐肢体不可用力按压，以免造成骨折或关节脱位。

② 精神运动性发作，应保护病人防止自伤和伤人。密切观察病情，室内环境应安静，关节及骨突出处应垫棉垫，以免皮肤损伤。

③ 如果病人意识丧失，应松解衣领及裤带，病人头位放低，偏向一侧便于唾液和分泌物由口角流出。不可强行喂水、喂药，以免误吸入呼吸道，引起窒息或吸入性肺炎。

（5）减少癫痫的后遗症

① 癫痫是一种慢性疾病，可迁延数年甚至数十年之久，因而可对患者身心产生严重影响，进一步刺激复发，加剧病情，因而需要对患者给予理解和支持，尽量减少对本人、家庭和社会的后遗症。

② 解除病人自卑心理，向病人解释本病的特征和诱发因素，帮助病人正确认识、面对现实，给予理解及同情。应鼓励、疏导病人，使其消除自卑心理，恢复正常生活和情趣，增强治愈信心。

（6）应鼓励患者进行体育锻炼和社会活动，但不应从事意识突然丧失时可能引起严重伤害的活动，如单独洗澡、游泳、爬山、操作电动工具，也应避免驾驶车辆和高危工作，以免发生危险。

▲口干症

【疾病简介】口干症是指口腔内唾液缺乏所引起的一种症状，多发于老年人，特别是老年女性。

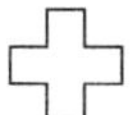

【常见症状】口腔异常干渴，咀嚼食物，特别是较干燥的食物困难。持续的口干导致口腔黏膜因干燥而萎缩，舌苔减少，舌面平滑，有烧灼感或疼痛感。口干症患者由于唾液的分泌量减少，使口腔自洁功能下降，患口腔疾病概率较高。许多口干症患者的味觉也受到影响，食欲下降，而且还会影响整个消化系统的功能。

【发病原因】唾液的产生和分泌受全身、局部、自身和外界等多种因素的影响，有时是因饮水量不足、用口呼吸、焦虑和压力引起，有时是因某些疾病（如涎腺肿大、帕金森、艾滋病、干燥综合征、抑郁症和慢性疼痛）和药物（如抗抑郁药、镇静剂、抗精神病药、利尿剂等）所致，头颈部肿瘤的放疗可导致永久性口干，化疗可致暂时性口干。

【治疗方法】根据病情采取针对治疗基础病、调整药物等的病因治疗和及时补充水分、服用刺激唾液分泌药物、使用人工唾液等对症治疗方法。

【预防与康复】参见“干燥综合征”相关部分。

▲肋间神经痛

【疾病简介】肋间神经由胸脊髓向两侧发出，经肋间到胸前壁，支配相应胸椎旁背部和胸壁肌肉的分支及沿肋间走行的感觉分支。肋间神经痛是指肋间神经支配区内的疼痛综合征。

【常见症状】疼痛由背部沿肋间向胸腹前壁放射，呈半环形。疼痛可位于一个或几个肋间，表现为持续性的深部腹痛或烧灼样痛，间歇性刺痛，咳嗽、深呼吸或打喷嚏时疼痛加重。疼痛多累及单侧，也可双侧同时受累。部分患者表现为对触摸和寒冷等过于敏感。

【发病原因】大多是由带状疱疹引起。胸膜炎、肺炎等胸腔疾病，胸椎及肋骨肿瘤、结核、老年人骨质疏松性压缩性骨折等疾病也会导致肋间神经痛。

【治疗方法】

1. 对因治疗

针对引起肋间神经疼痛的病因进行相应治疗。

2. 对症治疗

症状轻时可不予处理；若疼痛明显，可使用镇静止痛药物，必要时采取封闭治疗，配合适当的理疗。

▲老年痴呆

【疾病简介】老年痴呆又称阿尔茨海默病，是一种慢性、进行性中枢神经系统变性疾病，也是老年期痴呆的一种主要类型（老年期痴呆除了由阿尔茨海默病、帕金森等疾病导致的神经痴呆外，还有因血管性疾病、代谢障碍疾病、感染性疾病和物质中毒等原因引起的痴呆）。老年痴呆是65岁以上人群的常见病，随着年龄增长发病率增高，从65岁年龄组的5%上升到80岁以上人群的20%。女性由于大脑中负责记忆和语言的区域比男性更易受到损伤，发病率高于男性，按起病年龄和临床表现可分为老年前期型（<65岁）、老年型（≥65岁）和混合型等。

【常见症状】主要表现在日常生活能力降低、精神行为异常和认知能力下降三个方面，病情发展大致为轻、中、重度三个阶段，多数患者在老年前期和老年期起病，常常隐匿发展，早期不易察觉。

1. 轻度痴呆期

记忆减退，尤其是对近期事件遗忘明显，判断力下降，难以处理复杂问题，工作或家务劳动漫不经心，对新事物失去兴趣和难以理解，多数患者有入睡困难和易醒等失眠症状，方向感下降。

2. 中度痴呆期

远近事件均遗忘明显，穿衣、洗澡、进食、如厕等均需帮助，无法独立进行室外活动，无时间、地点观念，失语、失用、幻觉、错觉、妄想、躁动、易激惹、走动不停、尿失禁。

3. 重度痴呆期

记忆力严重丧失，日常生活不能自理，大小便失禁，无法吞咽、进食，讲话，肢体僵直，有强握、摸索和吸吮等条件反射，这些变化使患者出现营养不良、肺炎和褥疮的风险增大，最终患者常因感染而发生昏迷和死亡。

【发病原因】老年痴呆的病因尚不明确，但遗传与疾病的发生有密切关系。老年痴呆患者有50%的概率将异常基因遗传给子女，并常导致他们在60岁以前发病。

甲状腺功能减退、癫痫、抑郁症、精神分裂症等疾病，脑外伤、铝等重金属中毒也是重要致病危险因素。

老年人丧偶、离群索居、文化水平低、缺乏体力及脑力锻炼等会加快大脑衰老进程，诱发老年痴呆。

【治疗方法】老年痴呆的治疗一般包括支持治疗和药物治疗，目的是尽可能延缓病情进展。

1. 支持治疗

（1）创造安全、方便、熟悉的生活环境。

（2）通常需要采取特别的安全措施，如家中光线应明亮、安装夜灯，厨房、电器贴上醒目的安全提示，收好汽车钥匙，佩戴识别手环。使用大号字的日历、闹钟、收音机、电视机、电话，帮助患者提高时间和空间定向力，居住环境不宜经常变动。

（3）制订一个规律的日常作息计划，可以帮助患者记忆并改善睡眠。

（4）鼓励患者的兴趣、爱好，和进行适当的身体锻炼，减轻抑郁、躁动，改善平衡能力，维持心肺功能。

（5）避免过多的刺激，降低对患者的

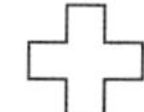

要求，亲友规律的探访有助患者症状改善。

2. 药物治疗

主要是减轻症状和延缓病情发展。

【预防与康复】

（1）饮食调节：既要防止高脂食物引起胆固醇升高，又要摄取必要的营养物质，如蛋白质、无机盐类、氨基酸及多种维生素，对于防止和延缓老年痴呆发展有一定的帮助。

（2）保持心情平和、思想豁达、精神愉快。

（3）安排好生活与学习：到了老年，要坚持学习新知识，保持与社会广泛的接触，广泛的兴趣和爱好，可以促进脑力活动，延缓或减轻衰老的进程。

（4）在退休之前，要在思想上、物质上做好相应准备，丰富老年期生活内容。

（5）定期进行体检，及早治疗高血压、高胆固醇等疾病。防止头部外伤，对自己身体既要重视，又不可过分注意或担心。

（6）经常进行户外活动：进行适合老年人、较平和的运动项目，如步行、慢跑、体操、太极拳、太极剑及传统舞等。

（7）照料老年痴呆患者压力较大，要求较高。目前，绝大多数患者在家里由配偶或大龄子女照料，由于自身的年龄和身体健康状况，长期的照料工作和相对有限的各类资源等原因，极易使得家属出现抑郁和精疲力竭，产生严重的身心健康问题。照护人员应注意以下几方面内容：第一，要了解责备只能引起冲突，加重病情，使情况更糟，需多做清晰、简单解释，争取患者配合；第二，要给自己安排出锻炼、交友、业余爱好等活动时间，改善心情和健康状况；第三，根据自身条件，在必要时应使用家庭医生、护士、护理人员等社会资源提供的服务。

▲梅尼埃病（美尼尔病）

【疾病简介】梅尼埃病也称内耳眩晕，曾被称为美尼尔病，是一种以反复发作的眩晕、波动性听力下降和耳鸣、耳闷胀感为特征的内耳疾病，大多数患者只累及单耳。男性多发于30～40岁，女性多发于30～50岁。

【常见症状】绝大多数患者都有本病的三大典型症状：眩晕、重听和耳鸣。无明显诱因突然发作的旋转性眩晕，无法站立和走路，但意识清醒，常伴有恶心、呕吐、面色苍白、出冷汗、血压下降等症状，眩晕持续时间多为数十分钟至数小时。眩晕发生前有耳鸣、重听、耳闷胀感等，这些症状可在初期发作后消失，但随着反复发作，重听会逐渐恶化。

【发病原因】一般认为是由于内耳淋巴液不平衡所致，然而这种情况产生的原因尚不明确，精神紧张和过劳是重要的诱因，各种感染、损伤、遗传等因素也与本病有关。

【治疗方法】

（1）保持身心安静非常重要。在昏暗

的室内安静地闭目休息几个小时，一般可得到缓解。

（2）药物治疗：调节自主神经功能，改善内耳微循环，接触耳膜迷路积水，缓解症状。

（3）手术治疗：眩晕、反复发作且药物治疗无效者，可考虑采取手术治疗。

【预防与康复】

（1）保持心情舒畅，避免抑郁等负面情绪。

（2）避免过劳和生活不规律。

（3）避免强光、强声等刺激。

▲面神经炎

【疾病简介】面神经炎也称贝尔麻痹（面瘫），俗称面神经麻痹，是以面部表情肌群运动障碍（面瘫）为主要特征的面神经急性非化脓性炎症。面神经炎是一种狭义的面瘫，也称为周围性面瘫，广义的面瘫还应包括由脑卒中、颅内肿瘤等引起的中枢性面瘫，两者的病损部位和原因不同，症状也不完全相同。

面神经炎病损位于面神经外侧部分，主要症状是面肌瘫痪，任何年龄均可发病。中枢性面瘫病损位于面神经内侧部分，主要症状除面肌瘫痪外（主要为面部下半部分），还有头痛、头晕、呕吐、意识丧失、肢体偏瘫、失语、大小便失禁等中枢系统受损症状，高发于中老年人。

【常见症状】部分患者可于发病前数小时至１～２天出现患侧耳后疼痛，面瘫多一侧发病尤以右侧为多，患者往往在清晨洗脸、漱口时突然出现一侧面颊口角歪斜，半侧额纹消失，眼睑、嘴巴不能完全闭合，流口水，进食及漱口时汤水从患侧口角漏出，部分患者可有患侧舌前部味觉丧失、听觉过敏（听到声音异乎寻常的大），还可影响唾液和泪液分泌，造成口干和眼干，严重时眼睛因缺乏湿润而出现疼痛或严重损伤。

【发病原因】部分患者因带状疱疹病毒引起，其余病因尚不十分明确，可能与病毒感染有关，面部受凉、心理紧张、身体疲劳常诱发本病。

【治疗方法】

（1）保守治疗：通常采用抗病毒药物、扩张血管药物、激素及理疗针灸等方法，大多能在１～３个月内恢复。

（2）手术治疗：保守治疗效果不佳者可考虑采用外科面神经减压手术治疗。

（3）眼睑闭合不全者应使用滴眼液或眼罩防止眼睛干燥。

【疾病预防】

（1）许多面神经炎发生在凉风吹袭后，应避免凉风直接吹拂脸部，特别是睡觉时应注意门、窗、空调出风口不要朝向人体。

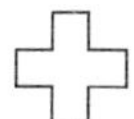

（2）保持良好的心态，保证充足的睡眠和适当的体育运动，增强身体抵抗力。

【康复护理】

（1）进食时尽量将食物放在脸颊健侧舌后方，细嚼慢咽，有味觉障碍者应注意食物温度，避免烫伤，饭后及时漱口，保持口腔清洁。

（2）热敷患侧，改善面部血液循环。

（3）面肌功能开始改善时，多做皱额、睁眼、开口笑、吹口哨、吸吮等动作，促进面肌力量和功能恢复。

▲磨牙症

【疾病简介】磨牙症是指睡眠时有习惯性磨牙或白天也有无意识磨牙习惯者，随时间推移逐渐加重的状况，是一种长期的恶性循环疾病。

【常见症状】夜间磨牙，白天不自觉地将牙咬紧，儿童爱咬指甲。

【发病原因】成人常见原因：神经紧张，心理焦虑、抑郁、愤怒等心理因素；胃肠道疾病，内分泌紊乱；过度疲劳；体内缺乏微量元素；长期磨牙形成的习惯；工作压力大，身体劳累，长期生活不规律；性格内向、情绪激动、有口中经常咬东西习惯的人也容易患磨牙症。

儿童的常见原因：肠内寄生虫病，尤其是肠蛔虫病；胃肠道的疾病、口腔疾病；临睡前给小儿吃不易消化的食物，睡觉后可能刺激大脑的相应部位，通过神经引起咀嚼肌持续收缩；神经系统疾病，如精神运动性癫痫、癔症等；小儿白天情绪激动、过度疲劳或情绪紧张等精神因素；缺乏维生素，患有维生素D缺乏性佝偻病的孩子，由于体内钙、磷代谢紊乱，会引起骨骼脱钙、肌肉酸痛和自主神经紊乱，常常会出现多汗、夜惊、烦躁不安和夜间磨牙；牙齿排列不齐，咀嚼肌用力过大或长期用一侧牙咀嚼，以及牙齿咬合关系不好，发生颞下颌关节功能紊乱，也会引起夜间磨牙。

▲脑膜炎

【疾病简介】颅骨与大脑之间有三层膜，由外向内分别为硬脑膜、蛛网膜和软脑膜，脑膜是这三层膜的合称。脑膜炎就是脑膜的弥漫性炎症，常与脑炎同时发生。按照导致感染的病原种类分为化脓性、真菌性、结核性、病毒性及梅毒性脑膜炎等多种类型。

【常见症状】化脓性脑膜炎和真菌性脑膜炎会有强烈畏寒、突发高烧症状。结核性脑膜炎初期仅有低烧，之后逐渐升高。而病毒性或梅毒性脑膜炎则只是低烧，甚至不发烧。

脑膜炎通常还会有剧烈头痛、肌肉疼痛，因脑压升高引起的恶心、呕吐。随病情发展，出现颈部到枕部的强直，炎症扩大到脑部时会出现昏迷、精神错乱、手脚痉挛、麻痹等症状。进一步发展会出现血压下降、呼吸麻痹等危险症状。婴幼儿患者早期多表现为烦躁不安、嗜睡、食欲减退。

【发病原因】化脓性脑膜炎和真菌性脑膜炎多由鼻咽、肺部感染扩散引起。结核性脑膜炎是肺部等身体结核病灶随血液流动进入脑膜引起。病毒性脑膜炎是流行性感冒病毒、麻疹病毒、流行性腮腺炎病毒等感染致病。头部外伤有时也可发展成脑膜炎。

【治疗方法】由于多数脑膜炎由细菌感染引起，所以主要采用抗生素治疗。因其他病原引起的使用相应药物。同时针对病情采取对症治疗手段，控制和缓解症状。

【疾病预防】

（1）预防上呼吸道感染，积极治疗结核等基础病。

（2）儿童要按计划进行免疫接种，预防流脑的发生。

▲脑脓肿

【疾病简介】脑脓肿是指化脓性细菌、真菌、病虫感染引起的化脓性脑炎、脑化脓及脑脓肿包膜的疾病。多发于青壮年。包膜完好、单发的脑脓肿一般没有后遗症，如果脑脓肿溃破或形成脑疝者常预后不良。儿童患者比成人易留下后遗症。

【常见症状】脑脓肿发展经过三个连续阶段：急性脑炎、化脓和包膜形成。发烧、头痛、乏力、肌肉酸痛、食欲不振、嗜睡、颈部僵硬和因炎症部位的不同而出现的相应机能障碍，如痉挛、手脚麻痹、失语、面瘫、步态不稳、视力障碍、听力障碍、意识障碍等。随病情发展、脓肿扩大时会出现剧烈的头痛、恶心、呕吐、眩晕，严重者可突发高烧、昏迷、抽搐，救治不及时可导致迅速死亡。

【发病原因】大多因慢性化脓性中耳炎、鼻旁窦（副鼻窦）化脓性感染侵入脑内导致。部分患者因身体其他部位感染，细菌经血液传播到大脑而致病。脑部开放性损伤或伤后手术清创不彻底等也是发病原因。

【治疗方法】早期主要使用抗生素消炎和控制脑水肿。脓肿形成后，需采取手术治疗。

【疾病预防】

（1）有耳、鼻慢性炎症和其他部位感染疾病者，应及早彻底治疗。

（2）开放性颅脑损伤应及时、彻底清理创伤。

▲脑卒中

【疾病简介】脑卒中又称中风，是一系列由于各种原因导致的局部脑组织血管障碍疾病的总称。这些疾病主要包括脑梗死、脑出血、短暂性脑缺血发作、蛛网膜下腔出血、高血压性脑病等，其中脑梗死和脑出血分别占全部脑卒中的 60% ～ 80% 和

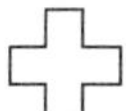

10% ～ 17%。

短暂性脑缺血发作又称一过性脑缺血发作、“小中风”，是脑血管病变引起的一过性或短暂性、可逆性神经功能缺失和障碍，往往是脑梗死的预警信号。

脑梗死又称缺血性脑卒中，俗称“脑血栓”、“脑栓塞”，是脑局部供血障碍导致脑组织缺血、缺氧引起的脑组织坏死软化，进而产生临床上相应的神经功能缺失表现。

脑出血俗称“脑溢血”，是指非外伤原因而脑血管破裂引起的出血，是中老年高血压患者一种常见的严重脑部并发症。

【常见症状】

1. 短暂性脑缺血发作

突然出现单眼一过性黑朦、雾视、视野中有黑点，眼前有黑影摇晃，光线减少或一侧面部或肢体出现无力、麻木、短暂性失语，也可出现眩晕、偏头痛、跌倒等症状。这些症状持续时间较短，从十几分钟至几十分钟不等，多在 1 小时内完全恢复，可反复发作，短暂性脑缺血发作是严重的、需紧急干预的脑中风预警信号。

2. 脑梗死

多数起病急并易在休息、睡眠等安静状态下发病，出现一侧肢体无力、笨拙、沉重或麻木，一侧面部麻木或口角歪斜，说话不清或理解语言困难，双眼斜视、头痛、呕吐、意识障碍或抽搐，这些症状多呈发展和稳定交替进行，在发病数小时或 1 ～ 2 天达到高峰。

3. 脑出血

多在活动或情绪激动时突然发病，出现头痛、恶心、呕吐、言语不清、小便失禁、肢体活动障碍和意识障碍，脑出血一般病情发展迅速，由于一些症状与脑梗死类似，特别是出血程度小，症状轻微时易误以为脑梗死。

【发病原因】

（1）短暂性脑缺血发作和脑梗死的病因主要为动脉粥样硬化形成的血栓阻塞动脉，另外心脏病、高脂血症、糖尿病、吸烟、缺乏运动、精神压力大、心脏介入和手术并发症等也是重要的致病原因。

（2）脑出血最常见的病因是高血压。长期高血压使得血管壁变得脆弱，不耐压力而皲裂。任何可以诱发血压短期增高的因素包括环境、温度变化、精神激动、吸烟、大量饮酒、过度劳累、缺乏运动和脑血管畸形等都是致病原因。

【治疗方法】 人大约有 140 亿个脑细胞，一旦发育成熟，就再也不会分裂增殖，并从 20 岁开始，以每天 10 万个的速度衰老、死亡、递减，而不像大多数其他器官或组织受损伤后可因细胞分裂增殖很快得以恢复。因此脑卒中的救治要分秒必争，每延迟治疗 1 小时，就有 1.2 亿个脑细胞死亡，会缩短 3 ～ 6 年的生命期。

1. 短暂性脑缺血发作

（1）药物治疗：主要是使用抗血小板

聚集药物和抗凝药物。

（2）非药物治疗：针对危险因素的饮食、运动、心理等干预治疗。

2. 脑梗死

（1）药物治疗：主要是控制血压、血糖和血脂水平的药物治疗和溶栓、抗血小板聚集及抗凝的药物治疗。

（2）血管内介入治疗：发病 6 小时内患者可采用急性期支架或机械取栓治疗。

（3）手术治疗：大面积脑梗死患者可考虑去骨瓣减压术治疗。

（4）非药物治疗：针对危险因素的治疗基础病和饮食、运动、心理等干预治疗。

3. 脑出血

（1）药物治疗：主要是控制血压和脑出血后引起的脑水肿，适应于出血量不多、神经功能损害较轻的患者。

（2）手术治疗： 主要是清除血肿，减轻脑组织受压状况，保护神经功能，适应于出血量大、情况严重、药物治疗效果不理想的患者。

（3）非药物治疗： 要安静卧床休息，保持呼吸道畅通。

【预防与康复】

（1）保持良好的生活方式是最主要的预防措施，需从心理、饮食、运动、休息时间等方面建立和坚持健康的习惯。

（2）短暂性脑缺血发作的高危人群或患者可在医生指导下服用肠溶阿司匹林或潘丁生等，改善脑血管循环。

（3）当有短暂性脑缺血发作先兆时，应安静休息并采取措施控制。当发作时，应积极治疗，防止发展成脑梗死。

（4）重视和积极控制高血压，坚持监测血压，保持血压稳定。

（5）注意气候变化，特别是寒冷对脑血管的刺激，秋冬季节注意保暖。

（6）康复治疗对脑卒中患者，特别是脑梗死患者有重要意义。尽早进行有效的康复训练有助于神经、语言等功能的恢复，降低残疾率，提高生活质量，减轻患者和亲友的身心痛苦。应根据患者情况制订个性化的长期康复训练计划，帮助其早日重返社会。

▲帕金森病

【疾病简介】帕金森病是一种中枢神经系统进行性、退行性病变，多发于 65 岁以上人群。其主要特征是肌肉静止性震颤、肌张力增高、自主运动缓慢和维持平衡困难。一些高龄老人也常出现类似帕金森的症状，早期很难区分是帕金森还是老化。有时脑动脉硬化、一氧化碳中毒等其他原因引起的脑部病变也会出现帕金森病样症状，称为帕金森综合征。

【常见症状】典型的帕金森病具有易静止性震颤、肌强直、运动迟缓、姿势步态障碍等运动方面症状。通常起病隐匿，进展缓

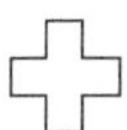

慢。大部分患者以震颤为首发症状，其余患者常以运动障碍或嗅觉减退为首发症状。

1. 静止性震颤

常始于一侧手部，进而逐渐扩展到对侧手部、上肢、下肢。这种震颤在肌肉静息时出现，有目的活动时减轻或停止，精神紧张、身体疲惫时加剧，睡眠时消失。

2. 肌强直

自觉身体僵硬。

3. 运动迟缓

动作变慢、幅度变小、启动困难、精细动作笨拙、吐字不清、写字变小、流口水、表情僵化。

4. 姿势步态障碍

疾病的中晚期颈部向下、身体俯曲、容易向前或向后摔倒。晚期出现步行时突然短暂不能迈步的所谓冻结现象或不由自主地加快脚步向前小跑等维持平衡和姿势困难症状。同时患者还可有失眠、快速眼动睡眠行为障碍（入睡 90 分钟后，面部和肢体出现各种不自主运动，伴梦语，这些运动粗暴、强烈，如拳打、脚踢、翻滚、跳跃、呼喊、反复坐床并对同床者造成伤害）、便秘、体位性低血压、排尿时启动和维持困难等非运动方面症状。近半数患者可出现痴呆。

【发病原因】病因尚不明确，可能与大脑内制造多巴胺（一种神经传达物质）的神经细胞（黑质和纹状体）变性死亡有关。年龄老化、遗传基因、不良生活习惯和环境影响、脑外伤等因素可增加患病风险。

【治疗方法】 目前尚无有效的治愈手段，主要采取一般治疗、药物治疗和手术治疗相结合的方法缓解症状，改善生活质量。

1. 一般治疗

（1） 在康复师指导下制订和进行改善肌肉张力和维持肌肉活动范围的训练计划。

（2） 尽可能维持原有的无危险的日常活动，以免加快机体退化。

（3）大量饮水和进食富含纤维素饮食，需要时使用缓泻剂防止便秘。

（4） 必要时使用轮椅等辅助设备，维持患者的独立活动能力。

2. 药物治疗

药物可改善患者的运动症状，用药应遵循不过早用药，从小剂量开始，尽量控制和避免副作用的原则，综合考虑年龄、身体状况、病情阶段等因素，个性化治疗。

3. 手术治疗

药物治疗无效或副作用严重的中晚期患者可考虑手术治疗。

【预防与康复】随着寿命的延长和老龄化社会的到来，帕金森病患者人数迅速增加。帕金森病尚无任何方法可以治愈，甚至难以阻止病情发展，给患者和家庭带来长期、巨大的痛苦，所以预防更加迫切和重要。

1. 一级预防（无病防病）

（1）对有帕金森病家族史及有关基因

携带者，有毒化学物品接触者，均应视为高危人群，须密切监护随访，定期体检，并加强健康教育，重视自我防护。

（2）老年人慎用吩噻嗪类、利血平类及丁酰苯类等对中枢神经系统有副作用的药物。

（3）重视老年病（高血压、高血脂、高血糖、脑动脉硬化等）的防治，增强体质，延缓衰老，防止动脉粥样硬化，对预防帕金森病均能起到一定的积极作用。

（4）每天饮3杯绿茶，补充维生素E、辅酶Q_{10}及鱼油等可降低帕金森病发生风险。

2. 二级预防（早发现、早诊断、早治疗）

（1）早期诊断。许多患者非运动方面症状比运动方面症状提前几年出现，本人和家属应留意征兆，尽早就医。

（2）帕金森病早期，虽然黑质和纹状体神经细胞减少，但多巴胺分泌却代偿性增加，此时脑内多巴胺含量并未明显减少，称为代偿期，可采用理疗、医疗体育、太极拳、水疗、按摩、气功、针灸等治疗，以维持日常一般工作和生活，尽量推迟使用抗震颤麻痹药物的时间。

（3）帕金森病失代偿期应使用药物进行保护性治疗。

3. 三级预防（延缓病情发展、防止病残、改善生活质量）

（1）积极进行非药物（如理疗、体疗、针灸、按摩等）、中西医药物或手术等综合治疗，以延缓病情发展。

（2）重视心理疏导安抚和精神关爱，保证充足睡眠，避免情绪紧张激动，以减少肌震颤加重的诱发因素。

（3）积极鼓励患者主动运动，如吃饭、穿衣、洗漱等。

（4）在浴室、过道等处安装扶手，收起地面上的小毯子保持地面平整，以防止患者跌倒、绊倒。

（5）帕金森病患者大部分死于肺部或其他系统如泌尿系统等的感染。长期卧床者，应加强生活护理，注意清洁卫生，勤翻身拍背，防止坠积性肺炎及褥疮感染等并发症。注意饮食营养，保持大小便通畅，提高免疫功能，降低死亡率。

▲偏头痛

【疾病简介】偏头痛是指头部一侧或两侧，中重度、搏动性疼痛或跳痛。大多数偏头痛具有周期性和家族遗传性，多见于神经系统较敏感人群。女性患者约为男性患者的3倍。多起病于青少年期，青年期和成年早期达到发病高峰，50岁以后发作程度明显减轻或完全缓解。

【常见症状】除少数患者在发作前有情绪改变、食欲减退、恶心、看到各种闪光、平衡障碍等前驱症状外，大多为突然发作的偏侧搏动性头痛，伴恶心、呕吐及畏光，头痛一般持续数小时至数天。光线、声音、气味、体力劳动均可加重头痛，在安静、黑暗环境中或睡眠后头痛缓解。重度的偏头痛常难以忍受，长期、频繁发作时易导致患者情绪暴躁、心理脆弱和高血压、脑卒中。

【发病原因】偏头痛的确切病因尚未明确，但多与下列因素有关：遗传、雌激素水平较高和剧烈变化、疲劳、气候、饮食、精神因素以及强烈的光、声刺激等。

【治疗方法】目前尚无特效药，大多数患者随着年龄增长，症状可逐渐缓解。注意观察发病的诱因，加以消除或避免最为重要。症状严重时可采取药物治疗，但勿频繁使用止痛药，以免发作加剧。

【预防与康复】

（1）保证睡眠充足、规律。

（2）注意气候变化特别是气压改变的影响，做好相应的防护。

（3）尽量营造安静环境，减少声、光、电刺激。

（4）补充维生素 B_2、镁。

（5）避免饮酒，特别是红酒和咖啡，以免诱发或加重偏头痛发作。

（6）按时规律进餐，切勿过度饥饿，特别要避免连续多餐未进食。

（7）学会减压、规律运动、控制应激反应。

（8）谨慎使用香水和清洁剂等含刺激性气味的用品。

▲三叉神经痛

【疾病简介】三叉神经是面部最粗大的神经，由眼神经支（第一支）、上颌神经支（第二支）和下颌神经支（第三支）汇合而成，其疼痛称为三叉神经痛。本病多发于中老年女性，三叉神经痛可分为原发性和继发性两种。

【常见症状】在三叉神经区骤然发生剧烈性闪电般短暂的刺痛，犹如刀割样、火烧样、针刺样或电击撕裂样剧烈疼痛，多在谈话、进餐、洗脸或温度变化时发生。疼痛可骤然消失，并反复发作，疼痛可持续数秒至数小时。

疼痛部位：仅限于三叉神经分布区，特别是第二和第三支。多为单侧且右侧较多。

50% 以上患者，在颜面部某一区域内有特别的皮肤敏感区触发点，有轻微的触动、面部肌肉的牵拉及震动便可引起发作。

【发病原因】原发性（特发性）三叉神经痛的病因及发病机制尚不清楚。

继发性三叉神经痛的病因，主要是三叉神经附近的耳朵、牙齿、眼睛疾病引起，部分是由糖尿病、酒精中毒、头部肿瘤、动脉瘤、动脉硬化引起。

【治疗方法】

1. 药物治疗

一般止痛药无效，需使用具有抑制神经兴奋作用的抗癫痫药物。

2. 手术治疗

手术治疗可阻断神经止痛，但只能缓解症状数月至数年，复发后还可加重且易产生知觉障碍的后遗症，需慎重考虑。

【预防与康复】

（1）避免过劳和精神压力过大，饮食规律、清淡，睡眠充足。因咀嚼诱发疼痛的患者，要进食流食。切不可吃油炸物，不宜食用刺激性、过酸过甜食物以及热性食物等。应多吃些含维生素丰富及有清火解毒作用的食品，食品以清淡为宜。

（2）注意观察总结诱因和“触发点”，采取相应保护措施。

（3）发作时把房间灯光调暗，保持安静。

【中医观点】中医认为本病属于肝肾问题，中药、针灸和穴位埋线等方法有较好的疗效。

▲声带麻痹

【疾病简介】声带麻痹是指喉的运动神经（喉返神经）受到损害，发生麻痹的疾病。

【常见症状】单侧不完全麻痹，症状多不明显；单侧完全性麻痹，发音时有漏气声或发音嘶哑无力。双侧不完全性麻痹，患者平静时可无症状，但在体力活动时感到呼吸困难，一旦有上呼吸道感染，可出现严重呼吸困难；双侧完全性麻痹，声音嘶哑无力，一般呼吸正常，但食物、唾液易误吸入下呼吸道，引起呛咳，严重时发不出声音。

【发病原因】甲状腺、食管、肺部、头颈部肿瘤压迫，流行性感冒引起的神经炎症、脑卒中、头颈部手术等都可导致喉返神经麻痹。

【治疗方法】

（1）首先需治疗原发病。

（2）发音、呼吸无明显障碍者，一般不需要治疗。症状较重者，可采用激光或气管切开手术治疗。

▲血管神经性水肿

【疾病简介】血管神经性水肿，又称巨型荨麻疹，是指发生于皮下疏松组织或黏膜的局限性水肿，属于变态反应的一种形式。其特点是突然发作，受累部位局限、消退迅速。

【常见症状】多发于面部疏松组织，特别是唇部，也可发生于眼睑、耳垂、舌、咽及阴囊等部位。水肿表面光亮如蜡，有弹性，边界不清，皮肤颜色正常或微红，一般无痒感，持续数小时或半日以上逐渐消退，消退后不留痕迹。易在同一部位反复发作，持续更长时间，并难以恢复正常状态。

【发病原因】某些食品或食品添加剂、

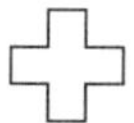

药物、感染、外伤、寒冷、日光刺激、情绪波动、昆虫叮咬和遗传性因素等均可引起本病。

【治疗方法】

（1）寻找过敏原，避免接触，但有许多患者难以找到过敏原。

（2）使用肾上腺素、激素、抗组胺药物治疗。

▲自主神经功能失调

【疾病简介】自主神经系统是神经系统的组成部分，具有调节内脏器官生理过程的功能。自主神经系统无需大脑主观意识控制，可以无意识、自动、持续地发挥作用，故又称自律神经系统、植物神经系统。自主神经功能失调，就是这种调节功能紊乱，导致内脏功能活动失调的疾病。

【常见症状】头晕（体位性低血压）、出汗异常、勃起功能障碍、性欲减退、夜尿、尿失禁、尿潴留、便秘、胃闷、呕吐、全身倦怠、易疲劳等。

【发病原因】主要有因糖尿病、自身免疫性疾病等导致的神经损害和先天性自主神经系统障碍两大原因。癌症、过量饮酒和某些药物也可引发自主神经功能失调。

【治疗方法】

（1）明确病因，治疗原发病。

（2）使用谷维素等自主神经调节剂。

（3）针对症状进行对症处理。

◎普通外科

▲肠梗阻

【疾病简介】肠梗阻指肠内容物在肠道中通过时受阻，为一种常见的急性病。肠梗阻可引起肠膨胀，体液、电解质丧失和酸碱平衡紊乱，肠绞窄坏死、感染及毒素被人体吸收等严重危害。有些肠梗阻早期全身无明显变化，诊断困难，但病情发展快，常致患者死亡。如能及时诊断、积极治疗，大多能逆转病情的发展并治愈。

【常见症状】剧烈腹痛 、恶心与呕吐、腹胀、排便障碍、排气停止等。

【发病原因】可因肠内异物、息肉、肠套叠、肠粘连等多种因素引起。

【治疗方法】出现肠梗阻症状时，应立即就医。

肠梗阻的治疗，在于缓解梗阻，恢复肠管的通畅。对病人生命的威胁不完全在于肠梗阻本身，而是由于肠梗阻所引起的全身病理生理改变。根据梗阻的原因、性质、部位以及全身情况和病情严重程度采取手术或非手术治疗。

【疾病预防】

（1）积极治疗肠道原发病，如小儿先天性肠狭窄、肠壁肿瘤、肠石、蛔虫团、腹外疝嵌顿等，防止病情进展，导致肠梗阻。

（2）腹腔手术后尽可能早期下床活动。

▲胆管炎

【疾病简介】胆管炎是以胆管炎症为主的胆道炎症，常与胆囊炎（以胆囊炎症为主的胆道炎症）并发，可分为急性和慢性两种类型。

【常见症状】慢性炎症常出现中、上腹不适和胀痛，有时呈绞痛发作，进食油腻食物后可加重上腹部疼痛或引起便秘、食欲不振、恶心。如急性发作，则出现腹痛、寒战高烧和黄疸三联症或外加休克、神经中枢系统受抑制表现（嗜睡、神情淡漠、神志不清）的五联征。

【发病原因】急性胆管炎是胆道梗阻（最常见为胆结石梗阻）使胆汁淤滞，继发细菌感染所致。慢性胆管炎多由急性期炎症虽得到控制，但病因并未消除，炎症迁延所致。

【治疗方法】急性胆管炎易引起胆囊破裂和腹膜炎，需立即就医。

（1）非手术治疗包括解痉镇痛和利胆药物，大剂量广谱抗生素。

（2）如果非手术治疗后 12 ～ 24 小时病情无明显改善，应立即进行手术。

【预防与康复】

（1）不宜过多食用高脂肪食物。

（2）积极治疗胆结石。

▲胆结石

【疾病简介】胆结石又名胆囊结石、胆石症，是指胆道系统发生结石的一种常见疾病，包括胆囊结石和胆管结石。胆结石随年龄增长，发病率逐渐升高，发病高峰年龄在 40 ～ 50 岁，女性多于男性。由于胆结石对胆囊黏膜的长期、慢性刺激，易导致胆囊癌的发生。

【常见症状】许多患者无临床症状，是否出现症状与结石的大小、数量、位置和胆囊的炎症情况、功能情况有关。当结石嵌顿于胆囊颈部，影响胆汁排出时引起临床症状。上腹绞痛是胆结石的典型症状。疼痛还向右肩胛、背部放射。进食后，尤其是进食油腻食物后，中右上腹隐痛不适、恶心、呃逆或呕吐。如果结石嵌顿持续不缓解，可发展成急性胆囊炎，甚至引起胆囊穿孔。

【发病原因】过多摄入高热量、高脂肪食物，缺乏运动，长期不吃早餐，妊娠，肥胖是主要因素。另外遗传、口服避孕药等药物和某些疾病（如糖尿病、高脂血症）也是重要原因。

【治疗方法】

1. 非手术治疗

消炎利胆片等药物。

2. 手术治疗

根据病情采取微创手术和常规手术，以

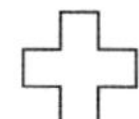

及体外冲击波碎石等方法。

【疾病预防】

（1）饮食调控是防止胆石症发生的最理想预防方法。膳食要多样，此外，生冷、油腻、高蛋白、刺激性食物及烈酒等易助湿生热，使胆汁淤积，应该少食。富含维生素A和维生素C的蔬菜和水果、鱼类及海产类食物则有助于清胆利湿、溶解结石，应该多吃。

（2）生活要有规律，注意劳逸结合，经常参加体育活动、按时吃早餐、避免发胖、减少妊娠次数等也是非常重要的预防措施。

（3）家里长辈如果有胆结石患者，要加强相关的预防体检。

▲胆囊炎

【疾病简介】胆囊炎是胆囊的炎性病变，有急性和慢性两种类型，为胆囊的常见病。多见于35～55岁的中年人，女性发病较男性为多，尤多见于肥胖且多次妊娠的妇女。

【常见症状】急性胆囊炎的症状主要是右上腹疼痛，可向右肩、背部和右肩胛骨下角放射，恶心、呕吐、畏寒、发烧等。慢性胆囊炎的症状主要是右上腹持续性钝痛或不适，恶心、嗳气、反酸，进食油腻食品后症状加重。

【发病原因】胆囊结石造成的胆道梗阻和细菌感染是最常见原因。老年人胃肠道慢性病变，腹部手术后消化功能紊乱，胆囊管过长、扭曲、狭窄、粘连和精神因素等多种原因均可影响胆汁排空，引起胆汁潴留，导致胆囊发生炎症。

【治疗方法】

1. 西医

（1）非手术疗法

① 卧床休息、禁食或选用低脂肪食物。

② 使用33%硫酸镁、去氢胆酸片、助消化药和胆汁制剂缓解症状，促进胆汁分泌和胆囊排空。

③ 使用抗生素预防并发症。

（2）手术疗法：微创保胆手术是首选。反复发作的胆囊炎，尤其是伴有结石者，以及极少数患者胆囊已经萎缩和癌变，应切除胆囊。

2. 中医

（1）外用解痉止痛膏1贴，敷中脘穴处。

（2）口服：消炎利胆片、清肝利胆口服液、金胆片。

【疾病预防】

（1）有规律地进食（一日三餐）是预防胆结石的最好方法。

（2）适当控制饮食中脂肪和胆固醇的含量，控制奶类和蛋类摄入，忌食油炸食品，烹调时选用菜籽油、橄榄油等素油。

（3）积极预防和治疗蛔虫病，防止其寄生在胆道引起胆囊炎。

（4）避免过度疲劳和情绪激动。

▲腹股沟疝

【疾病简介】人体内某个脏器或组织离开其正常位置，通过先天或后天形成的缺损或孔隙等薄弱点，进入另一部位称为疝气。腹股沟疝是指腹腔内肠管通过腹股沟区的薄弱点向体表突出所形成的疝，可分为先天性和后天性两种，多发于男性。

【常见症状】腹股沟或阴囊内出现无痛性肿块，站立、行走、劳动或咳嗽时突起，平卧或用手压时缩回消失，一般无明显不适。但当突出的肠管嵌顿在阴囊内时，会因紧缩而出现剧痛，同时会因血流阻断导致恶心、呕吐，部分肠管坏死，甚至危及生命。

【发病原因】发育不良，腹壁肌肉强度降低，腹内压力增高是引起腹股沟疝的几个主要原因。

【治疗方法】

1. 手术治疗

手术是治疗腹股沟疝的主要方法，有嵌顿的疝须立即进行急诊手术，其他疝可视情况择期手术。

2. 保守治疗

2 岁以下婴儿、年老、体弱等不宜手术者可通过疝带、疝托等进行保守治疗，缓解症状。

【疾病预防】

（1）疝气多发生在幼儿期，患儿应避免暴饮暴食和重体力活动。

（2）随着寿命的延长，老年人因肌肉萎缩、腹壁薄弱，疝气发病率上升。此外部分老年患者常由于前列腺增生、慢性支气管炎、便秘等因素致使腹压升高，加重病情，因此应格外注意，并对这些疾病同时予以治疗。

▲腹膜炎

【疾病简介】腹膜是人体腹腔中的一层黏膜，腹腔内脏器的血液、淋巴和神经组织经由腹膜与外界相连。腹膜不仅包覆着大部分腹腔内的器官，具有吸收撞击保护内脏的作用，还能分泌黏液湿润脏器表面，减轻脏器间的摩擦。腹膜炎就是腹膜因多种原因引起的炎症。腹膜炎有多种分类方法，按病程可分为急性腹膜炎和慢性腹膜炎两大类，其中慢性腹膜炎主要包括结核性腹膜炎和粘连性腹膜炎。急性腹膜炎危害严重，延迟治疗有时可危及生命。

【常见症状】

1. 急性腹膜炎

出现腹膜炎的典型症状——腹肌紧张、腹部压痛和反跳痛（手轻压腹痛部位片刻，待痛感稍趋稳定后，将手迅速抬起，腹痛骤然加重）。疼痛多突然出现，且持续加重，伴有恶心、呕吐症状。随病情发展，可出现发烧、晕厥、血压下降、手脚冰冷、表情痛苦、腹壁肌肉硬若木板。呕吐严重时可出现意识模糊，少尿、无尿等脱水症状。

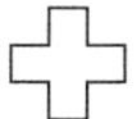

2. 慢性腹膜炎

（1）结核性腹膜炎：起病和进展通常较缓慢，出现腹痛、低烧、盗汗、全身倦怠、腹胀等症状。部分患者可有腹水、腹部硬块、腹泻或便秘等症状。

（2）粘连性腹膜炎：依腹膜粘连的影响程度、范围和并发症，症状有所不同。单纯粘连时，通常多无自觉症状。粘连影响肠道内容物通过时，会出现腹痛、排便异常、恶心、呕吐和腹胀、腹部变硬、有硬块等症状。

【发病原因】

1. 急性腹膜炎

大多因细菌感染而造成，其中以盲肠因阑尾炎破裂、穿孔居首。另外，消化道溃疡（胃、十二指肠溃疡）、肠梗阻、外伤使胃肠穿孔、腹部手术消毒不严格、子宫卵巢、胆囊等部位炎症扩散也是造成感染的原因。

2. 结核性腹膜炎

通常因肺结核、肠结核、结核性胸膜炎等其他部位的结核疾病引起结核菌经血管或淋巴感染腹膜致病。

3. 粘连性腹膜炎

主要因腹部手术、损伤、出血等原因造成。

【治疗方法】

1. 急性腹膜炎

绝大多数患者须尽快进行手术治疗，不宜采取手术治疗者可使用抗生素和镇静止痛药进行治疗。

2. 结核性腹膜炎

在注意安静休息、营养充足基础上使用抗结核药物治疗，有肠道阻塞者需进行手术治疗。

3. 粘连性腹膜炎

以使用肾上腺激素类药物治疗为主，有肠道阻塞、狭窄者须手术治疗。

【预防与康复】

（1）忌食生冷、刺激性食物，以免引起腹部炎症，引起胃肠道穿孔，导致急性腹膜炎。对此，儿童和老年人，尤其是高龄老人尤应注意。老年人因身体虚弱，抵抗力较差，且多伴有心肺疾病、糖尿病等基础病，发生急性腹膜炎时多无法进行手术治疗，影响救治，极易产生严重后果。

（2）腹部不适时及时就诊，尽早治疗可引起腹膜炎的腹腔内炎症性疾病。

（3）康复期应少食多餐。

▲结肠憩室

【疾病简介】结肠憩室是指结肠壁向外凸出形成袋状，是憩室病的一种主要类型（憩室病是指胃肠道任何一部分向外的囊状突出，包括结肠憩室、小肠憩室、十二指肠憩室等）。结肠憩室可以是单个，但更多是一连串由肠腔向外的囊状突出。

【常见症状】大部分患者没有症状，少数患者有腹痛 、腹泻、便血、发烧等症状。

【发病原因】除少数先天性因素外，大多数憩室病是由低纤维饮食等后天原因造成的。东方人结肠憩室大多出现在结肠右侧，一般无任何症状。西方人结肠憩室大多出现在结肠左侧，出血和炎症概率较大。由于饮食日趋西化，目前患有左右两侧憩室患者呈增多趋势。

【治疗方法】

（1）单纯憩室病一般不引起症状，不需治疗。通过饮食调整，进食富含纤维素食物，可控制憩室病症状，还可减少腔内压，阻止发生憩室炎症和出血等并发症。

（2）有症状者可先采取包括饮食调节、解痉剂、肠道应用抗生素等非手术方法治疗。

（3）外科治疗：如果经非手术治疗后症状不缓解，或为了预防憩室病的并发症，可进行择期肌切开手术或结肠切除术。

【预防与康复】

（1）平时多食水果、蔬菜等高纤维素食物。

（2）但发作期应少吃多渣的水果或粗纤维的蔬菜及刺激性食物，以免增加肠蠕动，使症状加重。吃流质饮食，以使粪便软滑，减少淤积，使其容易由憩室排出。

▲急性阑尾炎

【疾病简介】急性阑尾炎俗称盲肠炎，是阑尾的急性炎症，也是一种最常见的急腹症，多发于 10 ～ 20 岁青少年。急性阑尾炎可分为四种类型：急性单纯性阑尾炎、急性化脓性阑尾炎、坏疽性（穿孔性）阑尾炎、阑尾周围脓肿。

【常见症状】转移性腹痛，是阑尾炎的典型症状。多数患者腹痛突然发作，并始于上腹部（上胸口附近），逐渐转向脐部，后出现恶心、呕吐。几小时后不再恶心，腹痛转移至下腹部，呈压痛、反跳痛且呈持续性（单纯性阑尾炎疼痛多呈钝痛和胀痛，化脓性或坏疽性阑尾炎多为剧痛），可伴有腹胀、腹泻、尿频、尿急。炎症严重时出现 38℃左右发烧、心率加快、乏力症状，阑尾穿孔时可出现 39 ～ 40℃的高烧。部分患者发病开始即出现右下腹痛，或腹痛不局限于右下腹部，尤其是婴儿和儿童疼痛范围广泛，老年人和孕妇腹痛往往较轻，压痛也不明显。

【发病原因】阑尾管腔梗阻为急性阑尾炎发病常见的基本因素。阑尾腔内细菌和胃肠道功能障碍(腹泻、便秘等)也是致病原因。

【治疗方法】使用抗生素或手术切除阑尾和处理其并发症。

1. 手术治疗

因急性阑尾炎症状出现 24 小时后就可能发生穿孔，导致严重后果，故绝大多数患者一旦确诊，应尽早采用阑尾切除手术治疗。

2. 非手术治疗

症状较轻，发作时间较长或不宜手术者使用抗生素控制感染，并进行对症治疗，但非手术治疗易复发。

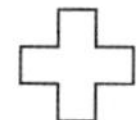

【疾病预防】

（1）饭后 1 小时切忌剧烈运动。

（2）盛夏酷暑切忌贪凉过度，尤其不宜过量饮用冰啤酒，以及其他冷饮。

（3）平时注意饮食不要过于肥腻，避免过量进食刺激性食物。

（4）应积极参加体育锻炼，增强体质，提高免疫能力。

（5）如果有慢性阑尾炎病史，更应注意避免复发，平时要保持大便通畅。

【康复护理】忌进食过多甜食、豆制品和牛奶，以免引起腹胀。

手术病人应遵医嘱，逐渐恢复进食。

▲淋巴管炎

【疾病简介】淋巴系统由淋巴结、淋巴液和淋巴管构成，负责从体内过滤和去除受损细胞、癌细胞以及细菌和病毒等异物，对人体的免疫起着至关重要的作用。淋巴管是结构与静脉相似的管子，常与血管伴行，负责将淋巴液运送到全身。淋巴管炎就是由于局部创口或溃疡感染细菌所致的淋巴管炎症，进一步发展会导致淋巴结炎。

【常见症状】淋巴管炎分为网状淋巴管炎和管状淋巴管炎。前者典型的表现为丹毒，发病前有突然发烧、寒战、恶心等不适，数小时至 1 天后出现红斑，患处皮肤温度高，紧张、水肿、疼痛，好发于小腿和面部。管状淋巴炎有深浅两种，浅表淋巴管炎多表现为一条或多条红线，质硬有压痛感；深部淋巴管炎没有红线，但患肢出现肿胀、压痛。淋巴管炎扩散到淋巴结时，所属淋巴结可肿大、疼痛。严重的淋巴管炎还可导致败血症。

【发病原因】细菌从口咽炎症、足部真菌感染、疖痈等疾病损伤的皮肤、黏膜等处侵入引起。

【治疗方法】

（1）药物治疗，使用抗生素控制感染。

（2）网状淋巴管炎须抬高患肢，局部热敷，促进静脉和淋巴回流。

（3）局部感染形成脓肿时切勿自行挤压或排脓，应及时切开引流。

（4）有发烧等全身症状时，应卧床休息，多饮水，进食易消化的食物，忌辛辣刺激食物。

【疾病预防】平时应防止脚气感染及丝虫病感染，一旦感染，要及早治疗。

【中医观点】中医认为本病多由火毒之邪窜于经络，气血凝滞而成。大多先患有痈疽、疔疮等阴毒之证，毒气走窜，流注经络；或因皮肤破伤，感染邪热毒气；或因情志抑郁，心火内盛，血气逆行而生。证在表，而源于本里。病轻者，多在经络；病重者，则可影响脏腑。

1. 外用

芙蓉或蒲公英叶捣烂外敷。

2. 口服

根据患者症型服用中药，清热解毒，活血化瘀。

▲淋巴管疾病

【疾病简介】淋巴管疾病包括：由病毒和细菌引起的各种急慢性炎症、由各种原因引起的淋巴管堵塞而出现的淋巴液淤积和浮肿、由淋巴管组织发生的先天性和后天性肿瘤，主要有急性淋巴管炎、急性淋巴结炎和淋巴管瘤。

急性淋巴管炎分为网状淋巴管炎和管状淋巴管炎，是由细菌感染而引起。丹毒就是网状淋巴管炎，好发部位为下肢。如果反复发作会导致下肢淋巴水肿，甚至发展为“象皮腿”。管状淋巴管炎有深、浅两种，浅表淋巴管炎多表现为一条或多条“红线”，质硬且有压痛；深部淋巴管炎不出现红线，但患肢出现肿胀、压痛。

淋巴管炎继续扩散到局部淋巴结即发生急性淋巴结炎。主要表现为局部淋巴结肿大、压痛。常能自愈，重者局部红肿、压痛，进一步发展可几个淋巴结粘连成团或形成脓肿。

发生急性淋巴管或淋巴结炎后，需要用抗生素治疗。

（1）此类疾病是细菌从损伤的皮肤、黏膜或从疖、痈、脚癣等处入侵引起，预防的关键是注意皮肤清洁，防止皮肤损伤或及时处理皮肤伤口，治疗疖、痈、脚癣和其他皮肤病。

（2）丹毒（网状淋巴管炎）好发部位在面部及小腿，发作时必须将患部抬高休息。热敷或敷药膏，同时须用抗生素治疗。

（3）对急性淋巴管炎和淋巴结炎，应及时处理引起该病的原发病，如扁桃体炎、龋齿、手足部感染。

（4）有发热等全身症状时应卧床休息，多饮水，进食容易消化的食物，忌辛辣刺激性食品。

（5）如有脓肿形成，切忌自行挤压或排脓，应请医生治疗。

由于淋巴管增生和扩张而成的淋巴管瘤是一种良性肿瘤，主要由内皮细胞排列的管腔构成，而其中充满淋巴液。因组织结构不同临床上又分为毛细淋巴管瘤、海绵状淋巴管瘤和囊性淋巴管瘤三种类型。儿童发病多见，据临床观察作者发现成人发病也常见，肿瘤生长缓慢，自行消退极罕见。

（1）淋巴管瘤：多发生在四肢、头颈及胸壁。位于舌部者为巨舌症，位于唇部者为巨唇症。瘤体柔软、无痛，压之可消失。如囊内出血或富有静脉时，呈青紫色。

（2）囊状水瘤：先天性，较少见，多在2岁前发现。多在颈部锁骨上胸锁乳突肌后侧，有时发生于腋窝、胸壁等部位，为囊性肿块，具有向四周蔓延生长的特点，肿块质软、透光，一般无压痛，穿刺后抽出透明或乳糜样液体。

淋巴管瘤出现并发症或不断增大者应手术切除。根据大小、深浅，采用激光或内窥镜下手术治疗。

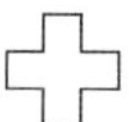

▲淋巴水肿

【疾病简介】淋巴水肿是淋巴组织异常，导致淋巴液蓄积的疾病，分为原发性和继发性两类。

【常见症状】

（1）原发性淋巴水肿最初的症状是在无明显诱因下脚踝部浮肿，站立、活动、月经期及气候暖和时加重。早期抬高下肢后水肿可消退，随着病情发展肿胀更加明显，并蔓延至腿部，休息后也无法完全消退。

（2）继发性淋巴水肿视致病原因出现相应症状。丝虫病引起的水肿主要是下肢、阴囊或阴唇极度肿胀，皮肤逐渐变得肥厚、粗糙、有褶皱，像大象的皮肤，称为象皮肿或象皮腿，早期可有不同程度的发烧及局部胀痛。丹毒引起的水肿早期主要在踝以下，逐渐向上发展，并可从早期的凹陷性水肿发展成象皮肿，早期常有高烧、畏寒等全身不适和局部胀痛。恶性肿瘤引起的水肿一般没有疼痛感，呈进行性发展。大型手术，特别是肿瘤手术和放射治疗将淋巴管和淋巴结大面积清除或照射后，因治疗部位不同，会出现不同位置的淋巴水肿，如乳腺癌术后易发生手臂肿胀，宫颈癌术后易出现下肢肿胀。

【发病原因】原发性淋巴水肿主要由遗传、内分泌紊乱等导致淋巴组织发育不足，功能障碍而引起。继发性淋巴水肿主要由感染、恶性肿瘤等疾病和手术、放疗等损害引起。

【治疗方法】早期以药物控制感染蔓延、排除积滞淋巴液为主。如果皮肤增厚严重应考虑手术治疗。

▲胰腺炎

【疾病简介】胰腺炎是胰腺因各种原因引起炎症而导致胰腺组织受损，胰腺功能障碍的疾病，分为急性胰腺炎和慢性胰腺炎两种。

【常见症状】

1. 急性胰腺炎

发病前多有胆结石、过量饮酒或暴饮暴食或胆道疾病史。腹痛为本病的主要表现和首发症状。因胆结石等胆道疾病引起的急性胰腺炎常在饱餐后突然出现腹痛；而饮酒诱发的急性胰腺炎常在醉酒后 12 ～ 24 小时发病。疼痛多位于上腹且痛感强烈，可向腰、背部呈带状扩散。极少数年老体弱者，可无腹痛或症状轻微。伴有恶心、呕吐、冒冷汗、腹胀、发烧等症状。重症患者可因胰脏出血、坏死而出现休克或猝死。

2. 慢性胰腺炎

病程常超过数年，症状时有时无，时轻时重。患者大多有腹痛（程度较急性为轻）、腹胀、腹泻、食欲减退、乏力、体重下降、皮肤粗糙、夜盲症等情况。部分患者因胰腺功能不全发生糖尿病，常见于经常饮酒人士。

【发病原因】

（1）急性胰腺炎常见病因有胆道疾病、酗酒、暴饮暴食、手术或创伤、内分泌代谢障碍、感染、药物等。

（2）慢性胰腺炎除少数由急性胰腺炎发展而来，大多由胆结石为主的胆道疾病所致，部分患者病因不明。

【治疗方法】

（1）急性胰腺炎危险性高，需立即就医治疗。

① 发病后禁食 2 ～ 3 天，经静脉补充水分及营养，症状缓解后可口服饮料和进食低脂低蛋白流食。

② 使用抗生素预防和控制感染。

③ 剧烈疼痛者可使用解痉止痛药。

④ 较重的出血、坏死性胰腺炎可使用透析方法减轻病情。

⑤药物治疗效果不佳者,采取手术治疗。

（2）慢性胰腺炎治疗与急性胰腺炎一样，以饮食疗法为主。对于胰腺酶缺乏者，需补充胰酶。对于糖尿病患者需控制糖尿病。

【预防与康复】

（1）防止暴饮暴食对预防本病非常重要，老年人饮食更宜清淡，少食多餐。

（2）积极防治胆道疾病（结石、穿孔、蛔虫）是预防慢性胰腺炎的重要措施。

（3）不酗酒、少饮酒。酒精中毒是胰腺炎的重要发病原因之一，患有慢性胰腺炎者，为防止病情发展，必须彻底戒酒。

（4）慢性胰腺炎患者罹患胰腺癌风险增加，症状加重时，应检查是否存在恶变。

◎胸外科

▲肺栓塞和肺梗死

【疾病简介】肺栓塞是指血管中流动的嵌塞物质进入肺动脉及其分支，阻断组织血液供应，使得肺动脉闭塞所引起的病理和临床状态。肺栓塞发生后，约有 15% 的病人肺组织会因血流受阻或中断而发生坏死，称为肺梗死。

【常见症状】肺栓塞的临床表现多种多样，取决于血管堵塞的多少、发生速度和心肺基础状态。轻者可无任何自觉症状，重者出现呼吸困难、胸痛、咯血、惊恐、晕厥、咳嗽。肺梗死则会出现休克或猝死。

【发病原因】血管内皮损伤、血流停滞、血液高凝性是形成血栓的直接原因。

绝大多数的肺栓塞患者都可能存在疾病的易发因素，如慢性心肺病、创伤、手术、血栓性静脉炎、静脉曲张、妊娠和分娩、服用避孕药、恶性肿瘤、长期卧床和长途乘机乘车等。

【治疗方法】应分秒必争立即送院急救，采取抗凝、溶栓和手术治疗。

【疾病预防】肺栓塞的栓子多来自下肢深静脉，因此，预防肺栓塞最重要的是防止

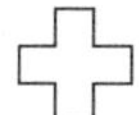

下肢血栓性静脉炎和血栓形成。

（1）积极医治脚部感染（包括脚癣）和防治静脉曲张等。

（2）一旦发生急性血栓性静脉炎，应卧床休息，减少下肢活动，同时应用抗生素和抗凝剂。

（3）手术和创伤后应减少卧床时间，鼓励早日下床活动。如需长期卧床者应定期做下肢主动和被动活动，以减轻血液停滞。

（4）慢性心肺疾病患者除积极治疗心肺基础疾病外，亦应减少卧床，有血栓形成或栓塞证据时可行预防性抗凝治疗。

（5）长途乘车、乘机者应适时活动下肢，以防血栓形成。

▲重症肌无力

【疾病简介】肌肉运动是由一种称作乙酰胆碱的物质将大脑命令传达到末梢神经来进行指挥控制。如果乙酰胆碱受到损害，传递功能发生障碍，肌肉就易疲劳、乏力，当这种肌肉无力状况严重时，就称为重症肌无力。任何年龄均可发病，男性发病高峰在50～60岁，女性发病高峰在20～30岁。

【常见症状】发病初期往往感到眼或肢体酸胀不适，容易疲劳。随病情发展骨骼肌肉感觉明显疲乏无力，肌无力呈下午或傍晚加重，晨起或休息后减轻特点。可出现眼睑下垂，复视，斜视，无法发声，吞咽困难，咀嚼无力，表情淡漠，颈软，抬臂、下蹲、上楼梯困难等症状。本病病程较长，其间可缓解、复发或恶化。感冒、腹泻、激动、过劳及月经、分娩或手术等常使病情加重，甚至出现呼吸肌麻痹危及生命。

【发病原因】由于确切的发病机制目前仍不明确，除极少数为先天性遗传外，由于多数患者有胸腺增生等胸腺疾病，所以普遍认为与自身免疫有关。

【治疗方法】

（1）药物治疗：使用免疫抑制剂和抗胆碱酯酶制剂缓解症状。

（2）手术治疗：大部分患者采取胸腺切除手术治疗可取得显著疗效。

（3）严重时采用血浆置换法去除乙酰胆碱受体抗体。

【疾病预防】

（1）部分患者可因注射防疫针导致肌无力症状恶化，应谨慎使用。

（2）积极控制感冒等可加重或诱发本病的危险因素。

（3）慎用抗生素类、心血管类、抗癫痫、抗精神病类和麻醉类等可加重甚至引起重症肌无力严重症状的药物。

◎血管外科

▲静脉曲张

【疾病简介】静脉曲张是指由于血液淤

滞、静脉管壁薄弱等因素导致的静脉迂曲、扩张。身体多个部位的静脉均可发生曲张，但最常发生的部位在下肢。

【常见症状】表层血管像蚯蚓一样曲张，明显凸出皮肤，曲张呈团状或结节状；腿部有酸胀感，皮肤有色素沉着、脱屑、瘙痒，足踝水肿；肢体有异样的感觉，针刺感、奇痒感、麻木感、灼热感；表皮温度升高，有疼痛和压痛感；局部坏疽和溃疡。

【发病原因】其主要病因为股隐静脉瓣膜的功能不全。

【治疗方法】可采取穿弹力袜、注射硬化剂、手术剥除等方法治疗。本病也可能提示存在其他疾病，需积极治疗原发病。

【预防与康复】长期从事站立工作和重体力劳动者，最好穿弹力袜套，使浅静脉处于被压迫状态。

▲主动脉夹层和主动脉夹层血管瘤

【疾病简介】人体的动脉血管由内层、中层和外层3层紧密结合构成，共同承载血流通过。动脉夹层就是由于种种原因使动脉血管中层局部坏死、龟裂，在动脉内形成真、假两腔。动脉夹层形成后，外层血管壁变薄，易在血压作用下而鼓起，这种病变称为动脉夹层血管瘤。动脉夹层和动脉夹层血管瘤可出现在全身各个部位，最常见和最凶险的是主动脉夹层和主动脉夹层血管瘤（简称主动脉血管瘤）。本病多发于50～70岁人群，男性多于女性。

【常见症状】早期多无明显症状，随着病体增大，可逐渐出现疼痛（持续性钝痛）或瘤体压迫、牵拉、侵蚀周围组织引起的相应症状。如压迫气管和支气管时，可引起咳嗽、呼吸困难及肺部感染；压迫食管时可引起吞咽困难；压迫喉部神经时可导致声音嘶哑或失音；压迫颈交感神经时，可引起瞳孔缩小、眼球内陷、上睑下垂及患侧面部无汗。

当主动脉夹层血管瘤破裂时，会在胸背部或腹部出现突发性的、剧烈的、难以忍受的撕裂样疼痛，疼痛可位于胸背部、腹部、下肢、肩胛、颈、喉、面部。由于大部分动脉夹层发病是从心脏开始，所以往往有胸背疼痛、脸色苍白、大汗、晕厥等症状。

【发病原因】先天性血管中层发育不良、心血管畸形、主动脉中层退行性变化、主动脉粥样硬化、主动脉炎性疾病等是本病的基础因素，而高血压特别是控制不良、波动较大的高血压是发病的最主要诱因。另外，妊娠期内分泌变化、严重外伤、重体力劳动和某些药物使主动脉的结构发生改变也是重要发病因素。

【治疗方法】应立即送医院紧急救治。治疗手段主要有保守治疗、介入治疗和外科手术治疗。

【疾病预防】

（1）高血压患者应选择长效、平稳降压药物，控制好血压，适当限制体力劳动，

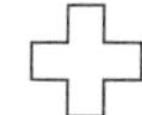

避免运动量过大诱发疾病。

（2）有先天性血管发育不良、血管畸形的患者，应严格禁止剧烈运动。

（3）定期体检，监测血管变化情况。

◎肛肠科

▲便秘

【疾病简介】便秘是一种消化系统常见症状，是指由于粪便在肠内滞留过久，排便困难的情况。便秘大部分属于功能性问题，少数是器质性疾病的反映。

【常见症状】便意、便次少，排便困难，粪便硬结如羊粪状，排便时间过长，腹部不适等。

【发病原因】生活节奏紧张、经常控制便意，身体虚弱、内脏下垂或功能下降，精神紧张，饮食及习惯改变，食物中缺少纤维素，活动量过小，某些药物和疾病等。老年抑郁症患者多有便秘。

【治疗方法】

1. 西医

（1）原发病的治疗：对已查出的原发病，明确诊断后，采取相应措施进行积极的治疗。

（2）药物治疗：在排除肠道器质性病变后，可根据便秘严重程度，循序选用帮助恢复正常肠动力和排便功能的药物。

① 泻药：可用于便秘治疗的泻药很多，但多数不适于慢性便秘患者，亦不适宜长期适用。当前，滥用泻药的现象较为普遍，容易造成医源性便秘，应慎重选用。

a. 容积性泻药：也称为泻盐，因其不被肠壁吸收而又溶于水，故能在肠中吸收大量水分，使大便的容量增加，起到导泻作用。该类泻药的主要代表药是硫酸镁。但由于它不能使结肠张力增加，所以不宜用于那些肠道运动迟缓的病人。

b. 刺激性泻药：作用快、效力强，药物或者其代谢的产物可对肠壁产生刺激作用，使肠蠕动增加。该类药主要有：果导、蓖麻油、大黄、番泻叶等。但要注意，此类药因为刺激肠黏膜和肠壁神经丛，并可能引起大肠肌无力，形成药物依赖，因而主要用于需要迅速通便者，不宜长期应用。

c. 润滑性泻药：又称大便软化剂，此类药物的主要功能是润滑肠壁，软化大便，使大便易于排出，如液体石蜡等。这类药主要的缺点是口感差，作用弱，长期应用会引起脂溶性维生素吸收不良。

d. 渗透性缓泻药：如乳果糖，其不被人体吸收，通过细菌分解后释放有机酸在结肠起作用。尤其适宜于老年人、孕产妇、儿童及术后便秘者。糖尿病病人慎用。此类药的主要缺点是在细菌作用下发酵产生气体，引起腹胀等不适感。

② 微生态制剂：双歧三联活菌、整肠生、

美常安、金双歧、丽珠肠乐。

③ 外用药：开塞露、甘油栓。

（3）灌肠：生理盐水或 0.1%~0.2% 的肥皂液。主要适应证是术前肠道准备、粪便嵌塞、急性便秘。温生理盐水因其对肠道刺激小所以较为适宜。而肥皂水因对结肠黏膜刺激大，应尽量避免使用。另外，经常灌肠容易产生依赖性，应予注意。

（4）外科治疗：外科治疗的适应证主要是结肠、直肠、肛管器质性或功能性病变所引起的便秘。

2. 中医观点

中医认为，便秘与肺、脾、胃、肝、肾功能失调有关，病机为邪滞大肠、腑气闭塞不通或肠失温煦濡养，导致大肠传导失常。

（1）辨证分型和中成药

① 肠胃积热型：大便干结、腹胀腹痛、面红身热、口干口臭、口舌生疮、心烦不安、小便短赤，舌红苔黄燥。

成药：牛黄解毒片、黄连上清片、牛黄清胃丸、四季三黄片、三黄片、清火片、一清胶囊、芦荟胶囊。

② 气机郁滞型：大便秘结，或大便不甚干结，欲便不得出，活便而不爽，肠鸣矢气，腹中胀痛，胸胁满闷，嗳气频作，食少纳呆，舌苔薄腻。

③ 阴寒淤滞型：大便艰涩，腹痛拘急，胀满拒按，胁下偏痛，手足不温，呃逆呕吐，舌苔白腻。

④ 气虚型：粪质并不干硬，虽有便意，但临厕努挣乏力，便难排出，汗出气短，便后乏力，面白神疲，肢倦懒言，舌淡苔白。

成药：益气润肠膏。

⑤ 血虚型：大便干结，面色无华，心悸气短，失眠多梦，健忘，唇甲色淡，舌淡苔白。

成药：润肠丸、润肠通秘茶、苁蓉通便口服液、便通胶囊。

⑥ 阴虚型：大便干结，状如羊屎，头晕耳鸣，两颧红赤，口干少津，形体消瘦，神疲纳差，潮热盗汗，腰膝酸软，舌红少苔。

成药：芪蓉润肠口服液、通便灵胶囊、五仁润肠丸。

⑦ 阳虚型：大便干或不干，排便困难，小便清长，面色㿠白，四肢不温，腹中冷痛，舌淡苔白。

（2）方药

① 连翘治疗便秘：取连翘 15 ～ 30 克，煎沸当茶饮，每日 1 剂。小儿可兑白糖或冰糖（不兑糖效果更好）服用。持续服用 1 ～ 2 周，即可停服。此方特别适用于手术后便秘、妇女（妊期、经期、产后）便秘、外伤后（颅脑损伤、腰椎骨折、截瘫）便秘、高血压便秘、习惯性便秘、老年无力性便秘、脑血管病便秘及癌症便秘等。

② 车前子治疗便秘：每日取车前子 30 克，加水煎煮成 150 毫升，每日 3 次，饭前服，1 周为 1 个疗程。一般治疗 1 ～ 4 个疗程即

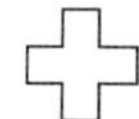

可痊愈。服药期间停服其他药物。本方不仅可以治疗便秘，而且还有降血压作用，特别适用于高血压兼便秘患者。另外，以车前子为主治疗糖尿病便秘患者，均有明显的近期和远期疗效。

③ 昆布治疗便秘：昆布 60 克，温水浸泡几分钟，加水煮熟后，取出昆布待适宜温度，拌入少许姜、葱末，加盐、醋、酱油适量，1 次吃完，每天 1 次。

④ 生甘草治疗便秘：取生甘草 2 克，用 15 ～ 20 毫升开水冲泡服用。每日 1 剂。本法专治婴幼儿便秘，效果满意，一般用药 7 ～ 15 天即可防止复发。

⑤ 胖大海治疗便秘：取胖大海 5 枚，放在茶杯或碗里，用沸水约 150 毫升冲泡 15 分钟，待其发大后，少量分次频频饮服，并且将涨大的胖大海也慢慢吃下，胖大海的核仁勿吃，一般饮服 1 天大便即可通畅。

⑥ 蒲公英治疗便秘：取蒲公英干品或鲜品 60 ～ 90 克，加水煎至 100 ～ 200 毫升，鲜品煮 20 分钟，干品煮 30 分钟，每日 1 剂饮服，年龄小服药困难者，可分次服用，可加适量的白糖或蜂蜜以调味。

⑦ 桑葚子治疗便秘：取桑葚子 50 克，加水 500 毫升，煎煮成 250 毫升，加适量冰糖，以上为 1 日量，1 日服 1 次，5 天为 1 个疗程。

⑧ 决明子治疗便秘：取决明子 20 克，放置茶杯内，以白开水冲浸，如泡茶叶一样，20 分钟后，水渐成淡黄色，香味四溢，即可饮用，喝完药液后，再加 1 次开水泡饮。

【预防与康复】

（1）调整饮食结构

① 只有足够量的食物，才足以刺激肠蠕动，使粪便正常通行和排出体外。特别是早饭要吃饱，因为早餐后能引起胃结肠反射作用，有利排便。

② 主食不要太过精细，要注意多吃些粗粮和杂粮。另外，要多食富含纤维素的蔬菜，如韭菜、芹菜等。

③ 足量饮水。

（2）养成良好的排便习惯：排便要养成规律，不要拖延。

（3）慎服如下易导致便秘的药物

① 消化系统药：法莫替丁、西咪替丁等 H_2 受体拮抗剂；奥美拉唑等质子泵抑制剂；阿托品、东莨菪碱等肠胃解痉药；枸橼酸铋钾等铋剂；氢氧化铝等铝剂。

② 降糖药：格列齐特。

③ 神经系统药：帕罗西汀、奥氮平，治疗帕金森病的金刚烷胺、左旋多巴等。

④ 心血管系统药：普罗帕酮、硝苯地平、比索洛尔，辛伐他汀、洛伐他汀等他汀类调脂药。

⑤ 泻药：长期使用，肠道会形成对泻药的依赖，自主运动减弱，肠神经系统受到损害，结果发生便秘。

⑥ 补钙、补铁类药物也可引起便秘。

（4）积极锻炼身体：散步、跑步、深呼吸、练气功、打太极拳、转腰抬腿以及体力劳动等，可使胃肠活动加强、食欲增加，膈肌、腹肌、肛门肌得到锻炼，提高排便动力，预防便秘。

腹部按摩也可预防便秘，从右下腹开始向上、向左、再向下顺时针按摩，每天 2 ～ 3 次，每次 10 ～ 20 圈。

（5）保持情志顺畅，避免精神过度紧张，及时治疗有关疾病。

▲肛裂

【疾病简介】肛裂是指肛管表面层的撕裂或溃烂，常引起剧痛，愈合困难。好发于青壮年。

【常见症状】排便时和排便后肛门剧烈疼痛是肛裂的主要症状。疼痛可持续数分钟至数小时，呈疼痛—缓解—高峰—缓解的特点，由于排便引起这种反复性、周期性疼痛，多出现怕痛—忍便—便干—更痛的恶性循环。此外，常伴有便血（一般血量较小）和便秘，易形成痔疮。

【发病原因】多由大便干硬引起，腹泻、肛管炎症、局部缺血、分娩、肛交和情绪激愤等也是致病原因。

【治疗方法】

1. 一般治疗

（1）增加饮水和食用富含纤维素的食物，使用软便剂和缓泻药，软化大便。

（2）温水坐浴（每天 2 ～ 3 次，每次 20 ～ 30 分钟），松弛肛门括约肌，改善局部血液循环。

2. 药物治疗

采用麻醉促进裂口愈合和使用缓解括约肌痉挛药物或注射肉毒杆菌毒素。

3. 手术治疗

非手术治疗无效时，可考虑手术治疗。

【预防与康复】

（1）积极预防和治疗便秘是预防和防止肛裂的重点。

（2）保持肛门清洁卫生，养成便后及时清洗肛门的习惯。

（3）及时治疗肛周疾病。

▲肛提肌综合征

【疾病简介】肛提肌综合征也称为肛门括约肌痉挛、慢性直肠痛、梨状窝综合征、一过性结肠痉挛和骨盆张力性肌痛等。本病以女性为多见。发病年龄在 30 ～ 60 岁。

【常见症状】肛门以上部位（直肠内和骶尾部，但患者常难以准确说出部位）痉挛性疼痛、胀满或压迫感，坐或躺下时加重，一般持续几分钟或更短，部分患者持续数小时至数天。多在夜间发作，患者可在睡眠中痛醒，也有白天发作者。发作间期不等，有长达数月或数年者。本病的显著特点是体格

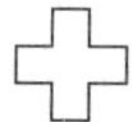

检查和相关辅助检查均无异常发现。

【发病原因】病因不清，可能是盆腔底部的肌肉痉挛或过度收缩所致，也与心理压力、紧张及焦虑有关。男性患者性生活之后可加重本病，故可能与前列腺充血有关。

【治疗方法】本病无特异性治疗方法。可试用手指按摩肛提肌、坐浴、使用肌松弛剂、静电刺激及生物反馈训练。解除患者的紧张心情对减少发作有一定作用。

▲肛周脓肿和肛瘘

【疾病简介】

肛周脓肿又称肛门直肠周围脓肿，是指发生于肛门、肛管和直肠周围的急性化脓性感染。肛瘘，又称肛门直肠瘘，是指肛周脓肿溃破或切口引流的后遗病变。肛门直肠周围感染一般分为肛腺感染、肛周脓肿和肛瘘三个阶段。肛周脓肿和肛瘘是一个疾病的前后两个阶段，多发于青壮年男性。

【常见症状】肛周脓肿的主要症状是疼痛和发烧，肛瘘的主要症状是流脓和瘙痒。先感到肛门周围出现了一个小硬块或肿块，继而出现疼痛加剧、红肿发热、坠胀不适、坐卧不宁、大便秘结。随后出现全身不适、精神疲惫乏力、体温升高、食欲减退、寒战高烧、恶心甚至步行、排便困难等症状，严重者可导致败血症，危及生命。一般一个月左右形成脓肿，若脓肿自行溃破或切开排脓后疼痛缓解或消失，体温下降，全身情况好转，但流脓的伤口多不易愈合或暂时愈合后又复发流脓，经久不愈形成肛瘘。

【发病原因】反复发生的肠道炎症和结核病是形成肛周感染的主要原因，手术后感染、肛周检查治疗时操作不当、肿瘤等也是重要原因。

【治疗方法】

（1）除在肛周脓肿形成的早期阶段和肛瘘没有症状的间歇期可采取引流和抗生素等保守治疗外，均需采取手术治疗。

（2）一般治疗有助于症状的缓解和术后恢复，其方法包括：温水坐浴、局部理疗、口服软便剂或缓泻剂。

【预防与康复】

（1）防治便秘和腹泻是预防的关键。

（2）及时治疗肛周疾病。

（3）养成定时排便、便后清洁肛门、经常坐浴的良好习惯。

（4）康复期应卧床休息，和进食低渣、易消化食物。

【预后】大多预后良好，部分发生在高位的脓肿和肛瘘易复发。少数患者可出现控便障碍。

【中医观点】

（1）外用金黄膏、四黄膏、玉露膏和活血止痛散。

（2）内服化毒除湿汤药。

▲痉挛性肛门直肠痛

【疾病简介】痉挛性肛门直肠痛是发生在肛门直肠区域的短暂的、反复发作的一过性疼痛。好发于女性。

【常见症状】常常无规律地突然发生在白天或晚上，患者会在夜间被痛醒。疼痛持续的时间仅仅为几秒到几分钟，通常能够自行缓解，不遗留任何症状直到下次再发生。

【发病原因】肛门部位肌肉紧张痉挛、结直肠功能障碍、遗传性内括约肌病、阴部神经病变、心理因素（很多患者是完美主义者，焦虑症患者，和/或疑病患者，疼痛的发作往往伴随有紧张的生活事件或焦虑）。

此外，也与骨盆外科手术、马尾神经鞘瘤、晚期盆底器官脱垂、血管痉挛等因素有关。

【治疗方法】

（1）物理治疗

①温水坐浴：40℃的温水坐浴可以有效降低肛管直肠压力，缓解疼痛。

②扩肛疗法：可以用手指扩肛的方法来减轻疼痛。另外，患者也可以通过尝试排便或插入栓剂的方法，使肛门扩张而缓解疼痛。

③肌肉电刺激疗法。

（2）药物治疗：口服、外用或注射解痉和止痛药。

（3）生物反馈和心理治疗。

（4）中医针灸治疗。

▲结直肠息肉

【疾病简介】结直肠息肉是长于结肠或直肠壁上，向肠腔突出的赘生物的总称。息肉可以是恶性或良性，一般所说的息肉多指良性的。息肉体积越大，越有可能是恶性或癌前病变；无蒂息肉比有蒂息肉更有可能癌变。

结直肠息肉种类繁多，主要有以下几种。

（1）增生性息肉：这是最常见的结直肠息肉类型，一般不会发生癌变。

（2）炎性息肉：又称假息肉，常继发于结肠多种炎症性疾病，如溃疡性结肠炎、肠结核、肠道慢性感染，一般不会发生癌变。

（3）错构瘤性：一般癌变概率很小。

（4）腺瘤性息肉：多为癌前病变，特别是大于2厘米的。

【常见症状】大多数结直肠息肉可无任何症状，小部分特别是较大的息肉可引起便血、黏液便、便秘、腹痛、腹泻，极少数还可出现息肉从肛门脱出。个别患者因长期慢性失血而导致贫血。

【发病原因】由家族遗传、炎症和饮食习惯等因素引起。

【治疗方法】

（1）由于大多数结直肠息肉无临床症状，通常是在做结肠镜检查时发现，此时医生一般会在内窥镜下直接进行切除，并送检验室进行病理检查，确认息肉性质。多发息

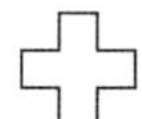

肉或息肉较大无法直接进行切除的，可经腹部、会阴部等手术切除。

（2）病理检查结果属增生性和炎性息肉者，无需后续特殊治疗，定期观察随访。

（3）病理检查结果提示癌症者，需按肿瘤行根治性手术，切除受侵肠段。一年内需进行结肠镜检查，并根据医生要求进行定期复查。

（4）小量出血者，口服抗生素及止血药。

【预防与康复】

（1）控制高脂肪性，特别是动物性脂肪的摄入，避免形成以肉类及高蛋白食物为主的饮食习惯。多吃新鲜水果、蔬菜及粗纤维食物。

（2）定期进行筛查

① 有家族性多发性息肉史者，在青少年时期就应进行结肠镜检查。因为本病可使患者结肠和直肠在青少年时就出现上百个息肉，若未经治疗常在 40 岁前发展成结肠癌或直肠癌。

② 有直肠癌、息肉或长期溃疡性结肠炎病史或家族史者，在 50 岁前就应进行定期的结肠镜检查。

③ 从 50 岁开始，所有人均应每年进行大便潜血检查，每 3 ～ 5 年进行一次完整的结肠镜检查。

▲直肠脱出

【疾病简介】直肠脱出又称脱肛，是指直肠黏膜或直肠脱出肛外，不能自动缩回的一种疾病。直肠脱出多发生于儿童和中老年女性。

【常见症状】主要症状为有肿物自肛门脱出。初发时肿物较小，排便时脱出，便后自行回缩复位。以后肿物脱出渐频，体积增大，便后需用手托回肛门内，伴有排便不尽和下坠感。最后在行走、劳累、咳嗽、用力甚至站立时亦可脱出。随着病情加重，引起不同程度的肛门失禁，常有黏液流出，导致肛周皮肤湿疹、瘙痒。因直肠排空困难，常出现便秘，大便次数增多，呈羊粪样。黏膜糜烂，破溃后有血液流出。

【发病原因】一是肠道本身结构因素：发育不良幼儿、营养不良患者、年老衰弱者，易出现肛提肌和盆底筋膜薄弱无力；小儿骶骨弯曲度小、过直；手术、外伤损伤肛门直肠周围肌或神经等因素都可减弱直肠周围组织对直肠的固定、支持作用，直肠易于脱出。二是腹压增加因素：如便秘、腹泻、前列腺肥大、慢性咳嗽、排尿困难、多次分娩等，致使腹压经常升高，推动直肠向下脱出。

【治疗方法】治疗依年龄、严重程度的不同而异，主要是消除直肠脱出的诱发因素。幼儿的脱肛多会随着成长自然痊愈，故以保守治疗为主。成人则以手术治疗为主。

1. 一般治疗

养成良好的排便习惯，应注意缩短排便时间，便后立即将脱出直肠复位，防止水肿、嵌顿。积极治疗便秘、咳嗽等引起腹压增高的疾病，以避免加重脱肛程度和导致手术治疗后的复发。可每天进行提肛运动锻炼肛门括约肌功能，防止脱垂。

2. 胶布贴合法

适用于幼儿早期患者。

3. 药物治疗

常用硬化剂使直肠与周围组织粘连固定。对儿童与老人疗效尚好，成年人容易复发，不适合严重脱肛的患者。

4. 手术治疗

成人脱肛的手术方法很多，各有优缺点和不同的复发率。这些方法包括经腹部、经会阴、经腹会阴和经骶部及腹腔镜手术。

【中医观点】多因气虚下陷或湿热下注所致，长时间腹泻不愈、久病卧床伤气、大便干结，均可以出现脱肛。脱肛分为两种证型。

1. 中气不足型

轻重不一，有的便时脱出，有的增加腹压即脱出，黏膜色淡红，黏液不多，里急后重及肛门坠胀疼痛感不明显，伴食纳不佳、舌淡，苔薄白，脉沉细。

治法：补中益气，固摄升提。中成药：补中益气丸、人参养荣丸；方药：补中益气汤加减。

2. 下焦湿热型

肛门灼热肿痛、坠胀，疼痛剧烈，血性黏液较多，里急后重，排尿不畅。舌红，苔黄腻，脉洪数。

治法：清热利湿，解毒消肿。中成药：黄连解毒丸、地榆槐角丸；方药：黄连解毒汤加减。

【预防与康复】便秘是导致脱肛的重要原因，需重点预防。

（1）饮食宜清淡，少食辛辣、煎炒、油炸、烈酒等不消化和刺激性食物，多食水果、蔬菜和高纤维食物，尤其是香蕉、蜂蜜类润肠通便食物，多饮水。

（2）不要久站久坐，适当增加运动，特别是提肛运动。

（3）每天定时大便（没有大便也要定时到厕所做排便条件反射训练），每次大便时间不宜过长，以 5 分钟左右为宜。

（4）便前便后坐浴熏蒸，保持肛门的清洁。

（5）每天晨起喝一杯温盐水或温白开水，以促进肠蠕动。

（6）如果大便干燥，可以适当服用润肠通便药物，但不可自己随便乱用泻药，长期服用泻药不仅会加重便秘而且会形成药物依赖性。

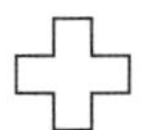

▲痔（痔疮）

【疾病简介】痔，俗称为“痔疮”（实际上痔的表面很少有明显的糜烂或溃疡，不能称其为疮，严格来讲，痔疮包括痔、肛裂肛周脓肿和肛瘘三种疾病），是肛垫的支持结构和周围静脉丛因血流不畅等原因发生的病变，也是最常见的肛肠疾病。痔按发生的不同部位分为内痔、外痔和混合痔，痔的表现为瘤状隆起，其大小从大豆到指头般不等。痔可发生在任何年龄，但随着年龄增长，发病率逐渐升高。

【常见症状】

1. 内痔

主要表现为便血和脱出。便血呈无痛性、间歇性、便后出鲜血等特点。便血既可是卫生纸沾血或滴血的小量出血，也可是喷射状的大量出血，前者大多可在便后自行止血，后者则易因失血过多导致贫血。

内痔分为四度。

Ⅰ度：便时带血、滴血，便后出血可自行停止，无痔脱出。

Ⅱ度：常有便血，排便时有痔脱出，便后可自行还纳。

Ⅲ度：可有便血，排便或久站及咳嗽、劳累、负重时有痔脱出，需用手还纳。

Ⅳ度：可有便血，痔持续脱出或还纳后易脱出。

2. 外痔

主要表现为肛门不适、潮湿不洁、瘙痒，如形成血栓和皮下血肿则有剧痛。外痔有静脉曲张性、结缔组织性、血栓性和炎性多种，其中血栓性外痔是最常见的类型。

3. 混合痔

兼有内痔和外痔的症状，Ⅲ度以上的内痔多为混合痔。当混合痔逐渐加重，呈环状脱出肛门外，称环状痔。脱出的痔阻塞肛门出口出现水肿、瘀血、剧烈疼痛，甚至组织坏死等，被痉挛的肛门括约肌嵌顿，形成嵌顿性痔。

【发病原因】排便用力过猛和妊娠、分娩、便秘、负重过度等使肛门部血管压力增高是发生痔的直接原因，长时间保持同一姿势，进食过多辛辣刺激性食物或受凉等是诱发痔的间接原因。

【治疗方法】无症状的痔不需治疗。治疗目的重在消除、减轻痔的症状。

1. 一般治疗

对大多数痔的治疗都是有效的。

（1）改善饮食，多吃新鲜蔬菜、水果、芋薯类富含纤维食物，具有润肠功能的香蕉、苹果、酸奶、海带等食品。

（2）改变不良的排便习惯和便秘状况，使用坐式便器，减轻排便时肛门压力。

（3）保持肛门周围清洁，便后用温水清洁肛门，每天淋浴，经常坐浴。

（4）避免久坐久立，每天坚持运动，常做腹式呼吸和提肛运动。

2. 药物治疗

Ⅰ、Ⅱ度内痔患者应首选药物治疗。

（1）局部用药：洗剂或含有角菜酸酯成分的栓剂和乳膏，润滑修复和保护黏膜。注意不应长期使用类固醇衍生物药物。可选药物有：痔疾洗液、高锰酸钾粉、复方甲苯酸酯栓剂（乳膏）、复方消痔栓、化痔栓、九华痔疮栓、紫归治裂膏、马应龙麝香痔疮膏等。

（2）全身用药：静脉增强剂和抗炎镇痛药，可缓解疼痛等症状。

3. 注射疗法

使用硬化剂压闭曲张的静脉，主要适用于Ⅱ、Ⅲ度内痔。

4. 器械治疗：包括物理治疗，胶圈套扎，主要适用于Ⅱ、Ⅲ度内痔。

5. 手术治疗

非手术治疗无效者，可考虑手术治疗。

6. 中医药治疗

辨证使用汤药、外用药、线扎等方法，效果较好。

【预防与康复】参见前文“一般治疗”内容。

◎泌尿外科

▲附睾囊肿

【疾病简介】附睾囊肿是指附睾中形成囊肿的疾病，其与精液囊肿的主要区别是囊液内不含有精子。

【常见症状】附睾头部可触及小的硬块，表面光滑，有压痛。

【发病原因】精子进入附睾丸逐渐形成囊肿。

【治疗方法】无症状者不需治疗，囊肿较大、症状较重者可考虑手术治疗。

▲附睾炎

【疾病简介】附睾也称附睾丸，在睾丸的后面，由约 6 米长的细管盘绕而成，一头连接睾丸，一头连接输精管。附睾从睾丸收集精子，为精子的成长和发育提供营养物质，同时借由这个长长的通道强化精子的运动力。

附睾炎是附睾因感染引起的炎症，是中青年男性常见的疾病，分为急性和慢性两种。

【常见症状】急性附睾炎发病急，常出现高烧，阴囊皮肤红肿，附睾肿大疼痛（有时比鸡蛋还大）。慢性附睾炎症状较轻，表现多样，多有阴囊疼痛、坠胀感，常并发输精管炎，出现从输精管到大腿根部都会感到疼痛的症状。

【发病原因】急性附睾炎主要由尿道手术器械损伤尿道导管或尿道其他部位感染扩散引起，有时是因性病或尿液逆流引

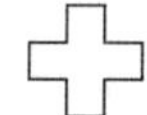

起。慢性附睾炎多由急性期治疗不彻底迁延而致。

【治疗方法】

（1）急性附睾炎主要采用卧床休息，自制软托吊起阴囊，冰敷阴囊，使用止痛药和抗生素等方法治疗。急性期过后可改用热敷止痛，有脓肿者需手术排脓引流。

（2）慢性附睾炎主要采用局部热敷和局部使用抗生素治疗，反复发作者可考虑手术治疗。

【预防与康复】

（1）注意个人卫生，避免不洁性交，性生活不宜过频。

（2）急性期性生活和体力劳动可加重感染，应当避免。

（3）使用温水坐浴，每次20～30分钟，每日两次，可促进炎症消退。

▲龟头包皮炎

【疾病简介】龟头包皮炎是指龟头和阴茎包皮的炎症，好发于包皮过长者。

【常见症状】初期龟头和包皮出现瘙痒、肿胀、皮肤发红、烧灼感，严重时可有溃烂、化脓、尿频、排尿疼痛等症状。

【发病原因】包皮过长或包茎时，脱落的包皮上皮细胞、分泌物在湿热的环境下成为细菌培养基，其本身就会刺激皮肤引起炎症，也会容易感染细菌致病。

【治疗方法】首先要保持患部清洁，防止继发感染。

1. 西医

（1）外用3%硼酸水或0.1%雷夫奴尔、四环素软膏。

（2）炎症明显、发烧或淋巴结肿大者应就医治疗。

（3）包皮过长者应进行手术治疗。

2. 中医

服用牛黄解毒丸、复方穿心莲片，排除体内湿热。

【疾病预防】

（1）保持外阴部清洁，经常清洗，勤换内衣，保持局部干燥。避免外用类固醇皮质激素。

（2）洗澡使用淋浴，避免盆浴。

▲睾丸创伤

【疾病简介】睾丸创伤，通常见于被人踢伤或撞伤，或者从高空坠落、骑跨伤等。根据创伤程度可分为挫伤和破裂伤；从伤口形态可分为开放性创伤和闭合性创伤。挫伤引起的变化大多为组织或细胞水肿，创伤愈合后可恢复正常。破裂伤则可能使生精细胞受到破坏或精子排出通道阻塞，影响生育。睾丸或其血管的严重创伤可导致睾丸萎缩、坏死，并发阳痿或性功能障碍。另外，睾丸血液回流丰富，发生创伤后极易引起血肿、感染。

【常见症状】睾丸创伤有以下几种具体情况。

（1）受伤当时剧痛，次日恢复正常。这是睾丸表面神经末梢较丰富，感觉较灵敏所致，内部损伤少，不影响生育。

（2）睾丸受伤严重，局部轻度瘀血，数天后消退。损伤系局部破损或皮下血管损伤，修复后不影响生育。

（3）睾丸严重破裂。受伤处有血斑，阴囊内有血肿，疼痛和触痛强烈，甚至导致昏厥。手术修补后保留部分生育功能。

（4）有时睾丸创伤并不严重，但破坏了血睾屏障（睾丸中血管和精细管之间的物理屏障，防止对细胞有毒的物质进入精细管），使精子的活动能力或全卵细胞受精能力被削弱，影响生育。

【治疗方法】睾丸创伤，特别是怀疑发生睾丸破裂时需立即就医。

（1）睾丸开放性创伤需彻底清创，消除异物，注射破伤风毒素预防感染。

（2）睾丸闭合性创伤应卧床休息，局部冷敷止痛。血肿较大者，应抽取或切开引流，预防感染。

（3）睾丸破裂不严重可保留者，采取显微外科手术修复。

（4）精索动脉断裂或睾丸严重破裂导致睾丸血供完全停止、无法修复者需切除睾丸。

▲睾丸扭转

【疾病简介】睾丸由精索支撑，附着在阴囊的底部，有一定的自由活动度。由于某种原因使精索突然发生 180 ～ 360 度的扭转，引起睾丸血液循环障碍称为睾丸扭转或精索扭转，多发于青春期和婴儿期，需及时治疗，否则睾丸可在供血被阻断 6 ～ 12 小时后坏死。

【常见症状】起病急骤，常在睡眠中发病。睾丸剧烈疼痛、肿胀，扭转初起时疼痛还局限在阴囊部位，以后会向下腹和会阴部发展，可伴有恶心、呕吐或发烧。如不及时治疗，五天左右睾丸疼痛就会消失，但这并不是自愈而是睾丸逐渐萎缩、坏死。

【发病原因】一般情况下睾丸发生扭转的内在原因是生殖器官的先天发育不全，如睾丸鞘膜囊过分宽大、精索过长或睾丸下降不全（出生后睾丸未降至阴囊底部而停留在下降途中的某一部位，也称为隐睾症）。

遇外力作用，如外阴部的外伤、剧烈运动甚至天气寒冷使提睾肌痉挛或体位突然改变等引起睾丸过度活动，或睡眠中迷走神经兴奋、提睾肌随睾丸阴茎勃起而强烈收缩所致。

【治疗方法】

1. 手法复位

症状轻微者可以立即进行手法复位予以矫正。但手法复位成功率低，易复发。

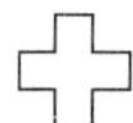

2. 手术复位

早期通过解开缠绕的精索复位。超过24小时者，需切除扭转的睾丸，以保留对侧睾丸功能。

3. 睾丸固定

无论手法复位还是手术复位，均需固定双侧睾丸，以防再次发病。

【疾病预防】

（1）青春期及其前后的男子尤其是青少年如突然出现阴囊肿胀、疼痛，应考虑出现睾丸扭转的可能，要及时去医院泌尿外科检查诊治。睾丸扭转的早期，用徒手复位即能获得良效。但发病时间一长，只能手术治疗，且睾丸缺血12小时以上多半会造成坏死。

（2）治疗后要请医生做精液常规检查，以了解病侧睾丸及对侧睾丸的功能。

▲睾丸破裂

睾丸破裂是睾丸因外力冲击而发生的严重损害，会出现剧烈的疼痛和肿胀，需立即进行手术治疗。

▲睾丸炎

【疾病简介】睾丸炎是由各种致病因素引起的睾丸炎性病变，可分为非特异性睾丸炎、细菌性睾丸炎及腮腺炎性睾丸炎。

【常见症状】突然出现高烧、严重畏寒，睾丸疼痛、肿胀，之后痛感扩大至腹股沟并加剧。如为流行性腮腺炎引起的，则伴有腮腺肿大。

【发病原因】由感染和外伤引起。由流行性腮腺炎引起的睾丸炎可导致睾丸萎缩、生精能力损害，造成不孕。

【治疗方法】

（1）药物治疗：使用抗生素、激素、干扰素等药物。

（2）卧床休息，托高阴囊，初期持续冷敷，急性期过后改为热敷、理疗。

（3）手术治疗：形成脓肿者，需切开引流。

【疾病预防】

（1）要注重睾丸保养。男性可在洗澡时或睡前双手按摩睾丸，拇指轻捏睾丸顺时针、逆时针各按摩十分钟，长期坚持必有益处。

（2）如在按摩时发现有异常的疼痛感，可能为睾丸炎或附睾炎，请及时到医院检查。

（3）多吃新鲜蔬菜与瓜果，增加维生素C等摄入，以提高身体抗炎能力。

（4）患病时少吃猪蹄、鱼汤、羊肉等所谓的“发物”，以免因此而引起发炎部位分泌物增加，睾丸炎进一步浸润扩散和加重症状。

（5）注意少吃辛辣刺激食物，禁吸烟饮酒，避免久站久坐，忌过度性生活和频繁手淫。

▲精囊炎

【疾病简介】精囊为一对称长椭圆形器官，位于前列腺的上方，和输精管相连。精囊的主要功能是分泌呈弱嗜碱性的淡黄色黏稠液体。这些液体占精液的70%，起着滋养和液化精子、中和阴道和子宫颈部的酸性物质，为精子的游动提供适宜环境的作用。

精囊炎是精囊因细菌感染而引起的炎症，易导致男性不育。精囊炎多发生于20～40岁之间，分为急性和慢性两种。

【常见症状】射精时排出粉红色或者红色血精是精囊炎的主要症状，急性患者更为明显。急性患者还可有尿急、尿痛、下肢疼痛、畏寒、发烧等症状。慢性患者还可有尿频、尿急、射精疼痛、性欲低下、遗精、早泄等症状。

【发病原因】细菌从尿道逆行感染是主要原因。另外，前列腺、膀胱等精囊附近器官感染后，细菌可蔓延至精囊。其他病灶通过血液传播至精囊也是发病原因。

【治疗方法】

1. 西医

（1）药物治疗：根据感染细菌的种类，使用相应抗生素。

（2）物理治疗：通过理疗、坐浴等方式改善局部血液循环、消炎止痛。

2. 中医

服用知柏地黄丸、四妙丸、归脾丸等凉血止血，健脾固肾。

【预防与康复】

（1）戒除手淫，避免性生活过多，以减少性器官充血程度。

（2）不宜长时间骑马、骑车和久坐。

（3）积极治疗身体其他部位的感染。

（4）饮食清淡，忌烟酒及辛辣刺激食物。

（5）穿着宽松内裤，保持阴囊干爽、透气的环境。

（6）卧床休息，保持大便通畅。

（7）已经生育小孩的患者，每日睡前可用45℃热水坐浴1～2次，每次30分钟（未生育过的患者不可用此法，以免影响生育能力）。定期进行前列腺按摩，可促进血液循环，有利炎性分泌物排出，动作宜轻柔。

（8）消除患者尤其是血精患者的顾虑，增强其战胜疾病的信心。

▲精液囊肿

【疾病简介】精液囊肿也称附睾囊肿，是指由于某种原因使精液非正常地在附睾积聚，形成囊肿。好发于20～40岁人群。

【常见症状】阴囊出现小硬块，囊肿可从直径几毫米至玻璃球般大小，一般无痛或轻微疼痛，体积较大时可有压痛或下坠感。

【发病原因】病因尚未明确。与睾丸、附睾的慢性感染和附睾创伤、内部结构变化有关。

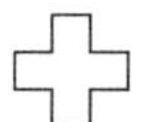

【治疗方法】一般不需要治疗，囊肿较大有压迫感的患者可手术治疗。

▲尿道狭窄

【疾病简介】尿道狭窄是指尿道狭小，使尿道内阻力增加而产生的排尿障碍性疾病。可分为先天性尿道狭窄、炎症性尿道狭窄、外伤性尿道狭窄三类，其中以外伤性尿道狭窄最为常见。本病多发于男性。

【常见症状】渐进性排尿不畅，尿流变细，排尿中断，甚至不能排尿和尿潴留、尿失禁，如果引起细菌感染容易并发膀胱炎。

【发病原因】外伤性尿道狭窄主要因骨盆骨折、会阴骑跨伤、枪伤等火器伤、尿道异物和尿道手术、留置导尿管等医疗操作造成。炎症性尿道狭窄主要因淋病、结核病和包皮、阴茎炎症引起。

【治疗方法】

（1）细菌感染者使用抗生素治疗。

（2）进行尿道扩张治疗。

（3）非手术治疗效果不佳者，可考虑采用手术治疗。

▲尿道炎

【疾病简介】尿道炎是尿道的炎症，多见于女性，可分为急性和慢性两种。

【常见症状】急性尿道炎可出现尿频、尿急和轻微的尿痛，严重时可发生尿道痉挛。男性患者尿道分泌物增多，初始为黏液性逐渐变为脓性。女性患者尿道分泌物少见。慢性尿道炎一般症状较轻，仅有瘙痒或蚁行感。部分患者无症状。

【发病原因】主要病因是通过性行为感染各种细菌、真菌或病毒。尿道器械检查、放入导尿管时不慎损伤尿道黏膜、临近器官炎症和尿道梗阻等也是尿道炎的致病因素。

【治疗方法】

（1）大量饮水，加大排尿量，以冲洗尿道分泌物。

（2）根据病原种类使用相应的抗生素或抗病毒药物。

（3）疼痛严重者可使用镇静、止痛、解痉药物。

（4）慢性尿道炎或尿道狭窄者，除药物治疗外还需进行尿道扩张治疗。

【疾病预防】

（1）多饮水，及时把细菌等有害物质排出体外。

（2）家庭中做好必要的隔离，浴巾、脸盆、浴缸、便器等分开使用，或用后消毒。

（3）忌危险性行为，提倡使用安全套。

（4）注意个人卫生，勤洗澡，勤换内裤，内裤要经常消毒。

【康复与护理】

（1）治疗期间禁止饮酒和性交。

（2）患者应按时、按量治疗。因为治疗尿道炎时服药次数多，持续时间长，患者容易忘记服药，或者因 1 ～ 2 天后症状基本消失而停服，影响疗效或复发。

（3）当完成一个疗程后应进行复查，确认彻底治愈。

（4）性伴侣如有感染应同时治疗。

（5）如果患者反复发作，应警惕并发症，及时做进一步检查。

▲尿路结石

【疾病简介】尿路结石是包括肾结石、输尿管结石、膀胱结石、尿道结石在内的泌尿系统各部位结石病的总称，其中大多为肾结石和膀胱结石，而输尿管和尿道结石多为前者经输尿管、尿道嵌顿所致。尿路结石可小到如细沙甚至肉眼看不见，也可大到直径达 5 ～ 6 厘米，如鸡蛋黄。多发于青壮年男性，常见于饮食中蛋白质或维生素 C 含量过高而没有摄入足够水分的人群。我国长江以南发病率高于北方。

【常见症状】小的或静止在原发部位的结石可无任何症状。结石活动或下移时膀胱结石可引起下腹痛，肾结石和输尿管结石可引起背痛和肾部绞痛。肾绞痛是剧烈的、间歇性疼痛，常沿腹部放射至会阴部和大腿内侧。还常有恶心、呕吐、不安、出汗和血尿，部分患者伴尿急、尿频。结石进入输尿管时，可出现发烧、寒战和腹胀，进入尿道时，可出现排尿困难、尿流中断和尿潴留。

【发病原因】从病理角度讲发生尿路结石的原因涉及尿中晶体浓度过高和尿液理化性质改变两个方面，而导致这些病理变化的因素包括以下几类：

（1）饮食习惯（动物蛋白、精制糖摄入多，纤维素摄入少，饮水少）；

（2）长期高温环境和活动减少；

（3）遗传因素；

（4）甲亢、痛风、尿道狭窄、尿路感染等疾病；

（5）长期大量服用维生素 C、阿司匹林等药物。

【治疗方法】

（1）使用止痛药解痉止痛。

（2）结石直径小于 1 厘米，周边光滑，无明显排尿困难及感染者，可服用利尿剂和大量饮水，稀释尿液减少晶体沉淀，并经常做跳跃活动，促进结石向下移动。

（3）使用抗生素防止和治疗感染。

（4）采用激光、超声波等体外碎石。

（5）非手术治疗无效者，可考虑手术切开取石。

（6）针灸和排石汤可促进结石排出。

【预防与康复】

（1）有些结石是在酸性的尿液环境中生成的，而有些结石是在碱性的尿液环境中生成。所以反复形成尿路结石者应根据尿石成

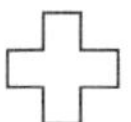

分的分析结果，调整饮食，改变尿液的酸碱环境，这对预防与治疗尿路结石有重要作用。

（2）大量饮水是最简便有效的防石方法。每天饮用 2.4 ～ 3.0 升水可有效预防各类结石病。

（3）患者应控制糖的摄入，忌食菠菜、酸菜、动物内脏等。

（4）将饮用水磁化或者煮沸，减少矿泉水的饮用。

（5）积极治疗各种基础病。

▲尿失禁

【疾病简介】尿失禁是指由于膀胱括约肌损伤或神经功能障碍，导致尿液不受控制地流出的疾病。尿失禁按照致病原因可分为一过性和持续性，按照症状可分为急迫性、压力性、溢出性、功能性和混合性。25% ～ 45% 的女性患有尿失禁，其中半数为压力性尿失禁。

尿失禁是一种常见病，且极易痊愈。但许多患者未能及时治疗，不仅影响患者心理健康，产生孤独或沮丧，也易产生膀胱或肾脏感染和皮疹、褥疮等并发症，并增加因急于如厕而跌倒的风险。

【常见症状】

1. 急迫性尿失禁

突然出现强烈的排尿欲望，进而无法控制尿液的排出，多发于老年人。

2. 压力性尿失禁

当咳嗽、打喷嚏、举重物、用力、上楼梯、跑步等使腹压增大时，尿液失控流出，多发于年轻人和中年妇女。

3. 溢出性尿失禁

排尿不良，小量尿液从充盈的膀胱溢出，尿液不断地自尿道滴出。

4. 功能性尿失禁

由于无法或不愿去厕所，而使尿液流出。

5. 混合型尿失禁

有上述两种或两种以上尿失禁情况，多见于老年女性。

【发病原因】急迫性尿失禁病因未明，但大部分患者括约肌过度活跃，部分患者有脑功能紊乱或雌激素减少情况。压力性尿失禁主要是由分娩、盆腔、前列腺、尿道手术损伤，雌激素水平下降，肥胖等导致括约肌无力引起。溢出性尿失禁通常因前列腺增生、神经损伤、便秘、药物等导致膀胱收缩乏力引起。功能性尿失禁主要因脑卒中、严重关节炎等限制活动能力或痴呆、严重抑郁等疾病影响患者心智或精神引起。

【治疗方法】

1. 一般治疗

（1）多数患者可通过提肛、紧缩阴道、仰卧起坐等锻炼腹肌和盆腔肌肉训练，养成规律的排尿时间，改善症状。

（2）不方便如厕者，可使用床旁便器或便携式便器。

（3）部分患者需安置导尿管。

2. 药物治疗

常用药物为抗胆碱能药和雌激素。

3. 手术治疗

非手术治疗效果不佳，严重影响生活质量者可考虑手术治疗。

▲膀胱过度活动症

【疾病简介】膀胱过度活动症是一种以尿急为特征的症候群。随着我国进入老龄化社会，以及糖尿病与神经系统损害性疾病的增长，由此继发的相关疾病——膀胱过度活动症的发生率也逐年上升。

【常见症状】典型症状主要包括尿急（突发、强烈的排尿欲望，且很难被主观抑制而延迟排尿）、日间尿频（日间不少于8次，每次尿量低于200毫升）、夜尿（每夜2次以上的、因尿意而排尿）和急迫性尿失禁（与尿急相伴随或尿急后立即出现的尿失禁现象）。

【发病原因】病因尚不明确，与以下几种因素有关：逼尿肌不稳定、膀胱感觉过敏、尿道和盆底肌功能异常、精神行为异常、激素代谢失调等。

【治疗方法】

1. 行为治疗

（1）膀胱训练：通过训练，抑制膀胱收缩，增加膀胱容量。训练要点是白天多饮水，尽量忍尿，延长排尿间隔时间；入夜后不再饮水，勿饮刺激性、兴奋性饮料，夜间可适量服用镇静安眠药物以安静入睡。治疗期间记录排尿日记，增强治愈信心。

（2）生物反馈治疗：应用生物反馈治疗仪，有意识地排尿和控制排尿，达到抑制膀胱收缩的目的。

（3）盆底肌训练：通过生物反馈或其他指导方法，患者可学会通过收缩盆底肌来抑制膀胱收缩以及其他抑制尿急的方法。

2. 药物治疗

使用M受体拮抗剂，镇静、抗焦虑药，钙通道阻断剂、前列腺素合成抑制剂等药物。

3. 手术治疗

对于严重的膀胱神经功能受损、膀胱容量过小，且危害上尿路功能、经其他治疗无效者，可考虑采取逼尿肌横断术、自体膀胱扩大术、肠道膀胱扩大术、尿流改道术等手术治疗。

4. 中医治疗

中医药治疗疗效确切，不良反应小，愈来愈被医生重视和被患者所接受。包括中药疗法、针灸疗法、按摩疗法、膀胱冲洗疗法、直肠用药、外治法、熏香疗法等。

▲膀胱炎

【疾病简介】膀胱炎是膀胱黏膜的炎症，也是尿路感染中最常见的一种疾病，约占尿路感染总数的50%～70%。多发生于

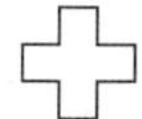

女性，有急性和慢性两种。

【常见症状】急性膀胱炎常突然起病，排尿时尿道有烧灼痛，尿频，往往伴尿急。严重时类似尿失禁，尿频、尿急明显，尿液混浊，有时出现血尿。少数患者可有轻微腹痛。

慢性膀胱炎起病和进展缓慢，尿频、尿急、尿痛症状长期存在，且反复发作，尿液几乎不会浑浊，有时有低烧。

【发病原因】大多数为细菌感染特别是细菌经尿道上行感染所致。性生活不洁、膀胱结石、异物、尿道狭窄或留置导尿管等情况时，更易导致感染。膀胱结核、膀胱接受放射治疗、某些药物等因素也可引起膀胱炎。

【治疗方法】

（1）根据药物敏感性试验结果选择相应的抗生素治疗。

（2）多饮水，增加尿量，禁食刺激性食物，适当休息。

（3）急性患者经治疗后 1 ～ 2 周即可痊愈。但慢性患者在治疗 1 ～ 2 周症状消失后，应继续治疗 1 ～ 2 个月，以彻底治愈。

（4）有结石、尿道狭窄者，应进行相关治疗。

【预防与康复】

（1）保持私处清洁，勤换洗内衣裤。

（2）女性养成便后从前向后擦拭习惯，以免将细菌带入尿道。

（3）同房前后清洗私处，排空尿液。

（4）每日饮水不低于 2.4 ～ 3.0 升，以减小尿路感染风险。

（5）养成每 2 ～ 3 小时排尿一次的习惯。不要憋尿，减少尿液在体内停留时间，降低感染风险。

▲前列腺脓肿

【疾病简介】前列腺脓肿是急性前列腺炎、尿道炎和附睾炎引起的一种严重并发症。

【常见症状】持续强烈的尿频、排尿障碍或尿潴留，恶寒、高烧，还可出现尿道流脓、血尿和脓尿。

【发病原因】主要是由细菌性前列腺炎发展而来，也有的是扁桃体或皮肤感染后，细菌随血液流动至前列腺引起。

【治疗方法】

（1）通常需手术切开引流，配合使用抗生素。

（2）红外线、蜡疗等物理疗法，可改善局部血液循环，防止脓肿扩大，促进炎症消散。

【预防与康复】

（1）积极预防和治疗泌尿系统感染。

（2）当泌尿系统感染反复治疗无效时，应警惕前列腺脓肿的可能性，需及时就医。

▲前列腺炎

【疾病简介】前列腺炎是多种原因引

起的前列腺炎症，是一种男性常见疾病，多发于青壮年。前列腺炎包括四种类型，Ⅰ型（急性细菌性前列腺炎）、Ⅱ型（慢性细菌性前列腺炎）、Ⅲ型（慢性前列腺炎）和Ⅳ型（无症状性前列腺炎），其中Ⅲ型最为常见。

【常见症状】

（1）Ⅰ型早期会有低烧伴随排尿次数增加，尿痛轻微，随着病情发展尿频、尿痛明显，还可出现排尿困难，甚至尿潴留，此时会有排便困难、恶寒、高烧等症状。

（2）Ⅱ型早晨会从尿道排出少量的脓，还有尿痛、尿频、尿急、性欲减退、勃起障碍等症状。还可导致尿路反复感染和不育。

（3）Ⅲ型症状与Ⅱ型类似，但尿道无排脓情况。

（4）Ⅳ型基本无自觉症状。

【发病原因】Ⅰ型和Ⅱ型前列腺炎因尿路或血液中细菌感染扩散到前列腺引起。Ⅲ型和Ⅳ型前列腺炎病因未明，可能与精神免疫反应、排尿功能障碍等因素有关。

【治疗方法】

（1）首先要确定疾病类型，针对病因进行相应治疗。

（2）对细菌引起的前列腺炎使用抗生素治疗。

（3）使用止痛药和抗炎药对症治疗疼痛和肿胀。

（4）使用坐浴、按摩等物理治疗方法也有助于缓解症状。

（5）经上述治疗无效，症状严重者可考虑采用激光、微波和手术治疗。

【预防与康复】

（1）防止前列腺因性生活过频而经常充血，但也不要长期禁欲，以免阻塞前列腺管。

（2）养成及时排尿的习惯，以防过度憋尿使尿液反流进入前列腺，引起感染。

（3）不宜久坐和长时间骑自行车，以免前列腺血流不畅，引发炎症。

（4）养成良好的生活习惯，多饮水，多运动，禁烟限酒，少吃辛辣刺激食物，补充对前列腺有益的番茄红素。

▲前列腺增生

【疾病简介】前列腺增生是前列腺非癌性增生，压迫尿道，引起排尿困难的疾病，也是老年男性常见病。前列腺增生的发病率随年龄增加而升高。

【常见症状】尿频，尤其是夜尿次数增多是前列腺增生的早期症状，逐渐出现需要用力才能排尿，尿流变细、分叉，尿量减小，排尿时间延长，排尿不尽，排尿不通畅，排尿末尿流滴沥等症状。有时会有血尿，之后会有膀胱残留尿液、尿失禁情况，这时还可因过度饮酒、久坐、受凉等原因，发生完全停止排尿的尿潴留。尿液滞留膀胱易引起肾结石和尿路感染，进一步发展会出现肾功能下降、尿毒症的症状。

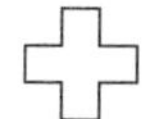

【发病原因】确切病因尚不十分明确，但与性激素水平变化、家族遗传和脂肪、奶制品、红肉、酒精摄入量大，水果、蔬菜摄入量少等因素有关。

【治疗方法】

（1）症状轻微者无需治疗，改善生活方式（见“预防与康复”部分），保持观察即可。

（2）症状影响生活和工作者，可采用药物治疗，缓解症状。但部分患者服药后会有眩晕、头痛、射精障碍、性欲减退、勃起功能障碍等不良反应。

（3）药物治疗效果不佳者，可考虑手术或微创治疗。

【预防与康复】

（1）寒冷往往会使病情加重。因此，患者一定要注意防寒。

（2）避免过量饮酒或饮用含咖啡因饮料，以免使前列腺及膀胱颈充血水肿而诱发尿潴留。

（3）辛辣刺激性食品既可导致性器官充血，又会使痔疮、便秘症状加重，压迫前列腺，加重排尿困难，应当少食。

（4）憋尿会造成膀胱过度充盈，使膀胱逼尿肌张力减弱，排尿发生困难，容易诱发急性尿潴留。因此，一定要做到有尿就排，不可憋尿。老年人更应避免憋尿，以免因憋尿及之后的用力、屏气排尿引起血压上升、心跳加快，诱发心绞痛、心律失常、心肌梗死或脑出血。老人在洗头、洗澡之前应把尿排净，以免因流水声反射性地令排尿中枢兴奋，产生尿意，被迫憋尿，发生危险。

（5）不可过劳。过度劳累会耗伤中气，中气不足会造成排尿无力，容易引起尿潴留。

（6）避免久坐。经常久坐既会加重痔疮等病，又易使会阴部充血，引起排尿困难。经常参加文体活动及气功锻炼等，有助于减轻症状。

（7）适量饮水。许多前列腺增生患者为避免排尿困难，往往不敢饮水，但饮水过少不但会引起脱水，也不利排尿对尿路的冲洗作用，还容易导致尿液浓缩而形成结石。故除夜间适当减少饮水，以免睡后膀胱过度充盈外，白天应多饮水。

（8）有些药物可加重排尿困难，剂量大时可引起急性尿潴留，应当慎用，如阿托品、颠茄片及麻黄素片、异丙基肾上腺素等。

（9）按摩小腹，点压脐下气海、关元等穴，有利于膀胱功能恢复。

▲隐睾症

【疾病简介】胎儿在正常发育过程中，睾丸会从腰部腹膜后逐渐下降，并在出生前降至阴囊。睾丸如果没有下降或下降不全，阴囊内没有睾丸或只一侧有睾丸，称之为隐睾症，也称为睾丸未降或睾丸下降不全。早产儿约 30%、健康新生儿约 10% ～ 15% 出生时会出现隐睾症，但绝大部分会在出生后一年内自然下降至阴囊。隐睾症多表现为单侧，并以右侧未降为主。发生隐睾时因睾丸长期留在腹腔内或腹股沟管里，受体内“高温”的影响，容易导致成年时男性不育。另外，隐睾由于生长环境改变以及发育上的障碍，会使睾丸细胞发生恶变形成恶性肿瘤，隐睾发生恶变的机会大约是正常位置睾丸的30～50倍。

【常见症状】一侧或双侧没有睾丸以及睾丸一上一下。

【发病原因】原因不明，目前认为与内分泌和生理结构有关。内分泌因素可能是：睾丸分泌雄性激素延迟或数量不足；生理结构因素可能是睾丸系带过短，睾丸四周组织粘连，精索血管或输精管过短，腹股沟狭小，阴囊发育不良等。

【治疗方法】

（1）一岁前观察状况、等待。

（2）一岁后如果不下降需进行手术：睾丸固定术适用于隐睾位于阴囊上方或腹股沟区域者；睾丸自体移植术适用于隐睾位置较高无法下拖或者位于腹腔内或腹膜后等部位，无法拖入阴囊者；睾丸切除术适应于隐睾已经萎缩或明显发育不良者，此类隐睾已丧失生精能力，无保留价值，为防止恶变，可施睾丸切除术。

（3）发育不良的，可进行激素刺激性腺治疗。

▲阴茎纤维性海绵体炎

【疾病简介】阴茎纤维性海绵体炎，也称阴茎硬结症，是一种阴茎局限性纤维性斑块病变，多发于40～65岁人群。

【常见症状】阴茎疲软时无疼痛。勃起时阴茎弯曲，伴有疼痛。畸形严重时影响性交。阴茎可触及硬结或索状硬块。

【发病原因】病因未明，可能与性病、慢性尿道炎、性交过程中反复轻微损伤的累积和遗传等因素有关。

【治疗方法】

1. 药物治疗

使用促进结缔组织修复药物，适用于不影响勃起和性交者。

2. 手术治疗

阴茎弯曲、畸形严重者，可考虑手术治疗。

▲阴茎折断

【疾病简介】阴茎折断是指一侧或双侧阴茎海绵体发生撕裂。

【常见症状】阴茎折断常发生在勃起状态时，在受伤瞬间常有响声和剧痛，此时勃起的阴茎也随即松软。损伤后阴茎局部疼痛，可见到瘀血、出血、肿胀，排尿一般无异常。

【发病原因】 阴茎勃起时过度弯曲所致，如性交失误致使阴茎撞于女方耻骨联合

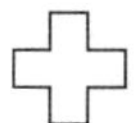

部或会阴部，或手淫时扳折阴茎而致伤。

【治疗方法】需尽快就医，进行手术修复，防止造成永久损害。

▲阴囊水肿

【疾病简介】阴囊水肿是阴囊里形成积液的疾病，包括发生在幼儿的先天性阴囊水肿和多发于老年人的后天性阴囊水肿两种。

【常见症状】阴囊肿胀。积液少时通常无自觉症状；水肿变大后会影响步行、排尿和性生活，可有疼痛感。

【发病原因】先天性阴囊水肿是因出生后腹腔和阴囊间通道未完全闭合，腹水进入阴囊所致。后天性可因外伤、睾丸炎症、阴囊睾丸受结核菌侵犯、放射线照射、睾丸肿瘤、心脏衰竭、肾脏衰竭或肝病等造成淋巴液回流障碍或水钠潴留形成水肿。

【治疗方法】

（1）先天性阴囊水肿使用注射器抽取积液。

（2）后天性阴囊水肿需手术切除水肿。

◎骨科

▲臂神经丛麻痹

【疾病简介】臂神经丛是支配胸、肩、上臂、前臂、手的神经自脊髓引出后在颈与锁骨之间形成的神经束。臂神经丛麻痹就是其功能发生障碍的疾病。

【常见症状】视受损部位和程度，出现一侧上肢疼痛、无力、肌肉麻痹、失去知觉、活动受限等。严重者可导致永久肌无力。

【发病原因】外伤和肿瘤压迫是最常见的原因。新生儿可因分娩时受到牵拉造成损伤。自身免疫反应、糖尿病、乳腺癌的放疗也是致病原因。

【治疗方法】轻微的麻痹，可通过药物或电疗治疗。如果神经断裂，需手术治疗。

▲髌骨关节综合征

【疾病简介】髌骨即膝盖骨，髌骨关节综合征又称髌骨关节疼痛综合征，是指髌骨关节软骨的一系列病变，包括髌骨软化症、髌骨半脱位、高位髌骨和髌骨关节炎等。

【常见症状】髌骨后面或周围不适、疼痛，在上下楼或上下山（尤其是下楼或下山），膝关节大幅度屈伸及进行重复的屈曲或伸展运动、长期坐着时疼痛加剧，患处有时会发出摩擦声，出现腿软或假绞锁（膝关节突然不能屈伸称为绞锁，稍加运动在髌骨下发出清脆响声后又能活动，称为“假绞锁”）。

【发病原因】因髌骨周围肌肉群薄弱或不当使用、过度使用（如平足或高弓足、膝内翻、膝外翻、训练过量）等引起髌骨关节劳损、创伤及错位所致。

当膝盖重复屈曲时，屈曲幅度愈大、髌骨压力愈大，如在平路上行走的髌骨压力只是体重的 0.5 倍，上下楼梯时增至体重的 3 ～ 4 倍，而在深蹲时压力则高达 7 ～ 8 倍。

【治疗方法】包括休息和物理治疗、药物治疗及手术等方法，可根据病程选择相应的治疗方案。以休息和物理治疗为主及改变活动模式是最常见的首选方案。

1. 首发患者

（1）冰敷，抬高膝关节，尤其是膝关节有积液时。

（2）绝对避免蹲或跳。

（3）根据病情限制膝关节反复屈曲（重度患者只能进行 30 度内屈伸，中度患者只能进行 60 度内屈曲）。

（4）避免慢跑、骑车和变速跑等导致关节屈伸和冲击太多的运动，改成游泳、快速步行、健身器上滑雪练习等项目。

（5）在腿部外旋状态下急进性直腿抬高等长收缩练习和在完全伸展下肢时加强股内侧肌张力练习。

2. 持续 1 ～ 2 个月的患者

此类患者在上述治疗基础上：

（1）加强功能训练和骨关节活动限制。

（2）使用非甾体抗炎镇痛药。

（3）使用髌骨黏带或束带，帮助髌骨恢复和保持正常位置，调整膝关节受力状况。

3. 持续 3 ～ 4 个月的患者

在前述治疗基础上，局部注射皮质类固醇激素或玻璃酸钠。

4. 持续 4 ～ 6 个月的患者

关节持续疼痛、功能异常、高位髌骨的患者应考虑手术治疗。

▲扁平足和平足症

【疾病简介】扁平足是指由于某些原因使足骨形态异常、肌肉萎缩、韧带挛缩或慢性劳损造成足纵弓塌陷或弹性消失。当因扁平足引起足部疼痛时称为平足症，扁平足较为常见，绝大多数无明显不适，也不需治疗。

【常见症状】关节疼痛、疲劳、足部肿胀压痛、足掌痛、八字脚步态、膝关节疼痛、足底凸起。

【发病原因】大部分儿童及青少年的平足是先天遗传造成，成人平足既可能是儿童平足发展而来，也可由创伤、糖尿病、胫后肌腱功能不全等导致。

【治疗方法】

（1）无症状者不需要治疗。

（2）10 岁以下有疼痛症状的患者由于足弓尚未完全发育成熟，不建议手术，可使用矫形鞋或矫形鞋垫改善症状。

（3）如果非手术治疗不能解除疼痛，

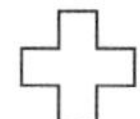

且影响负重行走和穿鞋的中、重型扁平足，及患者年龄 > 10 岁者，则可考虑手术治疗。

【预防与康复】

（1）经常跳绳、跳高、跳远等活动可以使足弓得到较好的锻炼，在进行体育锻炼时，应尽量穿软底鞋，最好穿专业的运动鞋，切忌穿太小的鞋。

（2）9 个月以内的婴儿，不要过早下地行走，也不要长时间站立。孩子十一二岁以后，虽然处于生长发育快速期，但由于肌肉力量的发育比骨骼慢一些，因此，不要因其身材高大而经常安排从事成年人的工作。

（3）若扁平足已经比较明显，可练习用脚尖或脚外侧走路，可取得一定矫正效果。

（4）平足患者不宜穿有跟的鞋，包括中跟鞋和坡跟鞋。

▲剥脱性骨软骨炎

【疾病简介】剥脱性骨软骨炎是指位于关节软骨下方的骨组织坏死，并与覆盖表面的软骨一起剥落的疾病。本病好发于 16 ～ 25 岁之间的男性。

【常见症状】早期多在膝、肘关节（少数患者可在髋、肩、踝或跖趾关节）出现疼痛、反复的肿胀或绞锁症状，并呈活动后加重、休息后减轻的特点。通常侵蚀一个关节，无全身症状。

【发病原因】病因尚不明确。但通常与频发的外伤和内分泌及遗传因素有关。

【治疗方法】早期经休息、关节制动后，一般功能可恢复，严重时进行手术治疗。

▲变形性关节病

【疾病简介】连接骨与骨之间的关节又称滑膜关节，由关节软骨与分泌和保存滑膜液的关节囊和关节腔构成，起着营养骨骼，减少骨与骨之间的摩擦，缓解压力等重要作用。关节软骨由于长期使用、错位、创伤等原因引起损耗，功能降低或丧失，就发展成为变形性关节病，多属于一种退行性病变。本病多发于中老年人。髋关节和膝关节是整个身体的支撑基础，并经常承受剧烈运动的冲击，是最易受伤和患病的部位，导致变形性髋关节病和变形性膝关节病。在膝关节疼痛的患者中，约 90% 以上是由变形性膝关节病引发。

【常见症状】

（1）变形性髋关节病：初期走长路或大量运动后，髋关节感到疼痛或易疲劳，休息后缓解。随病情发展，疼痛加重，稍微活动，疼痛难耐，甚至出现跛行，活动受限。

（2）变形性膝关节病：膝关节浮肿，跪坐时疼痛强烈，走路时出现间歇性疼痛。

【发病原因】因年龄增长、关节老化所致，关节错位易加速关节老化。部分患者患变形性髋关节病是因先天性髋关节脱臼引起。

【治疗方法】

（1）减少关节的负重和大幅度活动。

（2）控制体重，减轻关节负荷。

（3）使用夹板支具和手杖，减轻关节负担。

（4）使用消炎镇痛药缓解症状。

（5）中医正骨，调整错位的关节和扭伤的肌肉。

（6）手术治疗。

【疾病预防】

（1）随年龄增长，应避免长距离步行和剧烈运动。

（2）喜欢跑步者最好使用椭圆机等运动器械，避免在硬地或平板跑步机跑步对膝关节的冲击和损害。

（3）适当补钙，多晒太阳。

▲变形性脊椎病

【疾病简介】人体脊柱由 24 块椎骨连接而成，除颈椎 1 ～ 2 节之间和骶椎外，每块椎骨之间均由椎间盘相隔，起着吸收、缓冲压力的作用。每个椎间盘由位于中央的富有弹性的胶状物质——髓核，和包围在其四周的纤维环构成。

变形性脊椎病就是因椎间盘老化等原因，成分和组织构造发生改变，功能受损的疾病，常诱发和伴随骨刺的发生。本病是中老年和长期从事体力劳动者的常见病。近年来，由于电脑、手机的广泛使用，该病日趋年轻化。

【常见症状】头晕、头痛、手脚麻木、脊椎僵硬、活动受限、腰背面发痛，严重压迫脊髓者可出现晕厥、跛行、瘫痪。

【发病原因】主要包括脊柱结构异常、长期过度不正常使用和肥胖，其中脊柱结构的问题是主要原因。所谓结构问题是指两块椎骨之间的不正常位移（错位），造成错位的原因有扭伤、摔伤、运动损伤、长期姿势不良、工作劳累、车祸等。发生错位时，由于椎间盘和韧带的扭伤，直接加速椎间盘老化。几乎没有人的脊椎结构完全正常。不正常的结构常始于婴幼儿，基本成型于少年，加重于中青年，突显于老年。

【治疗方法】已经形成的椎间盘改变和骨刺无法复原，但可采取以下方法缓解症状，控制发展。

1. 西医

（1）适度安静休息。

（2）进行牵引、带束腰带、热敷等物理治疗。

（3）疼痛严重时，服用镇痛剂。

（4）手术：经其他治疗无效，且病情严重者可考虑手术治疗。

2. 中医

推拿按摩、针灸、外敷中药均有较好疗效。

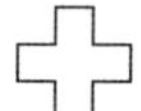

【预防与康复】

（1）避免长期、过度、剧烈运动造成劳损。

（2）适当运动保持肌肉和骨骼的活力和强度。

（3）注意保持正确的姿势，避免久坐和长时间低头看电脑和手机。

（4）控制体重，减轻身体负荷。

（5）及时治疗小的软组织挫伤和错位，特别是要定期矫正脊椎。

▲半月板和交叉韧带撕裂

【疾病简介】半月板是两个半月状纤维软骨，位于股骨髁与胫骨平台之间（大小腿关节连接处），可支持膝部的旋转动作。

交叉韧带又称十字韧带，前后两条，互相交叉，呈铰链式位于股骨髁间窝与胫骨间隆起之间，可防止胫骨向前后移位，是膝关节重要的稳定结构。

半月板和交叉韧带撕裂是一种常见的膝关节损伤，二者常同时发生，或由于交叉韧带损伤继发半月板损伤。多发于青年，高发于足球、篮球、橄榄球、滑雪等运动项目。

【常见症状】多数患者有明显外伤史，急性期膝关节有明显疼痛、肿胀和积液，关节屈伸运动障碍。急性期过后，肿胀和积液可自行消退，但活动时关节仍有疼痛（尤其是在上下楼、上下坡、下蹲起立、跑跳等时），关节不稳（腿打软），不能急停急转，不能用患腿单腿支撑，部分患者膝关节反复出现绞锁，在关节屈伸时有弹响，严重者可有跛行。

【发病原因】多由剧烈运动和交通事故，生产、生活意外中强大扭转外力造成，或长期处于蹲位、半蹲位劳动、反复蹲下起立劳动，有韧带扭伤史。半月板异常和退化可增加发生半月板和交叉韧带撕裂的风险。

【治疗方法】半月板和交叉韧带撕裂需尽早进行治疗，以防引起关节过早老化和骨关节病。就医前，可先采取膝关节制动、冰敷和必要的包扎等简单急救措施。

1. 半月板撕裂的治疗

（1）非手术治疗：用石膏、膝托等外固定制动进行治疗，适用于范围小、撕裂部位在血管区的患者。

（2）手术治疗：大多数患者需采取缝合或切除手术。

2. 交叉韧带撕裂的治疗

多采用交叉韧带重建手术进行治疗。

【中医观点】半月板损伤属中医“筋伤”范畴，主要由于劳累、外伤、感染等原因致机体机能下降，或脏腑功能亏虚，风、寒、湿、邪乘虚侵入机体凝滞关节、经络而致。使用五枝膏和推拿、按摩手法在治疗半月板和交叉韧带损伤时，通过改善患处血液微循环，补充周围组织营养，可消肿止痛，舒筋活络，加强关节屈伸功能，部分患者可达到彻底治愈的效果。

▲跟腱断裂

【疾病简介】跟腱位于足跟与小腿之间，约 15 厘米长，是人体最粗壮的肌腱，跟腱断裂即跟腱组织的断裂。按病情过程可分为急性断裂和慢性断裂，按原因可分为自发性断裂和外伤性断裂，大多数属急性、自发性断裂。

跟腱断裂好发于两类人群，一类是运动量大的运动员和演员；另一类是平时处于相对静态而间断性、偶尔参加高强度体育活动的 30 ～ 50 岁男性。

【常见症状】70% 以上的自发性断裂发生在运动时，患者多在进行弹跳或蹬踏动作时感觉足跟后方有被棒击感。如果单侧跟腱断裂，就会出现跛行；如果双侧跟腱断裂，则无法行走，跟腱断裂一般发生在单侧。足跟上方在数小时至数天内逐渐出现肿胀瘀痕。外伤性断裂可出现伤处皮肤开裂出血。慢性断裂造成的微小撕裂往往不易察觉。

【发病原因】自发性断裂包括运动时动作不协调或用力过猛引起跟腱过度拉伸，受力瞬间加大，过分负重的突发因素和痛风、糖尿病、高血压、动脉硬化、甲亢、感染等疾病；既往的跟腱疲劳、损伤或病变；缺乏运动或年龄增大导致的跟腱血液供应减少；肥胖、使用激素等药物这些基础性因素。外伤性断裂多因切割或刀砍造成。

【治疗方法】由于伤后肿胀掩盖了跟腱断裂导致的凹陷，小腿两侧肌腱可支撑行走，X 光片检查也没有骨折，易被认为是软组织损伤而误诊或漏诊。跟腱断裂发生后断裂部分会逐渐回缩变性，越早治疗治疗选择性越大，功能恢复越好。所以出现前述症状时，应尽快就医确诊，以免耽误治疗时机。

1. 保守治疗

将踝关节以石膏固定 10 周，使跟腱自行愈合。无手术可能造成的切口愈合不良、感染及神经损伤风险，具有功能基本恢复但复发率较高的特点。

2. 手术治疗

进行开放或微创肌腱缝合，具有复发率较低等特点，但有可能愈合不良、感染或损伤神经。手术效果取决于缝合时松紧度的掌握和术后康复训练情况。

【预防与康复】

（1）运动前应进行跟腱牵拉等准备活动 3 ～ 5 分钟，平时缺乏运动者尤应注意。

（2）根据自身状况掌握运动强度、时间。

（3）控制各种基础性因素。

（4）手术治疗患者 3 个月内禁止做提脚跟动作；3 ～ 6 个月内步行活动为主；6 个月至 1 年内可进行适当的慢跑、自由泳等对跟腱牵拉作用较小的动作；1 年后经医生允许可完全恢复正常运动。

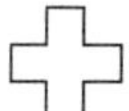

▲关节扭伤

【疾病简介】关节扭伤就是指身体在旋转牵拉或肌肉猛烈而不协调的外力冲击下，关节突然发生超出生理范围的活动而使韧带等关节周围组织产生撕裂、断裂、移位等形式损伤，扭伤常见于脚踝、手腕、膝、肩、肘、髋等人体大关节部位。

【常见症状】扭伤的常见症状有疼痛、肿胀、皮肤青紫、关节活动受限等。

【发病原因】突发外力旋转度超过关节所能承受范围。

【治疗方法】首先要初步判断受伤严重程度。如果自己活动患处时有剧烈疼痛，扭伤时有响声、伤后迅速肿胀等是骨折的表现，应用硬纸板等包扎，固定伤处后立即去医院治疗；如果自己活动时受伤部位疼痛并不剧烈，可初步判断是软组织损伤，可按下面建议，进行自我治疗。

（1）在受伤48小时内冰敷伤处止痛消肿。注意不要将冰块直接放在皮肤上。

（2）如果是下肢受伤，应抬高患肢，与心脏位置齐平，以防肿胀。

（3）将患部固定以便周围组织充分休息。

（4）48小时后可用热敷加快瘀血吸收。

（5）也可使用膏药帮助损伤康复。

（6）针灸、拔罐等中医方法可帮助活血化瘀。

【疾病预防】

（1）加强肌肉锻炼，提高身体的适应性是防止扭伤的重要基础。

（2）剧烈运动前，做好热身准备工作，同时尽量防止局部部位负担过重。

▲关节脱位

【疾病简介】关节脱位也称脱臼，是指组成关节的各骨的关节面失去正常的对应关系。可分外伤性脱位、习惯性脱位、先天性脱位及病理性脱位。外伤性脱位最为常见。容易出现关节脱位的部位是：肘关节、手指关节、肩关节、髋关节和下颌关节等。关节脱位后经常伴有骨折和神经、关节囊、韧带、关节软骨及肌肉等损伤。应及时就医复位，以免丧失功能。

【常见症状】关节剧烈疼痛、肿胀、活动受限、关节畸形、搭肩试验阳性（患者取坐位或站立位，肘关节取屈曲位，将手搭于对侧肩部且肘部能贴近胸壁为正常。如果能搭于对侧肩部，但肘部不能贴近胸壁，或肘部能贴近胸壁，但手不能搭于对侧肩部，均为阳性，即不正常）。

【发病原因】本病多数是外伤性脱位，其次还有先天性和病理性脱位。

【治疗方法】

（1）先用三角巾或夹板固定患部，然后尽快就医。治疗时间越早，复位越容易，效果越好。

（2）根据情况采用手法复位和手术复位。复位后，需将关节固定在稳定的位置上，使受伤的关节囊、韧带和肌肉得以修复愈合。固定时间为 2 ～ 3 周。固定期间应经常进行关节周围肌肉的舒缩活动，和患肢其他关节的主动运动，以促进血液循环、消除肿胀；避免肌肉萎缩和关节僵硬。

（3）药物治疗：疼痛严重者可使用阿司匹林等止痛药。

（4）可采取药物和物理治疗等方法消肿止痛，以加快康复。

【预防与康复】

（1）对本病的预防最主要的是要加强劳动保护，防止创伤发生。体育锻炼前应做好充分的准备动作，防止损伤，对儿童则应避免用力牵拉。

（2）中医

① 内服：中成药、汤药，并根据患者的个人状况配以食疗。

② 外用：贴剂、药物熏洗、药物熏蒸、药物透敷、针灸、艾灸、药熨、火疗。

▲关节退行性病变

【疾病简介】关节退行性病变又称退行性关节炎、骨质增生、骨刺。本病多见于中老年人群，但近年来年轻化趋势明显。好发于负重关节及活动量较多的关节（如颈椎、腰椎、膝关节、髋关节等）。

【常见症状】

1. 颈椎退行性病变

颈项部有僵硬的感觉、活动受限、颈部活动有弹响声，疼痛常向肩部和上肢放射，手和手指有麻木、触电样感觉，可因颈部活动到某个角度而加重。还可引起颈性眩晕、颈椎病性高血压、心脑血管疾病、吞咽困难等，严重者可压迫颈髓导致瘫痪。

2. 腰椎退行性病变

以腰三、腰四椎体最为常见。临床上常出现腰椎及腰部软组织酸痛、胀痛、僵硬与疲乏感，甚至弯腰受限。如邻近的神经根受压，可引起相应的症状，出现局部疼痛、发僵、后根神经痛、麻木等。如压迫坐骨神经可引起坐骨神经炎，出现患肢放射性麻痛、灼痛、抽痛、串痛、向整个下肢放射，导致椎管狭窄时可出现间歇性跛行。

3. 膝关节退行性病变

起病缓慢者膝关节疼痛不严重，可持续性隐痛，气温降低时疼痛加重，与气候变化有关，晨起后开始活动、长时间行走、剧烈运动或久坐起立开始走时膝关节疼痛僵硬，稍活动后好转，上、下楼困难，下楼时膝关节发软，易摔倒。蹲起时疼痛、僵硬，严重时，关节酸痛胀痛，跛行，关节功能受限，以下蹲最为明显，伸屈活动有弹响声，部分患者可见关节积液，局部有明显肿胀、压痛现象，合并风湿病者关节红肿、畸形。

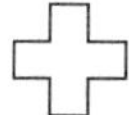

【发病原因】主要有高龄、职业、姿势不良、肥胖与遗传因素。

高龄是本病发病最主要的因素。由于职业需要，长期反复使用某些关节，可引起这些关节患病率的增加。如铸造工的肘、肩关节，矿工的脊柱和膝关节，装卸工的膝踝关节，驾驶员的肩关节，修理工和纺织工的腕关节，芭蕾舞演员的跖趾关节，长期从事刺绣、打字、伏案工作者的颈椎关节。长期伏案工作、睡眠姿势不良、枕头不合适者颈椎退行性病变的发病率特别高，这是由于椎旁肌肉韧带及关节的平衡失调，张力大的一侧易造成不同程度的劳损。体重增加使本来已遭磨损的退化的关节负担加重，更容易被损伤，因此本病多发生于负重较大的髋、膝、跟骨、腰椎等部位。家族遗传也有一定影响。

【治疗方法】本病主要的治疗方法是减少关节的负重和过度的大幅度活动，以延缓病变的进程。

1. 西药治疗

目前尚无有效的西药药物，常采用对症处理，如疼痛时，可服用一些解热镇痛药；麻木者，可选用 B 族维生素类药物；关节肿胀有积液者，可采取局部抽取积液或局部封闭等疗法。但这些治疗方法均不理想，病情易复发。软骨保护剂能促进软骨的合成、抑制关节软骨的分解，此类药物能够缓解疼痛症状，改善关节功能，但起效较慢，需长期服用（2 年以上）。

2. 理疗

直流电药物离子导入法、紫外线疗法、红外线、微波、激光、蜡疗等方法也有一定的效果。

3. 手术治疗

手术治疗不是首选疗法。当选用保守治疗无效且病情较重、严重影响患者生活时，可考虑进行人工关节置换术。

此外，在急性期可使用夹板支具及手杖等，对改善症状有所帮助。

【中医观点】本病属于中医“痹证”的范畴，多属于风寒湿痹。可因风寒湿邪侧重的不同选用不同的方药。针灸疗法也有一定的效果。

推拿、按摩对治疗关节退行性病变引起的关节炎有不错的效果。手法可归纳为解除软组织紧张与痉挛手法、止痛手法、松解粘连手法、增加髌骨活动度手法、消除膝关节肿胀手法等，可明显缓解关节退行性病变引起的疼痛及关节功能障碍。

【预防与康复】

（1）避免长期剧烈运动：过度的运动使关节面受力加大，磨损加剧。

（2）适当进行体育锻炼：关节软骨的营养来自于关节液，而关节液只有靠“挤压”才能进入软骨，促使软骨的新陈代谢。适当的运动，特别是适当的关节运动，可增加关节液的产生和进入。

（3）及时治疗关节损伤（包括软组织

损伤和骨损伤）：避免关节软骨面不平整造成的劳损。

（4）适当减轻体重可以预防脊柱和关节的退行性病变。

▲股外侧皮神经嵌压综合征

【疾病简介】股外侧皮神经嵌压综合征是指由于腰臀部闪伤、扭伤而致股外侧皮神经受压进而引起臀部疼痛的一种病症。

【常见症状】可有大腿前外侧异样感觉，如麻木、灼痛、过敏或麻痹等，不能忍受裤管的接触和摩擦，轻者仅活动时稍有疼痛，重者可影响行走和弯腰。休息后或晨起症状较轻，下午加重。

【发病原因】主要原因是髂前上棘处骨韧带管内轻微损伤（如穿戴紧身腰围、用坐骨神经痛腰带、军人带武装腰带，髋关节的过伸活动，如跨栏动作、体操舞蹈等），或盆腔内压迫所致（盆腔内的巨大肿瘤、骨盆骨折、妊娠、腱鞘囊肿、骨疣及骨盆倾斜等）。

【治疗方法】

（1）保守治疗

① 手法治疗：手法治疗是保守疗法中颇有疗效的方法，多数患者经治疗后即可缓解症状。

② 局部封闭疗法，还可以选用小针刀疗法。

（2）如果保守治疗效果不明显，可采取手术治疗。

▲骨折

【疾病简介】骨折是指骨骼部分或完全断裂，常伴随周围组织的损失。骨折有多种类型，按皮肤完整性分为闭合性骨折（皮肤完整的骨折）和开放性骨折（皮肤不完整的骨折）；按骨折的程度和形态分为完全性和不完全性骨折（粉碎性骨折）。骨折的类型、严重程度和治疗方法差别很大，可以是较小的、轻微的骨裂缝，也可以是较大的、严重危及生命的骨盘骨折。骨折常为单个部位骨折，少数为多发性骨折。经及时恰当处理，多数病人能恢复原来的功能，少数病人可留有不同程度的后遗症。随着人口老龄化，老年人因骨质疏松，肌肉、平衡能力降低，跌倒时自我保护性反射机制差，成为骨折的高危人群，并因此导致活动受限或卧床，降低生活质量，增加患感染等疾病的风险，影响寿命。

【常见症状】不同部位和类型的骨折症状有所不同，通常在骨折段会出现移位畸形（缩短、成角或旋转等）、关节运动异常、骨折端产生骨拉音或骨摩擦感，伤处疼痛、肿胀、瘀血。对于多发性骨折、骨盆骨折、股骨骨折、脊柱骨折及严重的开放性骨折，患者常因广泛的软组织损伤、大量出血、剧烈疼痛或并发内脏损伤等而引起休克、发热。

【发病原因】外力直接撞击和从高处跌

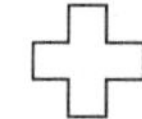

落等创伤是引起骨折的最常见原因。此外，感染、骨肿瘤、癌症、骨质疏松和积累性劳损可损害骨骼质地和结构，导致骨折。

【治疗方法】

（1）骨折发生后，离医院较近者，可直接送医院或叫救护车。离医院比较远的病人，必须进行简单的处理，以防在送医院途中加重病情，甚至造成不可逆的后果。

（2）骨折移位不严重者，可通过手法复位，并使用小夹板、石膏绷带、外固定支架、牵引制动固定或持续牵引等方法固定。严重者需通过手术切开复位，上钢板、钢针、髓内针、螺丝钉等方法固定。

【预防与康复】

（1）加强肌肉锻炼，多做户外活动可增强肌肉对骨骼的支持和保护，提高骨密度，是预防骨折的重要方法。

（2）注意饮食上的调养，以利于愈合和新组织生长。

一般来说，受伤 1 ～ 2 个星期内患者的饮食需清淡、易吸收和消化，应多给他们食用一些蔬菜、水果、鱼汤、蛋类、豆制品等，而且应以清蒸或者炖熬为主。少吃香辣、油腻和煎炸的食物。特别是可以多吃蜂蜜和香蕉等，因为卧床患者大多会出现大便秘结等症状，这些食物可以帮助排便。

受伤 2 ～ 4 个星期的骨折病人，他们的身体不再那么虚弱，食欲和肠胃功能都有所恢复，可适当补充营养，如骨头汤、鱼类、蛋类及动物肝脏等食物，同时也要多吃一些萝卜、西红柿、青椒等，这些食物可满足骨骼生长需要，促进伤口愈合。

之后，除了那些明显无益的食物，骨折患者不必再忌口。有的危重患者和因骨折引发其他并发症的患者饮食不能一概而论，必须根据病情和医嘱作出合理安排。

骨折超过 5 个星期以后，病人可多吃高营养食物和含钙、锰、铁等微量元素的食物，如动物肝脏、鸡蛋、绿色蔬菜。小麦含铁比较多；海产品、黄豆等含锌比较多；麦片、蛋黄等含锰较多。同时配以鸡汤、鱼汤、各类骨头汤等，可选择性地加入红枣、枸杞子等。

（3）骨折愈合分三个阶段，炎症期（数周）、修复期（数周或数月）、重塑阶段（数月）。儿童处于生长发展时期新陈代谢旺盛，一般 3 ～ 4 周即坚固愈合；成人则需要 3 个月左右；体弱者和老人需要半年左右。恢复期应在医生指导下适时开始功能锻炼。通过受伤肢体肌肉收缩，增加骨折周围组织的血液循环，促进骨折愈合，防止肌肉萎缩。通过主动或被动活动未被固定的关节，防止关节粘连、关节囊挛缩等，使受伤肢体的功能尽快恢复到骨折前的正常状态。

▲骨质疏松

【疾病简介】构成骨头的基本原料——胶原蛋白、糖蛋白和钙质在激素和维生素 D

（维生素 D 可来自食物，但主要通过日光照射皮肤产生）的共同作用下形成坚韧、致密的骨骼。骨质疏松也称骨质疏松症，是指由于多种原因导致的骨密度和骨质进行性下降，骨微结构破坏，造成骨脆弱性增加，从而易发生骨折的全身性骨病。骨质疏松分为原发性和继发性两大类。原发性骨质疏松症包括主要发生在绝经后 5 ～ 10 年妇女中的绝经后骨质疏松症，发生在老年人中的老年性骨质疏松症（也称退行性骨质疏松症）和罕见的主要发生在青少年中的特发性骨质疏松症。由某些疾病引起的骨质疏松症称为继发性骨质疏松症。绝大多数的骨质疏松属于原发性的。

【常见症状】早期由于骨质流失缓慢，通常无明显症状，也有的人终生无症状。一般当骨质流失 12% 以上时，可出现疼痛，原发性骨质疏松症最常见的症状是疼痛，以腰背痛多见，占疼痛患者中的 70% ～ 80%。疼痛沿脊柱向两侧扩散，仰卧或坐位时疼痛减轻，直立时后伸或久立、久坐时疼痛加剧，日间疼痛轻，夜间和清晨醒来时加重，弯腰、肌肉运动、咳嗽、大便用力时加重。

脊柱变形，身长缩短、驼背（多在疼痛后出现，人有 24 节椎体，正常人每一椎体高度约 2 厘米，老年人骨质疏松时椎体压缩，身长可平均缩短 3 ～ 6 厘米），椎体可自发或在轻微外力下甚至咳嗽、打喷嚏时发生压缩性骨折，其他部位（老年人尤易发生于髋部）也可在遇轻微外力或摔倒时发生骨折。

呼吸功能下降，出现胸闷、气短、呼吸困难等症状。

【发病原因】绝经后骨质疏松症的原因主要是绝经后雌激素缺乏。老年性骨质疏松症的原因是雌激素减少（男女均可出现），主要调节激素和甲状旁腺素分泌失调，以及户外活动减少等。特发性骨质疏松症目前原因不明。继发性骨质疏松症的原因有某些内分泌系统疾病、血液系统疾病、神经系统疾病、营养不良、酒精和咖啡因摄入过量、某些药物和长期卧床等。

【治疗方法】

1. 非药物治疗

（1）加强运动，特别是户外和力量运动有助于骨量的维持。坚持每周进行 3 ～ 5 次，每次半小时以上的运动。平均每天保持 20 分钟以上的光照。

（2）加强营养，钙、维生素 D 以及蛋白质的摄入量要充足。可多吃牛奶、奶酪、海带、紫菜、虾皮、豆腐、鸡蛋、蘑菇等含钙高的食物。绿叶蔬菜和新鲜水果有利于钙的吸收和骨质形成，也应大量摄入。

2. 药物治疗

有多种药物能阻止和治疗骨质疏松症，可在医生指导下使用。

3. 中医

经医生辨证，针对肾精不足或脾肾气虚

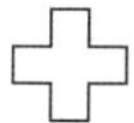

等病因采取中药、针灸等方法治疗。

【疾病预防】

（1）充分认识骨质疏松的危害。骨质疏松引起的慢性、持续性疼痛，严重影响患者心情，降低生活质量，还常使患者发生骨折，活动受限，生活不能自理，增加肺部感染、褥疮发生率和死亡率。

（2）绝经后骨质疏松和退行性骨质疏松症是骨骼发育、成长、衰老的基本规律，若能及早加强自我保健意识，提高自我保健水平，积极进行科学干预，退行性骨质疏松症是能延缓的。相对于恢复已降低的骨密度，保持其不变要更容易。

（3）本病的非药物治疗内容同样适用于日常的预防。

（4）晚婚、少育、哺乳期不过长对女性降低骨质疏松有重要作用。

（5）积极治疗与骨质疏松症有关的疾病，如糖尿病、类风湿关节炎、脂肪泻、慢性肾炎、甲旁亢/甲亢、骨转移癌、慢性肝炎、肝硬化等。

（6）对绝经后骨质疏松和退行性骨质疏松症患者应积极进行抑制骨吸收、促进骨形成的药物治疗，还应加强防摔、防碰、防绊、防颠等保护措施。对中老年骨折患者应积极手术，实行坚强内固定、早期活动、营养、补钙、止痛、促进骨生长、遏制骨丢失、提高免疫功能及整体素质等综合治疗。

（7）40岁以上者、绝经后妇女、有骨关节炎或骨质疏松症家族史都是骨质疏松症高风险人群，应定期监测骨密度，及时评估患病风险。

▲化脓性关节炎

【疾病简介】化脓性关节炎也称感染性关节炎，指关节部位感染出现的炎症，易发生于由于关节炎导致关节异常的患者，可分为急性和慢性两种。应尽早治疗，否则受感染的关节可在数小时至数天内被毁坏。

【常见症状】多数患者突然发病，有畏寒、发烧、乏力等全身中毒症状和关节浮肿、热痛、活动受限、关节液中带脓等局部症状。常发生在身体一侧的大关节，如髋、肩、腕、膝和肘等关节。慢性化脓性关节炎疼痛症状不明显，可有低烧。

【发病原因】可因细菌、病毒经血液传播至关节内或关节临近组织感染蔓延以及关节手术后感染所致。

【治疗方法】

1. 药物治疗

（1）使用抗生素控制感染。

（2）使用止痛药缓解关节疼痛和发热。

2. 手术治疗

对于较深的大关节需要采用关节镜或外科手术切开关节排脓。

▲滑囊炎和滑膜囊肿

【疾病简介】滑囊炎是指滑囊的急性或慢性炎症。滑囊是结缔组织中的囊状间隙，是由内皮细胞组成的封闭性囊，内壁为滑膜，有少许滑液，起到缓冲作用。身体凡摩擦力或压力较大的地方，都可有滑囊存在，起着减少摩擦、防止撕裂的作用。滑膜囊肿是滑膜受到刺激产生炎症，造成积液的疾病，可视作滑囊炎的结果。滑囊炎和滑膜囊肿常同时存在。肩部最易发生滑囊炎和滑膜囊肿。

【常见症状】急性滑囊炎和滑膜囊肿，出现炎症区域活动时疼痛或压痛，还可有红、肿、热，活动受限。慢性滑囊炎和滑膜囊肿，长期疼痛、肿胀导致的活动受限，进而形成肌肉萎缩。

【发病原因】主要是不正常的使用或过度使用造成，也可因损伤、痛风、类风湿关节炎及某些感染导致。

【治疗方法】

（1）非感染原因造成的，主要通过休息、关节临时制动（限制活动）、冰敷或使用非甾体抗炎药。疼痛消失后，在专业人员指导下进行康复锻炼。

（2）感染性的滑囊炎需抽吸滑液，使用抗生素。

（3）因痛风、类风湿关节炎等造成的，应积极治疗基础病。

▲肌腱炎和腱鞘炎

【疾病简介】肌腱是指把肌肉连至骨骼或其他肌肉的组织，而腱鞘则是指包绕肌腱的鞘状结构，具有固定、保护和润滑肌腱，使其免受摩擦或压迫的作用。肌腱长期过度摩擦，即可发生肌腱或（和）腱鞘的损伤性炎症（非菌性），引致肿胀，这种情况便称为肌腱炎和腱鞘炎。若不治疗，便有可能发展成永久性活动不便。肌腱炎和腱鞘炎常发生于手腕、手指及肩部和踝部，多见于器乐演奏家、打字员、搬运工人、运动员等。

【常见症状】

（1）关节疼痛：晨僵，多数不能明确指出疼痛的部位，只是感觉关节“别扭”，运动时关节内酸胀或发不出力的感觉。有时感到条带状疼痛。

（2）局部肿胀：发病肌腱会有条索状隆起，程度不一。

（3）功能障碍、动作变形、活动受限。

【发病原因】大多数的肌腱炎和腱鞘炎由长期和过度使用造成的劳损引起。此外，外伤、糖尿病、风湿、结核或化脓性疾病、淋病、哺乳期和更年期妇女内分泌改变，以及先天结构发育不良等也是致病因素。

【治疗方法】

（1）充分休息 3 周左右，特别要减少引起疾病的手工等使用患处的劳动。

（2）急性期可用冰敷患处，每日 3 次，

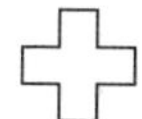

每次 20 分钟。消肿后可用热疗、按摩。

（3）局部封闭治疗，可使早期炎症得到缓解，每周封闭一次。

（4）口服非类固醇类消炎止痛药或外用消炎止痛软膏。

（5）上述方法治疗无效或反复发作时，应考虑进行腱鞘切开手术治疗。

【预防与康复】

（1）在进行洗衣、做饭、编织毛衣、打扫卫生等家务劳动时，要注意手指、手腕的正确姿势，不要过度弯曲或后伸；提拿物品不要过重；手指、手腕用力不要过大。

（2）连续工作时间不宜过长，工作结束后，要揉搓手指和手腕，再用热水泡泡手。

（3）冬天洗衣服时，最好用温水。下雪后扫雪，也要戴上棉手套，防止手部受寒。

（4）对于长期伏案办公人员来说，应采用正确的工作姿势，尽量让双手平衡，使手腕能触及实物，不要悬空。

（5）手腕关节做 360 度的旋转；或将手掌用力握拳再放松，来回多做几次；或将手指反压或手掌反压几下，都可以有效缓解手部的酸痛。

（6）感觉身体关节疲劳时可以泡个热水澡，舒解一下紧绷的肌肉，或是在酸痛的部位进行热敷。

（7）炎症消退后，每日数次锻炼以增加活动范围。

（8）腱鞘手术后，应尽快开始早期功能恢复活动，以防肌腱粘连。

【中医观点】针灸、推拿，或中医小针刀闭合性松解，切开狭窄部分腱鞘，效果较好。

▲颈肩综合征

【疾病简介】颈肩综合征是指由颈椎退行性病变或慢性劳损引起颈肩部血液循环障碍，肌肉组织充血水肿广泛性疼痛僵硬的疾病。颈肩综合征过去是中老年人的常见病，近年来，发病人群日趋年轻化。

【常见症状】大多数颈肩综合征起病缓慢，进展分为三个阶段。第一阶段是神经激惹期，主要表现为长时间持续工作后头晕，颈肩部劳累感，休息后很快恢复。第二阶段是神经挤压期，工作后容易出现颈肩部肌肉群痉挛、颈部发僵、上肢酸麻胀痛等症状，休息或简单治疗后症状可较快缓解。第三阶段，由于椎间盘突出、骨质增生、椎管狭窄等原因，颈肩部极易出现疼痛，活动受限，自肩至小指端出现特殊异常感觉，头痛、头晕，严重者可突发昏厥。缺乏睡眠、精神紧张、潮湿寒冷环境、过度疲劳时症状加重。

【发病原因】颈肩综合征主要的原因是长时间保持固定姿势（特别是不良姿势）、过劳、睡眠不足、精神压力过大、反复扭伤、长期处于风寒湿邪的环境。

【治疗方法】

（1）保持正确的姿势是治疗的基本要素。

（2）充足的睡眠，经常锻炼，注意保暖，心情愉快是治疗的主要方法。

（3）可使用热敷、按摩、物理治疗等方法缓解症状。

（4）疼痛严重时可使用止痛药。

【预防与康复】

（1）掌握正确的坐姿和手部姿势。大腿与腰，大腿与小腿应保持 90 度弯曲；上臂和前臂弯曲的弧度要保持在 70 ～ 135 度；手腕和前臂呈一条直线，避免工作时手腕过度弯曲紧张。

（2）尽量避免长时间操作电脑和低头看手机。伏案工作时，每小时休息 5~10 分钟，活动一下颈肩部和手腕。

（3）电脑桌上键盘和鼠标的高度，应当稍低于坐姿时肘部的高度。这样才能最大限度地降低操作电脑时对腰背、颈部肌肉和手部肌肉腱鞘等部位的损伤。

（4）电脑显示屏比视线略低，以保证颈部血液循环通畅，减少颈肩肌肉紧张而引起的疲劳。

（5）不要让手臂悬空。有条件者，可以使用手臂支撑架放松肩膀的肌肉。

（6）多做颈肩部活动，特别是适当做大幅度的运动，对预防肩关节的粘连、软组织的挛缩有较好的作用。

（7）避免空调冷气或风扇直吹身体。在空调房间可加件衣服或披肩御寒、保暖。

【中医方法】拔罐、刮痧、针灸、理疗可起到消炎、镇痛、解痉、改善血液循环、松弛肌肉的作用。

▲急性腰背部扭伤

【疾病简介】急性腰背部扭伤，俗称“闪腰”，是指胸腰部或腰骶部肌肉、筋膜、韧带等软组织因外力作用，突然受到过度牵拉而引起的急性撕裂伤。多发于重体力劳动者、久坐的办公室工作者，年龄以青壮年为多，男性多于女性。

【常见症状】常在弯腰拿重物、取物、洗澡、咳嗽、打喷嚏、上厕所时，腰背部肌肉突然出现剧烈的疼痛、痉挛和活动受限、身体向患侧屈曲的被迫体位。严重者可导致腰椎间盘突出，甚至骨折。

本病易与腰椎间盘突出混淆，若伴随出现无法屈颈、下肢无法直腿抬高、脚疼腿麻等症状则有可能是发生了椎间盘突出。

【发病原因】主要因姿势不当、剧烈运动前无准备活动、缺乏日常锻炼、肥胖、身体疲劳和滑倒、跌落及交通和生活意外等造成。

【治疗方法】

（1）立即卧床休息。

（2）在 48 小时急性疼痛期间，可用毛巾包冰块冷敷受伤肌肉。

（3）配合使用消炎镇痛、活血化瘀药物，如云南白药、活络丹、三七粉、红花、

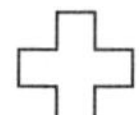

复方丹参片等。

（4）疼痛剧烈伴有肌肉痉挛者，可采用封闭治疗。

（5）轻度受伤者可在休息数天后使用腰围、胸背支架保护后，下床活动。中重度患者除休息外，选用石膏腰围进行制动保护。

（6）急性腰痛过后，可通过热敷按摩、针灸、红外线照射等理疗方式帮助恢复。

（7）经常反复发作或疼痛持续时间较长者，可考虑神经阻滞治疗。

（8）三日内症状未缓解者应去骨科就医，以免发展成慢性腰背痛。

【预防与康复】

（1）规律运动，经常进行小燕飞、平板支撑等锻炼，加强腰背部肌肉力量，并在运动后进行放松活动，避免肌肉僵硬。

（2）运动和劳动前做好充分的热身准备活动；腰背部肌力弱或进行强度较大的活动时，应预先用护腰带做好保护。

（3）掌握正确的劳动姿势。弯腰角度越大，腰部肌肉和椎间盘的压力越大。搬重物时，应遵循以下步骤：身体靠近物体→屈膝→屈髋→双手持物→抬起（举起）之后，膝及髋关节逐渐伸直。运动也应遵循相应要领进行，以免引起损伤。

（4）通常受伤 3 天症状缓解后，即应开始康复训练。开始仅可进行轻微的低强度活动，待疼痛症状消失后，逐渐加量。

▲间歇性跛行

【疾病简介】间歇性跛行指如下情况反复出现的病症：正常行走—跛行—停止行走症状缓解消失—继续正常行走—跛行—停止行走症状缓解消失。

【常见症状】步行一定时间（0.5 ～ 16 分钟）或一定距离后，由于腰腿出现酸疼、无力、发沉、麻木、紧束感而无法行走，坐下或卧床休息一定时间（1 ～ 10 分钟）后，症状得以缓解。继续行走后，又反复出现上述情况。

【发病原因】主要由腰椎管狭窄引起。腰椎椎管狭窄症是骨科的常见病，其发病原因十分复杂，有先天性的腰椎椎管狭窄，也有继发性腰椎椎管狭窄（继发性腰椎椎管狭窄由椎间盘椎体、关节退化变性或脊椎滑脱、外伤性骨折脱位、畸形性骨炎等引起，其中最常见的是退行性椎管狭窄症）。此外，脊髓受压也会导致间歇性跛行。

【治疗方法】

1. 保守治疗

大多数腰椎椎管狭窄症患者经过保守治疗，症状可以得到明显缓解。

（1）一般取屈髋、屈膝位侧卧，休息 3 ～ 5 周症状可缓解或消失。老年人长期卧床易引起肌肉萎缩、深静脉血栓及肺炎等并发症，建议不宜超过 2 ～ 3 周。

（2）药物治疗：给予适量的非类固醇类抗炎药物。

（3）功能锻炼：腰椎屈曲可使椎管容量和有效横截面积增大，减轻对马尾神经的挤压。腹肌肌力的增强也可对抗神经组织所受到的椎管机械性压力。

（4）支具应用：腰围（或腰椎保护性支架）可减轻脊柱运动时关节突及椎间盘对马尾神经根动态的牵拉及压迫。但不宜长期应用，以免造成肌肉萎缩。

（5）硬膜外间隙给药：注入类固醇药物可起到局部消炎作用。部分患者暂时缓解疼痛，但有可能使病情加重或瘫痪。多次注射会引起神经粘连，增加手术难度。

（6）其他：牵引、局部封闭、针灸、推拿等。

2. 手术治疗

如果保守治疗 3 个月无效，自觉症状明显且持续性加重，影响正常生活和工作，或出现明显的神经根痛和明确的神经功能损害，尤其是严重的马尾神经损害，或腰椎滑脱、侧弯进行性加重，并伴随相应的临床症状，则需要进行手术治疗。

▲颈椎病

【疾病简介】颈椎病是指颈椎退行性改变、颈椎肥厚增生以及颈部损伤等引起颈椎骨质增生、椎间盘脱出或韧带增厚，刺激或压迫颈部脊髓、神经、血管而产生一系列症状的疾病。多发于中老年人群，但近年来年轻化趋势明显。

颈椎病可分为：神经根（靠近脊髓的神经）型、脊髓型、椎动脉型、交感神经型、颈型和食管压迫型。

【常见症状】症状取决于脊髓神经、血管受压部位、积液等情况。颈部疼痛，并向头、肩或上肢放射是最常见症状。还可伴有头晕头痛、恶心、呕吐、视物模糊、上肢麻木、乏力、肌肉萎缩。严重时出现下肢痉挛、行走困难、大小便功能障碍，甚至瘫痪。

（1）神经根型颈椎病，因脊神经根受压伴有上肢麻木、运动功能障碍。

（2）脊髓型颈椎病，因脊髓受压和缺血，引起脊髓传导功能障碍，出现走路不稳、四肢麻木、大小便困难等症状。这些症状可由上肢向下肢发展，也可由下肢向上肢发展。

（3）椎动脉型颈椎病，因椎动脉受压，造成椎基底动脉供血不足，常在颈部突然旋转时出现头晕、黑朦（眼前突然发黑、视物不清，数秒至数分钟后自动恢复）或猝倒。多伴有交感神经受压症状（见下）。

（4）交感神经型颈椎病，因交感神经受压，引起一系列反射性症状，如头晕、眼花、耳鸣、手麻、心动过速、心前区疼痛等。

（5）颈型颈椎病，也称局部型颈椎病，在头、肩、颈、臂部位引起疼痛，并有相应的压痛点。

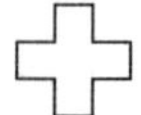

（6）食管压迫型颈椎病，因食管受压引起吞咽有异物感等症状。

【发病原因】随年龄增长的颈椎、特别是颈椎间盘退行性改变是颈椎病的主要原因。低头、伏案工作、不良的睡眠体位和不当的体育运动等造成的颈部慢性劳损也是重要病因。此外，发育性颈椎椎管狭窄、先天的颈椎畸形也可诱发和加重颈椎病。

【治疗方法】

（1）急性期应使颈部放松，最好卧床休息，症状严重时可使用软的颈托。

（2）物理治疗：采用热敷、超声波、红外线照射等方法可起到一定作用。

（3）药物治疗：非甾体抗炎药、骨骼肌松弛药可缓解疼痛和肌肉紧张，维生素 B_1、维生素 B_2 等神经营养药对神经受压、四肢无力或麻木患者有帮助。

（4）运动疗法：症状缓解后，颈部体操可促进症状的进一步消除及巩固疗效。有明显的脊髓受压症状时禁忌运动，特别要严禁颈椎后仰运动，以免加重对脊髓的压迫。椎动脉型颈椎病患者做颈部旋转动作时宜轻柔缓慢，控制幅度。

（5）手术治疗：经非手术治疗的神经根型和脊髓型颈椎病可考虑手术治疗。由于手术无法修复脊髓已经形成的损害，但可阻止进一步的损害，因此，脊髓型颈椎病宜尽早进行手术。手术越早效果越好。

【预防与康复】

（1）加强颈肩部肌肉锻炼，利用空闲时间做头和双上肢的前屈、后伸，及旋转运动，可缓解疲劳，增强肌肉力量和韧性，有利于颈部脊柱的稳定性和适应突然变化的能力。如用毛巾紧贴后颈部，双手向前拉，头颈向后用力，互相抵抗。

（2）纠正不良姿势和习惯，避免长时间低头、伏案、坐姿不正、乘车睡觉、高枕睡眠。办公室工作者应每小时起身活动颈部，做扩胸运动和抬头远望。

（3）注意颈肩部保暖，避免空调冷气和风扇直吹。（4）尽早、彻底治疗颈肩部肌肉等软组织损伤，防止其发展成颈椎病。

（5）避免提取重物，尤其是长时间提取重物，以免重力通过上肢肌肉传递到颈椎，使颈椎受到牵拉，增加颈椎之间的相互压力，从而加重病情。

（6）避免或减少穿高跟鞋的时间，以免身体重心过度前倾、脊柱弯曲、椎骨间接触面减少、受力集中造成损伤。

（7）避免坐软沙发，或卧在软沙发上，造成颈椎正常生理弧度扭曲。

【中医观点】推拿按摩可缓解颈肩肌群的紧张及痉挛、纠正关节错位、松解神经根及软组织粘连，对恢复颈椎活动、有效防治颈椎病有显著作用。但疗效与医生个人经验有很大关系，需慎重选择。

▲脊椎分离症与脊椎滑脱症

【疾病简介】正常人的脊椎应整齐排列，当因为多种原因使脊椎后端的连接骨断开时称为脊椎分离症，当这种分离使椎体相对于邻近的椎体向前滑移时，称为脊椎滑脱症。脊椎分离与滑脱常发生于腰椎部，所以，有时又称腰椎分离症与腰椎滑脱症。本病多见于20～50岁运动量大的男性，好发于腰椎（L4-L5）和腰椎与骶椎之间（L5-S1）。

【常见症状】在以腰痛为主要症状的疾病中，脊椎分离症及脊柱滑脱症仅次于腰椎间盘突出。是否出现症状，除了与脊柱周围结构的代偿能力有关外，还取决于继发损害的程度，如关节增生、椎管狭窄、马尾神经及神经根的受压情况。

脊椎分离症与脊椎滑脱症一般不会有疼痛。分离严重，产生炎症时可引起腰部疼痛。滑脱严重时可出现腰骶疼痛或尾骨疼痛，疼痛多为钝痛。疼痛在劳累后逐渐出现，站立、弯腰时加重，卧床休息后减轻或消失。坐骨神经牵拉或受压时，可出现下肢单侧或双侧放射痛、麻木，合并椎管狭窄时，可出现间歇性跛行。马尾神经受牵拉或压迫时，可出现下肢乏力、鞍区麻木及大小便功能障碍等症状。

腰椎滑脱症患者表现为腰部前凸增加，臀部后凸增加。

【发病原因】多因先天脊椎关节连接部较细，且在发育期间激烈运动过多所引起。也有因腰部急性或慢性损伤如竞技体育运动、强劳动搬运工作或长期站立所引起。因年龄增长而发生的退行性改变及骨肿瘤、炎症病变也是致病因素。

【治疗方法】

1. 非手术治疗

大部分脊柱分离和轻度滑脱患者可通过休息、理疗、推拿、腰背肌锻炼、佩戴腰围或支具等缓解症状。

2. 手术治疗

非手术治疗无效，症状严重者可考虑手术治疗。

【预防与康复】

（1）通过“小燕飞”、游泳、快走、慢跑等项目加强腰背部肌肉锻炼。

（2）减轻体重，减少腰部过度旋转、蹲起等活动，减少腰部过度负重。

▲脚趾囊肿

【疾病简介】脚趾囊肿是指在脚趾两侧发生的囊肿。囊肿的类型有皮样囊肿和腱鞘囊肿。皮样囊肿多在皮下或者皮内。一般脚面上的囊肿是腱鞘囊肿，它是发生在关节或腱鞘周围的半球状囊性而且有弹性的肿块，内含胶冻样物质。腱鞘囊肿位置较深，多固定不变，质硬。

【发病原因】与慢性劳损、外伤有一定

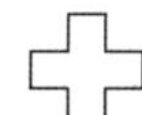

关系。

【治疗方法】腱鞘囊肿的治疗：一是压破疗法，初发者，可用双手拇指挤压囊肿，使其囊壁破裂，溢出黏液等其吸收，但较易复发。二是肾上腺皮质激素囊内注射，先抽尽囊内黏液，然后注入药物。三是手术治疗，将囊肿切除。

【预防与康复】平时穿鞋要宽松，避免劳损。治疗后注意休息，避免长时间站立和走路，休息时腿部适当抬高，适当进行热敷或热水浴。如果注射药物或是手术，注意保持伤口清洁，防止继发感染。

▲肩周炎

【疾病简介】肩周炎是肩关节周围炎的简称，是指肩关节周围肌肉、肌腱、滑囊和关节囊等软组织的慢性无菌性炎症。炎症导致关节内外粘连，从而影响肩关节的活动。其病变特点是广泛，即疼痛广泛、功能受限广泛、压痛广泛。本病好发于50岁左右的人，故又称五十肩。因患病以后，肩关节不能运动，仿佛被冻结或凝固，故也称冻结肩、肩凝症。多见于体力劳动者，也是中老年人的常见、多发病。

【常见症状】肩周炎大多呈慢性发作、发展缓慢，但也可急性发作（尤其在活动后）。肩部疼痛，压痛，初期为阵发性，随病情发展疼痛加剧且呈持续性。疼痛可向颈部及肘部放射，温度降低或劳累后疼痛加重，昼轻夜重是本病一大特点。随病情发展，肩关节活动受限，难以完成背手、梳头、穿衣、洗脸等动作，局部肌肉僵硬、紧张、萎缩。

【发病原因】肩周围软组织退行性改变，肩关节周围韧带肌肉长期过度活动，姿势不良造成劳损，受风寒湿邪的侵袭，肩部外伤，肩部活动减少和颈椎病等疾病引起肩部肌肉持续性疼痛、痉挛、缺血等。

【治疗方法】

1. 功能训练

疼痛严重时可口服消炎镇痛药或局部封闭缓解症状。急性期可用冰袋冷敷，急性期过后需进行功能训练。方法如下。

（1）摸墙，面对墙壁站立，患侧手指沿墙壁缓缓向上爬动，使上肢尽量举高到最大限度后再缓缓回到原处。

（2）摇肩，患者两腿弯曲分立，以患侧肩关节为轴心摇动上臂，由前向后或由后向前，做环形运动。

（3）展臂，用双手抓住毛巾或棍棒的两端，举到头顶、颈后、背部。

（4）上述活动早晚各做一次，每次30～60个，功能训练前，宜先用热水袋热敷肩部使肌肉松弛，可提高训练效果。

2. 中医

针灸、按摩、推拿、火罐等疗法，辅以中药，在治疗本病方面有较好疗效。口服中成药：初期可选用木瓜丸、小活络丹、国公酒治疗；后期可选用大活络丹、舒经活络丸、活血止痛胶囊、独一味胶囊、复方雪莲胶囊、跌打活血散、活血壮筋丸、祛痹舒肩丸。

外用中药：关节止痛膏、正骨水、正红花油、狗皮膏、云南白药膏、千山活血膏。

3. 西药

对乙酰氨基酚、阿司匹林、双氯芬酸、吡罗昔康、布洛芬。有胃肠溃疡者禁用。

【疾病预防】

（1）加强体育锻炼是预防和治疗肩周炎的有效方法。肩关节肌肉发达、力量大的人群，肩周炎发作的概率大幅下降。

（2）受凉常是肩周炎的诱发因素，因此，为了预防肩周炎，中老年人应重视保暖防寒。夏季避免肩部久吹风扇、空调，冬季睡觉时防止肩部外露。一旦着凉要及时治疗，切忌拖延。

【预防与康复】

（1）急性期适当休息，用三角巾将上肢悬吊；消除悬垂重力，减轻疼痛。

（2）可选用肩部热敷、红外灯照射等方法改善肩部血液循环、消炎止痛。

（3）急性期过后，进行适当的肩部锻炼，如羽毛球、引体向上，注意以不疼痛为限。

（4）保证充足睡眠和充沛体力。

（5）保持心情舒畅，避免情绪大幅波动。

（6）注意标本兼治和专业治疗，止痛药或膏药只起到局部暂时缓解或控制疼痛的作用，引起疼痛的根源若不能得到适当处理，治标不治本，反而会引发慢性肩痛。

（7）肩周炎一般需半年到一年的治疗才能痊愈。如果疼痛稍有缓解，就立即停止物理康复治疗或者药物治疗，病灶处的炎症或损伤可能只恢复了部分，很容易在短期内反复发作。

（8）采用推拿、按摩治疗时，应选择正规、专业的理疗师，不恰当的手法容易加重病情，甚至造成损伤。

▲髂胫束综合征

【疾病简介】髂胫束位于大腿外侧，上起自大腿外侧臀部下，下终于膝关节外侧小腿上端，具有加固大腿和小腿的连接，分散和减轻身体重量对膝关节压力的重要作用。髂胫束综合征是指髂胫束损伤引起的病变，多发于跑步、骑行、登山爱好者。

【常见症状】膝关节外侧疼痛，痛感时轻时重，大腿完全弯曲或完全伸直时痛感最强。

【发病原因】运动姿势不正确，在下坡道和弧形跑道跑步；训练量过大，特别是突然增加速度和距离，训练前准备活动或（和）训练后放松不到位；O 形腿、胫骨过度内旋，臀部和腿部肌肉力量过于薄弱（主要是髋外展肌群薄弱）。

【治疗方法】

（1）改进跑步等运动姿势。

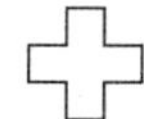

（2）降低运动量，做好运动后的拉伸松解，有条件者进行专业的按摩放松。

（3）通过侧抬腿等方法，加强臀部、腿部和髋外展肌肉群力量。

▲淋病性关节炎

【疾病简介】淋病性关节炎是由淋球菌经性传播引起的关节炎。多累及膝、踝、肘、腕和肩关节。

【常见症状】大多急性起病，突发高烧、寒战、关节肿胀、疼痛剧烈、关节活动受限、僵直，部分患者关节腔出现脓液，关节周围皮肤出现红色脓性皮疹。

【发病原因】淋病在急性发作或在急性发病 2 ～ 3 周时，淋球菌经血行感染到关节引起发病。

【治疗方法】

（1）使用抗生素。

（2）使用牵引和外固定方法防治骨强直，保持关节功能。

（3）关节已发生骨强直者需采取手术治疗。

▲网球肘

【疾病简介】网球肘医学名称为“肱骨外上髁炎”，是肱骨外上髁处，伸肌总腱起点附近的慢性损伤性炎症。该病与职业有关，多见于需反复用力伸腕活动的成年人，尤其是频繁地用力旋转前臂者。如网球、羽毛球、乒乓球、高尔夫球运动员，厨师、家庭妇女、钳工、小提琴手、瓦木工人等，一些肌肉软弱无力的中老年人也可因短期提重物过多而发病。

【常见症状】症状往往逐渐出现。初始为做某一动作时肘外侧疼痛，休息后缓解。之后疼痛呈持续性，在用力握拳，伸腕时加重以致不能持物，严重者甚至不能完成拧毛巾、扫地等动作。一般在肱骨外上髁部有局限的压痛点，压痛可向桡侧伸肌腱总腱方向扩散。晨起时关节有僵硬现象。

【发病原因】因职业需反复用力伸腕活动，引起附着于肱骨外上髁部肌腱、筋膜的慢性劳损。

【治疗方法】

（1）限制腕关节的活动，特别是疼痛消失前要限制用力握拳、伸腕动作。

（2）在压痛点进行封闭治疗。

（3）在前臂捆扎支撑力强的护具，减少肌肉牵张应力。

（4）绝大多数患者经非手术治疗均可有显著疗效，个别无效者，可考虑手术治疗。

【预防与康复】

（1）长期反复用力伸腕人群在训练和工作时，应用弹性绷带、护腕、护肘将前臂、手腕、肘部进行保护。

（2）中老年人应加强肌力锻炼，避免长时间拎重物行走。

▲尾椎痛

【疾病简介】尾椎痛是指尾骨周围部位自发性疼痛的综合征。

【常见症状】通常发生在坐着时或久坐后，痛的程度视乎座椅的软硬或坐的时间长久而产生不同的痛感。有时痛感会延伸至腿部。部分患者痛感可在排便时、月经期加重。因患者常坐向尾骨不痛的一方，会引起盘骨发生错位等问题，导致盘骨压迫神经，使背部及脚部麻痹以及痛感越来越重。

【发病原因】臀部着地的摔伤、不良坐姿、女性分娩时产伤等是主要原因。

【治疗方法】

（1）一般治疗

① 口服或注射止痛药，缓解症状。

② 电疗、按摩、适当的运动都会有帮助。

③ 中药外敷、针灸可局部活血、舒筋通络。

（2）尾骨畸形明显，疼痛严重者经保守治疗无效，可考虑手术治疗。

▲胸廓出口综合征

【疾病简介】胸廓出口是胸和颈的神经血管通道，其中有食管、大血管、气管和许多神经通过。胸廓出口综合征是锁骨下动、静脉和臂丛神经在胸廓上口受压迫而产生的一系列症状。分为神经受压和血管受压两类，神经受压的情况较为多见，也有患者神经和血管同时受压。

【常见症状】

1. 神经受压症状

受压侧有疼痛、麻木和感觉异常，常见于手指和手掌外侧 1/3 区域，也可在上肢、肩胛带和同侧肩背部。疼痛向上肢放射，疼痛和麻木可因过度用力、伴上肢外展和颈部过伸时出现或加重。晚期出现感觉消失、运动无力、鱼际肌和掌间肌萎缩，第四、第五手指萎缩成爪形手。

2. 动脉受压症状

受压侧有手或手臂缺血性疼痛、发凉、麻木、疲劳、乏力和感觉异常，常因冷和情绪激动诱发单侧出现雷诺现象。

3. 静脉受压症状

受压侧有疼痛、肿胀、酸痛、发绀。

【发病原因】多因先天骨骼、肌肉发育异常，加上不当的姿势或动作引起。经常过度外展上肢的工人或某些体育运动员，长期处于含肩、头向前伸体位的工作人员，老年人和驼背的中年人易患此病。

【治疗方法】大多数患者可通过锻炼和康复治疗得到明显改善。

（1）运动疗法：进行提高肩胛骨和强化肌肉群训练，并保持正确的工作、学习姿势。

（2）使用非甾体抗炎止痛药物和理疗方法缓解症状。

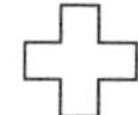

（3）经过1～3个月非手术治疗无效、症状加重且有明确结构异常和动脉压迫者，可考虑手术治疗。

【预防与康复】

（1）避免用肩扛重的东西，或手提重物增加胸廓出口上的压力。

（2）也可以做一些简单的强壮肩部肌肉练习。下面介绍三个练习，每日每种练习各做两组，每组十次。

① 在角落伸展：站在距角落大约30厘米处，两手放在两面墙壁上。身体向角落靠，感觉到脖子有牵拉为止，坚持5秒钟。

② 脖子伸展：左手放在后脑勺上，右手放在背后。用左手将头部向左肩靠，右边脖子有牵拉感为止，坚持5秒钟。换手再向相反的方向练习。

③ 肩关节活动训练：耸肩，然后向后、向下运动，类似肩关节做圆弧形运动。

（3）严密观察病情，防止肢体缺血加重。

▲月状骨软骨病

【疾病简介】月状骨软骨病是指月状骨无菌性坏死。本病好发于20～30岁之间体力劳动者（尤其是使用有振动的工具，如风镐等）。男性多于女性，右腕较左腕多见。

【常见症状】早期腕关节痛、腕背月状骨区压痛伴有第三掌骨的轴向叩击痛和腕关节的功能障碍，手的握力下降，平均为健侧的60%。随病情发展，腕疼痛进一步加重，手的握力较健侧进一步减低，出现腕肿痛、疼痛可向前臂放射、腕背伸明显受限等症状。

【发病原因】急、慢性损伤因素为主要的原因。

【治疗方法】

1. 保守治疗

进行综合治疗，即在进行腕关节制动固定的同时，配合理疗、中药熏洗、内服等。腕部的制动固定时间一定要足够长。

2. 手术治疗

通过手术进行月状骨血运重建。

▲腰椎间盘突出症

【疾病简介】腰椎间盘突出症是因腰椎间盘退行性改变或外伤造成椎间盘的纤维环破裂，髓核突出（或脱出），刺激或压迫腰部神经而出现的一系列症状的疾病，腰椎间盘突出症是一种常见的骨科疾病，多发于青壮年男性。

腰椎间盘突出主要有膨隆型（膨出）、突出型和脱垂游离型（脱出）。

【常见症状】因受压部位和程度不同症状有所差异，椎间盘可向任何方向突出。一般的突出可没有症状，但向后（脊椎侧）的突出症状最为明显，可因压迫神经根（靠近脊柱的神经）或马尾神经产生剧痛。

（1）腰痛及放射性腿痛是大多数患者

最先出现的症状，其中多数人先腰痛后腿痛，部分患者同时发生，少数患者只有腿痛。绝大多数患者因腰 4 ～ 5、腰 5 ～骶 1 椎间盘突出，多表现为坐骨神经痛，出现从下腰部向臀部、大腿后侧、小腿外侧直到足部的放射痛。少数高位腰椎间盘突出（腰 2 ～ 3、腰 3 ～ 4）患者可出现股神经痛，并可放射至大腿前外侧、膝前部和小腿前内侧，或出现下腹部、腹股沟区疼痛。疼痛与腹压、气温和体位变化相关。咳嗽、打喷嚏、大便、用力等使腹压及脑脊液压力增高和刮风下雨、气温骤降时疼痛加重。为缓解疼痛，患者常被迫采取某一体位。

（2）麻木、无力，受累神经根受到压迫、损害较重时，所支配的肌肉力量减弱，感觉减退，轻者出现痛觉过敏，重者神经麻痹、肌肉瘫痪。

（3）间歇性跛行，随行走距离增多，可引起腰背痛、不适感、患肢疼痛和麻木加重，休息后缓解，行走后症状再现。

（4）马尾综合征，可有左右侧交替出现的坐骨神经痛和会阴区麻木感，重者可出现大小便无力或不能控制，双下肢不完全瘫痪，男性性功能障碍，女性因尿潴留而出现尿失禁。

（5）患肢发凉，因疼痛发射性地引起血管收缩，小腿及足趾表面温度降低。同时，患者还可伴有腰椎侧弯或倾斜、腰部活动范围受限，突出的间盘位置有压痛及叩痛。

【发病原因】椎间盘在 30 ～ 50 岁之间因逐渐缺乏血液循环，含水量降低，变得脆弱老化。椎体小关节错位，遇承受外力突然加大时，髓核穿过周边的纤维环形成突出。前后纵韧带损伤等长期反复的损害，加重了椎间盘退化的程度。

青少年患者可在无退变时，因强大外力引起纤维环破裂和髓核突出。50 岁以后，因椎间盘变硬，很少再发生突出。

腰椎、骶椎先天异常可使腰椎承受的应力发生改变，也是腰椎间盘突出的原因之一。

【治疗方法】大多数患者特别是膨出型患者，通常可经非手术治疗缓解或治愈。

1. 卧床休息

在硬板床上卧床休息三周，其中绝对卧床休息（大小便均不应下床或坐起）不少于一周。三周后佩戴护腰活动，三个月内不做弯腰、搬重物动作。

2. 盆骨牵引

可增加椎间隙宽度，减轻对神经根的刺激和压迫，但必须在专业医生指导下进行。

3. 物理治疗

使用热敷、超声波、红外线照射等缓解肌肉痉挛，减轻椎间盘内压力。

4. 药物治疗

疼痛明显时，口服非甾体抗炎药或封闭注射药物止痛，但止痛药不宜长期使用。

5. 髓核化学溶解法

使用木瓜凝乳蛋白酶或胶原蛋白酶注入椎间盘内，溶解部分压迫神经核和纤维环，

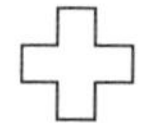

缓解症状。

6. 经皮髓核切除术 / 激光气化术

在影像监视下将突入椎管的髓核吸出或激光气化去除，解除神经受压症状，适合于膨出型或轻度突出型患者。

7. 手术治疗

经规范的非手术治疗三个月以上无效，或虽有疗效但反复发作且症状严重，影响行走、站立，以及马尾神经受损、大小便严重障碍（不畅或失禁）、会阴部麻木、双下肢无力或瘫痪者可考虑手术治疗。

【预防与康复】

（1）规律运动，增强腹部、背部和臀部肌肉的力量和伸展性，可加强对脊柱的保护，减少椎间盘的突出风险。

（2）长期伏案工作者要注意桌、椅高度，体力工作者要注意腰背部防护。

（3）坐姿端正，不跷二郎腿，床垫不宜过软。

（4）避免长期处于坐位或颠簸状态。

（5）弯腰取物，应采用尽可能贴近物体，采取屈髋、屈膝下蹲方式，以减少对椎间盘后方的压力。

（6）经常进行整脊调理，及时纠正小关节错位，避免肌肉、韧带损伤，避免诱发或加重椎间盘突出。

【中医观点】推拿、按摩、针灸和中药可纠正脊椎错位，促进血液循环，调节肌肉紧张状态，减轻椎间盘内压力，对预防和治疗腰椎间盘突出具有良好作用。但疗效与医生个人经验有密切关系，需慎重选择。

▲足底筋膜炎

【疾病简介】足底筋膜炎是足底筋膜的一种退行性病变，是常见的运动创伤。好发于年轻的运动人群（尤其是跑动较多的专项运动员和长跑爱好者及舞蹈演员）和中老年人群。足底筋膜炎是引起足跟疼痛的最常见原因。

【常见症状】足底特别是足跟底部疼痛不适，每天起床第一步踏地疼痛最为严重，行走数分钟后，疼痛逐渐消退，但步行、站立或跑步时间过久，疼痛再次出现。患者为避免足跟疼痛而改变走路步姿，因足底压力分布不均而引发髋、膝、踝等关节疼痛。

应注意跟骨骨刺与足底筋膜炎的区别。当跟骨出现骨刺时，也会出现疼痛症状，但是疼痛发生在足跟与地面接触时，而足底筋膜炎的疼痛往往发生在足部蹬离地面时。骨刺引起的疼痛在晚上睡觉前最严重，而足底筋膜炎在清晨起床前最严重，预防跟骨骨刺最重要的是合理饮食、控制体重，出现骨刺且严重时需要进行手术去除。

【发病原因】足底筋膜炎因长期超负荷压力造成慢性损伤引起，具体因素包括：长时间跑步、行走、站立、穿高跟鞋，尤其是有高弓足、扁平足、足跟肌腱过短等足部生理结构异常者，鞋跟过硬，身体超重，足跟脂肪垫因年龄增长而退化等。

【治疗方法】

1. 一般治疗

（1）停止或减少足部活动，迈小步，避免光脚行走。

（2）采用冰敷（每次 15 分钟，每日 2～3 次），按摩拉伸。

（3）体外冲击波等方法缓解疼痛，使用脚弓护垫、肌肉胶贴、黏胶支持带等，降低足底筋膜承受的压力。

2. 药物治疗

使用橡皮膏药，口服非甾体抗炎镇痛药物或进行局部注射类固醇封闭治疗。

3. 手术治疗

上述方法治疗效果不佳者，可考虑采用缓解筋膜压力手术。

【预防与康复】

（1）尽量避免长时间站立或行走、跑步。

（2）选用大小合适，有一定厚度的软底、高帮鞋，保护足底和踝部。

（3）有高弓足、扁平足者应尽早配用带有足弓支撑的矫形鞋垫；体重过重者及老年人使用足跟垫。

（4）患者可佩戴夜间伸展支具，将踝关节固定在背伸位，使小腿肌肉和足底筋膜轻度伸展，减轻晨起疼痛症状。

（5）进行足部及小腿的伸展和肌力康复训练。

▲坐骨神经痛

【疾病简介】坐骨神经是由腰 4 至骶 3 神经根组成，是全身最长最粗的神经，经臀部分布于整个下肢。坐骨神经痛是以坐骨神经径路及分布区域疼痛为主的综合征。绝大多数的坐骨神经痛是继发于坐骨神经局部及周围结构的病变对坐骨神经的刺激压迫与损害，称为继发坐骨神经痛；少数系原发性，称为坐骨神经炎。

【常见症状】疼痛主要限于坐骨神经分布区，大腿后部、小腿后外侧和足部，疼痛剧烈的病人可呈特有的姿势——腰部屈曲、屈膝、脚尖着地。如病变位于神经根时，椎管内压力增加（咳嗽、用力）时疼痛加重。部分患者可有肌力减退，程度可因病因、病变部位、损害的程度不同差异很大。

【发病原因】一是坐骨神经的起点发生刺激，这种现象主要是腰椎间盘病变所致；二是骶髂关节病变，如错位、嵌顿等，刺激前面的坐骨神经而出现下肢的疼痛和麻木症状；三是梨状肌痉挛直接卡压坐骨神经而出现下肢的疼痛表现。

【治疗方法】根据发病原因进行治疗。

（1）除少数椎间盘突出症的病人需要接受手术外，其余均可采用系统的保守治疗和微创治疗。

（2）骶髂关节病变和梨状肌痉挛可采用射频温控治疗。

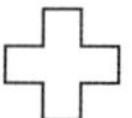

◎眼科

▲白内障

【疾病简介】白内障是一种因晶状体蛋白质变性、发生混浊引起视力障碍的疾病。可分为老年性白内障、先天性白内障、并发白内障和外伤性白内障四种，临床上以老年性白内障居多。

【常见症状】视力渐进性下降、原来的老视（老花眼）减轻或近视程度增加、视野缺损。

【发病原因】老化、遗传、免疫与代谢异常、外伤、局部营养障碍、中毒、辐射等，都是致病的原因。

【治疗方法】

（1）药物治疗：主要有口服和眼药水两类药物，可在一定程度上减缓发展，如昆布眼药水、麝珠明目散、珍珠明目滴眼液。

（2）手术治疗：是成熟而最有效的方法。

（3）中成药：复明片、障眼明片、石斛夜光丸、明目地黄丸。

（4）针灸疗法：辨证选穴。

【疾病预防】

（1）应经常佩戴深色眼镜。接受太阳光紫外线照射的强度越大、时间越长，老年人患白内障的风险也就越高。

（2）防止人体水分不足。在脱水的情况下，体内的正常代谢极易产生紊乱，造成人体内有害物质如超氧因子的积蓄，损害眼部的晶状体细胞，导致白内障的发生。

（3）摄入足够的维生素C。人体中眼睛的维生素C含量是人体其他部位浓度的30倍左右。维生素C是维持眼睛晶体生理功能、防止其老化的重要营养物质。

【康复护理】

（1）病人不要用力挤眼，手术当天尽量多休息，避免剧烈活动，避免弯腰用力；有咳嗽或呕吐者，要服用镇嗽或止吐药物。

（2）术后病人平卧，尽可能放松头部，避免过多活动头部，自然呼吸，不要憋气或打喷嚏。吃饭、大小便可起床，但动作要缓慢些，尽量少低头。

（3）术后不要吸烟、饮酒；三天之内不吃辛辣食物，不吃难以咀嚼与过硬的食物，保持大便通畅，养成每日排便一次的习惯。

（4）手术后一般无疼痛，可能出现眼花、轻度异物感，属正常现象。如发生明显眼痛、恶心、呕吐、视力突然下降或其他不适，应请医生作出相应处理。

（5）老年性白内障病人大多年老体弱，全身合并有多种疾病，需用适当药物治疗，必要时请专科医生协助治疗。

（6）手术后两周内避免脏水进入眼内，不要对手术眼施加压力并预防外伤。

（7）术后三个月视力趋于稳定后，应做屈光检查。必要时佩戴眼镜，以调节看远或看近的视力，达到最佳效果。

▲倒睫

【疾病简介】倒睫是睫毛转向眼睛内侧生长，以致触及眼球的异常状况。

【常见症状】异物感、怕光、流泪、眼睑痉挛、结膜充血、角膜混浊或角膜溃疡。

【发病原因】有先天及后天两大类。先天性倒睫在出生后就有倒睫，通常在下眼皮。后天性倒睫的原因，最常见的是由沙眼所引起的。眼睛灼伤、眼皮外伤或眼皮手术后，也会引起倒睫。

【治疗方法】

（1）小儿患有“倒睫”时，若情形不严重，点些抗生素眼药膏即可。若是出现整排睫毛的倒睫，且有眼睑内翻的情形，则可考虑手术矫治。一般而言，可以等到二岁以后再手术。

（2）成年人的“倒睫”，可根据情况采用拔除、冷敷、激光、手术等不同方法治疗。

▲飞蚊症

【疾病简介】飞蚊症是玻璃体内的不透明物体投影在视网膜上产生视物变化的一种眼睛病变。飞蚊症正式的名称是玻璃体混浊或称玻璃体浮物，因眼前见黑点飞舞，犹如飞蚊故名飞蚊症，可分为退化性、生理性和病理性三种。

绝大部分的飞蚊症是退化性和生理性的，分别占飞蚊症总量的75%和20%，这两种飞蚊症是良性的，不会导致失明。病理性飞蚊症有导致失明的风险。

【常见症状】眼前出现黑点并会随着眼球的转动而飞来飞去，在光线明亮或白色背景衬托下，更为明显。眼前这种不明飞行物可呈线状、面状或立体状。

退化性和生理性飞蚊症患者在疲倦时飞蚊现象明显。

病理性飞蚊症有异常闪光、短时间内飞蚊数不断增加和视线有被遮挡的感觉等特征。

【发病原因】

（1）飞蚊症一般是由玻璃体退化变性引起的，是一种自然老化现象，多发于40岁以后，属于退化性飞蚊症。

（2）生理性的飞蚊症主要发生于40岁以下，因玻璃体皮质细胞或视网膜血管内细胞在视网膜上投影所致。

（3）病理性飞蚊症主要由中高度近视、糖尿病、高血压等导致的玻璃体积血、视网膜裂孔剥离、视网膜玻璃体炎症等原因造成。

【治疗方法】

（1）退化性飞蚊症和生理性飞蚊症一般无需特殊治疗，可以从以下几方面注意。

① 需要在平时多注意眼睛健康，多做

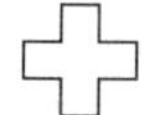

眼保健操和户外运动。

② 饮食方面要以米饭为主食，多吃一些绿色食品，蔬菜最好以凉拌为主。水果要吃一些爽口的，多饮用天然的矿物质水。

③ 放松心情，保证睡眠，眼睛一般可恢复正常。

（2）病理性飞蚊症应尽快治疗原发疾病，并采用药物、手术等方法治疗玻璃体积血等眼部问题。

【预防与康复】

（1）保持良好的生活习惯，睡眠充足，不熬夜。

（2）避免长时间连续操作电脑，注意中间休息，通常连续操作 1 小时，休息 5 ～ 10 分钟。休息时可以看远处或做眼保健操。

（3）调整荧光屏距离位置。合适的角度及距离能降低对屈光的需求，减少眼球疲劳的概率。建议距离为 50 ～ 70 厘米，而荧光屏应略低于眼水平位置 10 ～ 20 厘米，呈 15 ～ 20 度的下视角。

（4）保持良好的工作姿势。保持一个最适当的姿势，使双眼平视或轻度向下注视荧光屏，这样可使颈部肌肉轻松，并使眼球暴露于空气中的面积减小到最低。

（5）如果本来泪水分泌就少，眼睛容易干涩，在电脑前就不适合使用隐形眼镜，要戴框架眼镜。在电脑前佩戴隐形眼镜的人，也最好使用透氧程度高的品种。

（6）多吃各种水果，特别是柑橘类水果，还应多吃绿色蔬菜、粮食、鱼和鸡蛋。多喝水对减轻眼睛干燥也有帮助。

（7）40 岁以上者，最好采用双焦点镜片，或者在打字时，佩戴度数较低的眼镜。

（8）不吹太久的空调，避免座位上有气流吹过，并在座位附近放置茶水，以增加周边的湿度。

【中医观点】中医认为本病为肝肾亏损所致，治宜补益肝肾。可服用明目地黄丸、驻景丸、石斛夜光丸等中成药或汤药。

▲过敏性结膜炎

【疾病简介】过敏性结膜炎是结膜对外界刺激产生的一种超敏反应（在接受正常耐受值以内的刺激所发生的临床症状或体征）。

【常见症状】依导致过敏物质的不同，症状有所差别。花粉或食物引起的过敏性结膜炎最常见的症状是眼痒、结膜充血，及流泪、灼热感、畏光及分泌物增加等。长期佩戴角膜接触镜（隐形眼镜）、使用化妆品或眼药等引起过敏性结膜炎会出现结膜乳头增生，即在眼睑内侧出现鱼卵般颗粒，分泌物较多。

【发病原因】因遗传等因素，具有过敏体质者接触花粉、草类、真菌、尘螨、动物皮屑等过敏原引起发病。

【治疗方法】

1. 一般治疗

（1）脱离过敏原是最为理想有效的治疗手段，应尽量避免与可能的过敏刺激原接触。如清除房间的破布及毛毯，注意床上卫生，使用杀虫剂消灭房间的虫螨，在花粉传播季节避免接触草地，停戴或更换优质的隐形眼镜与护理液等。

（2）眼睑冷敷可以暂时缓解症状。

（3）用生理盐水冲洗结膜囊可以中和泪液的 pH 值，稀释泪液中的抗原。

（4）佩戴深色眼镜，减少阳光刺激。

2. 药物治疗

主要使用抗组胺、激素类药物。

3. 脱敏治疗和冷冻治疗

脱敏治疗和冷冻治疗对部分季节性发病患者有较好疗效。

4. 心理治疗

由于本病易反复发作，部分患者会出现一定的心理障碍，对此应予以适当的心理治疗。

【疾病预防】

（1）避免接触刺激原。

（2）改善生活环境，特别是空气质量室内湿度和温度，减轻过敏原影响。

（3）增强体质，提高抗过敏能力。

（4）保持眼睛及周围清洁，避免揉眼导致结膜感染。

▲巩膜炎

【疾病简介】巩膜，俗称眼白，巩膜炎就是巩膜因各种原因引起的炎症。广义的巩膜炎包括巩膜外层炎和深层巩膜炎两种。巩膜外层炎是指结膜与巩膜组织之间的炎症，深层巩膜炎是指巩膜组织本身的炎症，比巩膜外层炎严重。通常说的巩膜炎是指深层巩膜炎。

【常见症状】

1. 巩膜外层炎

常见于青年人，女性多于男性，主要症状为眼红（局部充血）、压痛、畏光、流泪、刺激感，可自行消退，也可复发。

2. 深层巩膜炎

包括常见的前巩膜炎和少见的后巩膜炎。

（1）前巩膜炎：常见于青年人，女性多于男性，双眼可先后发病。主要症状为眼部疼痛剧烈（深部刺痛）、流泪、畏光、眼球红肿，炎症可持续数周至数月，甚至数年。炎症可导致巩膜出现结节、蓝色瘢痕。少数发生于 50 岁以上女性的炎症可导致巩膜坏死穿孔、眼球丧失。此类患者常伴有严重的自身免疫性疾病。

（2）后巩膜炎：女性多于男性，多为单眼发病，患者常有类风湿关节炎。主要症状为剧烈眼痛、眼睑水肿、眼球运动受限、复视。

【发病原因】所有的巩膜炎的病因尚不

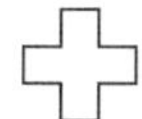

十分明确。多认为巩膜外层炎与外源性抗原抗体所致的过敏性反应有关。深层巩膜炎与内源性抗原抗体免疫复合物有关。常见于风湿性关节炎、结核、系统性红斑狼疮、梅毒、痛风、带状疱疹病毒感染和眼部手术后。

【治疗方法】

（1）首先要治疗导致巩膜炎的基础病。

（2）巩膜外层炎属自限性疾病，一般无需治疗，通常在 1 ～ 2 周内自愈，可选用血管收缩剂滴眼，减轻充血外观；0.5% 可的松眼液或 0.1% 地塞米松眼液点眼可缓解疼痛；必要时口服非甾体抗炎药或糖皮质激素缩短病程。

（3）深层巩膜炎

① 药物治疗：局部或全身使用糖皮质激素和非甾体抗炎药。

② 手术治疗：发生巩膜坏死、穿孔者可考虑进行巩膜移植术。

【中医观点】 中医认为本病因肺热引起，与生活习惯密切相关，应从改善生活方式和服用中药两方面进行治疗。

（1）避免熬夜导致阴虚火旺。

（2）忌烟酒、辛辣刺激食物，勿食过于寒凉食品，勿随意服用补品，以免肺火旺盛，阴阳失衡。

▲虹膜炎

【疾病简介】虹膜处于眼球中层，有自动调节瞳孔大小，从而调节进入眼内光线多少的作用。虹膜的炎症称为虹膜炎，由于虹膜炎常会引起其后部的睫状体发炎，故又称为虹膜睫状体炎。通常是单眼发病，年轻人为高发人群。虹膜炎是眼科急症之一，发展快，可使瞳孔后粘连及闭锁，发展成白内障或急性青光眼导致失明，切不可延误，需尽快就医。

【常见症状】虹膜周围白色部分充血发红、疼痛、畏光、流泪和视力减退。

虹膜炎和红眼病的区别：虹膜炎初期与红眼病（医学上称急性结膜炎）症状相同，都有眼白变红现象，容易延误治疗，造成严重后果。两者区别在于：第一，红眼病有大量的眼屎而虹膜炎没有眼屎；第二，红眼病靠黑眼珠周边处的白眼膜红得较轻，而虹膜炎此处红得特别重，如同一个红色的环带围绕在黑眼珠周边上。

简单讲，眼红无眼屎为重症，即虹膜炎；眼红有眼屎多为轻症，即红眼病。

【发病原因】细菌、病毒、异物等进入眼内导致炎症；结核、风湿等疾病引起虹膜发炎。

【治疗方法】

（1）药物治疗：使用非激素性消炎药、抗生素和免疫制剂消炎镇痛。

（2）理疗：促进血液循环和炎症吸收。

（3）如果引发青光眼和白内障，需进行手术治疗。

【预防与康复】

（1）避免用眼过度，保证充足睡眠。

（2）饮食清淡，忌食刺激性食物。

▲睑板腺囊肿

【疾病简介】睑板腺囊肿又称霰粒肿，是睑板腺慢性非化脓性炎症（炎性肉芽肿）。

【常见症状】霰粒肿与麦粒肿症状类似，但肿块无疼痛感，病程发展缓慢。眼睑有异物感，眼睑内侧出现一个或数个圆形、无痛性肿块，多在2～8周内自行吸收消退或自行溃破，排出胶样物质，在睑板腺表面形成乳头状增生（肉芽肿）。部分肿块较大者可因压迫眼球出现视物模糊，少数继发感染者可发展成睑腺炎。

【发病原因】因睑板腺开口处阻塞，分泌物潴留而引起。

【治疗方法】

（1）多数睑板腺囊肿无需治疗。

（2）热敷可促进脓肿吸收消退。

（3）囊肿较大影响视力和美观或两个月后仍未消退者，可进行手术切除。

（4）反复发作或老年人的睑板腺需进一步检查排除睑板腺瘤。

▲角膜炎

【疾病简介】角膜是眼睛最前面（黑眼珠）上的一层透明组织，起着保护虹膜和晶状体，并为眼睛提供大部分屈光力（使光线聚焦于视网膜）的作用。角膜炎就是角膜因各种原因引起的炎症，是一种常见的角膜疾病。根据病因可分为感染性、免疫性、外伤性、全身病性角膜炎。

【常见症状】眼睛发红、眼睛刺痛、畏光流泪、眼睑痉挛、视力视野改变、视力障碍。情况严重者，角膜可发生溃疡，在角膜表面出现白色脓斑，需立即就诊，以免引起严重并发症。

【发病原因】病毒和细菌感染、长时间佩戴隐形眼镜、紫外线灼伤、眼睛外伤、药物过敏、一些全身疾病（结核、梅毒）在眼睛的反应均是致病原因。

【治疗方法】

（1）根据病因，使用抗生素或抗病毒药物控制感染。

（2）通过散瞳使眼睛处于休息状态促进恢复，也可通过热敷使血管扩张，促进炎症吸收。

（3）使用生理盐水或3%硼酸溶液冲洗眼睛防止感染扩大。

（4）因感染引起者，暂停佩戴隐形眼镜。因药物副作用或眼药水过敏者，停用相应药物。

（5）药物不能控制的严重角膜炎，需手术治疗。

（6）治疗其他引起角膜炎的疾病。

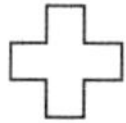

▲结膜炎

【疾病简介】结膜是覆盖在上、下眼睑内和眼球前面的一层半透明黏膜组织，具有分泌黏液、润滑眼球、减少摩擦和防止外来异物或危险侵袭的功能。结膜炎就是多种因素导致的结膜组织炎性反应，是一种常见和多发的眼科疾病。结膜炎有多种类型，按照病情及病程可分为急性、亚急性和慢性；按照病因可分为细菌性、病毒性、衣原体性、真菌性、变态反应性和损伤性结膜炎。细菌性和病毒性结膜炎，就是人们常说的“红眼病”。衣原体性结膜炎的主要类型就是人们常说的“沙眼”。变态反应性结膜炎又称为过敏性结膜炎。

【常见症状】结膜充血呈鲜红色，眼部有刺激感和异物感，畏光、流泪、分泌物增多是所有类型结膜炎的共同表现。此外，不同类型的结膜炎还有各自的特异表现。

（1）一种由腺病毒引起的称为“流行性角膜结膜炎”的疾病，是最严重的一种红眼病，发病迅速，眼部刺激症状重（眼痒），分泌物较少，结膜高度充血（眼红）、眼睑水肿并有角膜病变，常伴有咳嗽、喉咙痛、耳前淋巴结肿大、全身肌肉疼痛等症状，该病具有极强的传染性。

（2）另外一种常见的红眼病由细菌感染引起，称为“急性或慢性卡他性结膜炎”，起病急，主要症状为眼部异物感、烧灼感，流泪和黏性或脓性分泌物（尤其是晨起时）。

（3）沙眼的主要症状是眼红、流泪和刺激感，病情严重者可出现结膜瘢痕、眼睑内翻、倒睫、视力下降或丧失，多发生于卫生条件较差且炎热、干旱地区的儿童。

（4）过敏性结膜炎眼红和分泌物症状较轻，但随流泪的增加，眼睛发痒感会越来越强烈，特别是当过敏原是花粉或食物时。

【发病原因】细菌性、病毒性和衣原体性结膜炎均为感染引起，并具有传染性，可通过手眼接触、人与人接触、苍蝇飞蚊传播，接触被污染的物品而染病；过敏性结膜炎主要因化妆品、花粉、食物引起变态反应所致；损伤性结膜炎主要因紫外线和异物损伤引起；淋菌性结膜炎多经患有淋病性阴道炎的母亲产道出生时感染：真菌性结膜炎较为少见，主要由于长期使用激素类眼药所致。

【治疗方法】

（1）红眼病患者应进行隔离治疗，个人用品应进行消毒等。

（2）清理分泌物：可用干净湿毛巾或纸巾轻拭或用生理盐水冲洗。

（3）初期冷敷患部，帮助消肿，退肿后，后期温热敷，改善局部供血。

（4）使用眼药水或眼药膏进行局部治疗。

① 病毒性：0.5% 利巴韦林眼液、2% 阿昔洛韦眼药水、0.1% 更昔洛韦眼液、盐酸酞丁安眼药水。

② 细菌性：0.3% 氧氟沙星眼液、0.5%

环丙沙星眼液、0.25% 氯霉素眼液、0.5% 庆大霉素眼液、0.5% 妥布霉素眼液、0.1% 多黏菌素 B 眼液、金霉素眼膏、四环素眼膏、红霉素眼膏。

（5）严重的沙眼、淋球菌性结膜炎需口服抗生素。

（6）沙眼造成眼睑、结膜、角膜损伤时，需手术治疗。

（7）切勿遮盖、包扎患者的眼睛，以免结膜囊温度升高，细菌在此繁殖，加剧病情。如果畏光，可戴遮光眼镜。

【预防与康复】

（1）勤洗手，避免随意揉眼。

（2）流水、清水洗脸。

（3）不与他人共用毛巾、手帕、床单、眼部化妆品，毛巾应经常消毒。

（4）眼睛红肿时，不宜佩戴隐形眼镜，不宜眼部化妆。

（5）接触患者后必须洗手消毒。

（6）患病期间避免光、热、风刺激，忌食辛辣刺激食物，充分休息，多喝水。

▲睑腺炎

【疾病简介】睑腺炎又称麦粒肿，是一种发生于眼睑腺体及睫毛毛囊的急性化脓性炎症。根据被感染的腺体不同睑腺炎分为外睑腺炎和内睑腺炎，前者是位于睫毛毛囊根部的皮脂腺或汗腺的感染，又称为“针眼”；后者是位于睑板里的睑板腺感染，临床上以外睑腺炎多见。睑腺炎多发于青少年，易复发。

【常见症状】初期表现为眼睑红、肿、热、痛，而后形成一个小圆形有触痛感的肿胀区，常有流泪、畏光、异物感，发病 2 ～ 3 天后病灶中心形成黄白脓点，一般在 2 ～ 4 天后脓点自行溃败，随之炎症减轻消退。

若病菌毒性强烈或患者抵抗力下降，使感染严重时睑腺炎的炎症反应剧烈，易发展成眼睑蜂窝织炎，出现发烧、寒战、耳前淋巴肿痛、头痛等全身中毒症状，治疗不及时，可引起败血症或海绵窦血栓，危及生命。

【发病原因】细菌感染所致。

【治疗方法】切忌挤压脓点，以免感染扩散，引发严重的并发症。

（1）初起时可采用冷敷，硬结形成至未软化阶段可采用湿热敷（每天 3 次，每次 5 ～ 10 分钟），促使病灶局限，加速脓肿形成、溃败和引流。

（2）局部使用抗生素眼药水或眼药膏，症状较重者需口服或注射抗生素。

（3）热敷和抗生素治疗后仍残留硬结者需进行切除手术。

【疾病预防】注意用眼卫生，不要用脏手揉搓眼睛。小孩年幼无知，加上本性好动，经常用脏手揉眼，细菌就会乘虚而入。

【中医观点】中医因其以针刺破即愈故

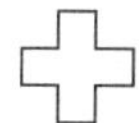

名针眼，认为其多因肌肤不洁、风热毒邪外客所致，或因脾胃虚弱、气血不足、正不胜邪而使病变反复发作。临床常见有风热毒邪、热毒炽盛及脾虚气弱等症型。治疗当以清热解毒为主；对正不胜邪者，宜取扶正托毒法为原则。

▲睑缘炎

【疾病简介】睑缘炎俗称“烂眼”，是眼睑缘表面、睫毛、毛囊及其腺组织的炎症，分为鳞屑性睑缘炎、溃疡性睑缘炎和眦角性睑缘炎三种。

【常见症状】

（1）鳞屑性睑缘炎：刺痛、干燥、奇痒感。

（2）溃疡性睑缘炎：睫毛根部毛囊出现小的脓疱及脓血，并形成溃疡，睑缘皮脂腺分泌物增多，睫毛脱落，睑缘瘢痕。

（3）眦角性睑缘炎：睑缘及附近皮肤充血糜烂，有干燥、异物和痒感。

【发病原因】鳞屑性睑缘炎主要是由于眼睑部脂溢性皮炎、酒糟鼻等引起；溃疡性睑缘炎常为金黄色葡萄球菌感染引起；眦角性睑缘炎为一种称为摩－阿双杆菌的特殊病菌引起。化妆品、花粉、眼药水过敏，维生素缺乏，过敏性体质也是致病原因。也有部分患者病因不明。

【治疗方法】

（1）明确病因，避免刺激因素，保持眼部卫生。

（2）鳞屑性睑缘炎每日用棉签蘸生理盐水清理眼睑，之后涂用抗生素软膏或磺胺眼膏。

（3）溃疡性睑缘炎每日清除分泌物形成的痂皮，涂用抗生素或磺胺软膏。

（4）眦角性睑缘炎使用0.25%～0.5%硫酸锌溶液点眼或抗生素软膏外涂。

（5）治疗引起炎症的基础病。

（6）热敷可缓解症状，促进愈合。

【预防与康复】

（1）避免风、尘、烟、热等外部刺激。

（2）保证睡眠充足，避免视力疲劳。

（3）有消化不良和营养障碍等疾病时及时治疗，避免维生素缺乏。

（4）注意饮食清淡，勿大量进食辛辣刺激食物。

▲流行性角膜结膜炎

【疾病简介】流行性角膜结膜炎是一种由病毒引起的角膜和结膜炎症，具有较强的传染性。

【常见症状】急性发病，初起时有类似感冒症状，眼睛有异物感，眼睛充血，见光流泪和有分泌物。症状多出现在一只眼，有时可由一只眼睛发展到双眼，眼睑浮肿，异物感加重，双眼无法睁开。部分患者耳前淋巴结肿痛，数日后，黑眼珠会出现点状混浊，可造成长期的视力障碍。部分老人和婴幼儿眼睑内可出现假膜（白色的膜）。成人症状多局限于眼部，儿童可有全身症状，如发烧、咽痛、中耳炎、腹泻等。

【发病原因】通过接触感染病毒所致。

【治疗方法】无特效药，主要进行对症治疗，缓解症状。

【疾病预防】传染期间注意与患者隔离，接触患者后要立即洗手，患者使用过的物品要全部消毒。

▲泪囊炎

【疾病简介】泪囊炎为细菌感染所致的眼部炎症，分为急性和慢性两种，以慢性最为常见，急性泪囊炎大多是慢性泪囊炎的急性发作，常见于中年过后的女性。

【常见症状】慢性泪囊炎多有流泪、眼睛分泌物多、挤压泪囊流脓症状。急性泪囊炎有流泪、泪囊区肿痛等症状，患者大多有慢性泪囊炎病史。

【发病原因】由于沙眼、鼻炎、鼻息肉等疾病，或外伤、发育等原因，造成泪道阻塞或狭小，泪液不能顺利排出，使细菌滋生引起炎症。

患流行性感冒、猩红热、白喉、结核等疾病时，病菌侵犯泪囊，以及从泪小点进入的睫毛或从鼻腔进入鼻泪管的异物亦可引起泪囊炎。也有新生儿由于鼻泪管下端胚胎残膜没有成熟或上皮细胞残屑阻塞鼻泪管下端、泪液和细菌潴留引起感染致病。

【治疗方法】

（1）新生儿（6个月内）泪囊炎患者，可先进行泪囊区手法按摩，同时局部使用抗生素点眼，打通泪道。

（2）其他患者可局部或全身使用抗生素，局部滴用眼药水前，应先挤压排空泪囊内分泌物。

（3）冲洗泪道：使用生理盐水或激素类药物冲洗泪囊。

（4）采用泪道探通术疏通泪道或进行内囊鼻腔吻合术，再造泪道。

【预防与康复】

（1）积极治疗原发病，以免继发急性泪囊炎。

（2）不要吃辛辣刺激性食物，忌烟酒，多吃水果蔬菜。

（3）平时注意眼部卫生和休息，以免因感染或过度用眼睛引起急性泪囊炎。

▲老视

【疾病简介】老视是指中年以后，随着年龄增长，逐渐产生近距离阅读或工作视物困难的现象，俗称“老花眼”。老视不是疾病，也不属于屈光不正，而是一种人体机能老化的生理现象，是绝大多数中老年人都会出现的视觉问题。

【常见症状】

（1）视近困难：视近点逐渐变远，患者会逐渐发现在往常习惯的距离阅读或工作，看不清楚小字体。

（2）阅读需要更强的照明度，喜欢在阳光下或较亮的灯光下阅读。

（3）视近不能持久：视远和视近之间视力转换反应速度下降，阅读时易产生眼睛酸胀、流泪、头痛、头晕、恶心、烦躁等症状。

【发病原因】随年龄增长，晶状体硬化，弹性减弱，睫状肌收缩能力降低而致调节减退。屈光不正，长期过度用眼者会较早出现老视。某些药物如胰岛素、抗神经病药、利尿药等也会加速老视出现。

【治疗方法】

（1）适时佩戴老花镜是简单可靠、有效的方法。一般而言，一个视力正常（没有近视、远视和散光）的人，从 45 岁开始出现老视，佩戴老花眼镜度数约为 100 ～ 150 度，之后每 3 ～ 5 年可能要更换一副度数加深的眼镜，50 岁左右约为 200 度，60 岁左右约在 300 度，60 岁以后就不再有很大的变化。眼镜度数需综合考虑个人工作性质、阅读习惯、眼睛的屈光度和调节度以及眼镜种类等多种因素。一般来说单纯的老花镜度数需适当深一些，而双焦眼镜需适当浅一些，目的都是减轻睫状肌的压力，延缓老视发展，避免不适症状。

（2）手术治疗可在一定程度上改善症状，但都无法达到治愈目的。

【预防与康复】

（1）避免长时间过度用眼造成的眼睛疲劳。

（2）每日做几遍眼保健操，促进眼部血液循环。

（3）每日热敷眼睛，改善眼肌营养，缓解疲劳。

▲葡萄膜炎

【疾病简介】眼睛的虹膜、睫状体、脉络膜三者合称葡萄膜，其功能类似相机的光圈和快门，在巩膜内侧覆盖眼球，防止瞳孔以外的光进入。三者发生的炎症称为葡萄膜炎，按照发炎的部位分为前、中、后或全葡萄膜炎。多发于青壮年。本病病情易反复并易引起严重的并发症，是常见的致盲眼病。葡萄膜炎有时也是其他疾病特别是自身免疫病的先兆，需高度重视，尽早彻底治疗。

【常见症状】依炎症部位或程度、症状表现不同。

（1）前葡萄膜炎：剧烈的眼痛，结膜充血，畏光和视力下降。

（2）中葡萄膜炎：视力下降，眼前有黑色飘移物。

（3）后葡萄膜炎：视力下降明显，视物模糊、扭曲，周边视力丧失，眼前有黑色飘移物等。

（4）全葡萄膜炎：可出现以上部分或全部症状。

葡萄膜炎可迅速损害眼睛，并引起青光眼、黄斑水肿、白内障、视网膜脱离等并发症。

【发病原因】由细菌、真菌、病毒、寄生虫等感染因素和自身免疫、风湿性疾病等非感染性因素两大类原因引起。

【治疗方法】主要使用激素和抗生素抑制炎症。

中医认为葡萄膜炎主要是外邪侵袭，或有内热；多与肝、肾、脾三脏功能失调有关。肝开窍于目，肝经火热或肝郁化火，热邪上扰，灼伤眼仁；或嗜好肥甘厚味酿成脾胃湿热，热邪上蒸于目熏灼瞳仁；或素体阴虚，病久伤阴，肝肾阴亏，虚火上炎，目睛受损。治疗上予以清热解毒，滋养肝肾，活血化瘀。

在使用激素、控制炎症基础上，再用中药调整，可起到巩固疗效、避免复发、彻底治愈的效果。

【预防与康复】

（1）如发现眼红、痛、畏光、流泪、视力下降或无红、痛，但眼前有黑影漂浮，视物模糊或视物变形，闪光感、视力下降时应尽快就医检查。

（2）应定期复查，预防复发，如自觉有复发症状，应及早诊治。

（3）增强体质，预防感冒，少吃刺激性食物，注意劳逸结合，保持身心健康，对预防葡萄膜炎也有重要意义。

▲屈光不正

【疾病简介】人眼的屈光系统类似于照相机的镜头，负责将接收到的光线屈折后，集合镜像于视网膜上。屈光系统是由角膜、房水、睫状肌、晶状体和玻璃体所构成，这一系统通过凸透镜的折射与反射作用，将外界的光线处理后传递给大脑，从而获得视觉，这一过程涉及复杂的化学物理反应和调节机制，当这一过程由于多种原因不能正常工作，使光线不能正确聚焦于视网膜上而产生视物模糊时就是屈光不正。屈光不正的主要类型是：近视、远视、散光和屈光参差（弱视和斜视）。

【常见症状】

（1）远视：轻度患者远、近视力均好，中重度患者远近视力都不好。

（2）近视：看不清远处物体。中、高度的近视患者，还常常出现视力易疲劳症状。

（3）散光：远近都看不清楚，形成重叠影像。

（4）屈光参差：双眼视物不等。

屈光不正患者还易出现视觉疲劳、头痛等症状。

【发病原因】主要有先天性遗传因素和后天用眼习惯不良、眼睛外伤、疾病、年龄增长等。

【治疗方法】佩戴眼镜是最安全有效的方法。目前的手术治疗在 20 ～ 30 年后易出现角膜混浊并发症，且效果有限，青少年儿童应慎重使用。

【预防与康复】

（1）阅读时光线要充足，光线最好来自左后方；阅读姿势要正确，并且保持在30～40厘米之间的距离。

（2）不要在摇晃的车上或躺着阅读。

（3）选择读物时字体要清晰，不可太小。

（4）避免长时间看电脑、手机和读书，应每半小时略作休息。

（5）电脑和手机背景不宜调得太亮，以减少对眼睛的刺激。

（6）定期检查视力（3个月到半年至少一次），有异常尽快就医。

（7）当发现孩子有看东西过近、喜欢眯眼看东西、经常歪头或斜眼看东西、经常揉眼睛、频繁眨眼、经常皱眉、拉扯眼角等情况时，尽早进行视力检查。

▲青光眼

【疾病简介】青光眼是多种原因使眼压升高，导致视功能损害的疾病。由于疾病发作时患者瞳孔散大，瞳孔内出现青绿色的反光，故而得名。青光眼是一种严重的眼疾，如防治不及时，可导致失明。青光眼可分为原发性、继发性和先天性三大类，其中原发性青光眼占80%以上，主要发生在40岁以上人群。

【常见症状】

1. 原发性青光眼

原发性青光眼又分为闭角型青光眼和开角型青光眼。

（1）急性闭角型青光眼：早期有轻微的眼胀和头痛或者恶心呕吐，白天看东西有雾况（视物有蒙雾状），晚上有虹视（看灯光时，眼前一片茫然，周围如同彩虹般），进展后出现明显的眼痛、头痛、恶心、呕吐、视力减退症状，如未能及时控制，可在一天内失明。一般是双眼同时发病，也可是先后发病。

（2）慢性闭角型青光眼：眼压升高较慢，视野逐渐出现缺损，由于不易被患者察觉，具有潜在的危害性。一般都有明显的诱因，如情绪激动、视疲劳、用眼及用脑过度、长期失眠、习惯性便秘、经期、用药不当等。早期常有感觉眼睛疲劳不适、干涩、酸胀、视物模糊、近视眼或老花眼突然加深等症状。反复发生后，极易引起急性发作。

（3）开角型青光眼：早期一般没有症状，当病情发展到一定程度时，出现视力模糊、眼胀、鼻根部疼痛和头痛症状，也可出现雾视和虹视。逐渐从点状或斑片状视野缺损经数月或数年发展成管状视野。晚期双眼视野缩小时，有行为不便和夜盲等情况。由于早期不易被发现和及时治疗，常导致失明。

2. 继发性青光眼

继发性青光眼种类繁多，依其病因不同，会出现或急或缓、或轻或重的雾视、虹视、头痛、恶心、呕吐等青光眼典型症状。

3. 先天性青光眼

主要症状为怕光、流泪，易引起近视。最大特点是黑眼珠变大，稍微向前突出，因此被称为牛眼。

【发病原因】原发性青光眼病因尚不十分明确，但与精神因素密切相关，所以也是一种心身病，多发于40岁以上女性。继发性青光眼主要是由屈光不正、结膜炎、角膜炎、葡萄膜炎及白内障手术、治疗眼病时使用激素类药物等引起。先天性青光眼是胚胎或发育不良导致，于婴幼儿期和青少年期发病。

【治疗方法】青光眼引起的眼睛视力损伤无法恢复，必须尽早发现和治疗。

（1）闭角型青光眼以手术治疗为主。开角型青光眼首先使用药物治疗，效果不好时，考虑手术治疗。

（2）继发性青光眼应针对原发病因进行治疗，多数患者在解除病因后眼压即能下降，必要时进行手术治疗。

（3）先天性青光眼药物治疗效果较差，应尽早采取手术治疗。

【预防与康复】

（1）保持心情舒畅，避免情绪过度波动，原发性青光眼最主要的诱发因素就是长期不良精神刺激，脾气暴躁、抑郁、忧虑、惊恐。

（2）注意用眼卫生，保护用眼，不要在强光下阅读，暗室停留时间不能过长，光线必须充足柔和，不要过度用眼。

（3）积极治疗白内障、屈光不正等容易引起青光眼的疾病。

（4）严重屈光不正、青光眼家族及40岁以上人群，必须定期检查眼压、眼底，一旦有发病征兆者，必须积极配合治疗，防止视功能突然丧失。

▲视神经萎缩

【疾病简介】视神经由多条神经纤维汇集成束，其功能是将通过视网膜感光细胞接收到的光线刺激传导到大脑，从而形成视觉。视神经萎缩是指视神经因多种疾病造成损害，全部变细的一种病变，视神经萎缩会导致视神经纤维的变形和消失，使得视觉系统发生传导功能障碍。视神经萎缩分为原发性和继发性两类。

【常见症状】视野变化、视力减退，严重时视力完全丧失。

【发病原因】由颅内高压、颅内炎症、视网膜病变、视神经炎和视神经病变，颅内、眶内肿瘤或血管瘤的压迫、外伤、视神经直接损伤，糖尿病、神经节苷脂病（影响神经再生的疾病）等代谢性疾病，遗传性疾病、周围神经病变和营养性因素等多种原因引起。

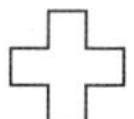

【治疗方法】关键是早期发现和及时治疗，因为一旦出现视神经萎缩症状，受损神经很难恢复或维持功能。

（1）解除致病原因。

（2）使用营养神经、扩张血管、活血化瘀药物，使剩余神经维持功能。

（3）中医治疗：针灸和中药治疗具有较好疗效。

【疾病预防】

（1）定期检查视力和眼底。

（2）及时治疗各种基础病。

（3）坚持做眼保健操，改善眼部供血。

▲视神经炎

【疾病简介】视神经炎是视神经因多种原因导致的炎症，根据病变部位不同，分为球内段的视神经乳头炎和球后的视神经炎，前者多见于儿童，后者多见于青壮年。

【常见症状】视力出现轻重不一的下降，轻者可无明显的视力改变，重者则完全失明。视力下降大多是突然而急剧的，可在数日内降至无光感。发病一周时，视力损害最严重，随后视力多在数月内逐渐恢复。除视力下降外，还伴有色觉异常，眼球轻动时疼痛，看不见物体的中心或周边等视野缺失症状，部分患者感觉在运动或热水浴后视力下降。儿童约半数为双眼患病，成人大多为单侧发病。

【发病原因】多发性硬化症是最常见的致病原因。此外，局部和全身细菌、病毒感染性疾病以及自身免疫疾病、维生素 B_1 缺乏、化学物质或药物中毒、肿瘤等也是致病因素。部分患者病因不明。

【治疗方法】

（1）针对病因进行原发病治疗。

（2）部分患者不经治疗可自行恢复，使用糖皮质激素可缩短病程，减少复发。

（3）使用 B 族维生素和血管扩张剂促进恢复。

（4）有感染者需使用抗生素。

▲视网膜脱离

【疾病简介】视网膜是一层透明薄膜，紧贴于眼球的后壁部，其作用就像传统胶片照相机里的感光胶片，负责将眼睛接收的光线，通过屈光系统感光成像。视网膜由于某种原因从眼底脱离，落到玻璃体中时，称为视网膜脱离（脱落）。视网膜脱离后，视网膜与其下部的血管脱离，如不能及时复位，将因缺血、缺氧而发生萎缩、变性，使视觉功能受到永久、严重损害。按视网膜脱离范围可分为部分性和完全性，按脱离原因可分为原发性和继发性。

【常见症状】早期可有视力下降或眼前黑影遮挡、飞蚊和闪光感等前驱症状。部分脱离时，视野中出现固定的云雾状阴影，中心视力下降、视物变形。全部脱离时视力完全丧失。

【发病原因】原发性视网膜脱离多发生于高度近视患者，也可因老化、用眼疲劳、遗传因素、受到外力冲击等引起。继发性视网膜脱离多因外伤、眼内肿瘤、视网膜脉络膜病变、白内障手术伴有玻璃体并发症等造成。

【治疗方法】多数视网膜脱离可通过治疗得到恢复。

（1）原发性视网膜脱离需尽快手术治疗，治疗越早，复原希望越高。

（2）因视网膜病变造成的需先治疗病变，后处理脱离。

（3）由于眼内肿瘤造成的，需进行眼球摘除手术。

【预防与康复】避免用眼过度疲劳。近视尤其是眼底不好的近视患者应定期到医院检查。

▲糖尿病性视网膜病变

【疾病简介】糖尿病性视网膜病变是指由于糖尿病导致的视网膜损伤，是糖尿病最主要的眼部并发症，也是糖尿病患者失明的最大原因。糖尿病患者中，约半数会发生视网膜病变，一般出现在患病 10 年以上患者中。糖尿病视网膜病变的严重性和视力下降的程度与血糖、血压控制情况以及患糖尿病时间的长短有关。根据视网膜损伤是否导致新生血管形成，分为非增殖性（单纯型）视网膜病变和增殖性视网膜病变。

【常见症状】非增殖性视网膜病变早期可无视力下降症状，随病情发展若出现视网膜出血，可引起局部视野缺失，如果出血影响到黄斑部（人眼的光学中心区），视力将出现明显下降。增殖性视网膜病变可导致视力严重下降甚至完全失明。

【发病原因】血糖长期增高，使眼睛小血管脆弱、肿胀、出血，导致血液循环受阻。而受此刺激和影响下形成的新生血管，极易发生破裂出血、纤维增生，牵拉视网膜，引起视网膜脱离。糖尿病患者合并高血压时会显著增加患病风险，妊娠也可加重病情。

【治疗方法】根据病情采用激光或玻璃体切割手术进行治疗。激光治疗可预防和阻止进一步损伤的发生，但不会提高视力。手术治疗常可使视力得到一定程度的恢复。

【疾病预防】预防糖尿病性视网膜病变最有效的方法是控制糖尿病，维持血糖和血压在正常水平。患者在诊断为糖尿病后，每年应进行眼科检查，患有糖尿病的孕妇应每 3 个月检查一次，以便早发现早治疗，减轻视力损害程度。

▲眼睑下垂

【疾病简介】眼睑下垂通常指的是上眼睑下垂，即上眼睑由于各种原因部分或全部不能抬起，下垂致上眼睑下缘，遮盖角膜上缘过多的疾病，分为先天性和后天性两大类。

【常见症状】眼睑下垂可分为轻、中、

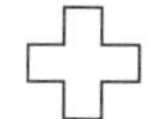

重度。轻者仅表现为睑裂小，上睑没有明显覆盖到瞳孔，如果单眼发病，两眼大小不一；中、重度者上睑部分或全部覆盖瞳孔，平视或向上注视时需挑眉扬头。

【发病原因】先天性眼睑下垂主要因动眼神经上睑提肌分支或动眼神经核发育不全所致。后天性眼睑下垂主要因重症肌无力、动眼神经麻痹、沙眼、肿瘤、炎症和外伤等导致。

【治疗方法】根据病因，采取相应的治疗。由后天性原因引起的眼睑下垂在原发病有效治疗后大都可得到恢复。先天性原因引起的轻度眼睑下垂患者，可暂不采取手术治疗；而中重度患者，由于导致斜视或弱视，应尽快进行手术治疗。

▲中心性浆液性脉络膜视网膜病变

【疾病简介】中心性浆液性脉络膜视网膜病变，简称“中浆病”，是视网膜色素上皮屏障功能失常，脉络膜毛细血管的渗漏液经过此损害区进入视网膜神经皮下积存，形成黄斑部（黄斑位于视网膜中央，产生的视觉质量最高，负责中心视力和色觉）视网膜神经上皮浅脱离的疾病。中浆病是常见的眼底疾病，多发于40岁左右从事耗眼工作的男性，分为急性中浆和慢性中浆两种。

【常见症状】

1. 急性中浆

患者视力突然下降，但一般不低于0.2，视物变形、变小并伴色觉改变，视野中心或旁中心出现圆形黑影，病程一般在5个月以内。

2. 慢性中浆

急性中浆长年迁延不愈，继发脉络膜新生血管，可导致永久性视力丧失。

一些患者由于治疗不当或因治疗其他全身疾病，必须使用糖皮质激素时，极易导致视网膜脱离，造成永久失明。

【发病原因】病因不明，多因过劳或睡眠不足、精神紧张、感染、寒冷环境等所诱发。反复注射去甲肾上腺和糖皮质激素可激发本病。吸烟、酗酒、抗生素和抗组胺药物、高血压、免疫系统疾病等也是本病高危因素。

【治疗方法】本病基本属于自限性疾病，多数患者在适当休息后能在3～6个月内自愈。部分患者需口服消炎药和维生素类药治疗。

【预防与康复】

（1）避免过度劳累和精神压力过大及各类应激状况发生，忌烟酒。

（2）患者应慎用激素类药物。

▲中心性渗出性脉络膜视网膜病变

【疾病简介】中心性渗出性脉络膜视网膜病变，简称“中渗”，是视网膜中心和黄斑部孤立的渗出性脉络膜视网膜炎症病灶，造成脉络膜和视网膜的损害，形成新生血管并瘢痕化的疾病。中渗危害性大，曾有青年性黄斑变性之称，多发生于

20～50 岁人群。根据症状和眼底表现分为活动期（进行期）、恢复期（退行期）和瘢痕期（静止期）。

【常见症状】

（1）活动期视力出现明显下降，一般常低于 0.2，伴有视野变窄、中心或旁中心有暗点。活动期可持续数月至 2 年不等，期间视力变动较大。

（2）恢复期视力稳定，可持续数年，期间病情呈间歇性发作。

（3）瘢痕期视力发生永久性损害。

【发病原因】病因未明，但多认为与结核或病毒感染有关。

【治疗方法】

（1）怀疑为结核所致者，进行实验性抗结核治疗三周，无效者采用其他治疗手段。

（2）考虑为其他炎症所致者，使用皮质类固醇与消炎药治疗。

（3）针对病情采用新生血管的药物，以及激光、手术治疗。

（4）中药治疗：选用活血化瘀、清热解毒、利尿渗湿等方剂。

【预防与康复】

（1）近视患者是中渗的高发人群，近视特别是高度近视使眼轴拉长，眼底血管薄弱，易引起黄斑区病变，所以防治近视十分重要。

（2）患者应保持清淡饮食，避免食用热性和发物性食品。

◎耳鼻喉科

▲鼻窦炎

【疾病简介】鼻窦是鼻腔周围含气的空腔，分为四个部分，均以小的开口与鼻腔相通。鼻窦既有调节吸入空气的温度与湿度作用，又对支撑头颅内部结构，减轻头颅重量有重要意义。

鼻窦炎就是鼻窦黏膜的炎症性疾病，由于鼻窦的内侧黏膜和鼻腔的黏膜相连，常与鼻炎同时存在，可分为急性和慢性两种，但以慢性多见。

【常见症状】鼻塞、流鼻涕、嗅觉下降、头昏沉和疼痛，这些症状是急慢性鼻窦炎共同的。此外，急性鼻窦炎还会有脸颊、眼睛、牙齿疼痛等症状。而慢性鼻窦炎会有精神抑郁、记忆力减退、注意力不集中等症状。

【发病原因】急性鼻窦炎多由病毒、细菌感染或过敏所致。慢性鼻窦炎多因急性鼻窦炎治疗不彻底，迁延而成。鼻息肉、鼻中隔偏曲、鼻腔肿瘤等使鼻腔、鼻窦通气受阻的疾病也是重要致病原因。

【治疗方法】

（1）使用雾化吸入、热敷等物理疗法，

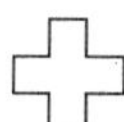

改善局部血液循环，促进炎症消退。

（2）使用抗生素消炎抗感染。

（3）穿刺治疗：适用于鼻窦内积脓多而排不出者。

（4）激素治疗：短期使用激素，改善炎症症状。

（5）手术治疗：药物使用无效，有鼻息肉等阻塞物时，可考虑手术清除病变。

【预防与康复】注意休息，多饮水，避免用力擤鼻。

▲鼻疖

【疾病简介】鼻疖是鼻前庭毛囊、皮脂腺和汗腺的局限性化脓性炎症。多为单侧性，亦可发生在鼻尖和鼻翼处。常因挤压使感染扩散，严重者可发生颅内感染导致死亡。

【常见症状】局部疼痛明显，可伴有低热。严重者患侧上唇及面颊部出现肿胀，并有发冷发热和全身不适。颌下淋巴结常肿胀疼痛。疖肿成熟后可见黄色脓栓，多在一周内自行穿破而愈。

【发病原因】多因挖鼻或拔鼻毛等不良习惯，造成鼻前庭皮肤损伤，细菌从皮肤毛囊根部进入皮下组织，形成局限性化脓感染。糖尿病或体力衰弱者因抵抗力下降较易患病并常出现反复发作。

【治疗方法】由于鼻疖位于脸部危险三角区内，所以严禁挤压，未成熟时切忌切开，以免细菌上行进入颅内。

1. 西医

（1）轻者局部涂用10%鱼石脂甘油或抗生素软膏，亦可局部湿热敷或理疗。

（2）严重者需使用大剂量抗生素。

（3）疼痛者可用止痛剂。

（4）对反复发生者应注意检查有无糖尿病，并积极治疗鼻腔疾病，以去除病因。

2. 中医

（1）中成药治疗：早期以清热解毒为主，可口服小败毒膏。化脓已成或未成之际可外用如意金黄散或泻毒散。

（2）针灸治疗。

【预防与康复】

（1）忌食辛辣、刺激食物，多吃水果蔬菜，保持大便畅通。

（2）积极治疗鼻部疾病，保持鼻部清洁。

▲鼻衄（鼻出血）

【疾病简介】鼻衄即鼻出血，是鼻科常见症状和急症。鼻出血既可由鼻部疾病引起，也可能是全身性疾病症状之一。鼻出血多为单侧，亦可为双侧；既可间歇反复出血，亦可持续出血；出血量多少不一。少量的出血可自行停止，大量或反复出血可导致贫血影响健康，甚至危及生命。好发于冬季和气候干燥环境。

【常见症状】轻者仅鼻涕中带血，重者可一侧或双侧鼻腔大量出血，同时经口涌出，甚至引起失血性休克。

【发病原因】鼻出血的原因包括局部原因和全身原因两大类。局部原因有外伤、干燥环境和气压变化，鼻黏膜及鼻窦的各种急、慢性炎症，鼻中隔偏曲，肿瘤（鼻咽纤维瘤及中隔毛细血管瘤或鼻咽癌等肿瘤出血）。全身因素有：循环系统疾病（如高血压、动脉硬化）、静脉压增高（如肺气肿、肺源性心脏病）、血液病、肝肾疾病、化学品和药物中毒、维生素缺乏以及子宫内膜异位症等引起的月经期鼻衄。这些因素或因使鼻黏膜脆弱引起出血或因造成血小板减少，凝血功能受损引起出血，或因雌激素减少引起鼻黏膜毛细血管扩张出血。

【治疗方法】

（1）鼻出血时首先应尽快止血，之后根据病因进行相关治疗。

（2）可采用指压、鼻内填塞、冷敷前额及颈部等简易方法止血。

① 指压法：用拇指尖将出血侧鼻翼压向鼻中隔，利用鼻翼压迫鼻中隔前段容易出血的部位，或捏紧两侧鼻翼，指压用力要稳定，至少持续 15 分钟，中间不松手。

② 鼻内填塞法：用药棉或干净柔软的纸塞入出血的鼻孔，尽量多塞一些，然后立即用拇指压紧患侧鼻翼，压迫时间同前。

（3）以上方法不能止血时，需立即就医。

【疾病预防】

（1）禁食辛辣刺激的食物，戒除烟酒，多喝水、多吃水果蔬菜，以免滋生火热。

（2）天气干燥时可预防性地往鼻腔里滴入油剂滴鼻液。

（3）去除挖鼻的习惯，避免鼻部损伤。

（4）调节情志，避免情绪激动对血管造成剧烈冲击。

（5）有全身性疾病的患者要积极治疗，以免鼻出血的发生。

▲鼻息肉

【疾病简介】鼻息肉是鼻黏膜长期炎性反应引起组织水肿的结果，是鼻部常见疾病，可单发或多发，单侧或双侧，但多数为多发性和双侧性，且易复发，好发于 20 ～ 30 岁成人。

【常见症状】鼻内长出淡红色或灰白色半透明肿物，似有擤不出的鼻涕。持续性鼻塞，嗅觉减退，睡眠打鼾和张口呼吸。可有流涕、头痛、耳鸣、耳闷和听力减退。

【发病原因】呼吸道感染导致的慢性炎症、过敏是引起鼻息肉的主要原因，也有因肿瘤而致的鼻息肉。

【治疗方法】以手术切除治疗为主，小型息肉可先行药物治疗，同时应治疗病因。

【疾病预防】

（1）本病大多为各种鼻病的继发症或

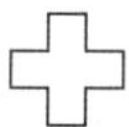

并发症，故要积极治疗各种原发鼻病。

（2）工作生活环境宜保持空气新鲜，避免有害气体刺激。

（3）鼻腔尽量不用薄荷、冰片制剂等易刺激鼻黏膜用品。

（4）忌食辛辣、酒类等刺激性食品。

▲鼻中隔偏曲

【疾病简介】鼻中隔偏曲，也称鼻中隔弯曲，是指鼻中隔偏离中线且引起鼻腔、鼻窦生理功能障碍和临床症状的一种鼻内畸形。事实上大多数人的鼻中隔都有程度不同的偏曲，但是否引起鼻部症状，常取决于偏曲的程度和形式等因素。

【常见症状】鼻塞及反射性头痛、鼻出血、耳鸣、耳内闭塞、听力下降、睡眠时鼾声严重等。

【发病原因】鼻外伤、发育异常、鼻腔或鼻窦肿瘤以及遗传等因素。

【治疗方法】手术切除弯曲的软骨或薄骨。

【疾病预防】预防重点主要是防止鼻部损伤。

▲耵聍栓塞

【疾病简介】耵聍俗称耳垢，是外耳道软骨部皮肤的耵聍腺所分泌的淡黄色黏稠液体，具有保护外耳道皮肤和黏附外物的作用，平时借咀嚼、张口等动作可自行脱落排出。耵聍栓塞是指外耳道内耵聍分泌过多或排出受阻，使耵聍在外耳道内聚集成团，阻塞外耳道，影响听力或诱发炎症的疾病，是耳鼻喉科常见病之一。

【常见症状】耵聍栓塞因程度及部位不同而症状有异。外耳道未完全阻塞者，多无症状；耵聍完全阻塞外耳道时会有瘙痒、听力下降、耳鸣，遇水膨胀后可产生耳闷及耳痛。

【发病原因】外耳道炎、湿疹、在粉尘较多的环境中工作、挖耳等使局部受到刺激，耵聍分泌过多，加之外耳道狭窄、瘢痕、肿瘤、异物存留等原因阻碍耵聍排出。

【治疗方法】应去医院用专用工具取出。若在家里自行取出，特别是在耵聍坚硬时勉强取出有伤及鼓膜的危险。

【疾病预防】

（1）避免随便使用未经消毒的尖锐物掏耳朵，以免导致损伤和感染。

（2）平时应保持外耳道清洁，用干净的粗细合适的棉签轻轻地伸进耳道去卷几下，把耵聍清理出来。

（3）耵聍过多者，应定期去医院取出。

（4）一旦耵聍诱发炎症，应先积极消炎，并尽快取出栓塞，以防引流不畅，致使炎症向内扩散。

▲耳带状疱疹

【疾病简介】耳带状疱疹是由水痘带状疱疹病毒侵犯颅面神经节引起的一种疾病。

【常见症状】耳内及耳周灼热感，耳郭及外耳道可见到水泡，疼痛剧烈，严重者可有口眼歪斜、耳鸣、耳聋、眩晕、面瘫、恶心、呕吐等症状。

【发病原因】因感染使水痘带状疱疹病毒潜伏体内，遇受凉、过度疲劳等免疫功能下降而发病。

【治疗方法】

（1）使用激素、抗病毒药、神经营养药和止痛、抗眩晕药控制病毒复制，减轻症状。

（2）使用 0.1% ～ 0.2% 伊沙吖啶溶液湿敷患处，促使水疱干燥、结痂。

（3）也可使用针灸、理疗等方法缓解疼痛。

【预防与康复】

（1）增强体质，预防感染提高抗病能力。

（2）注意休息，进食易消化的饮食、大量饮水。

（3）不要摩擦患处，避免水疱破裂引起细菌感染。

（4）患带状疱疹提示患者身体免疫力处于低下状态，应及时就医排查肿瘤等隐性、恶性疾病。

▲耳疖

【疾病简介】耳疖也称“外耳道疖”，是指发生于外耳道软骨段皮肤的局限性、急性化脓性炎症，是一种多发病，夏秋季尤为多见。

【常见症状】剧烈的、跳痛性耳痛，讲话、咀嚼、张口时疼痛加重，常向头部放射，外耳道或耳前后皮肤红肿，全身不适，体温升高。疖肿较大阻塞外耳道时，可有听力下降。5 ～ 7 天疖肿溃破后症状减轻。婴幼儿表现为不明原因的哭闹，不愿意侧卧位。

【发病原因】主要是由挖耳造成外耳受伤，沐浴、游泳时进水所致。慢性化脓性中耳炎、外耳道湿疹及糖尿病、贫血、内分泌紊乱等疾病也易诱发本病。

【治疗方法】

1. 西医

（1）早期疖肿未破时可用红霉素软膏或 2% 酚甘油涂抹患处。

（2）疖肿已破时，用 4% 硼酸酒精涂抹患处。

（3）形成脓肿者需手术切开引流。

（4）症状严重时需口服抗生素。

2. 中医

根据风热犯耳或毒火犯耳服用汤药疏风清热或清热解毒。

（1）风热犯耳证：疏风清热。银翘散合五味消毒饮加减。

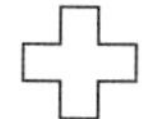

（2）毒火犯耳证：清热解毒。龙胆泻肝汤加赤芍、连翘、紫花地丁、皂角刺；便秘加大黄。

3. 外敷疗法

（1）醋调紫金锭，或如意金黄散，外敷疖肿处。

（2）黄连膏、鱼石脂软膏涂于疖肿处。

【预防与康复】

（1）注意耳部卫生，戒除挖耳习惯。

（2）避免污水入耳，若有污水入耳，应外耳道口朝下，单足跳跃，使耳内积水倒出，或用干棉签擦拭干净。

（3）保持外耳道清洁，如疖肿成脓溃破，应清除脓液。睡眠时应侧卧，患耳朝下，以利脓液排出。

▲耳咽管狭窄

【疾病简介】耳咽管是连接中耳腔与咽部的一条管道。因疾病导致耳咽管出现炎症和阻塞，使得耳鼓膜两侧气压不平衡时称为耳咽管狭窄。

【常见症状】耳内有阻塞的感觉，自己的声音回声很大或重听，听力下降，耳鸣等。

【发病原因】主要是鼻炎、咽炎等感冒炎症蔓延到耳咽管。腺样体肥大和上咽喉癌也是致病因素。

【治疗方法】采用通气法使空气进入中耳腔，恢复耳鼓膜正常状态。方法是：挤压鼻孔，阻塞鼻腔，用力吞口水，可反复多次。但感冒时不宜采用此法，以免炎症扩大到中耳，引起中耳炎。

【疾病预防】

（1）积极治疗鼻咽部疾病，以免病菌进入中耳。

（2）耳朵进水时，侧头单脚跳动，让耳内的水流出，并用干净棉签吸干水分。

▲耳硬化症

【疾病简介】人们能听到声音是因为进入耳朵的声波首先震动中耳内的鼓膜，之后通过耳小骨将振动传导至内耳的耳蜗。耳小骨又称听小骨，由锤骨、砧骨及镫骨的三个骨组成，是人体中最小的骨。

耳硬化症是中耳和内耳周围的骨质增生，引起镫骨底板关节固定、活动受限、失去传音功能，使听力进行性减退的一种疾病。

【常见症状】出现双耳或单耳渐进性听力下降、重听、误听、耳鸣、眩晕等症状，常在青少年后期或成人早期出现。

【发病原因】原因不明，但有家族倾向，可能与遗传有关。

【治疗方法】手术治疗或佩戴助听器。

▲分泌性中耳炎

【疾病简介】分泌性中耳炎是以鼓室积

液及听力下降为主要特征的中耳非化脓性炎症。分为急性（3周以内）、亚急性（3周～3个月）和慢性（3个月以上）分泌性中耳炎。儿童发病率较高，是引起小儿听力下降的常见原因之一。儿童的高发年龄为6个月～4岁之间。据统计，我国约90%的学龄前儿童患过分泌性中耳炎。

【常见症状】听力下降、耳痛、耳内闭塞感、耳鸣。成人和儿童症状有差别。

小儿大多无听力下降的主诉，幼儿可表现为言语发育延迟；学龄前儿童常表现为对父母的呼唤不理睬，家长误认为其注意力不集中；学龄儿童以学习成绩下降，看电视时要求过大的音量等为主要表现。如果小儿仅有一耳患病，另侧耳听力正常，可长期不被察觉而在常规的体检时方被发现。

耳内闭塞感或闷胀感是成年人常见的主诉，用力捏鼻鼓气、按捺耳屏、打呵欠时耳闷症状可暂时得以缓解，有时伴耳鸣。一般听力下降不明显，患者感觉自声过响，听力可随头位变动而变化，当中耳液体黏稠时，听力则不因头位的变动而改变。

另外，急性分泌性中耳炎病前大多有感冒史，之后出现耳痛，疼痛可轻可重；慢性者无耳痛。

【发病原因】分泌性中耳炎病因复杂，主要包括咽鼓管功能障碍、感染因素及免疫反应。

儿童的高发病率与多种因素有关，首先，小儿的咽鼓管接近水平位，且管腔较短，内径较宽，故小儿的咽部感染易经此管传入鼓室。其次，腺样体肥大及与慢性鼻窦炎并存，可压迫、堵塞咽鼓管咽口。最后，儿童咽鼓管黏液纤毛清除系统不能有效排出中耳及管腔内的分泌物。

成人患者则与鼻咽部各种良性或恶性占位病变（如鼻咽癌、鼻咽纤维瘤等）、鼻腔和鼻窦疾病（鼻中隔偏曲、肥厚性鼻炎、鼻息肉等）关系密切，此外，放疗后放射线损伤咽鼓管也是原因之一。

【治疗方法】由于不少分泌性中耳炎有自限性，所以对无症状、听力正常、病史不长的轻型患儿，可在专科医师的指导下密切观察。

1. 药物治疗

急性分泌性中耳炎可用抗菌药物，但疗程不宜过长。伴有鼻塞症状时，可短期使用类固醇鼻喷剂或麻黄素类滴鼻剂。超过14天，可停药观察，成人尚可行咽鼓管吹张治疗。

2. 手术治疗

持续性或反复发作用药不能缓解、咽鼓管功能不良等可考虑手术治疗。

▲过敏性鼻炎

【疾病简介】过敏性鼻炎又称变应性鼻炎，是发生在鼻黏膜的变态反应，属于非感

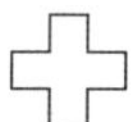

染性炎症。通俗说就是有过敏体质且鼻子容易过敏的人，在接触某种过敏原时会产生抗体来对抗这种抗原，但当再次接触相同抗原时，就会激起抗原抗体反应造成鼻子过敏性反应。过敏性鼻炎有时和支气管哮喘同时存在。本病发病率在近20年有显著增加趋势，发病年龄以青壮年为主，但现在儿童患者也较常见。

由于上呼吸道和下呼吸道有着结构上的连续性，包括黏膜的连续、管腔的相通，过敏性鼻炎的上呼吸道炎症极易向下蔓延，现在许多病人常先后或同时罹患过敏性鼻炎和支气管哮喘。过敏性鼻炎患者中哮喘发病率较正常人高4～20倍，60%过敏性鼻炎病人可能发展成过敏性哮喘，严重者可危及生命。因此要充分意识到积极治疗过敏性鼻炎对于预防哮喘的重要性。

根据发病有无季节性特点，临床上分为季节性鼻炎和常年性鼻炎。

【常见症状】眼睛发红发痒及流泪；鼻痒，鼻涕多，多为清水涕；鼻腔不通气，耳闷；打喷嚏（通常是突然和剧烈的）；眼眶下黑眼圈（经常揉眼所致）；经口呼吸；嗅觉下降或者消失；头昏，头痛。季节性鼻炎发病有显著的季节性，患者每到花粉播散季节便开始发病，这是季节性鼻炎的临床特点。发病时眼痒、结膜充血，严重者水肿，以致误诊为常见的结膜炎。常年性鼻炎患者常年发病，症状与季节性鼻炎相同，但总的程度不如季节性鼻炎重。患者眼部症状较轻或无，主要是发作性喷嚏、鼻塞和流涕。

许多患者易把过敏性鼻炎当做感冒，并导致抗生素和抗病毒药物的滥用，需注意二者的区别。感冒除有鼻部症状外，多还伴有发烧、关节痛、浑身乏力等全身症状；感冒一般病程不超过一周，但过敏性鼻炎通常持续一个月以上。如果每年总在同一时间，特别是在3月中旬花粉浓度较高，释放、播散速度加大季节发病，更有可能是过敏性鼻炎。

【发病原因】本病发病有下列三种因素。

1. 遗传因素

有变态反应家族史者易患此病。患者家庭多有哮喘、荨麻疹或药物过敏史。

2. 鼻黏膜易感性

易感性的产生源于抗原物质的经常刺激，但其易感程度则视鼻黏膜组织中肥大细胞、嗜碱性粒细胞的数量和释放化学介质的能力而异。

3. 按触刺激物

通过吸入花粉、羽毛（家禽或被褥、枕头和衣物中的羽毛、家养观赏鸟脱落的羽毛）及室内尘螨、霉菌、宠物皮屑和毛发等物和食入花生酱等食物两种途径进入人体引起发病。大部分成人是由花粉致病，而大部分儿童是由室内尘螨致病。

【治疗方法】

（1）查找并避免接触过敏原。若去医院进行过敏原检查，之前3天应停用扑尔敏、苯海拉明、异丙嗪等抗过敏药及含有扑尔敏成分的止咳糖浆（如复方美沙芬）、复方感冒药，之前7天应停用特非那丁、阿司咪唑等抗过敏药。

（2）药物治疗：使用抗组胺药和糖皮质激素缓解症状，但不可长期使用，以免发生药物性鼻炎、青光眼等严重副作用。

（3）免疫疗法：又称脱敏疗法，用已找到的刺激物制成脱敏浸液，以小量渐增的方法进行注射，使机体对变应原产生抵抗力。

（4）手术疗法：因为构造上的异常而造成呼吸障碍者，如鼻中隔偏曲、鼻甲肥厚、息肉等，需要以手术治疗作为辅助的治疗方法来改善症状。

【疾病预防】过敏性鼻炎最根本的预防措施是了解引起自己过敏的物质，即过敏原，并尽量避免接触。

当症状主要发生在户外时，应尽可能限制户外活动，尤其避免接触花草或者腐烂的树叶，以及柳絮和法国梧桐的果毛，外出时佩戴口罩。

使人过敏的花粉往往不是通常认为的鲜花花粉（这些花粉数量少，比较黏，颗粒重，需要通过蜜蜂等昆虫传播），而是很细小的、不显眼的树和杂草的花粉（如柏树、橡树、桦树、白蜡树、法国梧桐、牧草、艾蒿、葎草、豚草、藜草等）。

当症状主要发生在室内时，注意引起过敏反应的生活细节，特别是以下几点。

（1）在花粉或者灰尘较多的季节，关闭汽车或者房间的窗户。

（2）移去过敏原，包括宠物、烟甚至可疑的花草或者家具。

（3）使用有空气清洁过滤功能的空调，以去除花粉。

（4）可以使用湿度调节器来降低室内的湿度，最好使空气湿度降到50%以下。

（5）修理潮湿的地下室、通气口和浴室，并去除室内或者阳台上的花草。

（6）保持室内清洁无尘以减少过敏原，经常使用吸尘器或湿布打扫卫生。

（7）卧室内使用无致敏作用的床单及被褥，如使用密闭良好的床垫及枕头，及柔韧性较好的床单和枕巾等，并每周用热水清洗床单枕巾。注意不要在户外晒被褥和床单，以免落上霉菌和花粉。

（8）用木板、地砖等代替地毯，尤其是固定于地板上的地毯更应去除。不要种植需要不断浇水的花草，因为潮湿的土壤有利于霉菌生长。

（9）注意鼻腔清洁，经常清洗鼻腔。

（10）加强室外体育锻炼，增强体质。

（11）远离宠物，过敏性鼻炎病人最好不接触和喂养宠物。

【中医观点】中医认为本病主要因肺、脾、肾虚或兼风邪侵袭致病，可采用汤药、针灸治疗，也可采用下述简易方法缓解症状。

（1）吸鼻法：取煅鱼脑石10克、冰

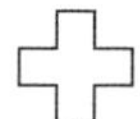

片 3 克，研末和匀，取少许吸入鼻孔，每日每孔 3 次，交替使用。如鼻中发干，涂少许麻油再吸入。

（2）塞鼻法：将 1% 鹅不食草鼻液配以 10% 凡士林软膏涂在纱条上，每个鼻腔放置 1 条，约 15 ～ 20 分钟。

▲喉炎

【疾病简介】喉炎是指喉部黏膜的病菌感染或用声不当所引起的炎症。可分为急性喉炎和慢性喉炎，后者因病变程度的不同，又可分为慢性单纯性喉炎、慢性肥厚性喉炎和慢性萎缩性喉炎。

【常见症状】声音嘶哑是喉炎的最主要症状。声音变低沉、粗糙，晨起症状较重，随活动增加，咳出喉部分泌物而逐渐好转。噤声后声嘶减轻，多讲话又使症状加重，呈间歇性，日久演变为持续性。喉部分泌物增加，常觉得有痰黏附，每当说话时，须咳嗽以清除黏稠痰液。喉部常有不适感，如喉部干燥、刺痛、烧灼感、异物感等。萎缩性喉炎可有痉挛性咳嗽，结痂为引起痉挛性咳嗽的原因，故常有痂块或黏稠分泌物随咳嗽排出，有时其中含有少量血液。

【发病原因】急性喉炎多与感冒有关。烟酒刺激、受凉、疲劳致机体抵抗力降低时，易诱发本病。

慢性喉炎多由急性喉炎反复发作迁延不愈而致。鼻、鼻窦、咽部及下呼吸道感染；用声过度，发声不当（常见于教师、演员、歌唱家等）；吸入有害气体如工业气体、吸烟、化学粉尘均易引起慢性喉炎。某些全身性疾病（如心、肾疾病，糖尿病，风湿病等）使血管舒缩功能发生紊乱，喉部长期瘀血，可继发慢性喉炎。

【治疗方法】

1. 一般治疗

主要是去除刺激因素。保持室内空气流通、湿润，避免寒冷及高热气温刺激；保证充足的睡眠和休息，调整身体状态和增强抵抗力；应多喝水，清淡饮食，常食用蔬菜和水果；避免辛辣刺激性饮食及刺激性气体；注意声带适当休息，减少发声，避免口干舌燥，禁止大声叫喊，纠正发音方法；积极治疗鼻咽、下呼吸道感染，减少邻近器官病变的分泌物对喉部的刺激。

2. 西药治疗

（1）抗病毒及抗生素治疗。

（2）糖皮质激素可迅速消除黏膜水肿，减轻声音嘶哑的程度。

（3）超声雾化吸入治疗可使雾状药物直接作用于喉部，有利于消炎消肿，稀化喉部分泌物，减轻喉部疼痛感。

对于咳嗽严重者应控制咳嗽引起的声带剧烈震动，应用止咳药物。痰液较多者应使用黏液促排剂等。咽喉疼痛可适当使用润喉片及局部喷雾治疗。

3. 中药治疗

选用金嗓清音丸、黄氏响声丸等中药。

【预防与康复】

（1）及时治疗急性喉炎，防止发展成慢性。

（2）防止过度用嗓，教师、文艺工作者要注意正确的发声方法，感冒期间尤须注意保护嗓子。

（3）加强劳动防护，改善工作环境，对生产过程中的有害气体、粉尘等需妥善处理。

（4）及时治疗鼻、口腔、下呼吸道等疾病。

（5）保持每天通便，清晨用淡盐水漱口或少量饮用。

▲急性鼻炎

【疾病简介】急性鼻炎是鼻腔黏膜的急性炎性疾病，也就是平时称的“伤风”、“感冒”。四季均会发病，但多见于冬季。

【常见症状】初期多表现为一般性的全身酸困，鼻及鼻咽部发干、灼热，之后出现鼻腔发痒、打喷嚏、流鼻涕、鼻塞、嗅觉减退和闭塞性鼻音。鼻涕初始为水样，逐渐变成黏性而后变成深青色的脓性。炎症亦可向周围蔓延，发生鼻窦、中耳、咽喉、气管和肺的炎症，出现喉咙痛、咳嗽、咳痰、发烧、头痛等症状。通常成人的症状大多很轻，而小儿则较重。

【发病原因】当身体由于多种诱因导致抵抗力下降，鼻黏膜的防御功能受到破坏时，遇呼吸道病毒等入侵而致病。

体质较弱、受凉、过度疲劳、营养不良、烟酒过度、内分泌失调（甲状腺功能紊乱等）及全身慢性疾病（心、肝、肾疾病）等均可影响新陈代谢的正常过程，造成血管痉挛、组织缺氧、鼻黏膜温度降低、免疫功能降低等，从而使呼吸道黏膜，特别是鼻腔黏膜的抵抗力下降，是急性鼻炎的全身诱发因素。鼻中隔偏曲、慢性鼻炎、鼻息肉等，导致鼻腔通气受限，影响鼻腔生理功能，是急性鼻炎的主要局部因素。邻近鼻腔的其他病灶性疾病，也会诱发急性鼻炎。

【治疗方法】急性鼻炎是一种自限性疾病，病程约为3～7天，目前尚没有可直接治愈的药物。主要以支持治疗和对症治疗为主，缓解症状的同时，防止产生并发症。

1. 西医

（1）全身治疗

① 注意休息，宜多喝水，饮食清淡，保持大便畅通。

② 解热发汗，多饮热水，也可使用复方阿司匹林、对乙酰氨基酚等解热镇痛药。

③ 发病早期可使用抗病毒药物。

④ 有细菌感染时，需使用抗生素。

（2）局部治疗

① 1% 麻黄素液、0.05% 羟甲唑啉或 0.05% ～ 0.1% 丁苄唑啉滴鼻液等减充血剂

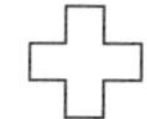

滴鼻，每日 3 次，以利通气引流。小儿宜用 0.5% 麻黄碱液，减充血剂的使用不宜超过一周，以免形成药物性鼻炎。

② 穴位按摩或使用微波、超短波等物理治疗方法，改善鼻部血液循环缓解症状。

2. 中医

中药以疏风解表祛邪为主，生姜、红糖、葱白煎水热服，或服用如双黄连口服液、清热解毒颗粒、板蓝根颗粒、桑菊感冒片和银翘解毒片等，也可用针灸、按摩缓解症状。

【预防与康复】

（1）使居室多接受阳光的照射，保持空气流通。如在严冬，可以多做日光浴。

（2）加强锻炼，多进行户外运动，增强体质使正气充沛，以抵抗外邪的侵入。

（3）去除上呼吸道的病灶，积极治疗鼻窦炎、扁桃体炎、慢性咽炎等病。

（4）感冒流行期间，卧室内可通过熏蒸食醋进行消毒。

（5）患病期禁食辛辣、烟、酒、鱼腥食物，可多吃水果。

（6）在发病期间，切忌用力擤鼻，以免炎症扩散，引起中耳炎等疾病。

（7）养成早晚以生理盐水洗鼻的良好卫生习惯，为鼻腔组织提供良好的生理环境。

▲急性会厌炎

【疾病简介】急性会厌炎又称急性声门上喉炎或会厌前咽峡炎，是一种特殊的、主要累及喉部声门上区的会厌及其周围组织的急性炎症病变，以会厌高度水肿为主要特征。急性会厌炎是喉科的急重症之一，儿童及成人皆可出现，主要表现为全身中毒症状、吞咽及呼吸困难。急性会厌炎病情进展迅速，多数患者经及时治疗可获得痊愈，少数病情凶险，很快窒息，死亡率较高。

【常见症状】急性会厌炎起病急骤，病程进展非常迅速，主要症状有剧烈的喉痛、吞咽困难和呼吸困难。

呼吸困难多在发病 24 小时内出现，伴有吸气性喉鸣；重症者呼吸困难出现早，进展迅速，数小时内可引起窒息。呼吸困难可表现为呼吸时的特殊体位，一般为前倾体位呼吸，小儿可表现为嗅探体位，即身体前倾，头部及鼻伸向前上方，如同闻气味一样。此外患者比较躁动，不能安静，呼吸节律变浅变快，可出现三凹征（即呼吸时胸骨上窝、锁骨上窝、肋间隙明显向下凹陷）。

全身症状方面，轻症者不明显，重症者多有发热、寒战，体温在 38 ～ 39℃之间，少数可高达 40℃以上，此外还有头痛、乏力、周身不适、食欲减退等症状。儿童及年老患者全身症状多较明显，病情进展迅速。小儿可迅速发生衰竭，表现为精神萎靡、体力衰弱、四肢发冷、面色苍白、脉快而细、血压下降，甚至昏厥、休克。

【发病原因】 感染为此病最常见的病因。其他原因还有热损伤（高温饮品、吸入蒸汽等）、机械损伤（异物外伤、医源性器械损伤等）、化学损伤（刺激性有害气体、刺激性食物等）、放射线损伤等都可引起会厌黏膜的炎性病变，继而水肿；变态性反应（由于饮食、药物或虫咬等，对某种变应原发生反应），急性扁桃体炎、咽炎、口底炎、鼻炎等周围器官的急性炎症蔓延而侵及会厌黏膜，引起水肿。也可继发于急性传染病后。

【治疗方法】 急性会厌炎是喉科的急重症。出现急性剧烈喉痛或任何提示有呼吸困难的症状，怀疑急性会厌炎的患者，都应当马上去医院就诊。发病不足 24 小时的急性会厌炎患者均需要留院观察，密切观察呼吸变化。

（1）药物治疗：使用抗生素、糖皮质激素抗菌消炎、预防和治疗水肿。

（2）手术治疗：情况严重者（如有局部脓肿形成）需进行切开排脓术或建立人工气道（包括经口或经鼻气管插管、气管切开术等）。

【预防与康复】

（1）平时应加强锻炼，增强机体抵抗力。

（2）对于会厌邻近器官的急性炎症，要及时治疗，防治感染蔓延。

（3）要保持口腔卫生，戒烟酒，少吃辛辣刺激食物。

（4）儿童可注射乙型流感嗜血杆菌疫苗，以预防该病原的感染。免疫力严重低下的特殊成人人群也可考虑注射疫苗进行预防。

▲老年性耳聋

【疾病简介】 老年性耳聋是一种随年龄老化而发生的听力减退甚至严重损失的疾病，是老年人常见病。人的听力减退一般从 30 ～ 40 岁出现，50 ～ 60 岁加剧，60 ～ 75 岁达到高峰，75 ～ 90 岁听力又得到稳定。有些人从 20 岁起听力就开始下降，但发展缓慢，大多数人在 50 岁前都未察觉到听力的变化。

【常见症状】 双耳对称出现听力损失并呈进行性缓慢加重。听力下降首先影响高频听力，随后影响低频听力，表现为妇女和儿童声音比男人声音难以听清，对高频声音不敏感。逐渐出现看电视、接听电话需要加大音量，自己则不自觉地讲话提高音量，与人交谈时要求对方重复。言语分辨率下降，表现为听得见门铃声、电话铃声、鸟鸣声等，但听不清、分辨困难、理解能力下降。出现声音小时听不见，声音大时受不了的重听。多数患者有阵发性或持续性的耳鸣，这一症状常是听力损失的先兆。

【发病原因】 多因随年龄增长，耳朵的弹性逐渐降低并引起对声波反应降低。精神紧张、高血压、高血脂、冠心病、糖

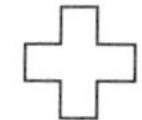

尿病、肝肾功能不全等内在因素和噪声、吸烟酗酒、接触有毒物质等外部刺激都会加重本病的发展。

【治疗方法】尚无有效治疗手段，应接受听力检查确定病情程度，考虑是否佩戴助听器。一般情况下，轻度耳聋患者不需佩戴助听器，听力中、重度损失者（35～85分贝）可选配助听器，其中听力丧失在60分贝左右的中度患者，佩戴助听器的效果最好，重度患者助听器失真度增加，效果有时不理想。

【预防与康复】

（1）长时间接触噪声干扰，可造成内耳的微细血管经常处于痉挛状态，内耳供血减少，听力减退。应尽量避免机器轰鸣、人声喧哗、长时间戴耳机听音乐等多种噪声。

（2）经常处于急躁、恼怒的状态，会使身体自主神经调节功能紊乱，造成耳部器官发生缺血、水肿，出现听力锐减，所以要努力使自己保持轻松愉快的心情。

（3）经常做耳朵和面部的按摩，可促进耳、面部血液循环，起到保护听力的作用。可每日按摩处风穴（耳垂与耳后高骨的凹陷处）和听会穴（下颌关节突后缘凹陷处）数次，每次5分钟。

【中医观点】肾之精气虚衰，耳朵滋养不足所致。根据个人体质情况，服用中药调节阴阳、补肾益气。

▲慢性鼻炎

【疾病简介】慢性鼻炎是鼻黏膜及鼻黏膜下层的慢性炎症，其主要特点是鼻腔黏膜肿胀、增厚、分泌物增多、鼻塞，病程持续3个月以上或反复发作，主要有慢性单纯性鼻炎、慢性肥厚性鼻炎和慢性萎缩性鼻炎。

【常见症状】

1. 慢性单纯性鼻炎

主要症状是间歇性和交替性鼻塞，鼻涕增多为主要特征，可伴有间断性嗅觉减退、头痛、说话时鼻音重等，鼻涕多为半透明黏液性，继发感染时可有脓涕。脓涕可向后经后鼻孔流入咽喉部，出现咽喉不适、多“痰”及咳嗽等症状。

2. 慢性肥厚性鼻炎

鼻塞多为持续性，嗅觉减退、闭塞性鼻音，鼻涕不多，为黏液性或黏脓性，不易擤出，可有耳鸣、听力下降、头痛、头晕、失眠、精神萎靡等症状。

3. 慢性萎缩性鼻炎

鼻黏膜萎缩变薄、变硬、干燥，鼻塞，鼻内有大量黄绿色脓痂，有恶臭味，可发生反复大量鼻出血和嗅觉丧失。

此外，还有一种慢性干燥性鼻炎，症状与萎缩性鼻炎类似，但鼻黏膜不发生萎缩。

【发病原因】急性鼻炎反复发作、迁延不愈是导致慢性鼻炎的最常见原因。此外，慢性单纯性鼻炎还可由有毒有害气体和粉尘、尘埃刺激，鼻窦炎等引起；慢性肥厚性鼻炎常因单纯型鼻炎治疗不当发展而成，还可因鼻中隔偏曲或体质因素造成；慢性萎缩性鼻炎原因尚不十分明确，但患者多有内分泌紊乱、营养不良等情况，好发于健康状况及生活条件差的老年女性。烟酒过度、温度和湿度的急剧变化、疲劳等因素可诱发或加重慢性鼻炎病情。

【治疗方法】

（1）首先应确定致病因素，再进行相应的治疗，重点治疗和排除病因。

（2）局部治疗：使用类固醇鼻喷雾剂抗炎、消肿。发生急性感染，鼻塞严重时可使用减充血剂滴鼻，应控制在一天一次、一周以内，以免长期使用发展成肥厚性鼻炎。按摩、热敷、淡盐水冲洗鼻腔也可起到一定缓解鼻塞效果。

（3）慢性单纯性鼻炎和慢性肥厚性鼻炎可使用倍氯美松喷雾剂、雷诺考特鼻喷雾剂或 1% 麻黄碱液（儿童用 0.5% 麻黄碱液）、0.05% 羟甲唑啉，还可用生理盐水清理鼻腔。

（4）慢性萎缩性鼻炎以清洗鼻腔、保持清洁为主，也可使用抗生素控制感染。

（5）药物和其他治疗无效者，可考虑手术治疗。

【预防与康复】

（1）积极治疗急性鼻炎，以免拖延发展成慢性鼻炎。

（2）避免粉尘和有害气体刺激。

（3）多参加体育活动，增强抵抗力，减少感冒。

（4）根据气候变化，及时增减衣服。

（5）控制烟酒和进食辛辣刺激食物。

（6）每日 3 次按摩鼻翼，改善局部血液循环，减轻症状和促进炎症消退。

（7）冷水洗脸，盐水泡足，增强和改善鼻腔抵抗力。

▲慢性肥厚性鼻炎

【疾病简介】鼻黏膜、黏膜下层甚至骨质的局限性或弥漫性增生肥大。

【常见症状】持续性鼻塞、嗅觉减退、鼻涕稠厚、咳嗽、多痰、耳鸣、头痛、头胀。

【发病原因】一般由慢性单纯性鼻炎迁延发展而来。

【治疗方法】可采用冷冻、手术、微创等治疗。

许多时候，人们为快速解除鼻炎带来的鼻塞、头痛等症状，简单、过度使用一些普通的鼻炎药物，特别是麻黄素类滴鼻剂。这类药物只能暂时改善鼻腔黏膜充血状况和通气状况，没有从根本上消除炎症及其存在“土壤”，导致之后药物更大剂量更频繁地使用，而使鼻炎久治不愈，也愈发难治，不断发展，甚至产生严重病变，

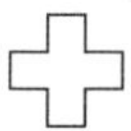

应针对病因进行根本性的治疗。

对全身慢性疾病或邻近病灶如鼻中隔偏曲或鼻窦炎等，亦应积极治疗。

【预防与康复】

（1）积极治疗急性鼻炎，避免久拖不愈，转成慢性炎症。

（2）注意环境卫生。戒烟戒酒，减少对鼻黏膜的刺激。

（3）少吃炸辣、腌渍、烧烤等刺激性食物。

（4）不要长时间待在过冷的空调房，防止冷热交替剧烈引起感冒。

（5）游泳时要注意防止水进入鼻腔而感染。

（6）鼻塞时不可强行擤鼻，以免炎症扩大。

▲内耳炎

【疾病简介】耳朵由外而、中耳、内耳三部分构成。内耳是与平衡相关且充满液体的小室。内耳炎通常是某种感染的并发症。多发于儿童。

【常见症状】内耳炎的症状呈一阵一阵发作，每次大约持续 5 ～ 15 分钟。主要症状包括：晕眩，周围的景物似乎不停地在旋转；步态不稳或跌倒，患儿可能需靠墙或扶住家具才能稳住自己；恶心、呕吐。患儿可能会对这些症状感到非常困惑。

【发病原因】大多数内耳炎都因严重的外耳炎所致，细菌通过外耳道、咽鼓管蔓延至鼓膜和内耳。其他部位疾病也可通过流动的血液感染内耳。

【治疗方法】足量抗生素控制感染，适当应用镇静剂，如安定等。呕吐频繁者可适当输液治疗。

▲突发性耳聋

【疾病简介】突发性耳聋，又称暴聋或突聋，是指突然发生的原因不明的感音神经性聋。听力损害多为单侧，双侧同时发生少见。性别、左右侧发病率无明显差异。随年龄增加发病率亦增加，多发于年龄在 40 岁以上者。

本病发病急，进展快，其治疗效果与就诊时间密切相关，为耳科急诊，就诊时间以一周内为宜，十日后就诊效果不佳。

【常见症状】发病前多无先兆，少数患者则先有轻度感冒、疲劳或情绪激动史。耳聋发生突然，患者的听力一般在数分钟或数小时内下降至最低点，少数患者可在 3 天以内听力损失达到最低点，常伴有耳鸣、眩晕、耳闷、耳周麻木、听觉过敏、耳痛、声音畸变等。

【发病原因】病因不明，很多致病因素都可能导致突发性聋，如病毒感染、内耳血流障碍、圆窗膜破裂、代谢障碍、肿瘤、自身免疫性疾病、多发硬化等。各种诱发因素在突聋的发病中也有重要作用。常见的诱发因素有感冒、疲劳、情绪波动等。

【治疗方法】

（1）一般治疗：患者尽可能住院治疗，卧床休息。

（2）药物治疗：营养神经类药物、溶栓抗凝药物、糖皮质激素等。

（3）其他治疗方法：高压氧治疗、微波理疗等。

患有高血压、糖尿病、高脂血症的患者，应积极治疗原发病。

【预防与康复】

（1）注意控制高血压、高血脂、糖尿病等慢性病。

（2）避免感冒，预防病毒感染。

（3）避免噪声和精神刺激，保持情绪稳定。

▲外耳道炎

【疾病简介】外耳道炎是指外耳道的感染性疾病。外耳道炎可分为两类：一类为局限性外耳道炎，是外耳道皮肤毛囊或皮脂腺的局限性化脓性炎症，又称外耳道疖；另一类为外耳道皮肤的弥漫性炎症，又称弥漫性外耳道炎。

【常见症状】

（1）外耳道疖耳痛剧烈，张口、咀嚼、拉耳垂时加重，并可放射至同侧头部。多感全身不适，体温或可微升。当发生肿胀并严重堵塞外耳道时，可有听力减退。

（2）弥漫性外耳道炎急性者表现为耳痛，可流出分泌物。慢性者耳发痒，有少量渗出物。

【发病原因】多为细菌感染所致，挖耳造成的外耳道皮肤外伤、游泳进水、化脓性中耳炎长期脓液的刺激等是外耳道炎的主要诱因。湿疹、牛皮癣、糖尿病患者和抵抗力降低时易患本病。

【预防与康复】

（1）戒除挖耳的不良习惯。挖耳不但损伤皮肤引起感染，而且经常刺激皮肤还容易生长“外耳道乳头状瘤”，使耳道经常出血，甚至影响听力。

（2）要防止污水入耳。糖尿病患者等易感人群在洗头、游泳之前应用特制的橡皮塞或干净的棉球涂上油膏堵塞外耳道。

（3）注意保持耳部干燥，洗澡、游泳后用干净棉签吸净入耳的水。

（4）凡有化脓性中耳炎、耳疖肿、婴儿湿疹者，更应格外注意局部的干净与干燥，保持耳及周围清洁，避免使用未经消毒的工具清理耳部。

（5）如其污秽或痂皮堆积，可先用植物油涂擦，待其疏松之后，再用纱布或消毒过的软纸轻轻擦净。

（6）痒时忌搔抓，必要时泡些食盐水，滴在痒处，可起止痒效果。

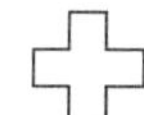

（7）患病期间切勿游泳。

▲油性耵聍

耳垢学名为“耵聍”，是耳道内耵聍腺分泌物和皮脂腺排出的油脂的混合物，起着保护外耳道上皮、防止皮肤干裂、抑菌杀菌和阻挡灰尘、小虫进入外耳道、保护耳鼓膜的多重作用。

耵聍分干性和湿性两种，主要与人种和民族有关。包括中国人在内的大多数东亚人和美洲土著人为干性耵聍。非洲人、欧洲人和美洲欧洲移民后裔大多为湿性耵聍。

部分湿性耵聍的人，耵聍腺和皮脂腺特别旺盛，耵聍在尚未干燥后就已积满在外耳道里，甚至流出耳外，这部分人长年需定期清理外耳道，以免形成耵聍栓塞影响听力。

平时应尽量避免耳朵进入粉尘，减少辛辣食物刺激。

▲咽炎

【疾病简介】咽炎是咽部黏膜及黏膜下组织的炎症，多与鼻炎、扁桃体炎和喉炎并存，成为上呼吸道感染的一部分，也可独立存在。咽炎可分为急性和慢性两类。

【常见症状】

1. 急性咽炎

起初是咽部感觉干燥、瘙痒、灼热或有异物梗塞感，而后在吞咽食物时逐渐感到刺激痛，幼儿及成人重症患者伴有高烧、头痛、全身倦怠、食欲不振、口渴、便秘等症状。

2. 慢性咽炎

以咽部症状为主，全身症状不明显，咽部有干燥、异物、刺激、瘙痒、灼热感，病程长，容易反复发作。

【发病原因】急性咽炎多因病毒和细菌感染所致，慢性咽炎多由急性咽炎反复发作或治疗不彻底发展而成，也可因鼻咽部其他疾病和烟酒、辛辣食物、烟尘、有害气体等刺激致病。

【治疗方法】

1. 急性咽炎的治疗

（1）一般治疗：卧床休息，多喝水，进食松软易消化食物，禁辛辣、油腻食品和烟酒。

（2）局部治疗

① 用 1% 碘甘油或 2% 硝酸银液涂擦咽部。

② 使用雾化方法吸服药物可使症状明显改善。

③ 使用复方硼砂液、温淡盐水等漱口。

（3）抗感染治疗：根据感染原因使用抗病毒药或抗生素。

2. 慢性咽炎

（1）积极治疗引起慢性咽炎的原发病，如急性咽炎、鼻和鼻咽部慢性炎症、胃食管反流等疾病。

（2）改善工作及生活环境。

（3）戒烟酒和辛辣刺激食物。

（4）使用中成药对症治疗： 利咽灵、草珊瑚含片、保安散。

◎口腔科

▲唇炎

【疾病简介】唇炎是发生于唇部的炎症性黏膜疾病的总称，按照病程分为急性和慢性两类。

【常见症状】嘴唇肿胀、发红、变色、溃疡、干燥、发硬、表面皮肤脱落、脱屑、皲裂、疼痛等。注意：如果发生红斑和白色薄膜样改变，提示继发癌症的可能性增加。

【发病原因】日晒、烟酒、化妆品、饮料、食物、药物、有毒气体刺激、吹奏乐器是最常见的致病因素。干冷天气、创伤、全身性疾病（如多形性红斑、维生素缺乏、口腔单纯疱疹病毒感染、梅毒等）也是致病原因。

【治疗方法】

（1）避免干燥、寒冷或高温的环境。

（2）避免舔唇等不良习惯。

（3）避免强烈日光、烟酒、化妆品等刺激。

（4）用 0.1% 利诺液或 1∶5000 呋喃西林液将纱布润湿外敷。

（5）使用润唇膏或肤轻松软膏缓解症状。

（6）炎症严重者需使用抗生素。

▲地图状舌

【疾病简介】地图状舌又称游走性舌炎，是一种原因不明的良性、慢性、浅表性、剥脱性局限性舌炎，多发于体质瘦弱的儿童和青年女性。

【常见症状】在舌面出现 1 处或多个指甲大圆形或椭圆光滑的红色斑片，且界限清晰，并逐渐扩大融合，在舌面至舌边缘，出现形似地图的损害。其大小和位置变化不定，部分患者无自觉症状，部分患者出现发烧和疼痛。

【发病原因】原因不明，可能与情绪波动、体质因素、神经系统不稳定和遗传等因素有关。

【治疗方法】一般不需治疗，增强体质，注意口腔卫生，避免刺激因素，如热或辛辣食物。也可口服复合维生素 B，用 4% 碳酸氢钠溶液漱口。

【中医观点】多因阴虚，虚火上升所致。治疗：宜养阴，引火归源。

方用紫油肉桂 1.5 克，麦冬 15 克，天冬 15 克，生地黄 15 克，熟地黄 15 克，铁皮石斛 15 克，枸杞子 20 克，女贞子 20 克，车前子 15 克。

【预防与康复】增强体质，注意口腔卫生，避免刺激因素。

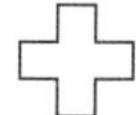

▲颌骨骨膜炎、颌骨周围炎、颌骨骨髓炎

【疾病简介】颌骨骨膜炎、颌骨周围炎、颌骨骨髓炎是一组密切相关的颌骨炎症疾病，依炎症发生部位不同进行区分，仅发生在颌骨骨膜的炎症称为颌骨骨膜炎，炎症扩大到了颌骨周围，就是颌骨周围炎，进一步扩大到颌骨内部，就变成颌骨骨髓炎。

【常见症状】发炎牙齿周围肿大，疼痛剧烈，牙齿松动，发高烧。发生在下颌骨的骨髓炎可出现张口受限。颌骨内脓液自牙周溢出时，疼痛减轻，但这并非自愈，常导致局部纤维组织增生肿胀、坏死。

【发病原因】牙齿炎症深入颌骨引起。

【治疗方法】主要用抗生素、消炎止痛。如果化脓需切开引流，拔除病牙。如果已致骨头腐烂，需手术去除死骨。

【疾病预防】避免外伤，及时治疗牙齿和牙周疾病。

▲口角炎

【疾病简介】口角炎是指多种原因引起的发生在口角部的炎症，俗称“烂嘴角”。多发于秋冬季。

【常见症状】口角出现湿白、红斑、水肿、渗液、溃疡、皲裂、脱屑等症状，常两侧口角对称发生，依病因不同，出现相应特征。营养不良造成的口角炎，前述症状常向口腔内黏膜或口角四周延伸，伴有舌炎、唇炎。细菌引起的口角炎，溃疡和糜烂常导致化脓、出血，形成黄色痂皮。真菌引起的口角炎，口角湿白明显，似白苔状。湿疹引起的口角炎，局部多干燥表现，皮肤形成皲裂并可向外辐射呈皱纹状。

【发病原因】全身性疾病（缺铁性贫血、维生素B_2缺乏、糖尿病等）、感染（细菌、真菌等）、皮肤疾病（湿疹、脂溢性皮炎等）、机械刺激（牙齿咬合不良、咬手指、咬笔杆等不良习惯导致嘴角发生皲褶，黏膜经常处于浸渍状态）、唾液过多均是致病原因。

【治疗方法】寻找致病原因，针对病因进行治疗。

（1）营养不良性口炎：补充维生素B_2、维生素B_3、维生素B_6，外用龙胆紫涂抹患处。

（2）细菌性口角炎：外用抗生素，如红霉素软膏。

（3）真菌性口角炎：外用制霉菌素，如咪康唑等。

（4）治疗相关疾病，改正不良习惯。

▲口腔炎

【疾病简介】口腔炎是口腔黏膜各种病变的总称，口腔炎有多种类型，除口角炎外，还有黏膜性口腔炎（红斑性口腔炎）、疱疹性口腔炎、口疮性口腔炎、溃疡性口腔炎和坏疽性口腔炎等。

【常见症状】

1. 黏膜性口腔炎

整个黏膜充血红肿，部分地方出现红色斑点，对食物和刺激敏感，唾液变稠，口臭变强，属于口腔炎中较轻的一种，一般一周左右就能痊愈。

2. 疱疹性口腔炎

口腔黏膜出现水疱，迅速破溃后形成大面积溃疡，疼痛剧烈。病程 1 ～ 2 周。

3. 口疮性口腔炎

在嘴唇、面颊、舌头等部位出现一个或多个小的圆形溃疡，进食刺激性强的食物时有刺痛，唾液变稠，口臭变强，严重者进食困难。一般 1 ～ 2 个月可以痊愈，但易复发，可发展成慢性炎症。

4. 溃疡性口腔炎

最初症状与口疮性口腔炎一样，但黏膜发生溃疡，疼痛剧烈，对冷热敏感，发高烧。

5. 坏疽性口腔炎

牙龈、嘴唇、面颊等口腔组织出现腐烂，顽固性疼痛，反复出血，重症者可有发烧等全身症状，这是口腔炎中最严重的一种，比较罕见。多发于极度营养不良幼儿。

【发病原因】

（1）口腔不洁和维生素缺乏。

（2）精神紧张、睡眠不足导致身体免疫力下降是许多口腔炎的重要基础因素。

（3）细菌感染，各种物理、化学、药物刺激（如抽烟、喝酒、辛辣食品、阿司匹林、硫黄剂等）是口腔炎的直接因素。

（4）消化系统疾病，伤寒、白喉、麻疹、肿瘤等疾病患者易患口腔炎。

【治疗方法】

（1）需针对口腔炎的类型和病因进行相应治疗。坏疽性口腔炎需尽快就医；疱疹性口腔炎需明确感染种类（病毒、细菌或自身免疫）后进行相应治疗；口疮性口腔炎患者如果同时在外阴等其他皮肤黏膜处出现溃疡，需警惕白塞病的可能性；非感染引起者可使用激素类药物，部分患者也可使用激光治疗。

（2）以下方法可用于大多数口腔炎的局部治疗。

① 使用漱口液漱口。

② 涂抹含抗生素的口腔用软膏或金霉素鱼肝油。

③ 补充维生素。

④ 可使用 2% 利多卡因涂抹患处止痛。

【预防与康复】

（1）重视口腔卫生，养成饭后刷牙、漱口的习惯。

（2）注意多吃水果蔬菜，多饮水，不吃辛辣、发味类食品。

（3）注意劳逸结合，保证睡眠充足，保持精神放松。

（4）保持大便通畅。

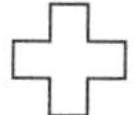

【中医观点】中医认为口腔炎由脾胃积热、心火上炎、虚火上浮所致。

（1）成药可使用：喷洒锡类散、养阴生肌散、西瓜霜等缓解症状。

（2）可根据患者情况服用汤药，解决病因。

▲颞下颌关节紊乱综合征

【疾病简介】颞下颌关节位于面部两侧双耳前，负责连接颅部的颞骨和下颌骨。颞下颌关节紊乱综合征是指颞下颌关节和其周围肌肉、纤维结缔组织异常引起关节区疼痛，活动时异响，下颌运动障碍的疾病，多发于20～22岁和40～50岁女性。

【常见症状】活动下颌时，关节疼痛、产生异响、张口受限、下颌向侧方运动受限，头痛。还可有颈部疼痛僵硬并向臂部放射、头晕、耳痛、耳鸣、重听、睡眠困难等症状。

【发病原因】包括牙齿咬合不正、长期用一侧咀嚼食物、外力冲击、突然过度张嘴导致关节脱臼和精神压力等导致关节肌肉紧张以及关节炎症。

【治疗方法】

（1）针对病因进行治疗，其中咬合垫治疗和物理治疗是解决肌肉紧张疼痛的主要方法。

（2）使用消炎药、止痛药、肌肉松弛剂、镇静剂进行对应治疗。

▲黏液囊肿

【疾病简介】也称唾液腺黏液囊肿，是一种非肿瘤、非炎症性、慢性、再发性、无痛性肿大的唾液腺疾病。

【常见症状】好发于下唇及舌尖腹侧，囊泡位于黏膜下，呈半透明、浅蓝色，形似水疱，很容易破裂。流出液体后囊泡消失，伤口愈合后再次形成囊泡。

【发病原因】主要是由创伤刺激和黏液腺排泄导管系统阻塞使腺体内的分泌物潴留引起。

【治疗方法】手术治疗进行摘除。

【预防与康复】

（1）平常注意口腔卫生，经常漱口。

（2）改变咬嘴唇等习惯。

（3）忌烟酒，避免辛辣刺激食物。

▲龋病（蛀牙）

【疾病简介】龋病也称龋齿，俗称“蛀牙”，是一种由口腔中特殊的细菌（致龋菌）引起的细菌性疾病，是口腔主要的常见病。龋病可继发牙髓炎和牙周炎，导致牙齿丧失，甚至引起牙槽骨、颌骨炎症及肾炎、骨髓炎、败血症等更严重的疾病。

【常见症状】患牙出现进行性的颜

色、形状和质地的变化。病变早期可无疼痛和不适症状，当出现龋洞后，患牙遇冷热刺激或食物嵌塞时，会出现一过性疼痛。随病情发展，疼痛加重。成人龋病发展多较缓慢，儿童和青少年多进展迅速且一次可多颗牙发病。

【发病原因】龋病的主要成因是牙齿表面残余的含糖食物（特别是蔗糖）在细菌的作用下分解成酸性物质，对牙齿石灰质的逐渐溶解。口腔不洁，唾液太过黏稠，牙齿不整齐，进食过多高糖分或酸性饮料及牙本质和牙釉质的致密度不高均是龋病诱因。

【治疗方法】龋病不会自愈且早期易于根治。越晚治疗，不仅患牙本身损伤加大，治疗难度加大，而且会对周围牙齿造成破坏，特别是儿童还可影响顺利换牙和牙齿排列，留下一系列口腔病隐患。

根据龋病程度采取补牙、抽取牙髓或拔牙治疗。

【疾病预防】

（1）孕妇应及时补充高蛋白质、钙质、维生素等营养物质，保证胎儿牙胚的正常发育，提高牙齿抗龋力。

（2）教育儿童从小养成饭后漱口、睡前不吃糖和零食等良好的口腔卫生习惯。

（3）换牙期应及时拔除滞留的乳牙及多生牙，修复缺失牙，防止牙列不齐使食物嵌塞或滞留，从而发生龋病。

（4）多吃蔬菜水果不仅有利于摩擦牙面，清除牙面上附着的菌斑，还可中和牙齿和口腔中酸性物质。

（5）教育儿童少吃糖果等甜食，吃完甜食后及时刷牙或漱口。

（6）定期进行口腔检查，早期发现龋齿，早期治疗。儿童应每3～6个月进行1次口腔检查。

▲牙本质过敏症

【疾病简介】牙本质过敏症又称牙齿感觉过敏症，或牙本质过敏，是牙齿在受到外界刺激，如温度、化学物质以及机械作用时所引起的酸痛症状。牙本质过敏不是一种独立的疾病，而是各种牙体疾病共有的症状。

牙本质也称象牙质，其重要作用就是作为载体让牙神经感受到冷热等正常刺激，以保护口腔和食管。当牙本质的外层——牙釉质（也称珐琅质）受到损害后，牙神经对这种刺激的敏感度大大增强，超过了耐受度而出现酸痛，也就是俗称的“倒牙”、“牙酸”。发病的高峰年龄在40岁左右。

【常见症状】主要表现为刺激痛，当刷牙、吃硬物，遇酸、甜、冷、热、摩擦等刺激时引起酸痛，尤其对机械刺激最敏感，疼痛发作迅速、尖锐、时间短暂。

【发病原因】大多是因釉质完整性受到破坏、牙本质暴露的各种牙体疾病引起，如

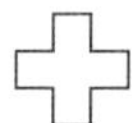

磨耗、长期刷牙不当引起的楔状缺损、牙齿折断、龋病以及牙龈萎缩致牙颈部暴露等均可发生牙本质过敏症。但个别釉质完整的牙齿也能产生过敏症。

【治疗方法】

（1）使用药物或激光疗法进行脱敏治疗。

（2）脱敏治疗无效者和磨损接近牙髓者，可考虑牙髓治疗，并作全冠修复。

【预防与康复】

（1）尽量少咬过硬的食物如小核桃、螃蟹等。

（2）用软毛牙刷和脱敏牙膏刷牙。

（3）使用含氟漱口水漱口。

▲牙齿磨耗症

【疾病简介】牙齿磨耗症是指因咬合牙齿表面的牙釉质或内部的牙本质因咬合等原因造成过度磨损引起的综合征。牙齿过度磨耗不仅会引起牙齿和口腔的疾病，也会因咀嚼受限加重胃部负担，还会使面部下 1/3 高度降低，出现苍老面容。牙齿表面随年龄增长而出现缓慢的磨损称作牙齿生理性磨损，因不良习惯等原因导致的牙齿表面过度的丧失称作病理性磨损。多发于 40 岁以上人群。

【常见症状】牙齿过敏、食物嵌塞，因咬合创伤导致颊、舌黏膜的溃疡，牙髓疾病和颞颌关节紊乱。

【发病原因】牙齿的磨损程度取决于牙齿的硬度、食物的硬度、咀嚼习惯和咀嚼的张力等，与年龄、食物的摩擦力和咀嚼力成正比，与牙齿的硬度成反比。牙齿磨耗症主要是因夜磨牙、紧咬牙、偏侧咀嚼等不良习惯和某些职业因素而非正常咀嚼损耗。一些全身性疾病，如胃肠功能紊乱、神经官能症、口干症等也是相关因素。

【治疗方法】

（1）生理性磨损无症状时无需处理。

（2）有牙齿过敏者，需做脱敏处理。

（3）有食物嵌塞者，宜用人造冠修复牙齿之间正常的邻接关系。

（4）造成咬合错乱、颞颌关节功能紊乱者，宜采取咬合重建治疗。

（5）有牙髓病时，根据病情进行相应治疗。

（6）纠正引起病理性磨损的习惯。

（7）治疗其他相关疾病。

【预防与康复】

（1）使用软毛牙刷，避免过度用力刷牙，定期更换牙刷、牙膏。

（2）避免经常用牙齿咬硬物，如开启酒瓶、蟹壳等。

（3）避免下意识地出现咬紧牙、偏侧咀嚼等动作。

（4）及时治疗夜磨牙、牙齿咬合不良等疾病。

▲牙髓炎

【疾病简介】牙髓是牙齿的中央部分，牙髓病是指牙髓组织的炎性病变，是一种常见的口腔病。由于牙髓组织布满血管及神经并处于四壁坚硬、缺乏弹性的牙髓腔内，一旦发生炎症，炎症渗出物不易引流，导致髓腔内压力迅速升高，从而产生剧烈疼痛。牙髓炎可分为急性牙髓炎和慢性牙髓炎。

【常见症状】

（1）急性牙髓炎的主要症状是剧烈疼痛，疼痛具有自发性阵痛、多在夜间发作、遇冷热刺激加重的特点。牙髓炎晚期还会有“热痛冷缓解”特点。

（2）慢性牙髓炎多无明显的自发痛，患牙常在进食、嵌入食物或遇冷热刺激时产生剧痛。

牙髓炎主要由龋病（蛀牙）造成，并与其进展密切相关。

第一阶段：牙龈充血，这是牙髓炎的初期阶段，牙齿表面珐琅质开始逐渐溶解，但不受刺激时不会感到疼痛。

第二阶段：单纯性牙髓炎，龋病已侵害到珐琅质下的象牙质，但尚未达到牙髓，遇刺激时引起疼痛时间比牙髓充血阶段长，而且有时不刺激也会引起疼痛。

第三阶段：化脓性牙髓炎，龋病穿过珐琅质和象牙质，已达到牙髓，牙髓被细菌感染发炎，引起剧烈疼痛。如果化脓液流出疼痛就会减轻，但并不意味病情好转，若不及时治疗，会发展成溃疡性牙髓炎，侵害牙根和齿槽骨。

【发病原因】包裹牙髓的牙体硬组织因龋病和创伤等原因被破坏是内在基础原因，暴露的牙髓被细菌感染是直接诱发原因。

【治疗方法】需根据病情采取相应的手术治疗，但应尽可能不抽掉牙髓，以保留其营养牙齿和感觉功能。

（1）可逆性的牙髓炎在使用镇痛消炎药缓解症状后进行牙髓切断或平髓手术。

（2）如果患牙在冷热刺激去除后仍然存在疼痛，或患牙常呈自发性疼痛时，就是牙髓受到了不可逆的破坏，需进行根管治疗，去除牙髓，保留牙齿。无保留价值的牙齿需拔除。

【疾病预防】早发现、早治疗是关键，特别是尽早治疗龋病，避免对牙体造成不可逆的损害。

▲咽异感症

【疾病简介】咽异感症是指咽部除疼痛以外的各种异常感觉，常见于 30 ～ 40 岁女性。

【常见症状】患者自述咽部或颈部中线有团块阻塞、异物、蚁行、烧灼感、痒感、紧迫感、黏着感等异样感觉，在做吞咽动作或吞咽唾液时更为明显，但吞咽饮食无碍。

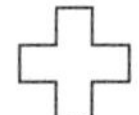

上述感觉出现时间较长的患者伴有焦虑、急躁和紧张等精神状态，怀疑自己罹患肿瘤（恐癌症），症状随患者情绪起伏变化。

【发病原因】咽部和邻近器官疾病、远处器官和全身性疾病，以及精神因素均可引起咽异感症。在这些因素中，器质性病变多于精神性，咽喉部因素多于其他部位因素。

【治疗方法】

（1）首先应对鼻咽和喉颈部位及全身各处进行仔细检查，以排除器质性因素，避免漏诊、误诊。

（2）对无器质性病变的患者，通过心理治疗，减除心理负担。

（3）避免烟、酒、粉尘等刺激，必要时使用镇静剂、抗抑郁剂、精神安定剂或安慰剂。

【中医观点】中医称本病为梅核气，指因情绪不遂、肝气淤滞、痰气互结、停聚于咽所致，以咽中似有梅核阻塞、咯之不出、咽之不下、时发时止为主要临床表现的疾病，可以汤药或针灸治疗。

▲牙龈炎

【疾病简介】牙龈是指围绕和覆盖在牙齿周围的结缔组织（软组织），发生在这些组织的炎症称为牙龈炎。牙龈炎是一种非常普遍的口腔疾病，也是会对牙齿和口腔形成更大危害的牙周炎的最初征兆和早期阶段，是成人掉牙的主要原因。

牙齿的健康与保留情况与心血管疾病、糖尿病和骨质疏松等一系列健康问题之间存在直接联系，牙龈炎可使口腔细菌进入血液，并进入冠状动脉引起血管堵塞，牙龈炎和糖尿病都可导致牙齿丧失、进食困难，从而影响营养吸收。

牙龈炎包括慢性牙龈炎（单纯性牙龈炎）、溃疡性牙龈炎、肥大性牙龈炎（增生性牙龈炎）、青春期牙龈炎和妊娠期牙龈炎等，其中慢性牙龈炎最为常见。

【常见症状】

1. 慢性牙龈炎

常在刷牙或咬硬物时牙龈出血，除非出血严重，一般无疼痛感，牙龈颜色由正常时的粉红色因炎症红肿充血而变成深红色或暗红色。

2. 溃疡性牙龈炎

牙龈溃烂、疼痛、出血、口臭，如向咽部发展，可引起咽部疼痛、淋巴肿大。

3. 肥大性牙龈炎

牙龈变厚，出现单发或多发性的龈乳头脓肿、肥大增生，可有牙龈出血、口臭等症状。

【发病原因】刷牙和使用牙线不彻底，使牙菌斑堆积形成牙石（牙垢）是引起牙龈炎的最常见原因。青春期和妊娠期因激素水平变化和口腔清洁不良易诱发和加重青春期牙龈炎和妊娠期牙龈炎。某些药物可导致牙龈增生和增加口腔清洁难度，引起牙龈炎，如常见的治疗高血压、心脏病的钙通道阻滞剂（硝苯地平等），治疗癫痫的苯妥英钠、器官移植患者使用的环孢素、口服避孕药等。某些口腔疾病和全身性疾病也可引起牙龈炎，如单纯性疱疹、鹅口疮、糖尿病、肝硬化和白血病等（部分儿童白血病患者以牙龈炎为首发症状），维生素 C、维生素 B_3 缺乏和营养不良、食物嵌塞或异物刺激、牙齿排列或咬合异常、牙刷过硬等也会引起牙龈出血发炎。

【治疗方法】

（1）慢性牙龈炎主要采取洗牙或去除牙石治疗。

（2）溃疡性牙龈炎在去除牙石的同时，需使用抗生素。

（3）肥大性牙龈炎则需去除牙石和切除增生牙龈。

（4）用复方硼酸漱口液、口泰漱口液、雅士洁口净含漱液、3% 过氧化氢溶液或生理盐水冲洗患处后，涂敷 1% 碘甘油对自我治疗轻度牙龈炎有效。

【预防与康复】预防牙龈炎的重点是养成良好的口腔卫生习惯。

（1）早晚刷牙，刷牙后用盐水或漱口液漱口；三餐和进食零食后及时漱口；每晚用牙线清洁牙缝和牙面。

（2）根据个人牙齿情况，定期洗牙（半年左右一次）。

（3）使用软毛牙刷，避免对牙龈损伤。

（4）保证含钙食物和富含维生素食物的摄入。

（5）定期进行口腔检查，及时矫正口腔畸形，积极防治引起牙龈炎的全身性疾病。

（6）婴儿的健康与母亲的口腔健康状况密切相关，口腔问题多的母亲更易出现早产和婴儿出生时体重低的问题。因此，准妈妈应注意控制牙菌斑，限制高淀粉和高糖食物摄入量，做好孕前、孕期和产后牙齿护理。

（7）家长应按照孩子年龄，帮助其做好口腔健康管理。

① 婴儿期，家长应用小手指、软布或橡胶指尖牙刷按摩孩子牙龈。

② 孩子长出第一颗乳牙时，用软布清除牙菌斑，每天至少两次，特别是喂奶前后及睡觉前。

③ 孩子再大些时，应使用前头小刷柄大的软毛儿童牙刷清理乳牙。在孩子还不会将牙膏吐出来前，最好不使用含氟牙膏。

④ 五六岁时，锻炼孩子自己刷牙，并督促其养成良好护齿习惯。

▲牙龈增生

【疾病简介】牙龈增生是指牙龈组织的细胞成分增多所致的牙龈体积肥大，分为炎症性牙龈增生、药物性牙龈增生、特发性牙龈纤维瘤病。

【常见症状】正常牙龈呈粉红色，边缘

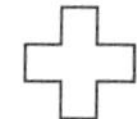

非薄而紧贴牙面，牙龈增生时，颜色可为鲜红色或暗红色，龈缘变厚。牙龈出血、逐渐变硬肿胀，牙齿因被肿胀的牙龈挤压后出现移位歪斜。药物性增生一般于服药一年内起病。特发性牙龈纤维瘤导致牙龈增生严重，通常波及全口，常覆盖牙面三分之二以上，影响咀嚼。

【发病原因】炎症性牙龈增生主要由牙龈炎和牙周炎引起；药物性牙龈增生主要因治疗高血压、癫痫等疾病药物引起（详见牙龈炎部分）；特发性牙龈纤维瘤主要由家族遗传和内分泌失调等引起。

【治疗方法】

（1）治疗牙龈炎症等引起增生的疾病。

（2）对药物引起的增生，尝试在不影响疗效的前提下，更换其他药物。

（3）通过手术切除增生部分牙龈。

【预防与康复】保持口腔清洁，防治牙龈炎和牙周病是预防牙龈增生的关键。

▲牙周病

【疾病简介】牙周病是指发生在牙的支持组织——牙周的疾病。牙周病包括牙龈炎和牙周炎两大类，前者仅发生在牙周的浅层——牙龈，后者则累及四种牙周组织，包括牙龈、牙周膜、牙槽骨和牙骨质。牙周病是常见的口腔疾病，发病率从 10 岁开始，随年龄增加而增多，50 岁左右的人 80% 以上有牙周病，也成为导致成人牙齿丧失的首要原因。牙周病的早期通常无疼痛等自觉症状，当察觉病状时，往往已造成牙周组织难以恢复的破坏，所以早期发现和治疗十分重要。

【常见症状】牙周病是牙龈炎发展恶化而成，因此早期症状与牙龈炎一致，病性进展后出现牙龈空洞、脓肿、溢脓、出血和牙齿松动、咀嚼困难、口臭等症状。

【发病原因】除导致牙龈炎的病因外（参见牙龈炎相应部分），遗传、吸烟、吹奏乐器、习惯性地磨牙、咬牙、用舌头或手按压牙齿、龋病治疗不佳、假牙不合等局部刺激也是致病原因。糖尿病、艾滋病也可导致牙周病，且进展迅速。

【治疗方法】

（1）基础治疗：通过清洁、刮治、根面平整和牙周翻瓣手术清除牙菌斑，消除炎症。

（2）少数基础治疗无效者，进行调整牙齿咬合、夹板固定、正畸等修复治疗。

【预防与康复】

（1）积极治疗牙龈炎和其他基础病。

（2）养成饭后刷牙漱口，每日使用牙线、定期洗牙的良好口腔卫生习惯。

（3）注意补充富含维生素 C 食品。

（4）牙齿咬合异常者尽早进行矫正。

▲智齿冠周炎

【疾病简介】智齿冠周炎是指智齿（第三磨牙）牙冠周围软组织发生的炎症，常发生于 18 ～ 25 岁智齿萌出期青年和伴有智齿萌出不全、阻生智齿的患者，是常见口腔疾病之一。智齿冠周炎多出现在下排牙齿，可分为急性和慢性两种，以急性炎症更为常见。

【常见症状】急性智齿冠周炎初期，患处反复轻微胀痛不适，当咀嚼、吞咽、开口活动时加重，一般全身无明显反应。随着病情发展智齿突然疼痛，牙龈或黏膜红肿、化脓、张口受限，口臭、舌苔变厚。严重者出现耳痛、头痛、高烧、大便秘结等症状。炎症进一步加重，可引起牙齿槽骨等周围组织感染。慢性智齿冠周炎一般仅有局部轻度压痛和不适。

【发病原因】智齿是最后萌出的牙齿（多于 18 ～ 25 岁萌出），因萌出位置不足，可导致智齿萌出不全、异位或阻生，牙冠部分或全部为牙龈覆盖，牙龈与牙体之间形成狭窄较深的盲袋，容易积存食物碎屑和使细菌繁殖。遇抵抗力下降，细菌毒力增强时发病。

【治疗方法】

（1）急性期

① 局部治疗：使用双氧水、盐水反复冲洗冠周盲袋，碘甘油擦抹患处，形成脓肿者需切开引流。

② 全身治疗：炎症严重者，使用抗生素。

（2）急性期炎症消退后和慢性期患者根据情况进行如下相应治疗；对牙位正、有足够萌出位置、有上牙可以咀嚼的智齿可采用冠周龈瓣切除术。对牙位不正、反复发炎、无足够萌出位置和无上牙咬合的智齿应尽早拔除以免对周围牙龈造成破坏。

【疾病预防】

（1）保持充分的睡眠，增强机体抗病力。

（2）勤刷牙，勤漱口，维护口腔清洁，防止炎症发生。

（3）尽早拔除阻生智齿，防止冠周炎和邻牙龋坏。

◎皮肤科

▲白癜风

【疾病简介】白癜风是一种常见的皮肤色素脱失病，患者常伴有其他自身免疫性疾病，如糖尿病、甲状腺疾病、肾上腺功能不全、硬皮病等。

【常见症状】常见于颜面、颈项、前臂、腕、背等受阳光照射和生殖器周围等摩擦损伤部位，皮肤出现乳白色或浅粉色斑块。

【发病原因】病因尚未明确，但多与遗传、精神压力大和免疫疾病等因素导致皮肤中黑素细胞的数量减少或消失有关。

【治疗方法】

1. 药物治疗

主要使用免疫调节剂、激素和维生素类药物。

2. 光疗

主要采用紫外线或激光照射。

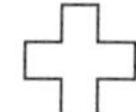

3. 手术治疗

病情稳定、皮损面积较小的患者可采用自体表皮移植手术。

【疾病预防】

（1）保持精神愉快。

（2）避免和减少受各类污染影响，如强紫外线、有害气体等。

▲痤疮

【疾病简介】痤疮是一种发生于毛囊皮脂腺的慢性皮肤病，因多发于青春期，故又称青春痘。按照痤疮皮损性质和严重程度分为轻、中、重度。

【常见症状】皮肤长出白头 / 黑头粉刺、炎性丘疹、脓疱等。多发于头面部、颈部、前胸后背等皮脂腺丰富的部位。

【发病原因】主要有青春期皮脂分泌过多，毛孔导管堵塞，细菌感染和炎症反应等因素。动物脂肪及糖类食物摄入过多，消化不良或便秘等胃肠障碍，精神紧张、湿热气候等因素也有重要的影响。矿物油类的接触或碘化物、溴化物及某些其他药的内服也可加剧痤疮的恶化。

【治疗方法】

1. 西医

（1）每日用热水和含有硫黄的药皂洗脸 1 ～ 3 次。

（2）抗生素类药物，如 1% 氯酊（氯霉素 + 水杨酸）、2% 红霉素酒精、1% 洁霉素（盐酸林可霉素）溶液等。

（3）不要用手抠或挤压粉刺，不要使用油脂类化妆品和皮质类固醇激素。禁用溴、碘类药物。

（4）口服抗生素控制炎症和感染。

（5）注意调节消化道功能，少吃动物性脂肪、甜食和刺激性食物。

2. 中医

防风通圣丸、归参丸等。

【预防与康复】

（1）多吃水果和蔬菜，尤其是有利于减少皮脂分泌和促进痤疮愈合的水果和蔬菜，如苹果、梨、西红柿、西瓜、黄瓜、丝瓜、冬瓜、苦瓜等，少吃荔枝、橘子、榴莲、巧克力、花生、动物性脂肪等高糖高脂食品，以及饮用咖啡等刺激性饮品。

（2）每日多用热水洗几次脸，可以选用硫黄香皂、硼酸香皂等抑制皮脂分泌的香皂，鼻翼部位的皮肤应该重点清洗。

（3）养成每天运动的习惯，促进新陈代谢，防止便秘。

（4）保证充足睡眠，避免皮脂分泌失调。

▲单纯性疱疹

【疾病简介】单纯性疱疹是一种由单纯疱疹病毒所致的病毒性皮肤病，好发于皮肤黏膜交界处，呈局限性、簇集性水疱。

【常见症状】口、咽、眼部出现疱疹和溃疡，伴有发烧，多发生在儿童，成人也可发生生殖器周围疱疹，溃疡和点片状糜烂，以及眼、手部位疱疹。

【发病原因】单纯疱疹病毒感染。

【治疗方法】

1. 西医

浅表处的疱疹病损可以局部用药，例如3% 阿昔洛韦软膏或 0.5% 碘苷软膏涂搽患部，疑有细菌性感染者，可外用金霉素或新霉素软膏。对病情较重者或局部用药难于奏效者，应采用口服或注射途径进行抗病毒药物的全身性用药。

（1）0.1% ～ 0.2% 葡萄糖酸氯己定溶液、0.1% 依沙吖啶、复方硼酸溶液等漱口。

（2）华素片、溶菌酶片含化，补充多种维生素。

2. 中医

（1）养阴生肌散、桂林西瓜霜、锡类散等喷敷患处。

（2）以黄连膏、青吹口油散膏、青黛散油膏、三黄擦剂或 30% 藤黄酊外搽患部，对于生殖器疱疹的浅表处病损有较好的疗效。

（3）单方验方：板蓝根 30 克，煎汤代茶饮。

【疾病预防】单纯性疱疹的传染途径是接触传染，病毒由碰触黏膜表面（例如口、眼、鼻、生殖器）或是破损的皮肤进入人体。

（1）接触伤口后须洗手，以免病毒经双手扩散。

（2）避免与患者接触眼睛、亲吻，以及共享餐具、毛巾、唇膏、口腔清洁用品、刮胡刀等。

（3）生殖器疱疹患者在发作期间，应避免性行为。

（4）生殖器疱疹患者在平时有性行为时，应全程使用保险套。因为即使在非发病期间，生殖器疱疹患者的病毒仍有可能传染给他人。

（5）女性生殖器疱疹患者必须在停药后一年内没有再复发时，才可以怀孕。据研究，孕妇感染生殖器疱疹容易发生流产、早产或死胎，若传染给胎儿，新生儿疱疹的死亡率更高达 50%。

【康复护理】

（1）某些患者在皮损完全消失后，仍遗留有神经痛，这时可采取针灸、理疗等方法缓解疼痛。

（2）多休息，给以易消化的饮食和充足的水分。

（3）预防继发细菌感染。不要摩擦患处，避免水疱破裂。可外用中草药或雷夫奴尔湿敷，促使水疱干燥、结痂。

（4）有的患者皮肤上可能会出现大疱、血疱，甚至糜烂，但无需紧张，如果治疗得当 10 天左右即可痊愈，治愈后一般不会

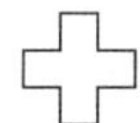

复发。

（5）以素菜为主，多吃高纤维食品和西瓜、橙子。宜每天用柠檬泡水喝，柠檬汁还可以用来擦长疹子的地方。忌食油炸及辛辣食物和发物。

▲多形红斑

【**疾病简介**】多形红斑是一种急性炎症性皮肤病。具有自限性和易复发的特点。好发于春秋季节，多见于20～40岁青壮年。可分为红斑血疹型、局限水疱型和重症型。

【**常见症状**】发病前可有四肢倦怠、头痛、食欲不振、关节痛、微热等轻微前驱症状。在手臂、腿和面部等部位对称出现点状的红色水疱，逐渐扩大为同心圆状红斑，光照后加重，有轻度瘙痒，一般2～4个月可治愈，但部分患者可反复发作。

【**发病原因**】 主要为单纯疱疹病毒感染，某些药物、内脏疾病、食物和放射线、日晒、寒冷等也可引起发病。

【**治疗方法**】

（1）明确病因，消除致病因素。

（2）药物治疗：根据症状使用激素、抗组胺药、免疫球蛋白等。

（3）局部治疗：使用炉甘石洗剂，3%硼酸溶液外敷。口腔黏膜糜烂时可用2%碳酸氢钠溶液漱口；眼部损害用生理盐水冲洗后涂硼酸软膏。

【**预防与康复**】积极预防各种感染，避免滥用抗生素，防止因食物、药物过敏引起的发病。

▲带状疱疹

【**疾病简介**】带状疱疹又名缠腰火丹、缠腰龙、蛇盘疮、蛇串疮，是水痘带状疱疹病毒引起的急性疱疹性皮肤病。其特征为簇集性水疱沿身体一侧周围神经呈带状分布，伴有显著的神经痛及局部淋巴结肿大。带状疱疹患者一般可获得对该病毒的终生免疫，愈后极少复发。但老年人和免疫力低者仍有复发可能。

【**常见症状**】发病前三天左右常有低烧、瘙痒等症状，皮疹初起时为片状红斑，后变成小米粒大小的丘疱疹，发病数日后成为水疱并呈带状围绕胸部或腹部、脸部，同时伴有剧烈的神经痛。水疱之后不久会形成疮痂，严重时出现溃疡。疱疹有时也会出现在手脚部。部分中老年患者发生于左前胸出疱疹前的疼痛，有时会疑为“心梗”。另外，带状疱疹有时也会引起淋巴结肿大、发高烧。

【**发病原因**】感染的水痘带状疱疹病毒潜伏体内，遇免疫力下降时发病。

【**治疗方法**】

1. 西医

对带状疱疹的治疗原则为抗病毒、消炎止痛和防止继发感染。

（1）局部治疗

① 保持感染区域干净、干燥并且尽量暴露于空气（不用衣物覆盖）。不要搔痒或弄破水疱。因疼痛而无法入睡时，试着用一条整洁干净的弹力绷带捆绑该区域。

② 在初始的 3 ～ 4 天每隔几小时用冰块冷敷 10 分钟左右。接着将消毒纱布在醋酸铝溶液里浸泡后冷湿敷在患处。

③ 减轻神经方面的影响：粉碎两片阿司匹林，将其混合于两大汤匙的消毒酒精中，接着把这种糊状物每天三次涂抹于水疱表面。

④ 缓解瘙痒：78% 的炉甘石洗剂，20% 的医用酒精，1% 的苯酚和 1% 的薄荷醇混合。连续涂抹这种混合物直到水疱结痂。

（2）全身治疗：抗病毒、止痛、营养神经药物。

（3）物理治疗：紫外线和红外线照射。

2. 中医

中医学认为本病因情志内伤，肝经气郁生火以致肝胆火盛；或因脾湿郁久，湿热内蕴，外感毒邪而发病。

外用中药可根据病情选用清热解毒消肿或祛湿收干之药水煎外敷，另外水疱未破者可用金黄散，水疱已破者可用四黄膏外涂。

此外，中医针刺疗法有明显的消炎止痛作用，对后遗神经痛亦有疗效。

【预防与康复】

（1）增强体质，提高免疫力，预防感染。感染是诱发本病的原因之一。

（2）防止外伤。外伤易降低机体的抗病能力，容易导致本病的发生。

（3）带状疱疹往往是在身体免疫功能低下时发病，有时是恶性肿瘤等疾患的先兆，需高度重视，予以排查。老年重症患者，尤其发生在头面部的带状疱疹，最好住院治疗，以防并发症的发生。

▲腹股沟癣

【疾病简介】腹股沟癣是一种由真菌感染引起的皮肤病。这种皮癣主要分布在大腿内侧、腹股沟、会阴及肛周部位，由于阴囊可提供潮湿温暖的环境，本病多发于男性。常见于热带地区和温暖季节。

【常见症状】皮损边界清楚，具有红色、隆起、附着鳞屑的活动性边缘，边缘可有脓疱或水疱，可有剧烈瘙痒或疼痛感。皮损起初为环形，可匍行发展，可发生在腹股沟单侧或双侧。严重者可累及到腹部和臀部，通常阴囊不受累及。

【发病原因】因接触患有皮癣的患者或动物感染，也可因自身患有其他皮癣和局部卫生状况不良引起。

【治疗方法】

1. 局部治疗

使用盐酸特比萘芬乳膏、硝酸咪康唑软膏。

2. 系统治疗

对于外用药治疗效果不佳者，泛发或反

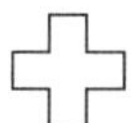

复发作以及存在免疫功能低下的患者，需口服抗真菌药治疗。

【预防与康复】

（1）避免接触皮癣患者使用过的毛巾、浴盆和内衣。

（2）尽量避免与皮癣患者、有癣病的动物密切接触。

（3）自身患有手足癣、甲癣和头癣者应尽早进行积极治疗。

（4）患者应穿宽松衣物，洗澡后充分擦干，减肥，洗烫被污染的衣物和床单。

▲蜂窝织炎

【疾病简介】蜂窝织炎，是一种发生于皮肤和皮下组织的弥漫性化脓性细菌感染，因这种感染会引起皮下组织出现蜂窝状改变而得名。多发于血液循环不佳的人群。

【常见症状】蜂窝织炎可发生于身体任何部位，但成人更常见于下肢，特别是小腿，儿童好发于头颈部。发病前部分患者可有发烧、畏寒、乏力等前驱症状，患处皮肤出现红、肿、痛斑块。疼痛剧烈，红肿呈弥漫性，以中心部最为明显，外周颜色逐渐变淡，与正常皮肤界限不清，水肿压之凹陷，严重者有水疱、坏死。若感染扩散，患处周围淋巴结肿大、触痛。若感染沿血液系统播散，可出现败血症并出现相应严重的全身症状，如高烧、寒战、心率加快、血压下降、呼吸加快、休克等。

【发病原因】最常见的原因是细菌通过尖锐物品、车祸、跌倒、蚊虫叮咬及皮肤疾病造成的伤口，侵入人体。糖尿病、肝硬化、免疫功能不全的患者，以及肢体局部血液循环不良者，虽无明显的伤口也易患病。

【治疗方法】

1. 药物治疗

需尽早使用抗生素治疗，轻度患者可口服抗生素，有高烧、严重感染迹象、有糖尿病溃疡和褥疮溃疡等基础病及身体虚弱患者通常采用静脉滴注抗生素，症状消失后，抗生素的治疗仍需持续十天以上。

2. 支持治疗

（1）保持患部制动（减少活动）并抬高。

（2）冷湿敷患处可缓解不适症状。

（3）加强营养，补充多种维生素。

（4）紫外线照射或超短波治疗可帮助缩短病程。

3. 手术治疗

形成脓肿者，需手术切开引流。

【预防与康复】

（1）寻找潜在的易感因素，并进行积极治疗。足癣是最常见，而易被忽视，未予治疗的致病因素。

（2）身体一旦出现伤口，切不可用手抠或触碰生水，最好就医处理。若必须自行处理时，需使用大量生理盐水或煮沸过的水冲洗，若有异物，在不破坏组织、扩大伤口的前提下移除。

▲钩甲

【疾病简介】脚趾甲异常变大并呈羊角般弯曲称为钩甲，多见于老年人。

【常见症状】常发生在脚拇指，出现甲增厚和极度扭曲，像钩子一样，并易损伤周围脚趾。

【发病原因】多因鞋不合适，趾甲受到压迫，反复受伤造成。少数由于下肢静脉瘤、血管阻塞、末梢神经障碍引起。

【治疗方法】经常修甲；在趾间垫上橡胶护理垫或羊毛垫，以防周围脚趾受伤，避免鞋、袜和脚趾的挤压。

▲接触性皮炎

【疾病简介】接触性皮炎是皮肤黏膜接触某些外界刺激物质发生的炎症反应性皮肤病。接触性皮炎可分为刺激性接触性皮炎和变态反应性接触性皮炎。前者是由刺激物对皮肤细胞的直接损伤所致，刺激物本身对皮肤有刺激或毒性作用，任何人接触后均可发病，其程度与该物质的性质、浓度、接触时间及范围有关。后者所接触物质本身多无刺激性，只有少数人因自身体质特异性而发生过敏反应。

【常见症状】

（1）刺激性接触性皮炎：如果接触了强刺激物会很快在接触部位出现红斑、肿胀、大疱、糜烂、溃疡等。如果是接触了弱刺激物，经长期反复刺激后出现局部皮肤干燥、发红、粗糙、瘙痒、疼痛等。少数严重者可因吸收毒物出现发烧、畏寒、头痛、恶心等症状。

（2）变态反应性接触性皮炎多在四肢和面部出现皮疹、瘙痒剧烈、有烧灼或胀感，发病前有数小时至数天的潜伏期。

反复发生的接触性皮炎可导致皮肤肥厚、变色。

【发病原因】引起本病的物质主要有动物性、植物性和化学性物质三大类，其中尤以化学性物质致病多见。化妆品、金属化合物、植物、药物和服装制造过程中使用的化学药品等是最常见的致病因素。

【治疗方法】

（1）刺激性接触性皮炎，应立即脱离并除去接触物，如果接触的是强刺激物如强酸、强碱等，应迅速用大量流动清水冲洗至少 20 分钟。

（2）使用中和剂。在使用清水充分冲洗基础上，对酸性物质用肥皂液或苏打水等弱碱性溶剂中和；对碱性物质用醋酸、柠檬汁等弱酸性溶液中和。注意中和剂不宜使用过早、过长，以免酸碱中和过程中产生热量加重皮肤损伤。

（3）对变态反应性接触性皮炎应确定并脱离致敏源，清洗接触部位。避免热水、

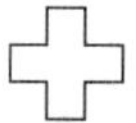

肥皂、搔抓等刺激。

（4）小面积的皮炎可用浸泡凉水的纱布湿敷，大面积的皮炎可进行短时间的凉水冲浴缓解。

（5）根据皮肤损伤情况使用外用软膏。

（6）使用抗组胺药如扑尔敏等治疗瘙痒。

（7）皮肤损伤广泛而严重者须使用皮质激素治疗。

【预防与康复】

（1）应尽可能地寻找疾病发生的原因。

（2）去除接触后可诱发皮炎的各种因素，如染料、汽油、油漆、花粉、肥皂、洗洁精等。避免各种外界刺激，如热水烫洗、剧烈搔抓。尽量不穿化纤质地的贴身内衣，宜穿纯棉白色柔软的内衣裤。

（3）患者应避免精神紧张、过度疲劳。

【中医观点】中医认为变态反应性接触性皮炎是由于患者禀性不耐，皮毛腠理不密，一旦接触某些物质就会引起邪毒外侵皮肤，郁而化热，邪热与气血相搏而发病；或素体湿热内蕴，复外感毒邪，两者相合，发于肌肤而成。宜清热、凉血、利湿、解毒。

1. 口服

可酌情选服龙胆泻肝丸、清解片、清热消炎片、三黄片等成药或服用汤药。

2. 外用

（1）潮红、丘疹为主者，可用三黄洗剂、炉甘石洗剂外擦或和青黛散冷开水调敷，每日 4 ～ 5 次。

（2）肿胀、糜烂、渗液较多者，可用蒲公英 60 克，桑叶、生甘草各 15 克，水煎待冷后湿敷。并可用 10% 黄柏溶液、生理盐水、3% 硼酸水湿敷。

（3）糜烂结痂者可用青黛膏，或清凉膏外擦，每日 3 ～ 4 次。瘙痒者可用粟树叶洗剂、黑了脱敏洗剂。

▲甲沟炎和甲下脓肿

【疾病简介】指（趾）甲与皮肤连接部称为甲沟。甲沟炎即在甲沟部位发生的感染，甲下脓肿指甲与甲床间的感染。两者可相互转化或同时存在。

【常见症状】初始指甲的一侧或甲根部红肿、剧烈疼痛，以后逐渐化脓，积聚甲下时则形成甲下脓肿，破溃后常因排脓不畅而形成慢性炎症。

【发病原因】指（趾）甲局部轻微损伤引起指（趾）甲周围组织的化脓性感染，多由修剪指（趾）甲时损伤、外伤、局部卫生状况差等因素引起。

【治疗方法】早期治疗是整个治疗的关键。在局部炎症未扩散之前，或者是指（趾）局部一旦有损伤时即做治疗，可缩短病程。

早期处理方法：患部涂碘酊 (2%)，一天三次；患部做消毒处理后，敷消炎止痛膏或鱼石脂软膏，一天一次；减少活动，抬高患肢，局部热敷。一般情况下 2 ～ 3 天可好转。

已有脓液的，需在甲沟处做纵向切开引流。部分患者需根据脓液穿透的部位，做部分或全部拔甲处理。

【预防与康复】在修剪指（趾）甲，尤其是手指甲和大脚趾甲时应特别注意修剪适度，即不要修剪得太短，避免伤到指甲两侧与皮肤组织相连的部位。

尽早治疗灰指甲，避免因其腐烂造成指（趾）甲中空引起甲沟炎。勿穿前尖太窄的鞋，避免使趾甲受到挤压引起甲沟炎。

▲结节性红斑

【疾病简介】结节性红斑是一种发生于皮下脂肪组织的急性炎症性皮肤病。好发于青年女性，春秋季常见，易于复发。

【常见症状】发病前可有咽痛、发烧、乏力、肌肉关节痛等前驱症状或有服药史。小腿前侧皮下对称突然出现多个自蚕豆至核桃般大小不等的结节，自觉疼痛或压痛，早期呈淡红色，几天后转为深褐色，结节始终不融合、不溃破，3 周左右逐渐消退。少数患者结节可出现在手臂和躯干。

【发病原因】病因复杂不明，一般认为与感染、药物反应和自身免疫等多种疾病有关。

【治疗方法】

1. 一般治疗

急性期应卧床休息，抬高患肢，避免受寒及劳累，加强营养，同时寻找病因，予以相应治疗。

2. 药物治疗

（1）外用鱼硼软膏、10% 樟脑软膏敷包扎或 75% 酒精局部湿敷。另外，也可外涂皮质激素软膏，止痛消炎。

（2）疼痛严重者可口服非激素类抗炎药和止痛药；有明显感染者需使用抗生素；病情较重者使用皮质类固醇激素。

【预防与康复】

（1）避免劳累及过度紧张。

（2）忌食辛辣厚味及血腥发物等。

（3）平时应注意避风寒、潮湿；冬季发作者应注意保暖。

（4）减少行走，尤其不宜久行、久立。

（5）注意诱发因素，去除病因。

【中医观点】

1. 口服

中药雷公藤片或昆明山海棠片。

2. 外用

可用芙蓉膏，皮损暗红、灼热不明显者可用紫色消肿膏。

3. 物理疗法

可用紫外线、蜡疗、透热或音频电疗。

▲尖锐湿疣

【疾病简介】尖锐湿疣又称生殖器疣，是由人类乳头瘤病毒感染引起的皮肤黏膜良性赘生物，属于性病的一种。人类乳头瘤病毒感染与生殖器癌，特别是宫颈癌、阴茎癌

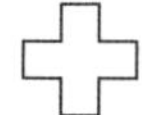

有密切关系。尖锐湿疣多发于18～50岁人群。

【常见症状】潜伏期1～8个月，平均3个月。生殖器和肛门周围出现淡红色或灰白色之乳头状、鸡冠状或菜花状单个或多个小而硬的凸起性增生。男性多位于龟头、冠状沟、尿道口、阴茎体和肛周等；女性多位于大小阴唇、前庭、阴蒂和肛周等。也可发生在口腔、乳房等处。一般无自觉症状，部分患者有异物感、痒感或痛感。继发感染时可致恶臭。

【发病原因】主要通过性接触感染病毒，少数因接触病人使用过的物品感染。孕妇感染尖锐湿疣病毒后，病毒可随血流通过胎盘进入胎儿体内，使孩子出生后便患有先天性尖锐湿疣。

【治疗方法】

（1）对直径较小，数量较少，且在外生殖器部位可见的疣体，采用外用药物治疗。

（2）对直径较大和数量较多且长在男性尿道口和肛周或女性的前庭、尿道口、阴道壁和子宫颈口的疣体，采用包括冷冻激光、电灼、微波等物理治疗。

（3）体积大的尖锐湿疣需手术治疗。

（4）免疫功能低下者可用干扰素治疗。

（5）性伴侣应同时检查和治疗。

【预防与康复】

（1）洁身自爱，避免性乱。

（2）提倡使用避孕套。

（3）不要使用他人浴巾、游泳衣、浴盆等私人物品。

（4）在公共浴室不使用浴池，在公共厕所使用蹲式便器或有一次性厕垫纸的坐便器。

（5）患者的内裤、浴巾等应单独使用，并应注意消毒。

（6）治疗期间禁止同房。

▲脚癣

【疾病简介】脚癣，俗称香港脚、脚气，是由致病真菌引起的足部皮肤病，多见于成年男性，在夏季加重。脚癣可分为三种类型：水疱型、浸渍型（趾间糜烂型）和角化磷屑型。

【常见症状】由于病原菌的不同，和患者的卫生状况、体质的差异，其临床表现也各异。

1. 水疱型

多见于趾尖，在足趾及其侧缘，发现米粒大小水疱，壁厚不易破，相互融合，形成多房性大水疱，撕去疱壁，可见蜂窝状基底及鲜红色糜烂面，瘙痒明显。

2. 浸渍型

好发于第3、第4或第4、第5趾间，表现为少量脱屑，皮肤浸渍发白，自觉奇痒。有时鳞屑不显著，仅感瘙痒。因搔抓易引起继发细菌感染，局部形成糜烂，湿润有渗液。

3. 角化鳞屑型

表现为足跖、足跟及足侧缘皮肤增厚、

脱屑，表面角化明显，粗糙干燥，冬季症状较重，易致皲裂，一般无瘙痒。

水疱型和浸渍型常由于过度搔抓，继发细菌感染，局部炎性明显，浸渍糜烂，有明显渗出，自觉痒痛。以上三型脚癣可同时或交替出现，或以某一型为主。

【发病原因】由红色毛癣菌或絮状表皮癣菌等致病真菌感染引起。孕妇、糖尿病、滥用抗生素和长期使用皮质类固醇激素和免疫抑制剂者，因皮肤抵抗真菌能力下降，更易患脚癣。

【治疗方法】治疗脚癣的关键是掌握以下要素。

1. 正确选用药物

（1）水疱型：复方苯甲酸酊、复方水杨酸酊、10% 冰醋酸溶液、咪康唑霜剂、特比萘芬霜剂（乳膏）、环吡酮胺乳膏、十一烯酸乳膏等。

（2）浸渍型：0.1% 依沙吖啶液、5% 醋酸铅溶液、3% 硼酸溶液、5% 水杨酸粉、5% ～ 10% 硫黄粉剂、达克宁散剂。

（3）角化鳞屑型：复方土槿皮酊、10% 水杨酸软膏、复方苯甲酸酊软膏、克霉唑软膏、咪康唑霜剂、特比萘芬霜剂（乳膏）等。

2. 正确使用药物

（1）水疱型：可于每天早晚用 1∶6000 或 1∶4000 高锰酸钾溶液浸泡，每次 20 ～ 30 分钟。浸泡拭干后用相应药剂外涂。

（2）浸渍型：慎用强刺激性药剂。可用 3% 硼酸溶液或 5% 醋酸铅溶液浸泡，有继发感染时加用 0.1% 依沙吖啶液，待渗出停止，糜烂面减轻后使用推荐外敷药。

（3）角化鳞屑型：开始采用复方土槿皮酊、复方苯甲酸酊等剥脱作用较强的酊剂，也可用 10% ～ 30% 醋酸浸泡双足，每次 20 ～ 30 分钟，待角化明显减轻后，改用作用相对较弱的软膏外搽。

3. 保持耐心，坚持用药

一定要连续坚持用药四周以上（皮肤的代谢周期为 28 天左右），切不可因症状缓解而停止用药，以免增加病菌抗药性。

对于顽固的脚癣，可口服伊曲康唑、特比萘芬、氟康唑等，这些药物疗效好，但需注意其副作用，应在医生指导下使用。

脚癣痊愈后，其后三个月仍应坚持每周搽药 1 ～ 2 次，以杀灭残余癣菌以巩固疗效，并彻底消毒鞋袜，防止复发。

【中药治疗】

1. 对水疱型患者

宜每天早晚用土大黄或黄精或马齿苋煎水，5% 明矾水湿敷，或用马齿苋 60 克、黄柏 20 克、苦参 20 克煎水浸泡，每天 2 ～ 3 次，每次 1 ～ 2 小时。待炎症消退，腐烂完全平复后，每天选涂土槿皮酊或中药醋剂。

2. 对轻度鳞屑角化型患者

先用苍肤水剂（苍耳子 15 克，地肤子

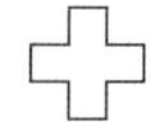

15克，土槿皮15克，蛇床子15克，苦参15克，百部15克，枯矾6克，水3000毫升），煮沸20分钟后待温浸泡15～20分钟，每天1～2次，或于洗脚水中加入适量食醋浸泡，然后外用市售一般脚癣药膏。

3.对手足多汗者

应于局部损害减轻后（无糜烂、渗液及明显的角化鳞屑）每天用5%明矾洗泡或干葛水剂（干葛30克，明矾15克，水1000毫升）煎水洗泡，或黄柏、生地榆等量煎水洗泡，每天1次。

【预防与康复】

（1）保持足部和鞋袜的卫生和干燥，浴后要擦干趾间水分，鞋袜要透气，不宜长时间穿运动鞋和化纤袜。

（2）勿使用公用拖鞋或擦脚布。

（3）袜子宜常用肥皂水洗和在太阳下晒干，鞋宜常晒或以棉球浸甲醛（福尔马林）置鞋内密封24～48小时，消灭真菌。足汗较多者可在鞋内撒些枯矾粉、乌洛托品等粉剂以起到止汗作用。如患者同时患有甲癣则应一并治疗。

▲进行性指掌角皮症

【疾病简介】进行性指掌角皮症是指手指尖粗糙，皮肤角质化、出现龟裂，指纹消失的皮肤疾病，多见于年轻女性。

【常见症状】常从右手拇指、食指和中指的指尖开始，逐渐蔓延至手掌，皮肤干燥，进而龟裂，然后指纹消失，皮肤角质化，皲裂，冬季因气候干燥寒冷而加重。

【发病原因】病因并未完全掌握，但与内分泌和微循环障碍有关。长期接触清洁剂或其他化学、金属品的刺激也是致病原因。

【治疗方法】

（1）外治法：可用复方硫黄霜、润肤膏等护肤。

（2）避免接触肥皂、清洁剂等刺激性物质。

（3）减少接触水，尤其是热水，保护皮肤油脂。

▲疖痈

【疾病简介】疖痈也称皮肤脓肿，是一种皮肤及皮下组织化脓性炎症的统称。疖子是指单个毛囊及毛囊深部周围组织的相对较小、浅表感染；而相邻近的多个毛囊感染、炎症形成融合的则称为痈。疖痈好发于头面（发生于面部的疖痈又称为颜面疔疮）、颈、背、腋、臀部，多发于青少年。

【常见症状】疖子初起时在毛发根部出现一尖形小脓疱，痈初起时为一红肿、硬、痛区域，上有许多小脓疱，呈圆顶状。疖痈患部发热，初期疼痛明显，数日后，脓疱破裂，脓液流出后，疼痛及肿胀逐渐减轻。疖痈较大时，可出现发烧、全身疲乏、厌食等症状。

面部，特别是所谓“危险三角区”的上唇周围和鼻部疖，如被挤压或挑破，感染容易沿静脉进入颅内的海绵状静脉窦，可引起化脓性海绵状静脉窦炎、败血症或脓毒血症。出现延及眼部及其周围组织的进行性红肿和硬结，伴疼痛和压痛，并有头痛、寒战、高热甚至昏迷、全身中毒症状等，后果十分严重。

【发病原因】细菌感染是最常见的原因。主要诱因是皮脂腺分泌过旺、皮肤破损和湿疹、痱子等皮肤病。贫血、营养不良、糖尿病、肥胖、不良的卫生习惯以及免疫力低下者也易生疖痈。

【治疗方法】

（1）切忌挤压针挑，初起时可冷敷，待肿胀明显、炎症局限时改用热敷。

（2）服用清热解毒中药。

（3）疖肿破溃后，及时用医用酒精或淡盐水清洗干净患处，外用抗感染药膏，并用消毒纱布敷盖。

（4）较大、有搏动感的疖痈应尽早进行手术切开引流。

（5）症状较重者需使用抗生素。

【预防与康复】

（1）保持皮肤清洁卫生，及时更换内衣。

（2）饮食宜清淡，勿过量食用油腻和辛辣食品。

（3）积极治疗糖尿病等全身慢性疾病，增强身体抵抗力。

▲甲真菌病

【疾病简介】甲真菌病是指（趾）甲被各种真菌感染引起的甲板或甲床病变。其中由皮肤癣菌所致者最为常见，称为甲癣，俗称“灰指甲”；其次是由非皮肤癣菌所引起的真菌性白甲。真菌可分泌分解角质的蛋白酶，破坏甲组织，导致病甲出现颜色、形状、质地的改变。甲真菌病多发于糖尿病、免疫低下、营养不良、年迈等群体和有美甲习惯的年轻女性。按其对指甲的损害位置，甲真菌病主要有甲下型和浅表型。

【常见症状】

1. 甲下型

多有轻度甲沟炎史，甲板增厚、脆弱，呈灰白色或灰黄色，失去光泽，甲下碎屑沉积，有时甲板与甲床分离。

2. 浅表型

甲板表面呈点状或不规则状白色混浊。

【发病原因】 各种真菌在甲板繁殖所致。家族史、潮湿环境、营养不良、免疫低下等为易感因素。外伤、美甲不当等造成的甲损伤常为诱发因素。

【治疗方法】

1. 局部用药

当甲的损害始于远端，并不超过 1/3 甲时，外用 30% 冰醋酸或 3% ～ 5% 碘酊或

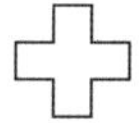

抗真菌搽剂。

2. 口服用药

多个指(趾)甲感染时,可口服抗真菌药。

【预防与康复】

（1）甲真菌病主要为交叉感染所致，应避免使用公共拖鞋、足盆、鞋袜、美甲、修甲用具。

（2）多汗足者可使用干燥剂。

（3）指（趾）甲避免修剪过短，导致甲容易在承重时嵌入甲床，引起甲沟炎。

▲脓疱疹

【疾病简介】脓疱疹是一种细菌感染所引发的表浅性皮肤疾病(感染到真皮时，称为疮）。多发于炎热的夏季，好发于儿童。

【常见症状】脸或全身突然出现大小不一的水泡，水泡容易破裂而溃烂。小儿由于不耐痒，用手去抓而将病菌传播、扩散到脸部或身体其他各处。

【发病原因】因痒而搔抓皮肤表面轻微的擦伤伤口，或蚊虫叮咬、湿疹、疥疮、水痘等，使得环境中或原本潜藏在鼻腔内及喉咙中的金黄色葡萄球菌，在皮肤表面滋生。

【治疗方法】如果病灶只有一二颗，只需涂抹外用抗生素药膏，但需要同时涂抹到鼻腔内。如果因痒搔破而扩散时，则需合并口服抗生素 7~10 天，才能有效治疗。

【预防与康复】脓疱疹通过皮肤接触及空气传染，具有相当高的传染力（带有细菌的飞沫可散播至 3 米之远），很容易传染给其他小孩，需注意做好防护。

▲男性型脱发

【疾病简介】男性型脱发是一种多发于年轻男性的病理性脱发，女性少见。

一个正常人约有 10 万根头发，每天要脱落 50 ～ 75 根。毛发的生长具有周期性，分为生长期、退行期和休止期。处于生长期的毛发约占全部毛发的 85%，在此期间头发每天增长 0.27 ～ 0.4 毫米，毛发的生长期为 2 ～ 6 月，处于退行期的毛发约占 1%。进入退行期以后，毛囊下部包括生发部分的毛乳头形成萎缩，毛发不再增长，且变得松动，易于脱落。休止期时，毛囊下部完全萎缩，毛发脱落，处于休止期的毛发约占 14%，休止期持续 3 ～ 6 个月，而后毛囊重新进入生发期，又有新发长出。正常脱落的都应是处于退行期及休止期的毛发。由于进入退行期与新进入生长期的毛发处于动态平衡状态，故能维持正常数量的头发。

【常见症状】患者大都在青春期后，在两侧鬓角及前额出现脱发。随着年龄的增长，脱发区向上扩大，头顶也开始脱发，最终与前额脱发区相连，仅在头的四周留下一圈头发。女性患者脱发较晚，发展慢，表现为头顶部稀疏脱发，前额和鬓角很少脱发。

【发病原因】病因尚不十分明确，但患者体内雄激素水平往往增高，可能是雄激素刺激毛囊，使毛囊受损引起，也与遗传、年龄、性别和精神因素有关。

【治疗方法】

（1）外用药：黄体酮、己烯雌酚、斑蝥辣椒酊剂、皮质类固醇激素制剂等。

（2）口服 B 族维生素、胱氨酸等。

（3）脱发范围较小而又有适当供发区的男性患者可考虑采用毛发移植手术。

▲皮肤念珠菌病

【疾病简介】皮肤念珠菌病是由白色念珠菌引起的皮肤感染。念珠菌广泛存在于自然界，常寄生于健康人口腔、消化道、阴道及皮肤而无害，但在一定条件下致病，因此，属于条件致病性真菌。好发于小儿和肥胖多汗者，好发部位是皮肤褶皱部。

【常见症状】臀、会阴或胸、背部散在或密集出现红色、点状、隆起的皮疹，脱落后逐渐变成红斑。

【发病原因】常见直接原因是尿布包裹位置不洁，发病诱因为体质衰弱、营养不良、慢性消耗性疾病（如糖尿病等）或长期服用广谱抗生素、糖皮质激素等。

【治疗方法】

1. 一般治疗

勤换尿布或纸尿裤，保持臀部等部位清洁、干爽。

2. 药物治疗

可外搽含制霉菌素的洗剂。

【预防与康复】

（1）保持皮肤卫生。

（2）使用透气性良好、天然材料制造的尿布。

（3）勿滥用可导致念珠菌繁殖的糖皮质激素类药物。

▲日晒伤与日光过敏

【疾病简介】紫外线是日光中对皮肤影响最多的光线。小剂量的紫外线照射对人体是有益的，可促进机体合成维生素 D，但大剂量的紫外线照射会损伤皮肤。

紫外线在上午 10 点至下午 3 点最强，在夏季和高海拔地区更强。紫外线可穿透白云、雾和 30 厘米深的清水，但可被烟雾部分滤过。

皮肤的黑色素能吸收紫外线的能量并防止光线损伤皮肤或穿透至深层组织，黑色素含量的多少决定了皮肤对日光的敏感性。黑色素的含量取决于遗传与近期接受日光照射的程度。

日晒伤和日光过敏均是由于日晒引起的皮肤损伤，但两者的病因和机理不同，前者

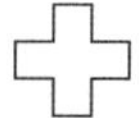

是过度日晒导致的单纯皮肤损伤，后者是由于遗传和其他疾病等原因导致的对日光的免疫反应。可以说，过度的紫外线照射可引起任何人都会发生的日晒伤，而即使是正常的紫外线照射，部分人群也会发生日光过敏。

【常见症状】

1. 日晒伤

可出现皮肤的疼痛性发红，还可出现皮肤肿胀并引起水泡。严重者可出现发烧、寒战和乏力，甚至休克。症状通常在暴晒后1小时至3天内达到高峰。数天后，晒伤部位脱皮、瘙痒。

2. 日光过敏

分为以下几种。

（1）日光性荨麻疹　暴露于日光下的皮肤，数分钟内即出现大的瘙痒性红肿——风团，严重者可出现头痛、头晕或恶心，风团一般持续数小时。

（2）化学性光敏感　暴露于日光下的皮肤，短时间内即出现发红、发炎，可伴有瘙痒。过敏反应发生于服用某些药物（如四环素）或使用某些化学物质（如香精）后。

（3）多形性日光疹　暴露于日光下的皮肤出现红色丘疹、斑疹，伴瘙痒。皮损一般出现在日晒后半小时至数小时，数天后消失。好发于女性及平时光照不强的北方地区人群。

【发病原因】日晒伤通常由短时间暴晒引起。日光过敏的病因有过敏体质（遗传）和某些疾病，如系统性红斑狼疮、卟啉病（由于缺乏某种酶或酶活性降低而引起的代谢障碍疾病）、幼儿的干皮症（一种由基因缺陷引起的遗传性疾病）、成人的糙皮症（烟酸类维生素缺乏引起的疾病）、肝脏疾病等。

【治疗方法】

1. 日晒伤

（1）冷水湿敷患处，可缓解刺痛与灼热。

（2）非甾体抗炎药可缓解疼痛和炎症。

2. 日光过敏

（1）避免日晒或使用防晒霜、穿戴防护衣物。

（2）查找病因，进行相应治疗。

（3）化学性光敏感者停用致敏药物或化学制剂。

（4）多形性日光疹可外用皮质类固醇，或通过逐渐递增日晒量，降低对日光的过敏反应。

【预防与康复】皮肤损伤一旦形成，很难修复。而且，年轻时有过严重晒伤者，日后发生皮肤癌的风险大大增加。

（1）防止皮肤损伤最好的办法就是避免接受直接、强烈的日晒。

（2）使用能防长波紫外线（UVA）和中波紫外线（UVB）的防晒霜，或可屏蔽几乎所有阳光且可用于嘴唇等敏感部位的遮光剂。

▲手部湿疹

【疾病简介】手部湿疹是由于接触外界各种刺激物质引起的手部皮肤炎症，因常见于家庭主妇，故又称“主妇皮炎”或“主妇手”、“主妇湿疹”。

【常见症状】初期双手手指皮肤干燥、发红、发痒，随炎症发展皮损可蔓延至手掌和手背部，出现脱屑、指纹消失、皮肤增厚、红斑、丘疹、疱疹。冬季症状加重，皮肤皲裂。

【发病原因】原因难以确定，但通常与清洁剂等化学物质和冷水、金属刺激、过敏有关。

【治疗方法】

（1）避免接触肥皂、洗衣粉（液）、洗洁精等清洁剂。

（2）皮肤发红、发痒、皲裂者可外用肤轻松软膏或去炎松尿素软膏。

（3）有水疱、糜烂、渗液者可使用3%硼酸溶液湿敷患处，有感染者加用抗生素。

（4）口服维生素A、维生素E或外用维生素E乳液。

【预防与康复】

（1）使用各类清洁剂时应尽可能使用橡皮或塑料手套，避免直接接触。

（2）接触清洁剂等碱性物质后，要及时清洗双手，拭干后涂抹护手霜。

（3）经常接触金属者应使用棉制手套。

▲湿疹

【疾病简介】湿疹是一种由多种内外因素引起的皮肤炎症，也是一种常见的皮肤病。湿疹具有多形性、对称性、瘙痒和易反复发作等特点，按病程和皮损特点分为急性、亚急性和慢性湿疹。

【常见症状】剧烈瘙痒是湿疹的最主要特点。湿疹可发生在任何部位，但多出现在头面、耳部、前臂、小腿、手足、乳房、肛门、外生殖器等处，往往呈对称性分布。

1. 急性湿疹

发病急，在病程发展中，红斑、丘疹、水疱、脓疱、糜烂、结痂等各型皮疹可循序出现，但常有2～3种皮疹同时并存或在某一阶段以某型皮疹为主。常因剧烈瘙痒而经常搔抓，使病情加重。

2. 亚急性湿疹

急性湿疹炎症、症状减轻后，皮疹以丘疹、鳞屑、结痂为主，兼有少数丘疱疹或水疱及糜烂。

3. 慢性湿疹

因长期抓挠和摩擦，患处皮肤浸润增厚，变成暗红色及色素沉着。持久不愈时，皮损纹变粗大，表现干燥而易发生皲裂。常见于小腿、手、足、肘窝、外阴、肛门等处。

病程不规则，常反复发作，迁延难愈。

【发病原因】湿疹的病因十分复杂，常为内外因相互作用的结果。内因主要有：内

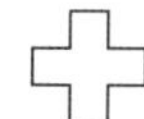

分泌失调、新陈代谢障碍、感染慢性消化系统疾病、精神紧张、情绪变化、过度疲劳、失眠等。外因主要有：生活工作环境、气候变化、食物。许多外界刺激如日光、寒冷、干燥、炎热、热水烫洗和接触动物皮毛、植物、洗涤用品、化纤织物等也是常见诱发因素。亚急性湿疹多因急性湿疹处理不当而致。慢性湿疹多因急性、亚急性湿疹反复发作演变而成，亦可开始即呈现慢性炎症。

【治疗方法】

1. 一般治疗

（1）寻找和去除致病因素。

（2）避免各种外界刺激，如热水烫洗、搔抓、日晒等，尽量避免易致敏和刺激性食物。

（3）保持皮肤清洁，防止皮肤感染。

（4）衣着宜宽松，以减少摩擦刺激，勿使化纤及毛织品直接接触皮肤。

2. 药物治疗

可用抗组胺药止痒，或糖皮质激素止痒。也可使用生理盐水冲洗，软膏外涂患处消炎止痒。

【预防与康复】治疗方法中的一般治疗内容也适用于湿疹的预防和康复。

【中医观点】中医认为，湿疹由风、湿、热三因素造成，湿偏盛则渗液、糜烂；热偏盛则弥漫潮红；风偏盛则瘙痒难耐。急性期以祛邪为主，后期则以调理脾胃为主。因脾胃为后天之本，气血生化之源，脾失健运则湿邪内生，郁而化热，热盛生风，湿疹由生。

▲匙状甲

【疾病简介】匙状甲是指整个指甲或指甲前端凹陷，变成汤匙状的疾病。

【常见症状】指（趾）甲中部凹陷，边缘翘起，较正常变薄，表面粗糙有条纹。

【发病原因】缺铁性贫血是最主要原因，甲癣、风湿热、维生素缺乏也可导致本病。

【治疗方法】主要是补充铁剂。

▲荨麻疹

【疾病简介】荨麻疹俗称风团、风疹、风疙瘩、风疹块，是由于各种因素致使皮肤黏膜血管发生暂时性炎性充血与大量液体渗出而造成的局部水肿性损害，也是一种常见的皮肤病。荨麻疹按病程可分为数日内痊愈的急性荨麻疹，和持续可达六周以上的慢性荨麻疹，此外还有一些特殊类型的荨麻疹。

【常见症状】主要特征为皮肤出现风团。一般先有皮肤剧烈瘙痒，随即出现风团，风团呈鲜红或苍白色、皮肤色，大小形状不等，时起时消，单个风团常持续不超过24～36小时，消退后不留痕迹，少数患者可伴有发烧、头痛、关节肿痛、恶心、呕吐、腹痛、腹泻、胸闷、心悸、呼吸困难等症状。

1. 急性荨麻疹

多突然发病，经治疗或脱离诱因后多于

数日内痊愈。

2. 慢性荨麻疹

多反复发作，风团时多时少，全身症状较轻。

3. 几种主要的特殊类型荨麻疹

（1）皮肤划痕荨麻疹（人工荨麻疹）：往往先有皮肤瘙痒或灼热，抓挠后皮肤出现条状风团。

（2）寒冷性荨麻疹：获得性寒冷性荨麻疹常在皮肤暴露在冷风、冷水后，数分钟内突然出现局部性水肿和风团，可持续0.5～4小时，经保暖后缓解，多见于青年女性。遗传性寒冷性荨麻疹遇冷后数小时发病，有烧灼感，不痒，于出生后不久或婴幼儿期发病，终身反复。

（3）蛋白胨性荨麻疹：多在大量进食蛋白质（特别是猪肉、牛肉、海产品）、饮酒、情绪激动后发病，可持续1～2日。

（4）压力性荨麻疹：多在皮肤受压后数小时发病，一般持续8～12小时。

（5）胆碱能性荨麻疹：多在遇热、运动、情绪激动后出现，可持续0.5～1小时。

（6）巨大荨麻疹（血管性水肿）：突然发生水肿，不痒，多发生在咽喉部，有产生喉头水肿导致窒息的危险。

【发病原因】病因复杂多样，大多不易查明原因，特别是80%～90%的慢性荨麻疹患者找不到确切病因，但多与饮食、药物、环境、感染、昆虫叮咬、精神因素、遗传和自身免疫等有关。部分患者是内脏和全身性疾病的外在表现，需引起重视。

【治疗方法】

1. 一般治疗

尽可能通过详细询问病史和全面系统检查，发现病因并加以去除。

2. 药物治疗

（1）外用药物，使用炉甘石洗剂、薄荷酚液、复方樟脑酯等外搽止痒，缓解症状。

（2）根据荨麻疹类型和病情，使用抗组胺药、激素和免疫抑制剂等。急性荨麻疹可用赛庚啶、扑尔敏、苯海拉明、异丙嗪、氯雷他定、西替利嗪等，儿童首选氯雷他定糖浆。慢性荨麻疹可选一种上述药品加服多塞平，或双嘧达莫加服维生素C。

▲阴部白癣

【疾病简介】阴部白癣是发生于阴股部的皮肤浅层真菌病。多发于年轻男性。好发于夏季，冬季消退或减轻，易反复。

【常见症状】在股、臀、阴囊部内侧，出现钱币大小、圆形或椭圆形丘疹或小脓疱，逐渐成环状排列，自觉剧痒。常因搔抓继发湿疹化或苔藓化。

【发病原因】夏日炎热或女子经期，股内侧多汗潮湿，内裤污染，洗浴不勤，感染白癣菌所致。

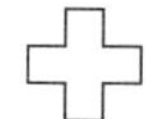

【治疗方法】外用抗白癣软膏。

【预防与康复】白癣菌不耐热和紫外线，因此内裤最好用热水清洗后在太阳下晒干。注意保持阴部卫生。

▲颜面疔疮

【疾病简介】颜面疔疮又称面疔，属中医病名，是一种发病迅速、易于恶化、危险性较大的疮疡，多发生在颜面和手足等处。若处理不当，发于颜面者易引起走黄危证（疔毒迅速走散内陷，入于血分，出现神志不清等症）而危及生命；发于手足者则可损筋伤骨而影响功能。

【常见症状】本病初起状如粟粒，色或黄或紫，或起脓水疱、脓疱，根结坚硬如钉，自觉麻痒而疼痛轻微，继则红肿灼热，疼痛增剧，多有寒热。

【发病原因】多因肌肤不洁，铁木刺伤而妄施针挑挤压，以致火毒乘隙侵袭，邪热蕴结肌肤；或因恣食膏粱厚味和酗酒等，以致脏腑蕴热，毒从内发。若热毒内盛则流窜经络，内攻脏腑则属危证。

现代医学认为，本病为金黄色葡萄球菌感染所致的急性化脓性炎症。

【治疗方法】

1. 内治

（1）热毒蕴结证：结疮形如粟粒，或痒或麻，可见红肿热痛，肿胀范围 3 ～ 6 厘米，顶高根深坚硬；伴恶寒发热；舌红，苔黄，脉数。

治法：清热解毒。方剂：五味消毒饮加减。

（2）火毒炽盛证：疔肿增大，四周浸润明显，疼痛加剧，出现脓头；伴发热口渴，便秘溲赤；舌红，苔黄，脉数。

治法：泻火解毒。方剂：黄连解毒汤加减。

2. 外治

根据初起、成脓、溃后，分别采用箍毒消肿、提脓祛腐、生肌收口治疗。

初起箍围消肿，用玉器散以金银花露或水调敷，或千捶膏盖贴。脓成则提脓去腐，用九一丹、八二丹撒于疮顶部，再用玉器膏或千捶膏敷贴。若脓出不畅，用药线引流；若脓已成熟，中央已软，有波动感时，应切开排脓。脓尽宜生肌收口，用生肌散、太乙膏或红油膏盖贴。

3. 西药治疗

使用抗生素。

【预防与康复】

（1）注意身体卫生，勤洗头、洗澡，不要过食膏粱厚味。

（2）全身症状明显者，宜卧床休息。

（3）发生在口唇四周“危险三角区”者，切忌挤压碰撞，以防“走黄”。

（4）患病和康复期忌内服发散药，忌灸法，忌烟酒、辛辣、鱼腥等物，忌房事和愤怒。

▲银屑病

【疾病简介】银屑病俗称“牛皮癣”，是一种慢性炎症性皮肤病，具有病程长、易复发等特点。多发于 10 ～ 40 岁人群。银屑病可分为寻常型、脓疱型、关节病型和红皮病型四种类型。其中寻常型银屑病最为常见，约占发病率的 90% 以上，其余三种类型常继发于寻常型之后。

【常见症状】

1. 寻常型银屑病

发病常从头、肘、膝、后背或臀部出现一个或数个边界清楚、大小不一的红斑开始。红斑表面覆盖多层银白色鳞屑，刮去鳞屑，可见一层淡红色发亮薄膜，再刮去薄膜出现点状出血。白色鳞屑、发亮薄膜和点状出血是本病的特征。红斑对称分布，可见于全身各处，但以头皮、躯干、四肢伸侧多见。形态多样，可呈点滴状、钱币状、地图状、蛎壳状、疣状等。多数患者有甲板无光泽、肥厚、形成点状凹陷等指（趾）甲损害表现。肥厚的红斑或手掌、足底、生殖器的皱褶部位的银屑病多有瘙痒或疼痛感。

大部分患者冬季加重或复发，春夏季皮肤暴露在阳光下时减轻或消失，呈现皮损不断加重、增多的进行期，进展缓慢或稳定不变的静止期和皮损逐渐缩小消退的消退期来回更替情形。

2. 脓疱型银屑病

在红斑上或周围出现粟粒大黄色浅表性脓疱，这些脓疱可仅限于掌跖，也可遍布全身，可伴有发烧、关节肿痛、全身不适等症状。

3. 关节病型银屑病

除有寻常型银屑病症状外，由于病变累及关节，全身大小关节甚至脊柱均可出现关节肿胀、疼痛、僵直、肌肉萎缩等类风湿关节炎症状，以手、腕、足等小关节更为多见，且呈非对称性。

4. 红皮病型银屑病

全身皮肤出现弥漫性潮红、肿胀、大量麸糠样脱屑、掌趾角化、甲增厚甚至脱落，常伴有发烧、畏寒、头痛不适等症状。

红皮病型银屑病是一种少见但后果严重的银屑病。

【发病原因】银屑病的红斑是由于皮肤细胞异常增殖而产生，但导致这一情况的原因尚不明确，可能与免疫系统异常和家族遗传有关。诸多因素可诱发或加重银屑病，这些因素包括：感染、特别是咽炎，精神紧张、压力过大，晒伤、割伤等外伤、抗疟药、β 受体阻滞剂（降压药）、锂盐（抗躁狂药）、免疫增强剂、干扰素等药物，寒冷、干燥的冬季和低温、潮湿的环境，肥胖和饮酒过度、内分泌水平变化、海鲜和辛辣

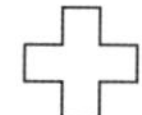

刺激食物等。

【治疗方法】

1. 药物治疗

（1）外用保湿剂、激素乳膏、免疫抑制剂、维生素 D_3 等。

（2）病情严重和关节型银屑病患者可口服免疫抑制剂。

2. 物理治疗

包括紫外线光疗和洗浴水疗。

【预防与康复】

（1）积极防治上呼吸道感染等各种感染，避免精神持续紧张和各种外伤。

（2）长期服药者需定期监测血、尿常规和肝、肾功能等指标。

【中医观点】中医认为银屑病由内外两方面因素引起，血热、血虚、血燥、血瘀为内在发病基础，六淫侵袭、七情内伤、饮食不节为外在发病条件。将本病辨证分为热毒炽盛、血虚风燥、气滞血瘀、湿热蕴毒等型，使用汤药治疗。

▲药疹

【疾病简介】药疹又称药物性皮炎，是药物通过口服、外用、灌肠和注射等途径进入人体而引起的皮肤黏膜炎症反应，是药物不良反应中的一种最常见类型，与人的特异性过敏体质有关。

药物不良反应症状有多种，最普通、常见的是出现皮疹，最严重的是出现呼吸困难、恶心、呕吐、丧失意识、大小便失禁，有时也会引起白细胞、血小板减少及贫血等血液系统障碍和肝、肾、胃、肠、肌肉、关节、听力、视力障碍等。

【常见症状】药疹在皮肤上的表现有多种，最常见的是类似麻疹的药疹。此外，还有以荨麻疹、湿疹、固定疹（呈水肿性斑片）等十余种皮疹形式出现的多种相应症状。

【发病原因】几乎所有的药物都可能引起药疹，但最常见的是抗生素、解热镇痛药、磺胺类药物、安眠药等。药物引起皮疹的具体原因非常复杂，包括药物过量、不耐受、特发性、副作用、继发作用和过敏反应等。

【治疗方法】

（1）立即停用致病药物。

（2）根据情况使用泻剂、利尿剂，促进药物迅速排出体内。

（3）病情严重者需急诊救治。

【疾病预防】

（1）某些器官有功能障碍时，常对某些药物不能耐受，如肾病患者需慎用重金属药物。用药前应向医生讲述有无药物过敏史，自行购买非处方药应先详细阅读药品说明书。

（2）用药应有计划性，剂量不宜过大，种类不宜过多，时间不宜过久，并定期观察。特别是应用有一定毒性的药物，如免疫抑制剂、抗癌药物等，更应严密观察，经常检查血象等。

（3）在用药期间应注意一些警告症状或不耐受现象，如皮肤瘙痒、红斑或发热等，一旦出现应考虑立即停药。

▲痣

【疾病简介】痣是指皮肤细胞和皮下组织发生堆积形成的增生物。痣有狭义和广义之分，狭义的痣是指以黑素细胞为主的痣，称为色素痣，也是人们通常意义上讲的痣。广义的痣还包括：以血管异常为主的痣，称为血管痣；以表皮增生为主的痣，称为疣状痣；以皮脂腺增生为主的痣，称为皮脂腺痣；以真皮内胶原纤维或弹力纤维增生所致的结缔组织痣。

痣多在出生时即已存在，少数在出生后出现，特别是集中在两岁后开始出现，也有些人终身都会出现。女性在怀孕期间可因激素水平变化出现痣或原有痣增大或颜色加深情况。肤色浅的人更容易在曝光部位出现痣。

痣一旦形成，就会终身存在，且随时间推移，也会有颜色加深，隆起更加突出或饱满趋势。

【常见症状】

1. 色素痣

多在出生后出现，无痛痒感，一般直径在 0.6 ～ 0.8 厘米，可有毛发，分为交界痣、混合痔和皮内痣三种。

交界痣多为褐色或黑色斑，表面平滑，不高起或稍高出表皮。混合痔稍隆起皮肤表面呈褐色或黑色。皮内痣为高出皮肤表面的半球形丘疹，呈淡褐色或皮色。

大多数人都会有一些痣，通常也不会形成肿瘤，但当有以下几种情况时，发生恶变的风险增加。

（1）生长在掌跖、甲沟与指（趾）甲、指（趾）端、口腔黏膜、结膜、阴道、包皮的痣。

（2）不典型痣即痣的颜色很黑、色素不平均、形态不规则、边缘不平整、界限不明。

（3）体积短期内增大或隆起，易出现破溃，有痒感或有疼痛感。

（4）全身痣的数量超过一二十个。

2. 血管痣

也称血管瘤，大部分是在出生时或出生后不久出现，所以被认为是一种胎记。1/3 的新生儿会有血管痣，大部分在 7 岁左右消退。

血管痣常导致皮肤出现红色或紫色的颜色改变和（或）皮肤隆起，无痛痒感。少数血管痣生长在头部、颈部、眼周、鼻腔、喉咙或内脏，可影响相应器官功能。

3. 疣状痣

隆起于皮肤表面，呈乳头状增生，颜色可从正常皮色至棕黑色，无毛发，可见于身体任何部位。

4. 皮脂腺痣

常见于头皮或面部，为钱币大小或长圆

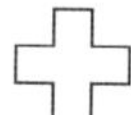

形斑块，颜色淡黄或略灰，无毛发，青春期可因皮脂腺发育增大，痣逐渐隆起，成为乳头瘤状或疣状。

5. 结缔组织痣

皮肤出现针头至大豆大小的丘疹或结节，颜色从淡白到淡褐，成群发或带状，好发于躯干。

【发病原因】大部分痣的产生原因尚不十分明确，但一般认为与遗传、环境和病毒等有关。如不典型痣有遗传倾向，特别是有色素痣恶变家族史者，其恶变风险显著增加。

【治疗方法】

（1）大多数痣无害，也不需要治疗。若影响美观，可考虑通过激光、手术、电灼等方法切除。

（2）有恶变风险的痣和可能影响器官功能的痣，应密切观察，及时切除。

【预防与康复】

（1）日光可加速不典型痣的发展和变化，所以有不典型痣者应尽量避免日晒。

（2）普通人暴露于日光下时，也应搽抹高 SPF 值的防晒霜进行保护。

▲指甲白斑症

【疾病简介】指甲白斑症是指指甲变白的疾病。

【常见症状】指甲多出现点状白斑，也有横纹状或整个指甲变白的情况。

【发病原因】指甲白斑症原因复杂，既可是疾病的反应，也可出现在健康人群。点状白斑主要因微量元素或维生素缺乏、消化功能不良和肠道寄生虫引起；横纹状白斑主要因肝硬化、低蛋白血症或砷中毒引起；指甲有一半以上区域变白的，多因肾衰引起。部分病例由遗传因素所致。

【治疗方法】针对致病原因，进行相应治疗。

▲指甲剥离症

【疾病简介】指甲剥离症是指指（趾）甲板从皮肤剥离，但并未完全脱落的疾病。

【常见症状】甲板与甲床分离但一般不超过甲板二分之一位置。

【发病原因】由外伤，甲状腺疾病、银屑病、湿疹、雷诺病、多汗症、维生素缺乏症、低蛋白血症等疾病，以及化学药剂侵蚀、某些药物副作用、日光暴晒等原因造成。

【治疗方法】主要是根据病因进行相应治疗。

▲指甲软化症

【疾病简介】指甲软化症是指甲板薄软、发白、易弯曲的疾病。

【发病原因】主要因缺乏铁、钙、锌等微量元素和 B 族维生素，及受化学品侵蚀所致，常见于易出汗者和经常接触碱性等化学物质者。

【治疗方法】多食奶制品、菠菜、干杏脯、海产品；增加户外运动，避免直接接触碱性物品。

▲趾甲弯曲症

【疾病简介】脚趾异常变大并呈羊角般弯曲称为趾甲弯曲症，多见于脚拇趾。多因鞋不合适压迫造成。少数由于下肢静脉瘤、血管阻塞、末梢神经障碍引起，会造成受影响的脚趾出现弯曲症状。

▲脂溢性皮炎

【疾病简介】脂溢性皮炎是一种因皮脂腺分泌异常引起的皮肤炎症。

【常见症状】皮肤出现黄红色斑疹，表面覆盖油腻性鳞屑，严重时可有渗出液。婴幼儿多发生在头皮、额部、眉间及双颊部，成人除此之外还会出现在耳后、鼻侧、腋下、股间等皮脂活动旺盛的部位。

【发病原因】因各种因素造成皮脂腺分泌异常所致。这些因素包括遗传雄激素水平分泌亢进，脂肪、糖类、辛辣、油腻食物摄入过多，饮酒、皮肤不洁、精神紧张、睡眠缺乏等。

【治疗方法】

1. 一般治疗

限制多糖、多脂食物摄入，忌食刺激性食物，避免搔抓，起居规律。

2. 局部治疗

去脂、杀菌、消炎、止痒。

（1）使用复方硫黄洗剂，抗真菌制剂洗发、洗澡。

（2）患处涂抹维生素 B_6、维生素 E 乳膏或克霉唑乳膏。

（3）皮疹严重时可短期酌情使用糖皮质激素制剂。

3. 系统治疗

根据病情口服 B 族维生素、抗组胺药、抗生素或糖皮质激素。

【预防与康复】

（1）尽量避免日晒加重病情。

（2）沐浴时使用少量的浴液，勿抓搔皮肤，浴后立即涂药。

（3）避免过劳使症状恶化。

▲掌趾脓包病

【疾病简介】掌趾脓包病是指一种仅在手掌或脚底出现的慢性皮肤病，以在红斑的基础上出现周期性的无菌性小脓疱，伴角化、鳞屑为临床特征。好发于 50 ～ 60 岁，女性发病率高于男性。

【常见症状】最初双手和（或）双脚出

现脚癣般的水疱，一天左右变成脓疱，脓疱在3～4天内干燥变成褐色，一周左右脱皮，之后出现新的脓疱，范围逐渐扩大，皮损处有瘙痒感。

【发病原因】病因尚不明确，由于有慢性扁桃体炎、中耳炎、牙龈炎的患者为高发人群，所以多认为与感染有关。洗涤剂、金属物质刺激、自主神经功能紊乱等因素，可诱发本病或加重症状。

【治疗方法】外用糖皮质激素并以玻璃纸封包患处，或以紫外线照射患处。

【预防与康复】

（1）保持患处特别是脚部通气。

（2）勿使用肥皂等刺激性洗涤用品。

◎妇产科

▲闭经

【疾病简介】闭经是多种原因导致的女性病理、生理变化的外在表现，是一种临床症状而非某种疾病。

闭经可分为原发性和继发性。原发性闭经是指年龄满18岁后月经尚未来潮，或16岁既无月经亦无性征发育，或第二性征（也称副性征，指生殖器官以外，男性和女性在身材、体态、相貌、声音等外形方面的差异）发育成熟2年以上仍无月经来潮者。继发性闭经是指月经周期已经建立，而停经3个周期或时间超过6个月者。

闭经也可分为生理性和病理性。生理性闭经是指妊娠期、哺乳期和绝经后的闭经。病理性闭经是指由于生殖系统的局部病变或全身性疾病导致的闭经。

闭经有时是某些疾病的首发症状。

【常见症状】除没有月经外，因闭经的原因不同可出现痤疮、体毛过多、声音低沉、头痛、视觉紊乱、潮热、阴道干涩和性欲降低等不同症状。闭经时间过长者还可增加骨质疏松和心血管病风险。

【发病原因】闭经原因复杂，除妊娠外，既有发育、遗传、内分泌、免疫、精神异常等原因，也有肿瘤、创伤以及药物等原因。

原发性闭经多由阴道闭锁、处女膜闭锁、先天性无子宫或卵巢，或子宫、卵巢发育不全以及染色体异常等先天性因素引起。

继发性闭经多由性激素分泌障碍引起；精神压力、环境变化、过度运动也会导致月经周期紊乱，出现闭经；一些年轻女性为减肥过度限制饮食也是导致继发性闭经的常见原因。

【治疗方法】根据病因进行相应治疗。先天阴道闭锁、处女膜闭锁者需手术治疗。由肿瘤等疾病引起者治疗基础病。从未有过月经、经检查无其他原因的青春期女性可使用雌激素促进发育。

继发性闭经患者应尽早治疗，以免闭经时间过长，导致子宫萎缩，造成不孕。

▲产后汗证

【疾病简介】产后汗证为中医病名，包括产后自汗和产后盗汗两种。产妇于产后出现涔涔汗出，持续不止者，称为产后自汗；若寐中汗出湿衣，醒来即止者，称为产后盗汗。

不少妇女产后出汗较平时为多，在进食、活动后或睡眠时尤其明显，此因产后气血骤虚、腠理不密所致，可在数天后营卫自调而缓解，不能视为病态。

【常见症状】本病以产后出汗量过多和持续时间长为特点。产后自汗者，白昼汗多，动则益甚；产后盗汗者，寐中汗出，醒后即止。

本病应与中暑、发烧等所致的出汗相鉴别。应结合病史、病情缓急、有无发烧等做出判断。

1. 产后中暑

在夏日炎热酷暑之季，感受暑邪，以骤发高热、汗出、神出、嗜睡，甚则躁扰抽搐为特征。而产后自汗无季节性、无发热及神志的改变。

2. 产后发热

也可出现汗出较多，但以高热多汗、汗出后热退为特征，起病急，病程短。而产后汗证为汗出过多而无发热。

【发病原因】本病分为气虚和阴虚两类气虚。

1. 气虚

素体虚弱，复因产时伤气耗血，气虚益甚，卫阳不固，腠理不实，阳不敛阴，阴津外泄，乃至自汗不止。气虚则阳衰，故面色㿠白，倦怠乏力，气短懒言；舌淡苔薄白，脉细弱，均为气虚之象。

2. 阴虚

营阴素亏，加之因产失血伤津，阴血益虚，阴虚内热，寐时阳乘阴分，破津外泄，致令盗汗。阴虚阳浮于上，故面色潮红，头晕耳鸣；虚热灼阴，津不上乘，故口燥咽干，渴不思饮；五心烦热，腰膝酸软，为阴虚损及肝肾所致；舌质红苔少，脉细数，均为阴虚热盛于内之征。

【治疗方法】

（1）气虚证治法：益气固表，和营止汗。

（2）阴虚证治法：益气养阴，生津敛汗。

【康复与护理】

（1）加强产后营养及适当锻炼，以增强体质调营和卫。

（2）调节适宜的室内温度，充分休息，防止外感风寒。

▲处女膜闭锁

【疾病简介】处女膜褶发育过度，呈无孔处女膜，即为处女膜闭锁。本病是女性生殖器官发育异常中较常见的一种，会使月经无法正常排出，累积在阴道或子宫内，引起一系列症状。

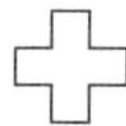

【常见症状】青春期后无月经初潮、逐渐加重的周期性下腹剧痛、下腹部可摸到包块，并且逐月增大，严重时有尿频或排尿困难、便秘、肛门坠胀等症状。

【发病原因】先天性发育畸形导致。

【治疗方法】手术治疗：确诊后应及早进行手术，切开处女膜。

▲滴虫性阴道炎

【疾病简介】滴虫性阴道炎是由阴道毛滴虫感染引起的阴道炎症，约五分之一的女性有阴道滴虫感染，但并非全部发病。毛滴虫感染率与性接触次数有关，性机能旺盛期为易感年龄。

【常见症状】潜伏期 4 ～ 28 天，多数患者无明显症状。少数患者可有外阴、阴道口瘙痒和稀薄的淡黄色泡沫状腥气味白带增多，严重时可出现阴唇肿胀、性交痛，如果尿道口感染则有尿频、尿急、尿痛。男性感染毛滴虫时大多数没有或仅有轻微症状。

【发病原因】主要通过性交直接感染，也可经浴室、坐便器、游泳池、内衣裤及各种卫生用具间接传播。妊娠及月经后的阴道环境有利于滴虫繁殖，是感染的高发期。

【治疗方法】

（1）由于男性感染毛滴虫几乎没有任何症状，所以患者的丈夫或性伴侣，应同时治疗。治疗期间禁止性交，内衣裤、毛巾等应煮沸或使用消毒剂消毒。

（2）口服或外用替硝唑或甲硝唑（孕妇和哺乳期禁用甲硝唑）。

【预防与康复】

（1）由于大多数人感染后并不出现临床症状，称为无症状带虫者。这些带虫者既是传染源，又可在机体抵抗力下降等条件下发病，所以带虫者也应进行治疗。

（2）避免不洁性行为，保持外阴清洁，性生活时要使用避孕套。

（3）提倡淋浴，家中的浴盆使用后要清洗干净。使用公共厕所的坐式马桶时注意卫生。不借穿他人的内裤、泳衣。不到消毒不好的游泳池去游泳。

（4）清洗个人内裤要用单独的盆具。患者的内裤及毛巾要及时消毒。

【中医观点】中医认为本病是由气血亏虚、湿热下注所致。

苦参 30 克，黄柏 15 克，茯苓 30 克，白鲜皮 30 克，水煎后清洗阴道及外阴。

▲代偿性月经

【疾病简介】代偿性月经是指与月经周期相似的周期性非子宫出血，俗称“倒经”。

【常见症状】经前或经期鼻腔、胃肠、口腔、皮肤、眼睑、外耳道、膀胱和乳腺等部位出血，出现鼻衄、便血、咳血、呕血、皮下出血、眼结膜出血、血尿等症状。严重者可出现只有代偿性月经而没有正常的月经流血或代偿性月经出血量大、子宫出血量少的情况。患者在闭经时全身不适、腹胀，代偿性月经一出现，即感全身轻快。此外，患者常伴有经前期紧张综合征、痛经、月经紊乱和不孕症。

【发病原因】 代偿性月经多发生在鼻腔，这是因为鼻黏膜与女性生殖器两者有生理方面的密切联系。月经来潮前，血液中的雌激素水平较高，使子宫以外部位的黏膜和皮下的毛细血管扩张、充血而引起出血。鼻中隔前部的鼻黏膜对雌激素的反应较为敏感，且分布着丰富的毛细血管，所以鼻出血更为常见。

子宫内膜异位症也是引起代偿性月经的重要原因。

【治疗方法】偶发的代偿性月经无需治疗，一般可以自愈。

1. 一般治疗

局部浅表出血可用压迫方法止血，鼻出血可使用麻黄碱等血管收缩剂滴在干净药棉上，塞入鼻腔。出血量较大时应及时就医。

2. 激素治疗

反复出现代偿性月经者，可考虑使用孕激素治疗。

【预防与康复】

（1）保持饮食清淡、心情舒畅、情绪稳定。

（2）子宫内膜异位症患者经前服用维生素 A、B 族维生素、维生素 C 和维生素 K 进行预防性治疗。

（3）经前肝经郁火者，可酌服通遥丸、越鞠丸，阴虚火旺者酌服知柏地黄丸。

【中医观点】中医称代偿性月经为“经行吐血”、“逆经”，认为火热气逆、热伤经络是发生本病的主要机理。女性经前或经期气血汇聚冲脉，血海盛实、冲气较盛，若患者平素情志不畅、肝经郁火或肺肾阴虚、虚火上炎，或平素嗜食辛辣燥热、胃中伏火上攻，均可扰及冲脉，导致冲之得热，血必上溢妄行。中医将倒经分为以下三种证型，辨证施治。

1. 肝经郁火型

经前或经期口鼻出血，量较大，色红，有块，伴有心烦易怒，头昏耳鸣，目赤口渴，或乳肿、胀痛，经期常提前，月经量少，舌红苔黄，脉弦数，治宜疏肝清热，引血下行。

2. 肺肾阴虚型

经将净或经净后衄血或吐血，血量少，色泽红，伴有头昏眼花，潮热灌红，五心烦热，口燥咽干，腰膝酸软，干咳无痰，形体消瘦，月经多见提前且量少，舌红少津，脉细数，治宜滋阴清热，降逆止血。

3. 胃火炽盛型

经前或经期吐血、衄血、便血，量较多且鲜红，伴有口渴思饮，胸中烦热，口气臭秽，牙龈肿痛，咽干口燥，小便短赤，大便秘结，舌红苔黄，脉洪数，治宜清胃泻火，引血下行。

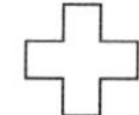

▲多囊卵巢综合征

【疾病简介】多囊卵巢综合征简称多囊卵巢，是发生于育龄妇女的一种常见的内分泌及代谢异常疾病。患者卵巢增大并含有许多充满液体的小囊，其导致的病变特征为慢性无排卵（排卵功能紊乱或丧失）和男性激素（雄激素）升高。

多囊卵巢是导致不孕和流产的常见原因，也会显著增加患上2型糖尿病、心血管疾病、妊娠糖尿病、妊娠高血压综合征、子宫内膜增生和子宫内膜癌的风险。

【常见症状】闭经（部分患者青春期就没来过月经）、不规则阴道出血（月经稀发）和功血（功能失调性子宫出血）；体毛过多（主要分布在上唇、下腹和大腿内侧），油脂分泌过多（主要表现为痤疮、毛孔增大、头屑多）；早秃（20岁左右即出现，主要发生在头顶部的脱发），男性化（阴毛男性型分布——呈正三角形、声音低沉、肌肉发达、乳房变小、阴蒂肥大）；肥胖（腹型肥胖）、不孕、阻塞性睡眠窒息、抑郁。上述症状常在青春期出现，逐渐加重。

【发病原因】主要包括两类。

第一类，也是最主要的原因是垂体分泌大量的黄体生成激素，过多的黄体使雄激素分泌增加，导致这一病变的因素有：①遗传因素；本病有很强的家族聚集性，患者常有同样月经不规律的母亲或过早脱发的父亲；②肾上腺皮质功能异常，长期处于精神紧张状态或长期服用某些药物。

第二类原因是肥胖症或者高胰岛素血症（胰岛素水平过高）引起代谢异常。

【治疗方法】根据症状的类型、严重程度和患者的年龄、有无生育要求等因素选择相应的治疗方法。

（1）肥胖或胰岛素水平过高者，通过每天进行30分钟以上的中等强度体育运动，减少碳水化合物的摄入或同时配合使用二甲双胍药物，降低体重和胰岛素水平，可恢复排卵和月经周期。无生育要求者，可加服含有雌激素和黄体酮的避孕药，提高雌激素水平，降低雄激素水平，改善症状，并降低发生子宫内膜癌风险。

（2）其他因素致病者，若无生育要求，口服避孕药；有生育要求的，需使用促排卵药物。

（3）绝经和有心血管疾病风险者不宜使用口服避孕药。

（4）经上述治疗无效者，有生育要求者可考虑手术或辅助生育技术进行治疗。

▲附件炎

【疾病简介】 在女性骨盆内生殖器官中，输卵管和卵巢称为附件，附件炎就是这两个器官因致病微生物侵入而引起的炎症。在附件中最易出现炎症的是输卵管，并常常并发卵巢炎症，甚至扩散到整个盆腔，引起盆腔腹膜炎症。附件炎由于易引起输卵管粘连堵塞，已成为不孕的重要原因。附件炎通常发生在性活动活跃期的女性，分为急性和慢性两种。

【常见症状】症状通常在月经将净或干净后数天出现，大多数首发症状是下腹部轻到中度疼痛，且一般一侧较重。

急性附件炎症状明显，有发烧、寒战、下腹剧痛或钝痛等症状，可伴有分泌物增加，分泌物呈黄绿色。慢性附件炎主要症状是下腹钝痛、坠胀、腰疼、分泌物增加、月经失调等，且这些症状往往在经期或劳累后加重。

附件炎还可导致性交痛。部分患者可发展为输卵管或卵巢脓肿。若脓肿破裂，可引起腹膜炎或败血症，出现下腹剧痛、恶心、呕吐、休克。

附件炎可造成盆腔、腹腔组织粘连，导致不孕或慢性盆腔疼痛。反复发生的附件炎还易造成宫外孕。

本病易和阑尾炎、宫外孕混淆。

【发病原因】通过以下几种主要途径感染病菌所致。

（1）分娩或流产后抵抗力下降，病原体经生殖道上行感染。

（2）经期卫生不良、经期性交、不洁性交。

（3）消毒不合格的各种妇产科手术。

（4）邻近器官炎症扩散（如阑尾炎、盆腔炎等）。

其他部位的感染经血液、黏膜等传播、蔓延至附件，如结核病、淋病等。

【治疗方法】由于炎症时间越长越严重，发生不孕和其他并发症的风险越高，所以应尽早治疗。此外，由于本病病情顽固，易反复，需保持耐心，坚持治疗。

（1）注意休息，以使用抗生素进行药物治疗为主。

（2）可使用激光、微波等理疗方法，缓解症状。

（3）如果出现输卵管积水或输卵管、卵巢脓肿时，需针刺抽脓或考虑手术治疗。

（4）输卵管阻塞造成不孕者可采取输卵管修复手术。

（5）炎症反复急性发作、药物治疗效果不佳、已生育且年龄较大者也可考虑手术治疗。

（6）妊娠者或治疗两天后症状无减轻者应尽快住院治疗。

【疾病预防】

（1）仅有一位性伴侣的女性发生附件炎的概率极低，应避免滥交和不洁性交，提倡使用安全套。

（2）注意个人卫生，特别是经期卫生。

（3）积极治疗急性附件炎，防止病情

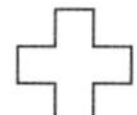

迁延转成慢性附件炎，增加治疗难度。

▲非特异性阴道炎

【疾病简介】非特异性阴道炎是阴道自洁功能受损，阴道内正常菌群失调导致的一种混合感染，也称细菌性阴道炎。所谓的阴道自洁功能，就是阴道内部经常会在雌激素作用下分泌强酸性的乳白色分泌物，以防止细菌的侵入。

【常见症状】一般症状轻微，可有瘙痒感和分泌物增加症状。急性期间可有体温稍升高、全身乏力、下腹部坠胀不适感，分泌物有鱼腥臭味，阴道有灼痛感，有时有浅表小溃疡。

【发病原因】雌激素分泌减少、过度使用抗生素和经常清洗阴道破坏了正常菌群、进入异物、子宫长期出血、糖尿病以及机体抵抗力降低等。

【治疗方法】

1. 一般治疗

（1）保持外阴清洁干燥，避免搔抓。

（2）勤换内裤，并用温水进行清洗，切不可与其他衣物混合洗，以避免交叉感染。

（3）不宜食用辛辣刺激性食物。

（4）改变阴道酸碱度。

使用洁尔阴、3% 硼酸或稀醋酸等弱酸配方的女性护理液，调整细菌性阴道炎引起的菌群紊乱。

2. 药物治疗

单纯细菌侵入可使用甲硝唑制剂、氯洁霉素软膏、康妇特栓等药物治疗，如果因雌激素下降引起，还需同时补充雌激素。

【疾病预防】避免经常清洗阴道，以免清洁液对阴道正常微环境产生破坏。

▲宫颈息肉

【疾病简介】宫颈息肉指宫颈管的上皮细胞（位于皮肤或腔道表层的细胞）在局部的增生，常见于已婚妇女，多为良性。

【常见症状】较小息肉多无症状。较大的息肉可引起白带增多，或白带中带有血丝，特别在性生活、大便用力后发生少量出血，还可表现为绝经后出血等不正常出血。未婚患者多表现为阴道口有肿物脱出。息肉阻塞宫颈口时，可导致不孕。

【发病原因】主要是长期的炎症刺激导致。雌激素水平过高引起的内分泌紊乱、分娩、流产、手术、性交损伤等刺激和感染也是致病原因。

【治疗方法】较小、无症状的患者无须治疗；有症状者主要采取手术切除和冷冻凝固法治疗。

因症状与宫颈癌相似，故所有标本均应做病理检查。

【预防与康复】

（1）注意经期、产后或流产后的阴部

卫生，及时清洗。

（2）注意性生活卫生，性生活之前男女双方均应清洗外阴。男性阴茎包皮过长者更应彻底清洗，以防将病菌带入女方体内。

（3）积极防治宫颈炎、阴道炎等妇科炎症。

（4）定期进行妇科检查。

（5）术后避免食用生冷、辛辣、腥膻等刺激性食物。

（6）术后一个月内禁止同房。

▲宫颈炎

【疾病简介】宫颈炎是指连接子宫和阴道的部分——宫颈出现的炎症，是常见的妇科疾病，多发于育龄妇女。老年人可因阴道炎并发本病。宫颈炎可分为急性和慢性两种，以前者较为多见。

【常见症状】大部分急性宫颈炎患者无症状。有症状者主要表现为白带增多（呈脓性）、外阴瘙痒、灼热感，或有经间期出血、性交后出血等异常出血，常伴有腰酸及下腹部不适。若合并尿路感染，可出现尿急、尿频、尿痛。若因淋病感染，可出现尿道口、阴道口黏膜充血、水肿及分泌大量脓性物。

慢性宫颈炎多无症状，有症状者与急性宫颈炎类似，但程度较轻，可出现宫颈糜烂。

【发病原因】多因性生活（主要为性伴侣多、未使用安全套等性病高危人群）、宫内节育器、人工流产或分娩等引起细菌感染所致。对持续性出现炎症者，应考虑阴道菌群是否失调或由性伴侣传染。

【治疗方法】

（1）主要根据细菌种类选用相应的抗生素治疗。

（2）宫颈糜烂者应进行细胞学筛查，以鉴别是否为宫颈癌早期。

（3）宫颈糜烂无症状者无需治疗，有症状者可采取激光、冷冻、微波等物理治疗。

（4）有宫颈息肉者可参照本书“宫颈息肉”部分进行治疗。

（5）因性病感染者，其性伴侣应一并接受治疗。

【预防与康复】

（1）避免计划外妊娠，尽量减少人工流产或其他妇科手术对宫颈的损伤。

（2）保持外阴清洁，特别是流产后及产褥期的卫生，预防感染。

（3）经期暂停宫颈上药，治疗期间禁房事。

（4）患有急性宫颈炎的患者应及时、彻底治疗，以免迁延不愈转为慢性。

（5）同时卧床休息，宜取半卧位，以使炎性渗出物局限在盆腔最下部，并有利于恶露的排出。

（6）在饮食调养方面要多饮水，进食含蛋白质、维生素丰富的饮食。

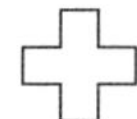

▲更年期综合征

【疾病简介】更年期综合征是指女性在围绝经期（绝经前几年至绝经后一年的时期，也称更年期）出现的一系列躯体和精神心理症状。多发生于40～60岁之间，持续6个月至10年，程度可分为轻、中、重度。

【常见症状】

1. 月经紊乱

通常这是最早、最普遍的表现。月经周期不规律，持续时间缩短或延长，经量减少或增加。有些女性月经一直很规律，突然绝经。

2. 潮热潮红

常感到头颈部或全身发热，出汗，面部潮红，夜间发作时常从梦中惊醒，大汗淋漓。

3. 自主神经失调

常出现心悸、眩晕、头痛、耳鸣、失眠等症状。

4. 精神神经障碍

激动易怒、焦虑不安、情绪低落、抑郁、不能自我控制的迫害妄想、偏执、多疑等性格变化，记忆力减退，注意力不集中等。

5. 器官衰老

外阴干枯、阴毛脱离、阴道干涩、性欲减退、性交困难、阴道反复感染，乳房萎缩、下垂，皮肤变薄，弹性下降，色素沉着，关节疼痛，骨质疏松，肥胖，下肢浮肿，尿频，尿急，尿失禁。

【发病原因】绝经期卵巢功能衰竭和雌激素水平下降是最主要和基础性的原因。绝经既可是卵巢内卵泡生理性耗竭的自然绝经，也可是由双侧卵巢因手术切除或放射治疗、化学治疗等造成的人工绝经。通常人工绝经者更易发生更年期综合征。

中年期面临的多种问题和压力，如体能下降、担心衰老、子女教育、照顾年迈父母、夫妻关系调整及职业发展困扰等也是引起更年期综合征的重要原因。人格特征、神经类型、文化水平、职业、社会人际关系、家庭背景等因素也与是否出现更年期综合征及症状严重程度有关。需要注意的是，更年期也是高血压、心脏病、癌症、早期老年痴呆的高发期，这些疾病的某些早期症状与更年期综合征类似，所以，应避免疏忽大意。

【治疗方法】

1. 一般治疗

（1）规律运动可缓解潮热，改善睡眠，控制体重。

（2）饮食清淡，进食低热量、低脂肪、低胆固醇食物，有助减轻体重，镇静安眠。

（3）调适心理，积极乐观，多参与社会活动。

（4）穿棉制、多层衣服，根据冷热及时调整，控制潮热。

2. 激素治疗

症状严重者可选择使用补充雌激素和孕

激素治疗。但激素治疗可增加子宫出血、子宫内膜癌、乳腺癌等风险，应在医生指导下选择使用雌激素和黄体酮缓解中、重度症状。

3. 非激素类药物

可根据个体症状，使用相应的抗骨质疏松、降血脂、抗抑郁、抗焦虑药物。

【预防与康复】

（1）更年期是女性朋友必经的一段人生历程，出现相应症状是正常的生理变化，不必过分焦虑。

（2）家人和朋友等周围的人给予更多的体谅和关心，有助缓解症状，更好地度过更年期。

（3）定期检查身体，重点监测子宫内膜增生和癌变，乳腺增生反应和全身代谢异常变化。

（4）前述治疗方法中一般治疗部分也适用于预防更年期综合征。

【中医观点】中医认为更年期综合征是由于肾气渐衰，精血不足，气血失调，脏腑功能紊乱所致。主要分为以下三种证型。

1. 肾阳虚证型

月经紊乱、或崩中漏下、或闭经，白带清冷；精神萎靡、性寒肢冷、面色晦暗；舌淡苔薄者。

中成药：妇宁康片、黄丹胶囊、更辰胶囊、更年片。

2. 肾阴虚证型

月经紊乱、经色鲜红；头晕耳鸣、心烦易怒、潮热汗出、腰膝酸软、皮肤瘙痒、阴道干涩；舌红少苔者。

中成药：六味地黄丸、坤宝丸、更年舒片、静心口服液。

3. 肾阴阳两虚证型

月经紊乱或闭经，头晕耳鸣、失眠健忘、乍寒乍热、颜面红热、汗出恶风、腰背酸痛；舌质淡、苔薄白者。

中成药：金匮肾气丸、二至丸。

▲功能失调性子宫出血

【疾病简介】正常月经的周期为 21 ～ 35 天，经期持续 3 ～ 7 天，平均失血量为 20 ～ 80 毫升。凡不符合上述标准的均属异常子宫出血，包括生殖器官器质性和功能失调性子宫出血。

功能失调性子宫出血简称为功血，是指由于下丘脑－垂体－卵巢－子宫轴（HPOU）功能紊乱引起的以月经失调为特征的异常性子宫出血，是妇科常见病。

功血大多发生在青春期和更年期，其中 20% 发生在青春期，50% 以上发生在 45 岁以上妇女。功血有时是绝经的一种早期表现，功血常见于多囊卵巢综合征和子宫内膜异位症患者。功血可增加患子宫内膜癌的风险，即使是年轻女性。

功血分为无排卵型和有排卵型两大类，90% 的患者属于无排卵型，因此不会妊娠。

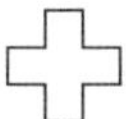

【常见症状】

1. 无排卵型功血

常见于初潮后少女和≥ 40 岁妇女至绝经前后妇女。因 HPOU 轴不成熟，不能建立排卵规律或卵巢功能下降导致无周期性排卵，出现月经失去规律性（周期性），间隔时长时短，出血量不能预计，一般出血时间长、不易自止等症状。出血频繁或出血过多者可引起严重贫血甚至休克。

2. 有排卵型功血

多见于育龄妇女，部分见于青春期少女和更年期妇女，有周期性排卵，因此仍有可辨认的月经周期，可分为以下几种症状。

（1）月经过多：月经周期规律，经期正常，但经量增多，>80 毫升。

（2）黄体功能异常：若黄体萎缩，表现为经期延长，常在点滴出血后方有正式月经来潮，以后又常淋漓数日方净；若黄体功能不全，表现为月经周期缩短，经量可稍微增多。功能异常会导致不孕或流产。

（3）围排卵期出血：出血期≤ 7 天，血停数天后又出血，量少，多数持续 1 ～ 3 天，时有时无。

【发病原因】由于代谢紊乱、精神过度紧张、劳累过度、营养不良和环境、气候骤变等因素导致神经系统和内分泌系统失调，调节月经周期的下丘脑－垂体－卵巢－子宫轴功能紊乱所致。

【治疗方法】根据患者功血类型、年龄、出血的严重程度、子宫内膜是否增厚和是否有妊娠需求，采用雌 / 孕激素止血法、药物刮宫术、器械刮宫术、口服避孕药、止血药或切除手术进行相应治疗。

雌激素和口服避孕药不用于绝经后妇女及有血栓性疾病、心血管病风险妇女，以免增加患子宫内膜癌等疾病风险。器械刮宫术可使某些患者子宫内膜形成瘢痕，导致闭经，一般不用于未婚、未育女性。药物治疗疗效不佳或不宜用药，特别是年龄较大无生育需求及病理检查存在异常细胞（癌前期病变）或已癌变者，应考虑手术切除。

【预防与康复】

（1）青春期女孩应注意近期个人卫生和保暖，避免冒雨、涉水和接触凉水。

（2）加强营养，多食含蛋白质丰富的食品、蔬菜和水果，经期忌食生冷、寒冻、刺激性食物。

（3）避免进行重体力劳动和剧烈体育运动。

（4）保证充足睡眠，调整思想、情绪，避免长期精神过度紧张。

【中医观点】中医将无排卵性功血归属于“崩漏病”，认为其由气虚、血热、血瘀、血寒、血虚、气滞、痰湿、肝郁、肾虚等病因病机造成肾－天癸－冲任－胞宫轴的严重失调，冲任损伤，不能制约经血，使子宫藏泻失常所致，病本在肾，位在冲任，变化在气血，表现为子宫血非时而下。

灵活采用塞流——止血，澄源——即求因治本，复旧——即调理善后，综合治疗。

西医在调整月经周期、促排卵方面有较好的疗效，但易复发，且受孕率偏低。中西医结合治疗有较好的疗效。

▲经前期紧张综合征

【疾病简介】经前期紧张综合征也称经前综合征，是一组发生在月经前，以情绪大幅波动伴有身体不适为特征的心理和生理症状。经前综合征的发生与年龄、胎次无关，多在20多岁开始，40岁达到高峰，然后持续到更年期。

【常见症状】月经前7～14天左右出现烦躁、易怒、忧郁、沮丧、思维紊乱、不能自制等精神情绪变化，伴有身体疲怠、乳房肿胀、头痛、失眠、皮肤粗糙、面部长出痤疮，手足、面部浮肿，食欲、性欲改变。

症状多在开始出现后逐渐加重，至经前2～3天最为严重，月经来潮后突然消失。

部分患者的经前期情绪障碍可严重影响其工作、生活及人际交往。

【发病原因】多由雌激素和孕激素水平波动所致，精神紧张可加剧症状程度。

【治疗方法】

（1）患者应进行两个月经周期以上每天的身体、情绪变化记录，据此开展相应治疗。

（2）非药物治疗：主要通过保证充分的休息和睡眠、规律的运动、摄入足够的蛋白质和钙、减少糖、盐和咖啡因的摄入。

（3）药物治疗：使用非甾体抗炎止痛药、含孕激素和雌激素的口服避孕药、利尿剂及抗抑郁、抗焦虑药物。

【中医观点】症状轻者可服用逍遥丸、小金丹，加放松按摩；症状较重者服用疏肝理气中药汤剂。

▲急性外阴溃疡

【疾病简介】急性外阴溃疡是发生在女性外阴的急性皮肤病，属于非性病、非接触传染的阴部良性溃疡。好发于青年女性。通常2～4周可以自愈，月经来时又易复发，且易留下萎缩性瘢痕。根据溃疡程度不同，分为坏疽型、下疳型和粟粒型。

【常见症状】起病突然，发病前多有全身不适、疲乏、体温升高、食欲减退、白带增多等前驱症状，继之阴部灼热、瘙痒、迅速形成溃疡，溃疡好发于大阴唇内侧和前庭黏膜，严重时溃疡会发展到阴道深处，溃疡面积从米粒大小至1～2厘米不等。

【发病原因】病因尚无定论，但全身或局部抵抗力降低，如贫血、营养不良、内分泌障碍等对本病的发生和发展具有一定的影响。一些急性传染性疾病如伤寒、麻疹、水痘、流感等也可诱发本病的发生。

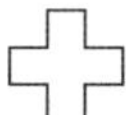

【治疗方法】

1. 全身治疗

（1）卧床休息，注意营养，保持局部清洁。

（2）口服复合维生素 B、维生素 C。

（3）使用抗生素、止痛药（坏疽型患者需加用激素）消炎止痛。

（4）必要时注射丙种球蛋白，提高免疫力和疗效。

2. 局部治疗

（1）可用 1∶8000 高锰酸钾、0.1% 雷夫奴尔溶液冲洗患处或湿敷，每次 20 分钟。

（2）使用新霉素、氯霉素、庆大霉素软膏外涂。

（3）溃疡好转期可以用皮康霜、新肤松、复方康纳乐霜。

【预防与康复】

（1）加强运动和营养，改善身体素质，提高免疫力。

（2）忌食辣椒、麻椒、生葱、生蒜、白酒等刺激性食物及饮料和鱼虾等海鲜类产品。

【中医观点】中医认为本病多为肝经湿热或肝肾阴虚兼感毒邪，蕴结肌肤，阻滞经络而发病。

1. 湿热型

溃疡表面附有多量脓性分泌物，疼痛剧烈，常伴有发烧、全身不适等症状。舌质红，苔黄或腻，脉滑数。服用除湿丸。

2. 阴虚型

溃疡反复发作，缠绵不愈，腰酸腿软，手足心热，口燥咽干，舌质红，少苔，脉沉弦或沉细。服用滋补肝肾丸、六味地黄丸、知柏地黄丸。

3. 脾虚型

体质消瘦，气短懒言，食谷不化，纳少便溏，舌质淡，舌体胖有齿痕，苔白或腻，口舌生疮或外阴溃疡。服用汤药。

外治法如下。

（1）蛇床子、甘参煎水坐浴后，外用冰硼散撒布。或外用阴蚀黄连膏，后期可用黄连甘乳膏。

（2）腐烂者，先以苦参汤熏洗，再用青八宝、青黛膏外敷。

（3）腐脱新生者，可用生肌散、青黛膏外敷。

（4）专方验方

① 阴蚀黄连膏：乳香粉 10 克，青黛面 10 克，黄连膏 80 克。功用：清热解毒，生肌止痛。治疗：女阴溃疡。

② 黄连甘乳膏；黄连粉 10 克，乳香粉 10 克，炉甘石粉 20 克，凡士林 70 克。功用：解毒收敛，止痛生肌。治疗：女阴溃疡。

③ 苦参汤：苦参 60 克，蛇床子 30 克，白及 15 克，银花 30 克，菊花 60 克，黄柏 15 克，地肤子 15 克，大菖蒲 9 克。功用：祛风除湿，杀虫止痒。治疗阴蚀。用法：水煎去渣，1 剂洗 2 ～ 3 次。

④ 青八宝（经验方）：飞甘石 30 克、

煅石膏 30 克、轻粉 4.5 克、青黛 4.5 克共研细末和匀即成。功用：提脓祛腐；治疗阴蚀。用法：将药粉均匀地涂于患处。

⑤ 青黛散(经验方)：青黛 60 克、石膏 120 克、滑石 120 克、黄柏 60 克各研细末和匀。功用：收湿止痒，清热解毒。用法：干涂或麻油调敷患处，每日 1 次。

⑥ 青黛膏：青黛散 75 克，凡士林 300 克。先将凡士林烊化冷却，再将药粉徐徐调入即成，用时外敷患处，每日 1 次。

▲流产

【疾病简介】妊娠于 20 周前、胎儿体重少于 1000 克时终止称为流产。流产发生于妊娠 12 周前者，称为早期流产；发生于 12 周后者，称为晚期流产。流产分为自然流产和人工流产。15% 的妊娠会发生自然流产，且多数为早期流产。流产如处理不当，或处理不及时，可能遗留生殖器官炎症，或因大出血危害孕妇健康，甚至危及生命。

【常见症状】流产的主要症状是阴道流血和腹痛。早期流产的特点是阴道流血出现在腹痛之前并伴随全过程。晚期流产时胎盘已经形成，流产过程与早产相似，先有阵发性子宫收缩，然后胎盘剥离，故先有腹痛，后有阴道流血。有些流产胎儿已死亡但仍在子宫内，孕妇可感到腹部不再增大，无胎动，在个别情况下，流产后形成的宫内坏死组织可引起感染，出现发烧、寒战、心率过快或缓慢。

【发病原因】早期自然流产的原因大多是由于胎儿染色体异常，晚期流产多无确切原因。除此之外的流产是由于母体因素引起，如生殖系统器官畸形、药物滥用、饮酒、吸烟、感染、严重或控制不佳的甲状腺功能降低、糖尿病、激素水平下降、创伤等。

【治疗方法】应立即就医，根据流产的不同类型和阶段进行治疗。

（1）如果胎儿存活，应卧床休息，并视情况使用保胎药物。禁止性生活。

（2）如果胎儿和胎盘已经排出，一般不需特殊治疗，若有部分胎儿或胎盘组织残留在子宫内，需进行清除宫腔手术。

（3）有感染者还需使用抗生素。

【预防与护理】

（1）孕期应避免剧烈运动，节制性生活。

（2）做好孕前检查和保健，有习惯性流产者，应进行预防性治疗。

（3）流产后应卧床休息一周，并监测阴道出血、月经恢复时间、经量等情况，有异常时，及时就医。

（4）发生流产后，孕妇多有悲痛、内疚、愤怒、焦虑等情绪，应积极做好心理抚慰，避免引起心理疾病。

▲泌乳素瘤

【疾病简介】泌乳素瘤是由垂体泌乳素

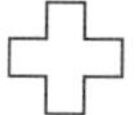

细胞瘤分泌过量泌乳素引起的下丘脑－垂体疾病中常见的一种疾病。男性和女性均可患病，女性发病率高于男性。

【常见症状】溢乳（男性或女性非哺乳期的乳汁分泌），女性月经稀少或闭经、阴道干燥，男性勃起功能障碍。男女均可出现性欲低下、不孕不育。瘤体较大，压迫脑神经时，出现头痛、视野缺损。

年轻女性（尤其是20~30岁人群）出现月经稀少或闭经或在非正常时间有乳汁分泌，通常应考虑本病。男性如有性欲减退和血清睾酮水平低下，又有泌乳表现者应怀疑本病。

【发病原因】病因未明，但某些吩噻嗪类药物（抗精神病药）、降压药（甲基多巴）、阿片类药物和避孕药可诱发垂体泌乳素分泌过多。

【治疗方法】首选药物治疗，无效者需采用手术和放射治疗。

【预防与康复】慎用、停用可使垂体泌乳素分泌过多的药物。

▲慢性外阴营养不良

【疾病简介】慢性外阴营养不良是指女性外阴局部神经和血液营养障碍导致外阴皮肤、黏膜组织变性及色素改变引起的疾病，可分为外阴上皮鳞状增生（增生型营养不良）、外阴硬化性苔藓（萎缩型营养不良）和前两种的混合型营养不良。本病多见于中年或绝经期后女性。

【常见症状】

1. 外阴上皮鳞状增生

多见于绝经后女性，但亦可发生在生育年龄。外阴瘙痒是此病的主要症状，尤以夜间为重，瘙痒的程度与时间、月经、气候、食物、环境、情绪有关，瘙痒通常为间歇性发作。患者会感到钻心的痒，多难忍受，而且会越痒越抓、越痒越抓，形成恶性循环。严重者可因搔抓引起表皮抓破、皲裂、溃疡。由于长期的搔抓和摩擦，皮肤增厚似皮革，色素增加，皮肤纹理明显突出，皮嵴隆起，呈多数小多角性扁平丘疹，并群集成片，出现苔藓样变。外阴的病损范围不一，主要累及大阴唇、阴唇间沟、阴蒂包皮、阴唇后联合等处，常呈对称性。早期病变较轻时，皮肤颜色呈暗红色或粉红色，角化过度部位则呈白色。

2. 外阴硬化性苔藓

多见于40岁左右人群，其次为幼女。以外阴及肛周皮肤萎缩变薄为主。常见病皮损区发痒，皮肤或黏膜变白、变薄、干燥易皲裂，失去弹性，阴蒂多萎缩。晚期出现性交困难。患者常合并有斑秃、白癜风、甲状腺功能亢进症或减退等自身免疫性疾病。

3. 混合型

常见于患有上述疾病久者，出现外阴奇痒、颜色变淡、萎缩等两种类型的症状。

【发病原因】

（1）阴部感染及炎症刺激是主要原因，由此发病的患者占50%左右。

（2）遗传因素，10%～30%患者是由于遗传引起。遗传引起的以外阴硬化性苔藓为主，患者以幼女为主。

（3）其他疾病，如糖尿病、白癜风、外阴湿疹等患者乱用药物，治疗不当，也可能导致或加重本病的形成与发展。

【治疗方法】

1. 药物治疗

清洗外阴后，用糖皮质激素等药物局部涂抹。激素类药物一定要遵医嘱。

注意：幼女中的外阴营养不良患者，通常到青春期会自然好转，因此并不一定需要治疗。即使接受治疗，幼女也绝不能使用含雄激素的软膏，因为这会影响她们的发育，甚至使她们出现阴蒂肥大等男性化的症状。

2. 物理治疗

微波治疗、二氧化碳激光及氦氖激光、波姆光、高频电刀、局部电灼治疗以及液氮局部冷冻治疗等，都有一定效果。

3. 手术治疗

外阴有明显异型和向原位癌发展趋势时可考虑手术治疗。手术分为单纯外阴切除术和合并植皮的外阴切除术。

4. 微创治疗

微创治疗，副作用小，且改变了传统手术损伤大、痛苦大、出血多、恢复慢的缺陷，比较适合药物治疗后无效，且病龄较长的患者。

【中医观点】中医认为外阴瘙痒是肝经风热或脾虚蕴热所导致及引起，如肾虚不能溶于阴器、风邪溶于腠理可引起阴痒阴疮。中医还认为，精血不足，任脉虚，阴部枯萎。根据中医理论，精血不足，肾脾虚，肝旺是外阴营养不良的主要原因。

临床治疗针对病因病机，或滋养肝肾，养血息风止痒；或清热解毒利湿；或活血化瘀祛风；或健脾祛湿杀虫。内外合治，攻补兼施，乃是临床取得疗效之关键。

【预防与康复】

（1）经常清洗外阴，保持干燥清洁。

（2）治疗期间忌性生活，外阴以pH4弱酸配方女性护理液清洗。

▲念珠菌阴道炎

【疾病简介】念珠菌阴道炎也称霉菌性阴道炎，是一种白色念珠菌引起的阴道炎症，多见于幼女、孕妇、糖尿病患者，以及绝经后曾有较大剂量雌激素治疗史的人群。

【常见症状】白色豆渣样或乳酪样分泌物增多、外阴强烈瘙痒和红肿热痛是本病的主要特征，可有尿频、尿痛、性交痛，妊娠期感染者瘙痒症状尤为严重。少数患者症状轻微或无任何症状。

【发病原因】由外源性和内源性两种途径感染念珠菌所致。内源性感染是念珠菌平

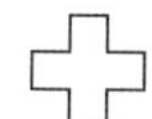

时就在阴道内寄居，但菌量少，没有症状，当全身及阴道局部免疫力下降时，遇到适宜的环境迅速繁殖致病。妊娠、糖尿病、长期使用抗生素、雌激素分泌减少者常见。外源性感染主要是通过性交、过度清洗阴道、插入异物、穿着化纤衣物或被污染的衣服，使用消毒不合格的卫生巾、卫生纸、医疗器械等造成。

【治疗方法】

（1）冷敷患部、冷水坐浴或使用维生素软胶囊涂于患部，可减轻肿痛和瘙痒。

（2）以阴道栓剂局部治疗为主，经常复发者可同时口服消炎药，孕妇遵医嘱。

① 外用药：制霉菌素栓剂、泡腾片，克霉唑阴道片、栓剂，硝酸咪康唑栓剂，保妇康栓剂、洗剂，联苯苄唑软膏，复方莪术油栓剂，洁尔阴洗剂，柏洁洗剂。

② 口服药：氟康唑片，伊曲康唑片，特比奈芬片。

【预防与康复】

（1）保持阴部清洁、干燥有助于预防感染。

① 穿着全棉、宽松透气内衣，外裤也不宜过紧。

② 内裤一定要单独清洗，浴巾、内裤一定要在阳光下晾晒干，不可放在卫生间阴干，阴暗潮湿的地方最容易滋生霉菌。

③ 每日用温水清洁阴部，不宜经常、长期使用清洗液和阴道冲洗器，避免造成菌群失调。

④ 外阴瘙痒时，忌用热水清洗患部，以免使黏膜破损，继发感染。

（2）勿滥用抗生素和长期使用雌激素。

（3）注意性生活卫生。

（4）避免过度疲劳，控制刺激性食物摄入。

（5）念珠菌阴道炎是极为顽固的疾病，必须初犯就彻底治愈，否则多会一再复发。治疗后也要定期检查，以确定是否完全治愈。

▲盆腔炎

【疾病简介】盆腔是女性内生殖器（输卵管、卵巢、子宫）及其周围的结缔组织。盆腔炎是指女性盆腔生殖器官、子宫周围的结缔组织及盆腔腹膜的炎症，包括输卵管炎、卵巢炎、子宫炎、盆腔组织炎及盆腔腹膜炎，是妇科常见病之一。盆腔炎症可局限于一个部位，也可以几个部位同时发生，可分为急性和慢性两种。盆腔炎常发生在性活动活跃期的女性，尤其是年龄小于 24 岁（常缺乏自我保护意识）、多个性伴侣、卫生条件较差、不使用安全套的女性。

【常见症状】

1. 急性盆腔炎

症状通常在月经将净或干净后数天出现。多数患者首发症状是下腹部轻到中度疼痛（呈持续性，性交或活动后加重），往往一侧较重，可伴有发热。其他症状有阴道不规则出血，阴道分泌物异常增多，偶有分泌物异味。若病情加重可出现下腹部疼痛加剧、体温升高（可至高烧）、寒战、头痛、食欲不振、分泌物呈脓样及黄绿色。

如有脓肿形成，可有下腹部肿物及局部压迫刺激症状。肿物若位于前方压迫膀胱，可出现尿频、尿痛、排尿困难；若出现在后方，压迫直肠可出现腹泻、排便困难及里急后重症状。

脓肿可能发生破裂，导致脓肿播散至腹腔发生腹膜炎，常表现为下腹剧痛后很快出现恶心、呕吐、腹胀、高烧、寒战及感染性休克。感染者播散至血液系统引起败血症，严重时可危及生命。

2. 慢性盆腔炎

也称慢性盆腔痛，其主要症状是下腹部坠胀、疼痛及腰骶部酸痛，常在性交、劳累后及月经前后加剧。还可出现月经异常、不规则及精神不振、周身不适、失眠等症状。

盆腔炎常产生脓液，导致盆腔内生殖器与腹腔内其他脏器形成粘连，从而导致不孕等并发症。炎症越严重、时间越长越易发生不孕及其他并发症。多次（6～10 次及以上）发生盆腔炎患者，更易发生输卵管异位妊娠，这类妊娠常危及孕妇生命且胚胎无法存活。

女性，特别是生育期女性有下腹痛或无法解释的阴道炎分泌物异常时，需注意盆腔炎的可能。

【发病原因】盆腔炎多为阴道细菌感染所致，其感染途径有：

（1）性交时由患性传播疾病的性伴侣传染；

（2）阴道正常菌群过度繁殖后，引起细菌性阴道病，并上行传播至盆腔；

（3）阴道分娩、流产、清宫术或其他妇科手术或检查时将细菌带入盆腔；

（4）个人卫生不良尤其是经期卫生不良（使用不洁的卫生护理用品、盆浴、经期性交等）；

（5）临近器官炎症蔓延。

【治疗方法】

1. 药物治疗

以使用抗生素抗感染治疗为主，要注意保持足够疗程。

2. 手术治疗

发生脓肿者，经药物治疗 2～3 天后体温持续不降，中毒症状加重、脓肿增大时，或出现脓肿破裂症状时，以及经药物治疗病情虽有好转，但炎症控制后 2～3 周，脓肿持续存在时，应尽快采取手术治疗。

3. 物理治疗

采用短波、离子透入、蜡疗等方法可促进盆腔局部血液循环，有利于炎症消退。

4. 中医治疗

慢性盆腔炎患者可将具有活血化瘀、软坚散结、清热解毒或暖宫散热功效的中药浓煎后，使用灌肠法给药，利用肠壁半透膜的渗透性可起到局部直接用药、迅速起效的作用。

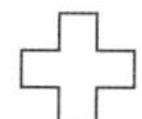

【预防与康复】关键是杜绝各种感染。

（1）保持会阴部清洁、干燥，每晚用清温水清洗外阴（避免使用热水、肥皂和混用浴巾、浴盆）。

（2）勤洗内裤，不穿紧身、化纤质地内裤。

（3）月经期、人流术等妇科手术后阴道有流血时，需禁止性交、游泳、盆浴。

▲葡萄胎

【疾病简介】葡萄胎又称水泡状胎块，是指妊娠后滋养细胞增生，形成如葡萄串般水泡，影响胚胎发育的疾病，属良性滋养细胞肿瘤。可分为完全性葡萄胎和部分性葡萄胎，前者全部胎盘绒毛受累，宫腔内充满大小不等的小泡样组织，无胎儿和胚胎组织；后者仅有部分胎盘绒毛有水泡样改变，可有胎儿和胚胎组织，但胎儿多已死亡。

【常见症状】患者子宫异常增大，在怀孕第8～11周左右，阴道出现持续不规则性出血，孕吐严重。出血开始量少，易被误诊为一般流产，以后逐渐增多，且常反复大量出血。有时可排出水泡样组织，可导致孕妇休克或死亡。

【发病原因】确切原因未明，但研究认为与饮食习惯、营养状况、年龄等因素有关。多发于以食米为主的地区和叶酸水平低、维生素A缺乏及20岁以下或40岁以上妇女。

【治疗方法】

（1）确诊后应立即予以清除手术。

（2）高危患者还需进行预防性化疗治疗，以防恶变。

【预防与康复】

（1）葡萄胎具有一定的恶变概率，40岁以上妇女恶变机会更高，所以手术后应至少随访两年。

（2）手术后应严格避孕1～2年，避孕措施最好使用避孕套，不宜使用宫内节育器及口服避孕药。

▲前庭大腺囊肿与脓肿

【疾病简介】前庭大腺囊肿是指前庭大腺导管由于炎症等原因阻塞，前庭大腺分泌物引流受阻，形成囊性物质的积存。当囊肿被感染后则形成脓肿。常见于20～40岁女性。

【常见症状】囊肿小且无感染者，多无自觉症状；囊肿较大时，可有外阴坠胀感或性交不适，阴唇肿胀、疼痛。形成脓肿时疼痛加剧，局部发热、红斑。

【发病原因】前庭大腺导管因炎症、腺腔内黏液浓稠、先天性狭窄和分娩手术损伤等原因造成阻塞。

【治疗方法】

1. 西医

囊肿可长期存在，若多年不变，不影响

生活，可定期观察，无需治疗。若囊肿逐渐增大影响生活，或反复感染，形成脓肿，可手术切除。

2. 中医

（1）坐浴

① 食盐 50 克，加入 200 毫升 40℃温开水中，坐浴。每日 1 次，每次 10 ～ 15 分钟，10 日为一个疗程。

② 蒲公英、紫花地丁、金银花、连翘、玄参等各 20 克水煎，坐浴。每日 1 ～ 2 次，每次 10 ～ 15 分钟，10 日为一个疗程。

（2）热熨：食盐 30 克炒热后装入干净布袋，敷于患处，每日 1 次，7 日为一个疗程。

【预防与康复】

（1）注意保持外阴清洁，月经期、产褥期禁止过性生活。经期使用消毒卫生巾预防感染。

（2）前庭大腺脓肿手术后注意卫生，勤换内裤，严禁性生活，忌食辛辣肥腻的食物，一般需要忌口至少 2 周时间。

（3）急性期应卧床休息，避免引起痛苦。可局部冷敷缓解疼痛。

（4）可选用 1∶5000 高锰酸钾溶液坐浴，每次 15 ～ 20 分钟，每天两次。还可根据病原体类型选择口服抗生素，一定要按疗程服用。

▲前庭大腺炎

【疾病简介】前庭大腺炎是前庭大腺因感染而引起的炎症，是女性较常见的一种外阴炎症。前庭大腺位于女性外阴两侧大阴唇下 1/3 部，腺体开口位于小阴唇内侧靠近处女膜处，因位置的特点，在性交、流产、分娩等情况下污染外阴部时，病原体容易侵入而引起炎症。前庭大腺炎好发生于育龄妇女，如果未得到及时治疗，易发展成前庭大腺脓肿和囊肿。

【常见症状】患侧外阴部肿胀、灼热感、疼痛、排尿痛，可伴腹股沟淋巴结肿大、发烧等症状。

【发病原因】主要为各类细菌感染。

【治疗方法】

1. 西医

急性期应卧床休息，避免引起疼痛。可局部冷敷缓解疼痛。

（1）可选用 1∶5000 高锰酸钾溶液坐浴。每次 15 ～ 20 分钟，每天两次，还可根据病原体类型选择口服抗生素，一定要按疗程服用。

（2）手术治疗：脓肿形成者应立即进行切开引流手术，将脓液引流。

（3）其他特殊疗法：局部热敷，红外线或微波理疗。

2. 中医

（1）中药治疗：以清热解毒、活血逐

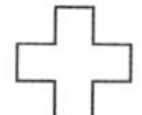

瘀为原则。

（2）中成药：龙胆泻肝丸、黄连解毒丸。

【疾病预防】

（1）性交前，男女双方均应清洗阴部，保持外阴清洁是预防感染的主要方法，每日清洗外阴。

（2）近年来，随着性病发病率的增加，淋病等性病病菌已成为前庭大腺炎最常见的病原体，男女双方均应积极防治各种性病。

（3）患外阴炎时及时治疗。

▲妊娠浮肿

【疾病简介】妊娠浮肿，也称“妊娠水肿”、“妊娠肿胀”，是指女性妊娠后，特别是怀孕 28 周后，出现的手脚、肢体和面部等部位的浮肿现象。妊娠水肿不是病，而是一种正常的生理反应。

【常见症状】水肿最初可表现为体重的异常增加（即隐性水肿），每周超过 0.5 千克，临床可见水肿，也可直接表现为皮肤按之凹陷。水肿多由踝部开始，渐延到小腿、大腿、外阴部、腹部。

【发病原因】妊娠后，孕妇身体的血容量逐渐增加，以帮助胎儿发育。妊娠期间血容量最高时可比非孕期增加 40% 左右。孕期内分泌的变化，会使身体组织中水分和盐类潴留，子宫压迫盆腔及下肢的静脉，影响血液回流，加之重力作用因素，共同导致妊娠浮肿。

【治疗方法】妊娠水肿如无其他不适症状，可不用治疗，分娩后即可逐渐自行消失。

【预防与康复】

（1）饮食宜少盐，食盐用量为每天不超过 4 克，避免咸食。

（2）适当控制水分摄入。

（3）少吃或不吃难消化、易胀气食物，如油炸的糯米糕、白薯、洋葱、土豆等，以防止水肿加重。

▲妊娠中毒症

【疾病简介】妊娠中毒症是指孕妇在怀孕时期出现高血压、水肿、蛋白尿的综合征，其特点是多出现在妊娠 20 周后，分娩后就能痊愈。妊娠中毒症是产科常见病，也是仅次于分娩时大出血的危险病症。多发于 40 岁以上初产妇，多胎妊娠或有高血压、心脏病、肾病等基础病人群。按症状的严重程度分为轻度、中度和重度妊娠中毒症。

【常见症状】

1. 轻度妊娠中毒症

血压较基础血压略有升高，可有微量尿蛋白或轻度水肿。

2. 中度妊娠中毒症

出现高血压、尿蛋白、水肿三者中二者或二者以上。

3. 重度妊娠中毒症

除出现高血压、尿蛋白和水肿外（血压大于160/100mmHg，尿蛋白在++～++++），还有头痛、眼花、心悸、胸闷、恶心、上腹不适或呕吐，这一阶段也称“先兆子痫”。病情严重时，出现以抽搐、昏迷为特点，伴随心、肾功能衰竭，颅内出血，胎盘早期剥离等情况的“子痫”。妊娠中毒症的水肿特点是突然出现，休息后也不消失。

【发病原因】由涉及母体、胎盘、胎儿三者多种因素影响所致，怀孕后期血管、肾脏负担加重是主要诱因。

【治疗方法】尽快就医，定期检查，及时了解并采取相应措施治疗和控制病情，以减低母胎围产期发病率和死亡率，改善母婴预后状况。

（1）轻度妊娠中毒症：一般可在门诊治疗，密切观察血压、尿蛋白和水肿及体重变化、眼底动脉情况，在医生指导下使用利尿药和降压药。

（2）中度妊娠中毒症：应卧床休息，低盐饮食，除上述药物外，还需使用镇静止痉等药物。

（3）重度妊娠中毒症：应绝对卧床休息，住院治疗。

（4）限制盐分、水和蛋白质的摄入量。症状轻微者每日盐分摄入不超过4克，可不控制水分；严重者控制盐分摄入在3克以下，水分控制在前日尿量加500毫升以内。

【预防与康复】

（1）做好产前定期检查与自我观察，出现高血压、水肿、蛋白尿情况时及时就医。

（2）对有肾脏、心脏等基础病孕妇应严格控制盐分、水分和蛋白质摄入，不宜过量。

（3）注意保暖，保证睡眠，保持心身安宁，克服恐惧心理。

（4）保证豆类、鱼、牛奶等优质蛋白质和新鲜水果蔬菜摄入量，烹调选用植物油，不食用动物油、人造黄油。

（5）控制体重，进食以八成饱为宜，适当运动。

▲乳头炎

【疾病简介】乳头炎是由细菌感染引致的乳头皮肤和腺体的化脓性炎症。多发生于哺乳期妇女，处理不当，可发展成急性乳腺炎。

【常见症状】乳头表面有小裂口和溃疡，上皮浸软后也可表现为糜烂状，婴儿含吮时乳头刀割样疼痛并渗血，泌乳障碍，结痂、脓肿。

【发病原因】细菌侵入皮肤损伤乳头所致。

【治疗方法】

（1）暂停哺乳，使用抗生素治疗，形成脓肿的需手术切开引流。

（2）局部热敷可缓解疼痛。

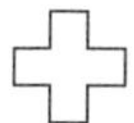

【预防与康复】

1. 做好妊娠期乳头卫生

怀孕 6 个月后，应每晚用温水擦洗乳头部位，以增强局部皮肤的抵抗力，保持乳头及乳晕的清洁，减少细菌感染的机会。

2. 矫正乳头畸形

有乳头内陷者可经常牵拉或按摩乳头使其凸出，改善婴儿吸乳困难状况。

3. 排空剩余乳汁

哺乳过后，应及时将乳房内未用完的剩余乳汁吸尽，以防止外溢浸及乳头皮肤造成糜烂。

4. 积极治疗湿疹

发生乳头湿疹时，应及时进行治疗。

5. 积极处理婴儿口腔炎症

当婴儿口腔有感染时，除及时治疗外，必要时可停止哺乳，而用吸乳器吸出，再行喂养，以减少乳头局部感染的机会。

▲乳腺导管内乳头状瘤

【疾病简介】女性乳腺有 15 ～ 20 个乳腺导管，是乳腺产生的乳汁流向乳头的通路。乳腺导管内乳头状瘤是发生在乳腺导管上皮的良性肿瘤，是常见的乳腺良性肿瘤，分为中央型和外周型。中央型乳头状瘤发生在乳管近乳头部位，常为单发，又称大导管内乳头状瘤，占病例的 75%。外周型乳头状瘤发生在乳腺的末梢导管，位于乳腺的周围，常为多发，较易发生癌病。本病多发于经产妇，以 40 ～ 50 岁居多。

【常见症状】一般无自觉症状。常因乳头溢液污染内衣或挤压乳腺时流出溢液而引起注意，溢液可为血性、暗棕色或黄色液体。中央型较易出现乳头溢液，而外周型很少出现溢液。由于乳腺导管内乳头状瘤瘤体较小，一般摸不到肿块，多数也不伴有疼痛。

【发病原因】与雌激素的过度刺激有关。

【治疗方法】根据病变的性质采取相应的局部或区段切除乳腺组织手术是本病的主要治疗方法。

【疾病预防】每月应进行一次乳腺自查，发现乳头溢液、肿块时及时就医。

▲乳腺囊肿

【疾病简介】乳腺囊肿是乳房内液体性囊肿，又称乳腺囊肿增生。是一种常见的乳腺疾病，囊肿大小不一，可小至在显微镜下才能看见，大至占乳房的三分之一。绝大多数乳腺囊肿是良性的，具有自限性。乳腺囊肿可分为单纯囊肿和积乳囊肿两种类型，前者更为多见。

【常见症状】

1. 单纯囊肿

好发于中年女性，乳房出现单个或多个边缘整齐的肿块。单发囊肿常为圆形，多发囊肿常为椭圆形，多发于双侧乳房，囊肿常随月经周期而变化，并伴有经前乳房肿痛。

2. 积乳囊肿

又称乳汁潴留样囊肿，常发于妊娠哺乳期或哺乳期断奶后。多在乳房深部出现直径2厘米左右的圆形或椭圆形肿块。可有轻微胀痛，如继发感染，可有局部发红肿痛、同侧腋窝淋巴结增大并有触痛等症状。

【发病原因】单纯囊肿主要由于内分泌紊乱引起乳腺导管上皮增生形成囊肿。积乳囊肿主要是由于哺乳期某一导管阻塞，引起乳汁淤积而形成囊肿。

【治疗方法】

（1）使用针吸抽取囊液可缓解疼痛。

（2）若抽取的囊液呈血性、棕色或浑浊，以及抽液后囊肿不消失或抽液12周后再次出现囊肿，需采取切除囊肿手术以防恶变。

【预防与康复】

（1）增强体育运动，避免经常熬夜。保证睡眠时间，保持心情轻松愉快，避免情绪激动和压抑，对防治内分泌失调有重要作用。

（2）改变饮食结构，少吃油脂类食物和用雌激素喂养的肉类食品。

（3）避免使用含雌激素的药物和美容用品。

（4）适当补充富含硒元素的黑芝麻、黑豆、黑米，可调节内分泌，对预防乳腺疾病有显著作用。

【中医观点】可用逍遥丸、消乳散、红金消结胶囊等中药治疗。

▲乳腺纤维腺瘤

【疾病简介】乳腺纤维腺瘤是由纤维组织和腺体形成的乳腺良性肿瘤。是一种常见的乳腺疾病，好发于20～30岁年轻女性。乳腺纤维腺瘤恶化的概率极低。

【常见症状】常在无意中发现乳房内有无痛性肿块，多为单发，亦可为多发（多有家族史），也可在两侧乳房内同时发生，肿块多位于乳房外上象限。肿块多是圆形、椭圆形，直径1～3厘米，少数青春期女性可出现直径达8～10厘米的巨大纤维腺瘤。肿块边缘清楚，表面光滑，触摸乳房时会移动，按压不痛，无乳头溢液，肿块通常生长缓慢，可数年无变化，但可在妊娠期、哺乳期迅速增大。

【发病原因】乳腺纤维腺瘤的病因及发病机制尚不清楚，但与雌激素水平过高、调节失衡密切相关，故很少发生在月经来潮前或绝经后女性。

【治疗方法】手术切除是最有效的方法。应根据肿瘤大小、生长速度快慢、患者年龄等因素选择适当的手术时机。

【预防与康复】

（1）雌激素的大量分泌可使肿瘤迅速

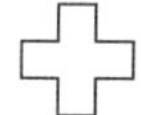

生长，所以应尽量避免使用外源性雌激素。

（2）控制高脂肪、高热量食物摄入。

（3）少穿束胸或紧身衣，选用柔软、透气、吸水性强的棉制文胸。

（4）掌握乳房自我检查方法，定期自查（每月一次）。

（5）自我感觉不适或检查发现问题时，应及时就诊。

（6）本病容易复发，术后应定期复诊，做好随访观察。

▲乳腺炎

【疾病简介】 乳腺炎是乳腺的炎症疾病，也是女性常见的一种疾病，可以分为哺乳期的乳腺炎和非哺乳期的乳腺炎两类。哺乳期的乳腺炎又称急性（化脓性）乳腺炎、急性哺乳期或产褥期化脓性乳腺炎，是乳腺炎最常见的类型。发生在非哺乳期的乳腺炎包括浆细胞性乳腺炎和肉芽肿性乳腺炎两种。

【常见症状】

1. 急性乳腺炎

多在分娩后三天到两周左右发病，初期乳房肿胀、变大，逐渐发红、疼痛，出现压痛肿块，之后加重呈搏动性疼痛，伴有寒战、高烧、腋下淋巴结红肿、胸闷、头痛、食欲不振。如果继续发展可形成单个或数个脓肿，乳头溢出带血或带脓的乳汁，严重者可并发败血症。

2. 浆细胞性乳腺炎

乳房肿块或脓肿（常为多发）以乳晕周围多见，伴有疼痛，乳头溢液，多数患者乳头可挤出粉刺样分泌物，脓肿溃破和瘘管（连接两个内脏器官或从内脏器官通向体表的通道）形成后，可出现乳头内陷等乳房变形，多发生在中老年女性。

3. 肉芽肿性乳腺炎

起病急，范围广，乳房出现多个脓肿和窦道（细菌侵犯骨与软组织，导致组织坏死后形成的，只开口于皮肤黏膜表面的深层通道），脓肿内为牛肉汤样坏死物质，无乳头畸形表现，可并发膝关节炎或结节性红斑，好发于30岁左右、已婚经产女性，部分无分娩史患者发病前多有不良情绪或服用抗焦虑药物史。

【发病原因】 急性乳腺炎的病因主要是乳汁过多、排乳不畅、乳汁淤积，细菌由破损的乳头或输乳管侵入。哺乳期乳房清洁不良，受挤压、撞击是急性乳腺炎的诱发因素。

浆细胞性乳腺炎是因乳腺内导管扩张，导管内脂肪物质堆积、外溢引起，是慢性非细菌感染性乳房化脓性疾病，属于一种无菌性炎症反应。

肉芽肿性乳腺炎是因自身免疫性疾病或感染、创伤、化学物质刺激导致乳腺小叶异常泌乳引起。

【治疗方法】 乳腺炎的治疗原则是尽早

采取积极治疗手段，避免早期以淤奶为主的炎症扩大为脓肿。

（1）急性乳腺炎以注射或口服抗生素为主要治疗手段，形成脓肿时，需进行手术切开引流。

（2）浆细胞性乳腺炎和肉芽肿性乳腺炎均属无菌性炎症，一般不使用抗生素，手术是主要的治疗手段。

（3）使用抗生素期间暂停哺乳，使用吸奶器或手法按摩，使乳汁排出。

（4）采取冷敷，局部理疗等方法控制炎症，缓解肿胀。

【预防与康复】

（1）初产妇最好在怀孕5个月后开始乳房按摩，促进乳腺血液循环。

（2）保持乳房清洁，宜用清水清洗乳头，避免使用香皂等化学合成制剂，以免破坏乳房皮肤油脂保护层。

（3）掌握正确的哺乳方法，定时哺乳，交替哺乳，排空乳房，切勿积奶。

（4）奶汁少时，需及时检查确认是否发生乳汁淤积，应避免因盲目进补导致急性乳腺炎。

（5）保持情绪安定、愉快、大便畅通，防止乳房被挤压、冲撞。

（6）乳头出现溢液、乳房内陷肿块时及时就医。

▲乳腺增生

【疾病简介】乳腺增生是指乳腺上皮和纤维组织的增生，是女性最常见的乳房疾病。近年来随社会环境的变化，发病率呈逐年上升趋势，发病年龄也越来越低龄化。好发于25～45岁女性，发病高峰为35～40岁。

乳腺增生与乳腺癌都是乳腺上皮细胞的过快增长。但乳腺增生大多是生理性的良性增生，另有少部分是病理性的增生，有可能发展成为乳腺癌。

【常见症状】典型症状为乳腺出现与月经周期及情绪、劳累和天气变化密切相关的疼痛，且在不同年龄及婚育状况下表现各异。

未婚女性、已婚未育、未哺乳的妇女，其主要症状为月经前乳腺胀痛或刺痛明显，可累及一侧或双侧乳房，以一侧偏重多见，疼痛可向同侧腋窝或肩背部放射。疼痛严重者不可触碰，甚至影响正常生活及工作。行经后疼痛明显减轻或消失。

35岁以上妇女主要症状是乳腺肿块、乳房疼痛和触痛较轻，大部分乳房肿块随月经周期而变化，月经前增大变硬，月经来潮后缩小变软。肿块大小不等，可呈片状、条索状、结节状等，与周围组织边界不清，与皮肤和深部组织无粘连。

45岁以上妇女常表现为单个或多个分散性囊肿，边界清楚，多有钝痛、胀痛或烧灼感。

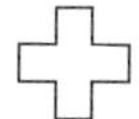

少数患者可出现乳头溢液，多为自发性溢液，少数为挤压溢液，呈淡黄色或淡乳白色。

如果乳房出现不随月经周期波动的疼痛和肿块，或溢液呈血色或咖啡色需要警惕。

【发病原因】

1. 内分泌失调

月经不调、卵巢发育不健全、甲状腺疾病及肝功能异常。

2. 情绪精神因素

经常熬夜、睡眠不足、精神紧张、情绪激动。

3. 生活方式

高龄不育、性生活失调、人工流产过多、不哺乳等因素使乳腺失去正常的周期性的生理活动。穿着过紧的文胸或内衣。

4. 饮食习惯

高脂、高能量饮食摄入过多或长期食用含激素成分的食品和避孕药、保健品等。

【治疗方法】

（1）大多数乳腺增生是由生活方式和饮食习惯引起，一般不需服药等特殊治疗，做出相应调整和改变后症状往往可以缓解。

（2）病理性乳腺增生，尤其是囊性增生，需抽液治疗或将肿块切除并密切观察乳腺变化。

（3）疼痛严重者可短期使用激素类药物。

【中医观点】中医将乳腺增生称为乳癖，认为多因肝气不舒，冲任失调，导致乳房气滞血瘀、痰淤凝结而成，并主要分为以下四种证型。

1. 肝郁痰凝型

乳房肿块随喜怒消长，伴有胸闷肋胀、善郁易怒、失眠多梦、心烦口苦、苔薄黄的青壮年患者。

中成药：逍遥丸配合参苓白术颗粒，或香砂六君丸，或小全丸。

2. 肝气郁结型

乳房肿块较小，发展缓慢，不红不热，不觉疼痛，推之可移，伴胸闷叹息、舌质正常、苔薄白者。

中成药：加味逍遥丸、越鞠丸、柴胡疏肝颗粒、乳宁颗粒。

3. 冲任失调型

乳房肿块月经前加重、经后缓减，伴腰酸乏力、神疲倦怠、月经失调、量少色淡或闭经、舌淡、苔白的中年患者。

中成药：四物合剂（或颗粒），配合二仙膏（或颗粒）、乳增宁。

4. 血瘀痰凝型

乳房肿块较大，坚硬木实，重坠不适，伴胸闷牵痛，烦闷急躁或月经不调、痛经等，舌质暗红、苔薄者。

中成药：乳康片、乳块消片、乳癖消片、乳宁颗粒、乳核散结片，也可选用方剂汤药、针灸、按摩等方法进行治疗。

【预防与康复】

（1）保持舒畅、乐观的精神状态。

（2）生活规律，每周坚持不少于3～5次、每次不少于30分钟的有氧运动，改变饮食结构，多吃豆类、黑木耳等食品。

（3）保持和谐的性生活，尽量避免人流，坚持哺乳，不穿过紧的文胸和内衣。

（4）养成每月一次乳房自查，每半年或一年门诊乳房检查的习惯。

▲痛经

【疾病简介】痛经也称经期疼痛，是指行经前后和/或月经期间发生的盆腔疼痛等病征，是常见的妇科症状之一。许多女性在经期都会有轻度不适，痛经是指经期的疼痛严重影响了正常活动的情况。

痛经可分为原发性痛经和继发性痛经两种。原发性痛经是指生殖器官无器质性病变的痛经，占痛经的90%以上。50%以上的女性发生过原发性痛经，多发于青春期和年轻女性。继发性痛经是指有生殖器官病变的痛经，常伴有其他妇科疾病症状，多发于35岁以上女性。

【常见症状】

1. 原发性痛经

月经期间出现剧烈的下腹痛、腰痛、偏头痛，可伴有恶心、呕吐、腹泻、头晕、乏力、失眠、精神抑郁、易于激动等症状。严重时出现面色苍白、出冷汗等症状，疼痛在行经第一天最为明显，持续2～3日后缓解。随年龄增长，症状多可逐渐减轻。

2. 继发性痛经

除有与原发性痛经一样的疼痛外，还可伴有性交困难、泌尿困难、异常出血、不孕等症状。

【发病原因】原发性痛经原因尚不十分明确，大多可随年龄增长，特别是结婚、生育后自然缓解或消失，可能与经期激素分泌水平过高引起子宫平滑肌过强收缩有关。没有性生活和分娩经历的年轻女性，宫颈管比较僵硬，经血不易排出，易出现原发性痛经。精神压力大、性格敏感等因素可能也是有关原因。继发性痛经者，特别是年轻时没有痛经或只有轻微疼痛者，多由子宫肌瘤、子宫内膜异位症、盆腔感染、瘀血、宫颈狭窄等引起。

【治疗方法】

（1）原发性痛经一般在经期注意保暖或进行热敷，充分休息和睡眠，平时加强锻炼和营养即可。口服非甾体抗炎止痛药（布洛芬、甲灭酸、萘普生等）可有效缓解疼痛。疼痛严重者可口服含有孕激素和/或雌激素的避孕药止痛。如果上述治疗均无效果，则需做进一步的检查。

（2）继发性痛经者需通过药物或手术治疗原发病。

【中医观点】针灸和活血化瘀类中药有

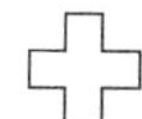

助于减轻痛经症状。

▲萎缩性阴道炎

【疾病简介】萎缩性阴道炎也称老年性阴道炎，是指因卵巢功能衰退、雌激素水平降低、阴道壁萎缩、局部抵抗力降低，导致病菌入侵繁殖引起的炎症。萎缩性阴道炎常见于自然绝经及摘除卵巢妇女，也可见于产后闭经或者药物假绝经治疗的妇女。

【常见症状】阴道干燥、触痛/瘙痒、血性分泌物增多、反复发生泌尿道感染、尿痛、尿频、尿急、小便失禁等症状。

【发病原因】由于年龄增长等因素，使雌激素分泌减少，阴道黏膜分泌物也随之减少，阴道内壁变得干燥且弹性降低，造成阴道萎缩、抵抗力下降是主要原因。

【治疗方法】

（1）症状较轻者用1%乳酸或0.5%醋酸液冲洗阴道，每日1次，增加阴道酸度，抑制细菌生长繁殖。阴道冲洗后，局部应用抗生素治疗。

（2）症状较重者针对病因给予雌激素制剂，可局部用药，也可全身给药。然后根据缓解情况逐渐减低至维持量。

【预防与康复】

（1）选择棉质的内裤，并每天更换。

（2）注意个人卫生，养成良好的卫生习惯。

（3）清洗外阴要用温水，不要用很烫的水。

（4）性生活勿过于频繁。

▲外阴疱疹

【疾病简介】外阴疱疹又称疱疹性外阴阴道炎，是由单纯疱疹病毒所致的外阴阴道炎，分急性型和复发型。

【常见症状】外阴部对称出现溃疡，有时有水泡。溃疡有时发生在阴道口或会阴、肛门周围。急性型患者，外阴有不适、瘙痒感，发红、溃烂、疼痛，排尿困难，发烧、全身倦怠。复发型患者，外阴反复出现溃疡或水泡，症状较急性型轻。

【发病原因】多由性伴侣性器官或口唇途径感染，复发型还可因疲劳、压力大、怀孕而复发。

【治疗方法】症状较轻者外用抗病毒剂；较重者需口服或注射药物。怀孕末期患者，为避免胎儿因产道感染而发生危险，须在羊水破裂之前进行剖宫产（剖腹产）。

▲外阴瘙痒症

【疾病简介】外阴瘙痒症又称外阴瘙痒，是指女性因各种原因引起的外阴瘙痒的症状。绝大多数女性都会偶尔发生外阴瘙痒，一般无需治疗。但如果瘙痒持续、强烈或反复发作，严重影响学习、工作和生活，就需重视和治疗。

【常见症状】由外阴炎等炎症引起的瘙痒常伴有外阴疼痛、灼烧感，这些症状在活动、排尿或性交时加重，可有湿疹、溃疡、皮肤增厚、粗糙等症状。

外阴上皮鳞状增生引起的瘙痒十分强烈，多难忍受，常陷入越痒越抓、越抓越痒的恶性循环。严重者可出现溃疡，长期不愈，特别是有结节、瘢痕时易引起恶变，多发于50岁前的人群。

外阴硬化性苔藓主要症状为外阴及肛门周围病损区瘙痒、性交痛苦和外阴灼烧感，晚期可出现外阴萎缩、阴道口挛缩狭窄造成性交困难，多见于40岁左右人群，其次为幼女。幼女患者瘙痒症状多不明显，可在排尿或排便后，外阴或肛门有不适感。

【发病原因】引起外阴瘙痒的原因有疾病和不良刺激两大类，以前者更为多见。疾病主要包括；①各种炎症，如外阴炎、滴虫性阴道炎、外阴阴道念珠菌病（这三者占全部病因的三分之二），幼女外阴阴道炎、老年性阴道炎，肾脏、肝脏疾病，更年期综合征、妊娠、内分泌异常、黄疸等；②外阴上皮鳞状增生；③外阴硬化性苔藓。此外还有蛲虫（多见于少女）、性病等。不良刺激主要有精神紧张、兴奋、药物过敏和肥皂等洗浴用品、卫生巾、避孕套、外阴不洁等化学刺激，以及自慰等导致的外阴局部瘀血。

【治疗方法】尽早明确病因，进行相应的治疗。

（1）保持外阴部清洁、干燥，禁用肥皂等刺激性洗浴用品清洗外阴，穿着通气较好的棉质内裤，避免搔抓患处，忌食刺激性食物，患病期间避免性生活。

（2）由炎症引起的瘙痒，每日可用1:5000高锰酸钾液（洗液是淡红色即可，不可过浓）清洗外阴或坐浴。溃疡者可使用抗生素软膏。

（3）外阴上皮鳞状增生和外阴硬化性苔藓引起的瘙痒，可外用糖皮质激素。药物等保守治疗无效或可能恶变者可采取外阴切除手术。

（4）更年期综合征引起的瘙痒可适当补充雌激素。

（5）蛲虫引起的瘙痒，应尽快服用驱虫药。

（6）过敏引起的瘙痒可使用抗组胺药。

（7）因精神因素引起者，需进行心理治疗。

【预防与康复】

（1）注意经期卫生，行经期间勤换月经护理垫，勤清洗阴部，但不宜过度清洗阴道，以免破坏正常菌群。

（2）保持外过阴清洁干燥，只用温清水以指腹清洗，不宜用热水、肥皂、浴液、毛巾擦洗，以避免刺激。

（3）用药前应详细阅读说明书，慎用易引起过敏的药物。

（4）忌酒、海鲜、辛辣食物等。

（5）不穿紧身化纤内衣，穿裤宽松、透气，穿棉制品内裤。

（6）忌抓搔及局部摩擦。

（7）室内温度不宜过高（以16～20℃为宜），湿度不宜过大（以30%～40%为宜）。

（8）久治不愈者应进行血糖检查，同时需排除其他疾病因素。

▲外阴炎

【疾病简介】外阴炎是指发生在大阴唇及其周围的炎症，其种类繁多。炎症既可是局限于外阴部位的，也可是阴道炎等泌尿系统的炎症，还可是某些本身不发生炎症的疾病在外阴以炎症形式表现，如淋病、糖尿病、软下疳、外阴尖锐湿疣、生殖器疱疹等。外阴炎可分为急性和慢性两种。

【常见症状】急性外阴炎的主要症状是外阴红肿、疼痛、潮湿、瘙痒，个别患者有溃烂和化脓情况，炎症还可扩大到大腿内侧。慢性外阴炎症状较急性外阴炎缓和，但因长时间刺激也可出现外阴开裂、苔藓化，易出汗者还可产生湿疹。

【发病原因】 细菌感染是主要直接因素，成熟期女性外阴抵抗力较强，一般健康的皮肤不易引起感染，但因粗暴的性行为、自慰、内裤或卫生巾以及尿液、粪便等异物刺激而使皮肤受损时，细菌就会乘虚而入，引起炎症。老年人和幼儿外阴抵抗力较弱，常因不注意个人卫生引起细菌感染，多同时伴有阴道炎。

【治疗方法】

（1）有原发病者应进行相应的治疗。

（2）保持外阴部清洁、干燥。

（3）用1:5000高锰酸钾液坐浴。

（4）使用清热、利湿、解毒、止痒中药煮水清洗外阴或坐浴。

（5）外用抗生素、抗组胺剂等软膏。

（6）在医生指导下使用糖皮质激素类药物，但应注意控制其副作用。

【疾病预防】养成良好的个人卫生习惯，避免不良刺激。糖尿病、尿瘘、粪瘘等疾病患者应及时进行治疗。

▲阴道闭锁

【疾病简介】阴道闭锁是一种女性外阴畸形的疾病，有先天性和后天性两类。先天性阴道闭锁是指出生前由于胚胎发育异常造成的阴道闭锁，先天性阴道闭锁又分为处女膜或阴道闭锁和阴道缺损两种。后天性阴道闭锁是指出生后由于外伤、药物腐蚀等造成的阴道闭锁。

【常见症状】

1. 处女膜或阴道闭锁

如果子宫发育正常，血液流出路线闭锁，

月经累积在阴道或子宫内，会导致下腹剧痛、膨胀、排尿困难。上端或顶端闭锁者性生活可以正常。

2. 阴道缺损

既无阴道又无子宫，因此没有月经，通常到月经初潮年龄后才被发觉。

3. 后天性阴道闭锁

阴道挛缩狭窄、仅中央有一小孔。闭锁位置低者可影响性生活。

【发病原因】先天性阴道闭锁是由于胚胎发育异常所致。后天性阴道闭锁是由于产伤、腐蚀药、手术或感染所致。

【治疗方法】尽早进行手术治疗。阴道缺损伴子宫缺损者术后可过正常性生活，但无法受孕、生产。

▲月经失调

【疾病简介】月经正常来潮是成熟女性身体健康的重要标志，但因为个体差异，每位女性的周期都不尽相同，从 21 天到 35 天不等都算正常，关键是是否准时。一般情况下，女性月经期间失去的血量应该在 20 ～ 80 毫升，持续 3 ～ 7 天。

月经失调也称月经不调，是一大类症状表现的统称，为妇科常见病。表现为月经的周期、经期、经量、经色、经质等发生异常，或是月经前、经期时的腹痛及全身症状以及绝经前后出现明显症状的疾病。

【常见症状】

1. 不规则子宫出血

月经过多或持续时间过长；月经过少，经量少及经期短；月经频发，即月经间隔少于 21 天；月经周期延长，即月经间隔长于 35 天；不规则出血，出血全无规律性。

2. 功能失调性子宫出血（功血）

指内外生殖器无明显器质性病变，而由内分泌调节系统失调所引起的子宫异常出血。是月经失调中最常见的一种，常见于青春期及更年期。分为排卵性和无排卵性两类，约 85% 病例属无排卵性功血。

3. 闭经

指女子年逾 16 周岁，月经尚未来潮或月经周期已建立后又停止 3 个周期以上。

4. 绝经后阴道出血

另外可表现或并发的症状有痛经、经前期综合征（少数妇女在月经前出现的一系列异常征象，如精神紧张、情绪不稳定、注意力不集中、烦躁易怒、抑郁、失眠、头痛、乳房胀痛等）、多囊卵巢综合征（表现为月经稀发或闭经、不孕、多毛和肥胖等症状，双卵巢呈多囊性增大）、更年期综合征（部分妇女在绝经期前后出现一系列自主神经紊乱的症状，如性功能减退、阵发性出汗等）。

此外，长期的月经失调还可导致皮肤明显出现色斑、暗疮，不孕不育，乳房下垂、萎缩，外阴干燥、性欲减退等女性第二性征

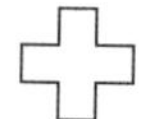

明显衰退、减弱，失眠、多梦、易激惹、精力体力下降、记忆力减退、骨质疏松等更年期症状。

【发病原因】

1. 神经内分泌功能失调引起

主要是下丘脑－垂体－卵巢轴的功能不稳定或是有缺陷。

2. 器质性病变或药物等引起

包括生殖器官局部的炎症、肿瘤及发育异常：颅内疾患；其他内分泌功能失调如甲状腺、肾上腺皮质功能异常及糖尿病等；肝脏疾患；血液疾患；使用治疗精神病的药物、内分泌制剂或采取宫内节育器避孕者均可能发生月经不调。某些职业，如长跑运动员容易出现闭经。

3. 不良习惯因素

许多不良习惯因素也可能导致月经失调，如情绪异常、寒冷刺激、节食、嗜烟酒等。

【中医观点】中医将月经失调归纳为月经先期、月经后期、月经过多或月经过少、经间期出血、崩漏、闭经等，但临床上往往不是单纯一种症状出现，常可兼见。引起月经不调的病因是多方面的，但主要的有外感六淫，内伤七情，房劳多产，以及饮食、起居、环境的改变等因素。其机理与肝、脾、肾及冲任等脏腑功能失常，气血阴阳失调有关，与妇女“血少气多”的生理特点也有关系。另外，痛经、月经前后诸证等疾病其所以随月经周期而发，除致病因素外又与经期及经期前后特殊生理状态有关。未行经期间，由于冲任气血较平和，致病因素尚不足以引起病变发生。经期前后，血海由满而溢，因泄溢而骤虚，冲任气血变化急骤，或经断前后，肾气渐衰，天癸将竭，冲任二脉虚衰，肾阴阳失调，致病因素乘时而作，故发病。

【治疗方法】针对不同的病因进行相应的治疗。对于确诊为神经内分泌功能失调所致的月经失调，在治疗上应根据病情的轻重及患者的具体情况采用不同的治疗方案。

1. 出血量大

由于易造成严重贫血等危险，除一般止血措施外可酌情选用激素或刮宫止血。

2. 周期紊乱

可采用雌激素、孕激素单一或联合的周期治疗，也可用中药治疗，即调整月经周期。

3. 不孕

下丘脑－垂体－卵巢轴中的一个或多个环节功能失调引起无排卵是月经病的病理生理基础之一，也是不孕的原因之一。有些患者虽然排卵但黄体功能不足也能引起不孕，根据患者情况选择不同的促排卵药物改善卵巢的功能或代替垂体及下丘脑的部分功能。

▲异位妊娠（宫外孕）

【疾病简介】受精卵在子宫体腔以外

的部位着床发育的异常妊娠，统称为异位妊娠。严格意义的异位妊娠还包括受精卵虽着床于宫腔内，但非正常位置的妊娠，如宫颈妊娠、子宫肌壁间妊娠、宫角妊娠等。异位妊娠以输卵管妊娠最为常见，约占所有病例的 95%，俗称“宫外孕”。输卵管妊娠发展到一定程度，可发生输卵管妊娠流产或输卵管破裂，导致腹腔内大出血，严重危及孕妇生命。

【常见症状】输卵管妊娠的症状与受精卵着床部位、有无流产或破裂、腹腔内出血的多少及时间长短等因素有关。早期大多有 6 ～ 8 周的停经史，不规则阴道出血，流产或破裂前，表现为一侧下腹部钝痛或酸胀感。当发生流产或破裂时，会突然出现一侧下腹部撕裂样剧痛，常伴有恶心、呕吐，阴道出血，色暗红、量少、淋漓不尽，一般不超过月经量。由于腹腔内急性出血及剧烈腹痛，轻者晕厥，重者发生失血性休克。需要注意的是，其严重程度与腹腔内出血速度和出血量成正比，而非与阴道出血量成正比。

输卵管妊娠初期症状几乎和普通流产的初期症状一样，诊断较困难，容易误以为是月经延迟而被忽略。在妊娠初期有阴道出血或下腹部疼痛者，需高度警惕宫外孕的可能。未有妊娠计划但有性生活者出现月经延迟、阴道出血、下腹部疼痛时，也应予以重视。

【发病原因】主要因输卵管炎造成输卵管周围粘连，影响受精卵的正常运行，而输卵管黏膜下组织和肌层部适宜胎儿的生长发育，造成受精卵在输卵管着床发育。此外，输卵管手术、输卵管发育不良或功能异常、输卵管周围肿瘤等也可造成输卵管狭窄、变形，导致输卵管妊娠。

【治疗方法】

（1）异位妊娠应尽早终止以保护孕妇生命。

（2）可根据病情采取卧床休息、密切观察、药物或介入等方法治疗，但大多数患者需手术治疗。

（3）内出血严重并发休克者，需立即进行手术治疗。

【预防与康复】

（1）积极防治输卵管炎、输卵管卵巢脓肿、子宫内膜炎、盆腔内膜炎等盆腔炎性疾病。

（2）有输卵管手术史及在发病原因中提及的情况者，当计划妊娠时，应咨询医生意见。

（3）曾经有过宫外孕者，再次出现宫外孕的概率较高，最好选择体外受孕，或妊娠后密切监护，避免出现意外。

（4）宫外孕手术后，患者身体虚弱，常易出汗，宜少量多次补充水分和补充维生素。

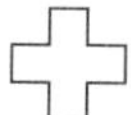

▲子宫后屈症

【疾病简介】子宫位于骨盆中央附近，通常应前倾，弯向耻骨方向。如果子宫向后方弯曲、倾向直肠肛门方向，就称为子宫后屈。子宫后屈不是疾病，一些健康女性也可子宫后屈，通常也不影响怀孕、生产。

【常见症状】轻度的子宫后倾一般无不适症状，但后屈严重者可引起盆腔瘀血、月经过多、经血排出困难、小腹疼痛、腰酸背痛、肛门坠胀等症状。

【发病原因】多因先天发育原因或人工流产后恢复不佳所致。极少数可因子宫、输卵管和卵巢炎症使子宫与后方组织粘连造成。

【治疗方法】一般不需治疗。因炎症引起的粘连、后倾可导致不孕，需施行剥离手术。

【疾病预防】

（1）人工流产或正常生产后，应充分休息，以保证子宫复位正常。

（2）平时增强腹肌锻炼，避免骨盆内韧带和肌肉张力松弛，造成子宫无法固定在正常位置。

▲子宫肌瘤

【疾病简介】子宫肌瘤是发生在女性生殖器官中的一种常见良性肿瘤。子宫肌瘤是一种激素依赖性肿瘤，好发于生育年龄，尤其是30～50岁之间（据统计45岁以下女性70%存在子宫肌瘤），青春期前少见，绝经后萎缩或消失。多见于肥胖、丧偶及长期性生活不协调妇女。

【常见症状】多数患者无明显自觉症状。月经时的出血量增加（有时有血块），经期延长以及随之而来的贫血是子宫肌瘤的主要特征。如果之前月经正常，35岁左右起经血量增加，月经时腹痛，多半是子宫肌瘤。因肌瘤压迫膀胱或大肠可出现尿频、尿急、便秘等症状。少数年轻女性可因子宫肌瘤导致流产。

【发病原因】原因未明，但与女性雌孕激素水平密切相关。母亲妊娠期或本人有雌激素使用史、初潮年龄小、未生育、晚育等因素可增加患病风险。

【治疗方法】

（1）大多数没有症状的子宫肌瘤不需要治疗。子宫肌瘤的恶变率很低，但仍需警惕，应每隔6～12个月进行一次复查。如出现异常的阴道分泌物或排液、短期内肌瘤增大明显或绝经后肌瘤仍在增长，需引起高度重视。

（2）子宫肌瘤长大、出血症状加重者，需使用药物或手术治疗。但药物治疗只能缓解症状或使肌瘤暂时缩小，无法做到治愈，且副作用明显，不宜长期使用，通常作为手术前的控制性、过渡性治疗手段。

（3）手术治疗是子宫肌瘤的最常用治疗手段。根据病情和患者情况采用肌瘤剥离术或子宫切除术。前者出血较多，风险较大且有复发可能；后者可根治肌瘤，但将无法生育，仅适于没有生育计划的女性。如果肌瘤较小，没有月经过多、贫血、月经不调等症状，或即将停经者，可不急于采取手术治疗，保持密切观察即可。

【预防与康复】

（1）控制高脂肪食物摄入，减少高脂肪食物对雌激素分泌的促进作用。

（2）做好避孕措施，减少人工流产对子宫的刺激和相应的产生肌瘤风险。

（3）定期检查，及时复查，依据病情发展及时采取相应措施。

（4）每周进行不低于 7 小时的运动有助于减少患病风险。

▲子宫内膜炎

【疾病简介】子宫内膜炎是子宫内膜各种原因引起的炎症。按照病程的长短，可分为急性子宫内膜炎和慢性子宫内膜炎两种。急性子宫内膜炎若治疗不及时，可引起输卵管、卵巢和腹膜的炎症。有炎症的子宫内膜不利于受精卵着床，会导致不孕，也会影响胎儿正常发育，造成畸形、流产、早产新生儿感染等。

【常见症状】

1. 急性子宫内膜炎

发烧、下腹痛、白带增多，白带有时为血性或有恶臭。

2. 慢性子宫内膜炎

下腹部坠胀痛、腰骶部酸痛、月经过多。部分患者可无任何自觉症状。

【发病原因】主要是因细菌沿阴道、宫颈上行或沿输卵管下行及经淋巴系统侵犯子宫内膜引起。正常情况下阴道呈酸性环境，宫颈有黏液栓可以抵御细菌的侵入。在经期、分娩、流产后，和进行宫腔内手术操作、放置避孕器时，这种生理屏障保护作用减弱，易导致细菌侵入。此外，经期性交、与患有性病的男性性交也是致病原因。更年期及绝经后女性由于体内雌激素水平下降、阴道内酸度下降及宫颈黏液栓减少，容易患上老年性阴道炎，并进一步发展成子宫内膜炎。

【治疗方法】

1. 一般治疗

（1）急性子宫内膜炎应取半卧位卧床休息，以防炎症的扩散并促进分泌物的引流。

（2）热敷下腹部，以促进炎症的吸收并止痛。

（3）进食富含高热量、高蛋白、多种维生素的流质或半流质食物。

（4）增加水分补充，保持大便畅通，以利于毒素排泄。

2. 药物治疗

根据感染细菌种类选用抗生素，老年患者可少量补充雌激素。

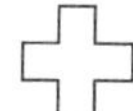

3. 手术治疗

分娩或流产后有胎盘组织残留者，应进行宫腔清理手术。

【预防与康复】

（1）严禁经期和产后过早性生活，以免细菌乘虚而入。

（2）注意避孕，避免不必要的流产和宫腔手术。

（3）积极治疗阴道、附件、宫颈炎症。

（4）患有急性子宫内膜炎的患者应及时、彻底治疗，以免迁延不愈转为慢性。

（5）注意个人与性伴侣的私处卫生。

▲子宫内膜异位症

【疾病简介】子宫内膜异位症是指本应生长在子宫腔内的内膜细胞出现在了子宫内膜以外的其他部位的一种常见妇科疾病，近年来呈显著上升趋势。本病是激素依赖性疾病，多发于育龄妇女，青春期前不发病，绝经后异位病灶可逐渐萎缩退化。

异位内膜绝大多数位于盆腔腹膜内，部分位于肠管、泌尿系统，极少数患者可位于胸膜、心包膜、四肢等处。

异位内膜绝大多数为良性病变，但常会引起不孕和反复性流产，近半数不孕者患有子宫内膜异位症。

【常见症状】子宫内膜异位症是一种慢性疾病，其典型症状是痛经，并呈进行性加重。子宫内膜异位症按严重程度由轻至重分为Ⅰ～Ⅳ级。症状严重程度与异位组织大小无关，有些严重的患者并没有症状，而某些病变很轻微者却出现难以忍受的疼痛。

子宫内膜异位症引起的痛经与普通常见的痛经不同，后者源于经血不通畅，出现在月经前两天，如果排出通畅，疼痛会缓解。而子宫内膜异位症引起的痛经可发生在月经前、月经时和月经后，开始无疼痛或尚能忍受，随时间推移，出现痛经或逐渐加重，疼痛剧烈、难忍，甚至使用止痛剂也无效。疼痛伴随整个经期，可伴有月经过多或周期紊乱、经前点滴出血等。异位内膜同正常子宫内膜一样，也会在月经期引起出血、痉挛和疼痛。约半数患者因异位内膜引起输卵管粘连、阻塞造成不孕。

附着在肠道的异位内膜可引起性交痛、腹胀、腹痛、便秘、经期排便次数增加。附着在膀胱的异位内膜可引起周期性尿频、尿急、血尿。随病情进展，异位内膜组织会逐渐长大，并向其他部位播散，但进展速度因人而异。

妊娠期异位内膜会暂时或永久性休眠，绝经后由于雌激素水平下降，逐渐无活性。

【发病原因】病因暂不明确，与经血逆流、免疫功能缺陷、妇产科手术、二噁英类化合物等环境毒素等因素有关。本病具有遗传倾向和家族聚集性，常见于一级亲属（母亲、姐妹和女儿）。年龄在30岁以上的初产妇、无生育史的妇女、经期少于27天、子宫生殖道先天畸形等可增加患病风险。

【治疗方法】根据患者症状严重程度、有无生育要求、年龄和病变范围等因素选择药物或（和）手术治疗方案。

1. 药物治疗

非甾体抗炎药、口服避孕药、促性腺激素释放激素类药物等可缓解疼痛症状，但无法消除异位内膜组织。由于多具有副作用，不宜长期使用，而停药后会引起复发，故多作为手术治疗前、后的辅助手段。

2. 手术治疗

手术有只切除异位内膜、保留生育功能的保守性手术，切除子宫、保留卵巢的半保守性手术（5%～10%的患者因复发需再次手术）和切除子宫、卵巢的根治性手术三种。

【预防与康复】

（1）月经期应禁止一切激烈的体育运动和重体力劳动，并应避免性生活以免发生经血逆流。

（2）研究表明，15岁以前开始运动和（或）每周运动时间超过7小时的多产妇患病率极低，所以，尽早开始规律、有一定强度的运动可起到有效预防作用。

（3）无生育计划的妇女可口服低剂量避孕药，降低患病风险。

（4）适龄生育，正常发挥子宫卵巢功能。

（5）及时发现和治疗子宫、生殖道畸形，如阴道闭锁、残角子宫等，以免引起经血倒流，增加患子宫内膜异位症风险。

（6）二噁英类化合物聚积最严重的地方是垃圾焚烧气体及沉淀物土壤和食品，特别是通过生物链和食物链进入乳制品、肉类、鱼类和贝壳类食品中，因此应尽可能选择低污染风险食品。

◎精神心理科

▲癌症恐惧症

【疾病简介】癌症恐惧症是对癌症产生了过度恐惧心理和行为的心理疾病。患者既有癌症病人，又有非患癌症的人群。

【常见症状】精神不振、身体消瘦、焦虑、抑郁、恐惧等。

【发病原因】意志薄弱，心理过于敏感。

【治疗方法】

（1）与医生培养和建立长期的信任关系对患者摆脱恐惧十分有益。

（2）患者症状无法缓解时，需进行精神科检查，情况严重者采取药物治疗。

▲分离转换性障碍（癔症）

【疾病简介】分离转换性障碍，曾称癔症或歇斯底里症，是一种由明显的精神因素，如生活事件、内心冲突、暗示或自

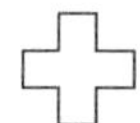

我暗示，作用于易病个体引起的精神障碍。本病属于功能性的心因性疾病，不同于器质性病变导致的精神障碍。好发于女性，多于青春期起病。

【常见症状】本病主要表现为分离症状和转换症状两类。

1. 分离

是指对过去经历与当今环境和自我身份的认知完全或部分不相符，其主要表现如下。

（1）人格解体：是紧随焦虑和抑郁之后的第三大常见精神疾病。患者常感到与自己的躯体、精神活动、情感或感觉脱离，像“行尸走肉”。这种感受使患者感到不安，难以接受自己。症状常持续存在，使患者担心或认为自己将要发疯。

（2）分离性遗忘：部分记忆丧失，突然不能回忆重要的个人经历，一般都是与创伤性事件有关。大部分患者意识到自己“丢失了一段时间”，许多患者因此而表现得十分痛苦或抑郁。

（3）分离性漫游：出现神游。突然的、非计划性的，但有目的地从现在的环境中出走，到一个新的地方。此时，患者会遗忘过去的生活而以新的身份生活。神游时间从数小时至数月不等，然后自行恢复。期间可以表现正常，无任何症状。神游结束时，患者可因感到抑郁、不适、悲伤、羞愧等出现自杀、伤人行为。

（4）分离性出神与附体障碍：暂时性地同时丧失个人身份感和对周围环境的完整意识，意识范围明显缩小，只对个别刺激有反应，常有局限且重复的行为。有时患者的身份被“鬼”、“神”或“死亡之人”所代替，表现为民间所说的“鬼神附体”。

（5）分离性木僵：在精神创伤或被创伤经历所触发时，出现较长时间保持固定的姿势不动，对外界的刺激也没有反应，但呼吸、肌张力等无明显异常。

（6）分离性身份障碍：患者有两种或多种完全不同、但可以转换的人格。但在某一时间，只有其中之一明显，每种人格都是完整的，有自己的记忆、行为、偏好。常见的是双重人格。患者自伤倾向强烈，常自诉有严重的头痛或其他部位疼痛，出现性功能障碍。

2. 转换

是指精神刺激（心理冲突或其他应激）引起情绪反应，接着出现（无意识地转换成）躯体症状。一旦躯体症状出现，情绪反应便减弱或消失。其主要表现为：运动、听觉、视觉、感觉障碍，出现一侧上肢或下肢麻痹、瘫痪、痉挛、失明等症状。而这些躯体症状经检查后证实并非由躯体疾病引发。

3. 几种特殊的表现形式

（1）集体性分离障碍：也称流行性癔症，即癔症的集体发作。起初有一人发病，周围人目睹受到感应或暗示后出现与首发者相似的症状。多发于经济文化落后、封建迷信盛行及有共同的生活经历、文化和观念人群，多见于女性。

（2）职业性神经症：是一类与职业活动密切相关的运动协调障碍，如舞蹈演员临演出时下肢不能活动，教师走上讲台时失音等。

（3）赔偿性神经症：患者在工伤、交通事故、医疗纠纷等存在赔偿的事件中，无意识地显示、夸大或保留症状。

【发病原因】

1. 环境因素

因经历严重、痛苦的社会或心理事件以及过大压力，或是体验到无法承受的内心冲突，而这些令人无法接受的信息和情感从意识层面分离出来所致。

2. 生物学因素

（1）遗传。据研究，本病患者的父母和兄弟姐妹中分别有 1/2 和 1/3 的人具有这样或（和）那样的人格障碍。

（2）素质与人格类型。患者多具有所谓癔症个性，即有情感丰富、有表演色彩、自我中心、富于幻想、暗示性高、幼稚、懦弱、急躁、任性、易被别人的言语、行为和态度所影响等性格特点。

3. 社会文化因素

较低的受教育程度，封闭的、同源性文化环境和落后的经济发展水平等因素会显著增加发病率和加重症状及病情。

【治疗方法】以心理治疗为主，药物对症治疗为辅。大多数患者经综合治疗后，可在一年内缓解。

1. 心理治疗

包括个别心理治疗、暗示治疗、补充脱敏疗法、分析性心理治疗、家庭治疗等方法。

2. 药物治疗

针对患者经常出现的失眠、焦虑、抑郁症状采用镇静催眠类、抗焦虑药物、抗抑郁药物等进行对症治疗。

【预防与康复】

（1）养成健康良好的个性。不良性格是多方面原因造成的，其中，后天环境中的不良因素，在儿童性格障碍与行为障碍的发展形成中，占有相当重要的地位。最常见的不良因素是童年时期的精神创伤、不正当的教养方法、不和谐的家庭生活以及外界环境的有害影响。为此，要防止性格反常发展和其他精神异常的发生，就必须重视儿童和少年的心理健康。

（2）由于本病易于复发，因此患者和家庭应学习相关心理学知识，并注意及时消除病因。

（3）帮助患者对自身疾病情况有正确的了解，正视自身性格缺陷，改善人际关系，树立战胜疾病的信心，提高适应社会能力。

（4）由于癔症病人大多缺乏战胜困难的决心与能力，因此，家庭成员的耐心、冷静和鼓励尤为重要；同时在治疗期间避免过度关注，以减轻患者精神压力。

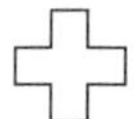

▲功能性胃肠病

【疾病简介】功能性胃肠病，又称胃肠功能紊乱，是一组胃肠综合征的总称，包括功能性食管病、功能性胃十二指肠病、功能性肠病等消化系统常见的疾病。本病是指胃肠的运动与分泌功能性失调，而非器质性病变。患者多半有精神因素背景。

【常见症状】患者常出现腹部不适，腹痛、腹胀、腹泻、便秘或腹泻便秘交替出现，以及便后仍有便意感和粪便常带黏液等症状。此外，患者可有腹鸣、嗳气、恶心等消化不良的症状，且常有心悸气短、失眠、焦虑、抑郁、头昏、头痛、面红、手足多汗、多尿等功能性紊乱的表现，女性还常伴有痛经。

【发病原因】该病的原因和机理尚未明确，但常与情绪、肠道动力学改变、饮食、肠道感染等因素有关。

【治疗方法】功能性胃肠病的治疗关键是调整生活方式，控制和纠正诱发因素，而用药为辅。

1. 心理治疗

调节情志，减少心理、情感因素引起的应激反应频率和强度。

2. 一般治疗

无需卧床休息，可参加适量的劳动和工作。生活要有规律，经常参加适当的文娱活动。饮食以少渣、易消化食物为主，避免刺激性饮食和浓烈的调味品。进食多纤维蔬菜或麦麸，养成定时排便习惯。伴有腹痛者，可自己按摩腹部，必要时，放热水袋敷腹痛处，并可做相应的理疗。

3. 药物治疗

治疗肠功能紊乱的药物很多，可对症用药。此外，还可根据中医辨证分型，配合采取中药、针灸等手段治疗。

▲酒精依赖症

【疾病简介】酒精依赖症是长期过量饮酒引起的中枢神经系统严重中毒。从经常性饮酒发展到酒精依赖大约要经过10～20年。

【常见症状】表现为对酒的渴求和经常需要饮酒的强迫性体验，停止饮酒后常感心中难受、坐立不安，或出现肢体震颤、恶心、呕吐、出汗等戒断症状，恢复饮酒则这类症状迅速消失。由于长期饮酒，多数合并躯体损害，以心、肝、神经系统最为明显，并出现相应症状。

【发病原因】生物学因素（某些人具有对酒精依赖的先天遗传倾向）；心理因素（性情抑郁、羞怯、焦虑、紧张、不善交际的人，为了克服这些缺陷而饮酒，久而久之容易发生酒精依赖）；社会因素（地区、种族、习俗、环境、职业等影响）。

【治疗方法】戒酒需要采取综合性治疗。

1. 药物治疗

小剂量的抗精神疾病药物对于震颤、抽搐、焦虑不安等症状有一定的改善，但是不能从根本上解决对酒精的依赖。酒精依赖患者，长期饮酒导致营养不良、维生素缺乏等，需要补充 B 族维生素和维生素 C。

2. 心理治疗

家人需要尽早帮助患者调整不配合治疗的心理。

3. 手术治疗

包括以射频毁损病理性快乐中枢和进行脑深部电刺激术治疗。

▲精神分裂症

【疾病简介】精神分裂症是以感知、思维、情感、意志行为等多方面障碍为主要特征的一种常见的精神疾病，一般无意识障碍和明显的智能障碍。多起病于青壮年，病程多迁延、反复发作，可分为偏执型、青春型、紧张型、单纯型、混合型等主要类型。

【常见症状】大多在出现典型的症状前有前驱症状，如注意力减退、动力和动机下降、精力缺乏、精神病性症状、睡眠障碍、焦虑、社交退缩、猜疑、角色功能受损和易激惹等。这些不寻常的行为方式和态度的变化往往缓慢，可持续数月至数年，易被忽视，但少数患者可在几天或几周内突然发病。

1. 感知障碍

出现幻觉，特别是言语性幻听，是感知障碍的最突出表现。患者行为常受幻听支配，因幻听的内容而喜、怒、哀、乐。

2. 思维障碍

在思维形式上主要表现为思维联想过程缺乏连贯性和逻辑性，使得与其交谈时，多有难以理解和无法深入的感受。在思维内容方面产生的障碍主要是妄想，尤其多见的是被害妄想和关系妄想。

3. 情感障碍

主要表现为情感迟钝或平淡，表情呆滞，缺乏肢体语言。

4. 意志行为障碍

活动减少，缺乏主动性，行为孤僻、被动、退缩，还可出现愚蠢、幼稚、怪异行为。

【发病原因】病因尚不明确。研究表明是遗传和外部不良因素（疾病侵害、生活事件刺激、经济状况、性格等）共同作用结果。

【治疗方法】经过治疗，三分之一的患者可获得明显而持续的改善或痊愈，三分之一的患者可有效控制发作，但另外三分之一病情严重的患者会有明显的生活和工作能力丧失。

（1）早发现、早治疗十分关键。

（2）药物治疗可缓解大部分症状，是治疗的首选措施。药物种类、数量、剂量需个性化确定，并应坚持长期服用。

（3）在药物治疗基础上配合心理治疗和康复训练。心理治疗的主要目的不是改变患者症状，而是在患者、家庭和医师之间建

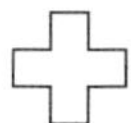

立信任和合作关系，提高患者和家庭对疾病的认识水平，按医嘱服药，学会控制病情和处理诱发疾病的各种因素和情况。

【预防与康复】

（1）孕期病毒感染、围产期的合并症、外伤以及幼年与双亲被迫分离的社会心理应激对精神分裂症的发生均有一定影响。因此对高危人群的家庭及时进行咨询，注意孕期和分娩过程的保健，以及注重其子女成长发育阶段的心理健康发育环境，以减少发育成长环境中的生物学和心理应激因素。

（2）处于生育年龄的病人，在精神症状明显时，不宜生育子女。如夫妻双方均患过精神分裂症，建议避免生育。

（3）尊重、理解、关心、帮助患者，同时鼓励患者树立战胜疾病的信心。

（4）对患者的病态表现，要通过治疗解决，避免强行争辩和校正。

（5）注意社会功能锻炼，防止功能衰退。

（6）精神分裂症需要长期的治疗，患者和家庭要掌握疾病的自我管理技能。

（7）应定期检查，坚持服用药物维持治疗（一般不少于2～5年）。

▲失眠症

【疾病简介】失眠是一种最常见的睡眠障碍，按失眠的性质可分为真性失眠和假性失眠两种。失眠症指的是真性失眠。

真性失眠是指长时间对睡眠质量不满意，包括难以入睡、睡眠不深、睡眠易醒、多梦、早醒、醒后不易入睡等，且这种情况每周至少发生3次以上，并持续1个月以上。假性失眠是指自觉经常失眠，但实际上睡眠的质量和数量都是正常的，只是睡眠在正常范围内出现波动而已。

【常见症状】难以入睡、睡眠不深、易醒、多梦、早醒、醒后不易再睡、醒后感觉不适、疲乏，多伴有因前述原因引起的白天困倦，记忆力、注意力、情绪控制能力下降，胸闷、心悸、血压不稳定、头痛、颈肩部肌肉紧张、便秘或腹泻等。

【发病原因】不适的睡眠环境，生物节律的变化，各种带来精神压力的生活工作事件，妊娠、更年期激素水平变化，疾病产生的躯体痛苦，药物、酒精、咖啡因、茶碱等引起的神经兴奋均会导致失眠。一些精神疾病如抑郁症、焦虑症、强迫症、老年痴呆、精神分裂症等也常伴有失眠。

【治疗方法】

（1）治疗失眠首先要鉴别属于真性失眠还是假性失眠。假性失眠的特点主要有以下三点。

① 把每天睡眠时间低于6小时误认为是失眠。其实睡眠的时间因年龄、体质而异，只要能解除疲劳，精神愉快，很好地进行

第 2 天的工作和生活，睡眠时间就算达到标准。

② 把睡眠时间在正常范围内的波动当做失眠。偶尔的短时间的因外界环境因素和精神刺激引起的睡眠时间减少、睡眠深度变浅是人体的一种正常反应。

③ 总认为自己失眠而实际睡眠的时间和质量均正常。

（2）假性失眠者只要正确对待睡眠时间长短和暂时的波动，不去在意，“失眠”会不治而愈。

（3）对于真性失眠，除治疗引起失眠的原发性疾病和努力消除影响睡眠的不利因素外，根据需要采用药物、运动、心理方法进行治疗。

【预防与康复】

1. 精神放松

人的身心弹性甚大，具有调节适应能力，短期的失眠不会对身体造成重大影响，疲劳困倦时就会入睡。

2. 作息规律

生活起居规律，特别是定时入睡和起床对避免失眠最为有效。

3. 适当运动

每天保持一定的运动量，使身体略感疲乏有助于快速入睡和提高睡眠质量。

4. 晚餐适量

过饱、过晚的晚餐会造成入睡时胃肠仍在满负荷工作，不利于身体休息和进入睡眠状态。

▲神经性腹痛

【疾病简介】神经性腹痛是指内脏并无疾病，而是由精神因素引起的腹痛，属于神经官能症。

【常见症状】当有紧张焦虑等情绪刺激时，突然出现上腹部剧痛、腹胀，还可有恶心、呕吐、腹泻等症状。

【发病原因】紧张、压力过大、生气、悲伤等，精神压力引起自律神经紧张所致。

【治疗方法】首先要解除精神压力，同时视情况使用镇静和缓解胃肠症状药物。

【疾病预防】

（1）调整自身性格特点，同时学习缓解精神压力的方法，如听轻松音乐、进行舒缓的运动等。

（2）服用谷维素调节自主神经。

▲神经性尿频

【疾病简介】神经性尿频指因心理原因导致的排尿障碍，常见于中年女性和 2 ～ 11 岁儿童。

【常见症状】以主要发生在白天的尿频、尿急为典型症状，每日总尿量正常但排尿次数可从正常的每天 6 ～ 10 次增加至 20 ～ 30 次，甚至每小时 10 多次，而每次

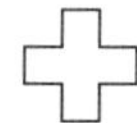

尿量很少，在睡觉后则无尿频，成人白天专心工作时则症状消失，儿童经常在上床睡觉前、吃饭时、上课时加重。患儿尿急，一要小便就不能忍耐片刻，年龄较小的患儿经常为此尿湿裤子，可继发尿路感染或阴部湿疹。小儿神经性尿频多半是父母无意中发现，常被误诊为泌尿系统感染而使用抗生素治疗，但收效甚微。

【发病原因】诱发本病的主要原因是神经官能症和生活、工作、学习中存在一些引起精神紧张、焦虑的因素，此外小儿大脑皮层发育尚不够完善，对脊髓初级排尿中枢的抑制功能较差，容易受外界不良刺激的影响而出现障碍。

【治疗方法】以非药物治疗为主，辅之药物治疗。

1. 非药物治疗

（1）控制情绪，通过体育运动等形式转移注意力，放松和转化情绪。

（2）进行排尿训练，养成定时排尿习惯。

（3）尽量避免喝咖啡、茶水、甜饮料。

2. 药物治疗

病情严重的成年患者可咨询医生使用抗焦虑镇静类药物。

▲神经性膀胱功能障碍

【疾病简介】神经性膀胱功能障碍也称神经源性膀胱，是指因控制排尿的神经受损后引起的膀胱功能障碍。

【常见症状】依神经受伤方式表现为尿频、尿急、尿失禁、遗尿或排尿困难、尿潴留等。

【发病原因】外伤和其他疾病导致神经系统病变，如交通事故等导致的脊髓损伤、糖尿病外科手术感染等引起的外周神经病变、脑血管瘤、椎间盘突出、肿瘤压迫神经、老年痴呆、多发性硬化症等引起的神经紊乱变性，造成控制排尿的逼尿肌反射亢进或无反射。

【治疗方法】

（1）药物治疗：使用兴奋或抑制中枢神经药物。

（2）在医护人员指导下自行间歇导尿。

（3）手术治疗：非手术治疗无效后可考虑手术治疗。

（4）针灸治疗：对糖尿病导致的感觉麻痹性膀胱，有较好的治疗效果。

▲神经性贪食症

【疾病简介】神经性贪食症，又名贪食症，是一种因精神因素引起的进食障碍。好发于青少年和年轻女性。

【常见症状】患者经常在情绪压力下，而非在饥饿状态下，短时间内（通常两小时）摄入大量食物，直到出现胃痛，并随之为防止体重增加，进行催泻（常通过呕吐、服用泻药、严格控制进食或禁食、超负荷运动等方式）。这种暴食－催泻循环情况可一日数次。少数患者可因催泻引起电解质失衡，出现心律失常，甚至猝死。患者一般具有性格外向、行为冲动，伴有滥用药物、酗酒及抑郁特点。当一个人过度关注自己的体重，且体重波动明显时，应怀疑本病。

【发病原因】与心理、社会因素和遗传因素有关。

【治疗方法】联合使用心理治疗和药物治疗。

▲神经性胃炎

【疾病简介】神经性胃炎是一种因神经持续紧张而引起的胃炎。经性胃炎与神经性腹痛虽然都表现为胃部的症状，诱因类似，但前者起病隐匿而后者起病突然，疼痛更为强烈。

【常见症状】没有食欲，胃部感到灼热，胃痛，伴随呕吐感。

【发病原因】因精神长期持续性紧张，胃部对刺激产生应激反应。

【治疗方法】

（1）首先要调整心情或消除导致精神持续紧张的因素。

（2）使用抗酸剂或镇静剂。

（3）睡眠充足，多做户外运动，都可起到放松精神紧张度的作用。

▲神经性厌食症

【疾病简介】神经性厌食症是指患者通过拒食、节食等手段，造成体重以明显低于正常标准为特征的进食障碍疾病，常见于青春期前后的女性。

【常见症状】患者在节食中不能耐受饥饿而有阵发性贪食，呈少食、禁食和贪食相交替。体重显著减轻，较以往或正常值低20%以上。极度担心发胖，采用过度运动、致吐、导泻、藏匿或抛弃食物的方式减轻体重。常有营养不良、脱发、低血压、低体温、心动过缓、贫血、易感染、代谢和内分泌紊乱、性功能及性发育障碍，如女性出现闭经。严重者可因极度营养不良而出现机体衰竭，危及生命。

【发病原因】由患者本身易感素质与社会心理因素综合作用引起，大多数患者发病之前遭遇过创伤性生活事件刺激，也有部分患者有追求体型瘦削、节食减肥的经历。

【治疗方法】以心理治疗为主，辅之以药物治疗。情况严重者需住院治疗。

▲神经症（神经官能症）

【疾病简介】神经症过去称为“神经官能症”，是一组主要表现为精神活动能力下降，烦恼、紧张、焦虑、抑郁、恐惧、强迫、

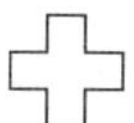

癔病症状、分离症状、转换症状或精神衰弱症状的精神障碍，这些问题并非因患者身体器质性病变而导致，属于心理疾病。

神经症不同于精神病，虽然严重的神经症有时症状与精神病症状接近，后者是因中枢神经和周围神经的器质性病变导致认知、情感、意志和行为等精神活动障碍的疾病，其显著特征是有幻觉（幻听、幻视等）和妄想；行为情绪已严重脱离理智控制，超出了社会所能接受的限度，有自杀或攻击、伤害他人的行为；对自己的异常状态没有认识，否认自己。

神经症是一种十分常见的疾病，据统计，大约有 30% ～ 40% 的人在一生中会患神经症，其中半数患者会严重到出现中到重度的临床症状。然而，由于社会和患者本人对神经症的认识等原因，只有不足 20% 的患者就医接受专业治疗。

神经症有时与正常反应和行为的界限也不容易分辨。通常神经症和正常行为的区别是基于症状的持续时间、个性特点，与过去有多大程度的改变，这些症状和改变对患者工作生活的影响程度来综合判断。

神经症主要有以下几种类型：神经衰弱（失眠症）、抑郁症、焦虑症、恐惧症、强迫症、疑病症、躁郁症（双相情感障碍）、严重应激反应和适应障碍（外伤性和灾害性神经症）、分离转换性障碍、进食障碍（神经性厌食症、神经性贪食症等）。

【常见症状】神经症症状复杂多样，表现各异，相关内容见相应具体疾病，这里不再展开介绍。

【发病原因】包括社会、心理、遗传和中枢神经系统某些物质水平变化四大要素。一般来说较多的负性生活事件刺激、精神压力过大，如不良成长环境、家庭矛盾、工作挫折、失恋、人际关系紧张等是神经症的疾病诱因。

【治疗方法】针对不同类型疾病采取相应的方法，并以心理治疗为主，辅之以药物治疗。

【预防与康复】

1. 正确认识自己

对自己的身体素质、知识才能、社会适应力等要有恰当评估，尽量避免做一些力所不及的事情，或避免从事不适合自己的工作。

2. 培养豁达开朗的性格

脾气、性格一旦形成，一朝一夕是很难改变的，需持之以恒地磨炼。

3. 提倡顾全大局

遇事要从大事着想。如处理人际关系时，提倡严于律己，宽以待人，多做换位思考。

4. 善于自我调节，有张有弛

对于工作过于紧张、过于繁忙，或学生学习负担过重以及生活压力很大的人，都要学会自我调节减压，合理安排好工作、学习和生活的关系，做到有张有弛，劳逸结合。

5. 求助于医务人员

如果自我调节不好，出现一些不能解决的心理问题或疾病先兆时，应尽快就医，进行心理咨询、心理治疗或药物治疗，切莫讳疾忌医。

▲书写痉挛

【疾病简介】书写痉挛亦称原发性书写震颤，简称书痉，指书写时手部肌肉痉挛震颤、书写困难的一种共济神经功能性疾病。好发生于 20 ～ 50 岁长期从事书写的人及打字员、钢琴师等。

【常见症状】多数起病隐匿缓慢渐进，先感觉手指部易疲劳或腕部疼痛，继之出现特有的书写痉挛，不写字时症状消失。情况严重时，无法握笔，部分患者震颤并不完全限于书写动作，做其他相似工作或使用类似工具时也可有震颤。

【发病原因】此病多属于神经功能性疾病，与精神紧张有关。

【治疗方法】

（1）主要采用放松精神的心理治疗。

（2）服用维生素 B_1 改善神经营养。

（3）针灸刺激穴位，改善血液循环。

【预防与康复】

（1）勿长时间连续书写，定时休息、放松。

（2）利用健身球等器械，锻炼手臂部肌肉。

▲身心症

【疾病简介】身心症是指患者躯体症状与心理因素互相影响、互为因果的疾病。许多人都有躯体和精神互相影响的体验，但大多是轻微的、一过性的，只有少数会发展为身心症。多发于青少年期和成年期，常见于女性。

【常见症状】

（1）患者的躯体症状无法全用某种躯体疾病解释，但也并非患者有意想象或伪装躯体症状，而是其真实感受。

（2）因患有危及生命的、或反复发作的、长期慢性的疾病而出现抑郁。

（3）社会和心理应激反应诱发或加重躯体疾病，如肠易激综合征、冠心病、哮喘、糖尿病等。

（4）患者非有意识地否认躯体疾病或其严重程度。否认是一种自我心理防御机制，可缓解患者的焦虑感。

【发病原因】病因复杂，但多与痛苦的社会或心理事件经历有关。

【治疗方法】

1. 心理治疗

包括认知 – 行为治疗和催眠治疗等方

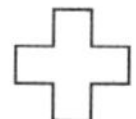

法，可帮助患者学习控制心理应激反应。

2. 药物治疗

心理治疗无效，情况严重者可使用抗抑郁药。

▲失语症

【疾病简介】失语通常是指因大脑语言中枢神经病变但神志清楚、意识正常、发音和构音并无困难的情况下，出现的语言表达和理解书写障碍。广义的失语还包括发育迟缓、听觉障碍、视觉障碍、发音器官损害造成的失语和因精神刺激造成的失语。这里主要指的是前者，即通常意义上的失语。

大脑分为左右两个半球，与处理语言文字方面功能有关的称为优势半球，通常为左半球。与处理空间、感觉、美术、音乐等功能有关的称为非优势半球，多数人在右半球。当优势半球受损时即可发生失语症。

【常见症状】因优势半球受损部位的不同，其症状也有所不同。表现形式可有对他人的语言不能理解、说不出所见事物名称、丧失口语表达能力或书写表达能力；说话少、讲得慢、发音含混但理解力较好；说话语速很快不费力，但音词空虚、用词错误等。

【发病原因】主要是脑卒中、脑外伤、脑肿瘤、脑部炎症等使优势半球受损导致。

【治疗方法】以康复训练为主，辅之以适当的药物。康复训练一般在病情稳定一周内就应开始进行，越早开始效果越好。训练需长期坚持，才能产生效果。

▲抑郁症

【疾病简介】抑郁症是一种以显著而持久的心境低落为主要特征的心境障碍疾病。抑郁症会给患者带来极大的精神和躯体痛苦，严重影响生活质量和家庭、职业等社会功能。据统计，约有六分之一的人在一生的某个时期会受抑郁症的困扰和影响。抑郁症已成为世界第四大疾患，需引起高度重视。按照对社会功能的损害程度，抑郁症可分为轻型抑郁症和重症抑郁症；按照有无精神症状，可分为无神经症状的抑郁症（假郁症）和有精神症状的抑郁症；按照之前（间隔至少 2 个月前）是否有过另一次抑郁发作，分为首发抑郁症和复发性抑郁症。

【常见症状】抑郁症每次发作至少持续两周，常病程迁延，反复发作。每次发作后大多数可以缓解，部分可有残留症状或转为慢性。严重的患者存在自伤、自杀行为。

1. 情感症状

情感症状是抑郁症的核心症状。

（1）心境低落。自我和（或）他人可感受到的心境低落，甚至会莫名其妙地出现悲伤，轻者闷闷不乐，无愉快感，重者悲观绝望、生不如死，自我评价降低，产生无用、无望、无助感和无价值感，常伴有自责自罪。

低落的心境几乎每天存在，一般不随环境变化而好转，但可出现特征性昼夜差异，即晨起心境低落最为严重，傍晚开始好转。

（2）兴趣丧失，意识活动减退。生活被动、懒散，不想做事，不愿和人交往，部分患者可有坐立不安、来回走动等，严重者有自杀观念或行为。

（3）快感缺失，对通常能享受乐趣的活动丧失兴趣。

2. 认知症状

思维迟缓，反应迟钝，主动语音减少，语速减慢，近期记忆力下降，警觉性增高，注意力不集中，对自我和周围环境漠不关心，空间知觉、眼手协调及思维灵活性能力减退等抑郁性认知损害。

3. 躯体症状

睡眠障碍（失眠、早醒——较平时提早2小时或更多）、乏力、倦怠，没有理由的疼痛，食欲明显下降，体重下降（1个月减少5%以上），性欲明显减退、阳痿、闭经、便秘、腹泻、恶心、呕吐、头痛、心慌、胸闷、出汗等。近年来，中年男性患者只出现躯体症状而无情感、认知症状或症状不明显者呈显著增加趋势。

【发病原因】抑郁症的病因还不十分明确，但与生物、心理、社会多方面因素密切相关。

1. 生物因素

（1）遗传因素：研究显示，抑郁症患者的亲属患抑郁症的风险是普通人群的2～10倍。

（2）神经生化、内分泌和结构异常：抑郁症患者大脑中负责兴奋刺激的物质分泌和传递的组织功能多有改变，负责情绪调控的神经环路相关结构也多有异常。

2. 心理－社会因素

92%的患者抑郁发作前都有丧偶、离婚、婚姻不和谐、失业、严重躯体疾病、家庭成员患重病或突然病故等猝发生活事件。另外，经济状况差、社会阶层低下群体也易患病。

【治疗方法】患有躯体疾病或住院、卧床的老年人，以及近期遭受不良生活事件冲击、婚姻家庭矛盾、工作生活面临压力或冲突者，如果出现抑郁症的三大核心症状，并持续2周以上且通过转移注意力、与朋友沟通交流等方式自我调节无效，影响工作、学习和家庭时需要及时就医。

1. 心理治疗

能增加患者心理健康和社会适应能力，有效预防复发。适合于急性期无消极观念的轻、中度抑郁症以及各类抑郁症急性期症状控制后的巩固和维持治疗。

2. 药物治疗

特点是起效相对较快，疗效比较确定。适合于中、重度抑郁症患者。

3. 物理治疗

见效快、疗效好。适合于有严重消极自

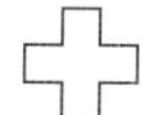

杀言行、抑郁性木僵和难治性抑郁症。

4. 量化治疗

量化治疗是指一种以自评工具为基础进行量化评估，根据自评结果进行治疗的方法。可精确采集数据，增加评估的客观性和准确性。在提高抑郁症的完全缓解率，预防疾病复发方面较常规治疗有明显优势。

【预防与康复】

（1）抑郁症复发率较高，约 50% 的患者在首次发病后 2 年内复发。为改善这种高复发疾病的预后，首次发病及时、彻底治疗至关重要。症状改善后还应根据病情进行一段时间的维持治疗。

（2）患者家属应尽可能解除或减轻患者过重的心理负担和压力，帮助其解决实际困难和问题。

（3）其余预防康复措施可参见躁郁症相关部分。

▲躁郁症

【疾病简介】躁郁症，又称双相情感障碍，是一种以躁狂和抑郁交替发作为特点的心理疾病。在临床上，大多数躁郁症患者处于抑郁期的时间比处于躁狂期的时间要长，主要表现为抑郁症状；少部分躁郁症患者躁狂与抑郁症状交替出现；更少的患者只表现为躁狂症状。躁郁症主要是情绪方面的病症，不同于只是理性方面病症的精神分裂症。

【常见症状】

1. 躁郁症——抑郁发作

主要表现为情绪低落、抑郁性认知和动作行为减少三大症状群。

（1）情绪低落：患者自觉心情压抑、情绪低沉、苦恼忧伤。这种低落的情感有两个主要特征：一是“显著而持久”（指这种情绪为本人和他人明显地感觉到，时间至少持续 2 周）；二是“与现实环境不相符”（指这种情绪难以用客观的现实遭遇解释，是一种歪曲和放大了的低落）。

（2）抑郁性认知：常有无望、无助和无用的“三无”症状。

① 无望：对将来感到迷茫、悲观失望，预见自己将出现不幸，认为自己没有出路。

② 无助：常产生孤立无援的感觉，对自己的现状缺乏改变的信心和决心。

③ 无用：认为自己生活得毫无价值，一无是处，夸大自己的过失或错误，出现自责、自罪，甚至自杀倾向。

（3）动作行为减少

① 兴趣快感缺失：对平日的爱好、业余活动甚至几乎所有事物缺乏兴趣，离群索居，不愿讲话，觉得索然无味，感受不到乐趣。

② 思维迟缓，意志减退：反应迟钝，语速明显减慢，主动性语言减少，行动缓慢，生活被动、懒散。

此外，通常还伴有睡眠障碍，不明原因的躯体疼痛、全身不适、胸闷气短、心悸、慢性腹泻、内分泌失调、尿频尿急等症状。

2. 躁郁症——躁狂发作

主要表现为心境高涨、思维奔逸和意志行为增强的“三高”症状。

（1）心境高涨：患者自我感觉良好，兴高采烈，得意洋洋，无忧无虑，有些患者以易激惹为主要表现，甚至出现破坏和攻击行为。

（2）思维奔逸：患者自觉思维异常敏捷，思维内容转换极快，常有思潮汹涌的感受，语速跟不上思维转换的速度，自我评价过高，言语内容夸大，说话漫无边际，以为自己才华出众、自命不凡、盛气凌人。

（3）意识行为增强：活动增多，喜欢与人交往，好管闲事，做事虎头蛇尾，行为鲁莽。

此外还常伴有睡眠明显减少、终日奔波但无疲倦感、食欲旺盛、性欲亢进等躯体症状。

3. 躁郁症——混合发作

躁狂症状和抑郁症状在一次发作中快速转换，但这种混合状态一般持续时间较短，且躁狂和抑郁症状均不典型，多数较快转入躁狂或抑郁发作。

【发病原因】躁郁症确切的病因尚不清楚，但普遍认为是生物、心理、社会多种因素相互作用的结果。

1. 生物因素

主要包括遗传和神经生化因素。

（1）遗传：有家族史者患病率是普通人群的 10 ～ 30 倍，血缘关系越近，患病概率越高。

（2）神经生化因素：患者多有神经物质改变和神经内分泌功能异常情况。

2. 心理因素

具有环形人格（指心境一直在高涨、夸张和抑郁、悲观之间波动）者易患本病。

3. 社会因素

应激性事件易诱发和强化了心理障碍。

【治疗方法】

1. 治疗原则

（1）综合治疗：由于本病涉及生物、心理、社会多种因素，应采取心理、药物、物理等多种治疗手段，提高疗效。

（2）长期治疗：由于人格等因素改变缓慢，具有反复发作的倾向，需树立信心长期坚持治疗。

（3）个体化治疗：根据个人躯体、心理基础，患者情况、病史、病情制订个性化治疗方案和方法。

2. 心理治疗

是躁郁症治疗中最重要、最基础的方法。

3. 药物治疗

主要使用心境稳定剂。

4. 物理治疗

急性重症躁狂发作、严重抑郁发作时可采用电痉挛治疗。

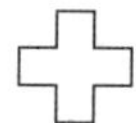

【预防与康复】

（1）培养良好的生活习惯，保持身体健康，降低罹患多种严重慢性疾病的风险，避免由于长期巨大身心痛苦这些体因性因素而产生躁郁症。

（2）培养积极、乐观的生活态度，正确看待和处理生活和工作中的问题，掌握排解压力的方法和手段，避免精神压力过大这些心因性因素引起躁郁症。

躁郁症已归入与遗传有关的疾病。夫妻双方均为躁郁症患者或均有高发家族史的，遗传概率明显增加，不宜生育，以避免子女因内因性因素患病。

（3）接受药物治疗的患者，勿因病情稳定而擅自停药，以免病情复发。

（4）家属应了解躁郁症相关知识，并与患者建立良好的信任关系。正确分辨和处理患者要求，既不简单拒绝，也不一味迁就。

（5）对有自杀倾向的患者，应避免让其自己保管药物或单独居住、外出。

（6）患者房间应设施安全、光线明亮、通风良好、整洁舒适，以利于调动其积极良好的情绪。

◎营养科

▲胡萝卜素血症

【疾病简介】胡萝卜素血症是一种因血内胡萝卜素含量过高引起的肤色黄染症。胡萝卜素进入人体后，在酶的作用下转化为维生素 A，维生素 A 对维持眼睛的视觉感光功能、皮肤黏膜层的完整、防止干燥、促进骨骼和牙齿健康生长、维护免疫功能和生殖功能均具有重要作用。但过多的胡萝卜素可使正常皮肤呈深黄色，过多的维生素 A 也可能引起中毒。

【常见症状】皮肤呈黄色或橙黄色，但巩膜不黄染是本病特征。通常无自觉不适症状。黄染多发于手掌和足底，有时颜面、口周、眼睑也可以出现，严重者全身皮肤皆呈橙黄色。

【发病原因】过量进食胡萝卜素含量丰富的食物和水果，如胡萝卜和橘子，用提取的胡萝卜素大量长期治疗某些疾病；糖尿病、血脂增高、肾炎、甲状腺功能减退、肝炎以及其他患有阻碍胡萝卜素转变为维生素 A 的先天性代谢障碍和男性受阉后均可出现血内胡萝卜素含量增高。食物中的胡萝卜素不会引起中毒，但过量补充人工合成的 β- 胡萝卜素则有致癌风险。

【治疗方法】一般不需治疗，只需停止摄入胡萝卜素含量高的食品，多喝水，一般几天后症状即可缓解消失。

▲维生素 B_1 缺乏症

【疾病简介】维生素 B_1 缺乏病又称脚气病（不是人们俗称的“脚癣”），是因

身体缺乏维生素 B_1 造成热能代谢不完全，产生的酸性物质损伤大脑、神经和心脏等器官引起的疾病。多发于以大米为主食的地区。可引起一系列神经系统与循环系统症状。

【典型症状】因维生素 B_1 缺乏程度、发展速度和患者年龄不同而有差异。

1. 成人和年长儿童

早期症状不明显，也缺乏特异性，易于忽视或与其他疾病混淆。主要有疲乏、烦躁、记忆力减退、厌食、睡眠障碍、腹部不适、体重下降等。

（1）干性脚气病：以神经系统异常为主。脚趾尖有针刺感、烧灼感，夜间加重。腿部疼痛、痉挛，常有腿部肌肉无力和萎缩。

（2）湿性脚气病：以心脏异常为主。心率加快，皮肤温暖潮湿，下肢水肿，血压下降、休克和死亡。

（3）脑性脚气病：以脑的异常为主，多见于酗酒者。有的患者表现为近事遗忘、意识模糊、编造故事，而有的患者则出现呕吐、眼球震颤、眼外肌麻痹，行走困难、精神错乱、昏迷和死亡。

2. 婴幼儿脚气病

多发于母亲有维生素 B_1 缺乏症的母乳喂养的婴儿（好发于 3 ～ 6 个月）。早期常有厌食、呕吐、腹胀、便秘、体重减轻、烦躁、声音嘶哑或失声，伴有全身反射减弱是本病的显著特征。后期常突发心衰，出现呼吸急促、尖叫、紫绀、心率加速，严重者可导致死亡。

【发病原因】维生素 B_1 在人体内不能合成，需依赖外源供给。摄入量不足、需求量增加和吸收障碍是致病的三个方面原因。

1. 摄入量不足

长期食用精制米、面（这些食物中的维生素已几乎全部丧失），烹调时温度过高或时间过长使维生素受到破坏，以及长期喜食生鱼、贝类（某些鱼类和贝类含有破坏维生素 B_1 的酶）。

2. 需求量增加

孕妇、哺乳妇女、儿童生长发育期、体力劳动者、长期发烧、甲亢、糖尿病、恶性肿瘤等消耗性疾病患者，因代谢旺盛或消耗，增加对维生素 B_1 的需要量。

3. 吸收障碍

慢性胃肠疾病、酗酒、长期使用利尿剂、血液或腹膜透析以及长期大量饮用咖啡和发酵的茶水均可导致维生素 B_1 的吸收障碍。

【治疗方法】

（1）症状较轻的患者可通过改善饮食和口服维生素治疗。

（2）急重症患者需肌内注射维生素 B_1。

【预防与康复】

（1）食物品种多样化，粗细搭配和平衡饮食。

（2）改进烹饪方式，减少维生素损失。

（3）孕妇、哺乳妇女、青少年、体力

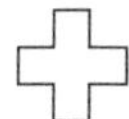

劳动者和消耗性疾病患者应补充维生素 B_1 和增加肉类、豆类等富含维生素 B_1 食品的摄入。

◎传染科

▲艾滋病

【疾病简介】艾滋病，即获得性免疫缺陷综合征（英文缩写 AIDS），是感染人类免疫缺陷病毒（HIV）后导致严重免疫缺陷的一种疾病。HIV 病毒属于抗逆转录病毒的一种，会破坏具有防御外来细胞、感染性微生物和癌症功能的淋巴细胞，使人体失去抵抗力，极易染病，甚至死亡。艾滋病就是 HIV 病毒感染最严重的一种形式。许多被感染者能保持无症状状态生存超过 10 年，但在这 10 年内，约半数感染患者会发展为艾滋病患者，发生严重的致命性感染和癌症。

艾滋病多发于 18 ～ 45 岁性生活较活跃年龄段人群。

艾滋病虽然还无法治愈，但已可得到有效控制。许多患者（及时进行抗病毒治疗、服药依从性好且未出现耐药性及严重不良反应者）在治疗后能长期进行正常生活和工作。部分患者因并发症、药物的副作用而致残或死亡。

【常见症状】初次感染后 2 ～ 4 个月左右，出现发烧、咽痛、盗汗、恶心、呕吐、腹泻、皮疹、关节痛、淋巴结肿大等类似感冒症状。多数患者症状较轻微，持续 1 ～ 3 周后症状消失，但可在颈部、腹股沟触及无痛性小肿块，进入 6 ～ 8 年左右的无症状期。

随病情进展，部分患者无明显不适，部分患者出现消瘦、乏力、原因不明的持续性发烧（可长达 3 ～ 4 个月）或腹泻、贫血、鹅口疮、带状疱疹、单纯性疱疹、各种皮疹、视力下降等症状，以及神经系统（记忆力减退、注意力下降、老年痴呆、无力、行走困难、震颤等）、心肺系统（呼吸困难、咳嗽、气促等）、肾脏系统（浮肿、排尿困难）、生殖系统（性欲下降）受损出现的各种症状。还常并发宫颈癌、直肠癌、淋巴癌和卡波西肉瘤（一种发生在皮肤的无痛、红色或紫色的高出皮肤的斑片状肿瘤）。

【发病原因】HIV 病毒存在于所有的体液中，但主要通过血液、精液、阴道分泌物和乳汁传播，而极少通过病毒水平较低的泪液、唾液和尿液传播，因此，艾滋病主要通过性接触（无保护性交）、输血、共用针头或被病毒污染的针头刺伤，以及母婴途径（怀孕、分娩、哺乳）感染病毒。HIV 病毒也可经口交传播。艾滋病病毒不会通过日常接触，如抚摸、拥抱或干吻（单纯的两唇相对、碰触）传播。

【治疗方法】使用抗逆转录病毒药物，由于使用单一药物会产生耐药性，所以最有效的治疗是采用联合用药，患者需终生、规律服药。

【预防与康复】

（1）避免不安全的性行为。

（2）使用乳胶安全套，尤其是与受感染的性伴侣或其他感染状况未知的性伴侣性交时。

（3）严禁共用针头和注射器注射。

（4）不共用剃须刀和牙具。

（5）做好婚前、孕前 HIV 病毒检查。

▲肠结核

【疾病简介】肠结核是结核分枝杆菌引起的肠道慢性特异性感染。本病多见于中青年人，及肺结核病患者。

【常见症状】腹泻与便秘，腹痛（多位于右下腹和肚脐周围），腹部包块，发烧，食欲不振，贫血等。

【发病原因】由感染结核杆菌引起。

【治疗方法】

（1）注意休息与营养。

（2）使用抗结核药物。

（3）手术治疗。

【疾病预防】

（1）接种疫苗可预防肺结核病的发生。

（2）牛奶应经过灭菌消毒。

（3）用公筷进餐，防止交叉感染。

（4）不要吞咽痰液，应保持排便通畅。

▲传染性软疣

【疾病简介】传染性软疣俗称“水猴子”，是一种病毒性、传染性皮肤病，好发于儿童和青少年，特别是 5 岁以下婴幼儿。

【常见症状】本病的潜伏期为 2 ～ 3 周，皮肤出现米粒至豌豆大小的半球形丘疹，表面有蜡样光泽，中心微凹，可挤出乳酪状软疣小体。传染性软疣可发生于任何部位。儿童和非经性接触传染的成人多出现在颈、背、面部、四肢和臀部。经性接触传染者好发于生殖器部位、耻骨、大腿内侧、乳房等处。同性恋者好发于肛周。软疣数目可从数个至数十个，本身不发痒。但有特异性皮肤炎者瘙痒感强烈，常因搔抓导致软疣扩散。一般 6 ～ 12 个月可自愈，不留症痕。

【发病原因】感染传染性软疣病毒所致。儿童往往在游泳池、公共浴池等接触病毒而感染，而成人患者多通过性接触途径感染。

【治疗方法】如果软疣数目较少，可在无菌条件下，用镊子夹除，然后涂以 2% 碘酊消毒即可。软疣数目较多时可采取外用硝酸银溶液涂抹，或液态氮冷冻法去除。

【疾病预防】

（1）避免去卫生条件不好的泳池游泳，在公共浴室应使用淋浴，避免使用池浴。

（2）勿使用公用浴巾、浴具或与他人共用衣物。

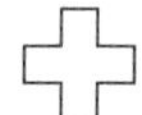

（3）避免不洁性交。

【康复护理】

（1）患病后切勿抓挠，以免感染和扩大。

（2）患者的衣服、卧具、毛巾等应用高温或消毒水消毒。

▲肺结核

【疾病简介】肺结核是感染结核杆菌引起的肺部传染病。自 1940 年抗结核药物发明之后，结核病曾得到很好的控制，几乎彻底消灭。但近年来由于糖尿病、艾滋病及其他免疫系统疾病增多，生活节奏紧张、运动减少等造成部分人口免疫力下降；同时人口流动带来传播机会的增加；加之多药耐药结核的出现，结核病开始复活、发病率上升。

【常见症状】患者初期一般无自觉症状，随着病情发展，中期时出现低烧（多在午后）、乏力、盗汗、颜面潮红、食欲不振、消瘦、月经不调等症状，进一步发展，则会出现咳嗽、咳痰、咯血、胸疼、呼吸困难等末期症状，婴幼儿可急性发病，发高烧，持续 2 ～ 3 周后，转为低烧。

结核杆菌有时也会侵犯以下器官，并引起相应症状，如肾（尿痛，尿血）、淋巴结（无痛性红肿）、骨和关节（胀痛、疼痛）、脑（头痛、发烧、恶心、嗜睡等）、心包（发烧、颈静脉怒张、呼吸困难）、生殖器官（阴囊肿块、不育）。

【发病原因】人体感染结核杆菌后遇抵抗力下降或细胞的变态反应增高时发病。呼吸道感染是肺结核的主要感染途径，飞沫感染为最常见的方式。患者往往有密切的结核病接触史。

【治疗方法】为防止病菌传染扩散和及时观察疗效，应住院治疗。

主要是药物治疗，同时给以必要的休息、营养等辅助治疗，个别患者需手术治疗。

【疾病预防】

（1）新生儿及时接种卡介苗是预防结核病最有效的办法。青少年对结核菌素试验阳性者，可服用异烟肼预防，持续半年到 1 年。

（2）活动期病人应戴口罩，不随地吐痰，在公共场所防止大笑和情绪激昂的讲话。

（3）保持室内通风，空气清洁。

（4）对结核病人房间采取紫外线照射消毒、衣物被褥经常洗晒、餐具煮沸消毒等措施，切断传播途径。

▲肝炎

【疾病简介】肝炎是肝脏细胞被病毒、细菌、寄生虫、化学毒物、药物，酒精、自身免疫等致病因素破坏，引起肝脏炎症的疾病。肝炎的种类有多种，但绝大多数为病毒引起的病毒性肝炎，人们平常所说的肝炎一般就是指此类肝炎。根据引起肝炎的病毒种类，病毒性肝炎可分为甲型（甲肝）、乙型

（乙肝）、丙型（丙肝）、丁型（丁肝）和戊型（戊肝）。病毒性肝炎在我国是一种常见的传染病，尤其是乙型肝炎，具有传染性强、传播途径复杂、流行面广、发病率高、病程长和危害性大等特点。

【常见症状】病毒性肝炎按照起病方式和症状可分为急性肝炎、慢性肝炎、重型肝炎（重肝）、淤胆型肝炎和肝炎后肝硬化五种类型。

1. 急性肝炎

症状表现差异很大，取决于感染病毒的机体的反应，可从轻微的流感样症状到肝衰竭。甲肝和丙肝常只引发轻微症状，或完全没有症状。乙肝和戊肝很可能引起严重症状。乙肝和丁肝的双重感染则症状更为严重。根据有无黄疸分为急性黄疸性肝炎和急性无黄疸性肝炎。

急性肝炎大多起病急骤，经过 2 周至 6 个月的潜伏期，突发高烧（38 ～ 39℃）、畏寒、乏力、食欲不振、厌油（吸烟者厌烟）、呕吐、腹泻、头痛、右上腹痛等类似感冒症状，约 1 周后出现尿液深黄、巩膜及皮肤黄疸，黄疸在 1 ～ 2 周内达到高峰，之后在约 2 ～ 4 周后黄疸逐渐消退。在黄疸出现前后的 4 ～ 5 天自觉症状最明显，随黄疸出现自觉症状逐渐减轻。

2. 慢性肝炎

急性肝炎发作超过 6 个月后仍有低烧乏力、食欲不振、恶心、肝区痛、剧烈运动或饮酒后尿液有泡沫、变黄，部分患者可有黄疸。

慢性肝炎发病率较急性肝炎少，只有乙、丙、丁型肝炎病毒才会引起，且症状大多轻微，但可持续数年至数十年，部分患者可因持续的炎症导致肝硬化、肝衰竭或肝癌。

3. 重型肝炎

少数急性黄疸型肝炎，尤其是乙型肝炎症状可十分严重，呈猛烈爆发。根据发生时间主要分为急性重型和亚急性重型。

（1）急性重型：发病后 15 天内出现极度乏力、食欲不振、恶心、持续的头痛、黄疸、显著的肝性脑病（意识障碍、行为失常、昏迷），可伴有发烧、肌肉痛、关节痛、腰痛、肝性口臭等症状。

（2）亚急性重型：发病后 15 天至 24 周出现上述急性重型肝炎症状，并可还有腹水、消化道大出血等情形。

此外，还有一种在慢性肝炎或肝硬化基础上出现的重型肝炎，称为慢性重型，症状与前二者类似。

4. 淤胆型肝炎

主要症状是黄疸持续不退 3 周以上，可伴有陶土色大便（粪便颜色变浅甚至灰白），皮肤瘙痒，常见于甲型肝炎。

5. 肝炎后肝硬化

症状轻重不一，早期可无症状，后期出现肝功能减退、肝性脑病等。

【发病原因】

1. 急性肝炎

（1）甲型肝炎主要通过受到甲型肝炎

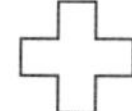

患者粪便污染的食品或餐具等经口沫传染。

（2）乙型和丙型肝炎都是由血液或体液传染，输血、性交、皮肤黏膜损伤、分娩时母婴传播、吸毒者共用注射器或针筒等均是传染途径。

（3）丁型肝炎主要通过输血和血制品传播。

（4）戊型肝炎多因水源被粪便污染导致，也可经食物污染、平时生活接触和输血等途径传染。

2. 慢性肝炎

急性肝炎恢复期未能充分休息是导致慢性肝炎的最常见原因。甲型肝炎基本不会慢性化。乙肝和丙肝多见，尤其是丙肝慢性化概率较高，此外，药物肝中毒也是导致慢性肝炎的原因。

3. 重型肝炎

主要因在乙型肝炎基础上并发戊型肝炎或甲型肝炎、妊娠、过度疲劳、饮酒、精神刺激、合并细菌感染、使用损害肝脏药物等引起。

【治疗方法】

1. 急性肝炎

没有特效药，以休息疗法和饮食疗法为主，辅之以药物治疗。

（1）休息疗法：早期必须卧床并睡觉，使血液充分流到肝脏，以利肝脏功能恢复。黄疸消退至肝功能完全恢复仍需 2 ～ 6 个月左右时间，在此期间，仍应多加休息，尤其是饭后应卧床 1 小时。

（2）饮食疗法：摄入足够的高热量、高蛋白、高维生素饮食和新鲜蔬菜水果提供肝脏修复所需能量与营养。

（3）药物治疗：使用保肝药，并根据病情使用抗病毒药。

2. 慢性肝炎 除根据病情采取与急性肝炎类似的治疗方法外，多采用干扰素、激素及中药治疗。

3. 重型肝炎

在休息、饮食疗法（有肝性脑病者应控制蛋白质摄入）外，采用保肝药、抗病毒药、激素和输注血浆、人工肝辅助装置、肝移植等方法治疗。

【预防与康复】

（1）甲肝、乙肝和戊肝可通过注射疫苗进行预防。

（2）未接种疫苗而接触甲型肝炎和乙型肝炎病毒者，可通过注射免疫球蛋白获得保护。

（3）饭前认真洗手。

（4）不共用牙刷、剃刀及针头等可能有血液残留物品。

（5）使用安全套等保护措施。

（6）在进行可能需输血的手术前，可预先抽取自身血液备用，减少感染肝炎机会。

（7）人体站立和站立运动时，流向肝脏的血液分别是平躺时的 60% 和 20%，所以充分的睡眠不仅是治疗肝炎及所有肝脏疾病的主要方法，也是保护肝脏的重要方法。

（8）急性肝炎进入恢复期后食欲旺盛，但运动受限，再加上高热量、高蛋白质饮食，体重极易超标，应多加注意。

（9）患者应至少每3～6个月进行丙氨酸氨基转移酶（ALT）、甲胎蛋白（AFP）和腹部超声等检查。

▲霍乱

【疾病简介】霍乱是因摄入的食物或水受到霍乱弧菌污染而引起的一种急性腹泻性传染病，能在数小时内造成腹泻脱水甚至死亡。由于霍乱流行迅速，且在流行期间发病率及死亡率均高，危害极大，因此早期迅速和正确的诊断，对治疗和预防本病的蔓延有重大意义。霍乱在我国主要发生在夏秋季节，高峰期在7～8月间。

【常见症状】排泄洗米水状的粪便是霍乱的特征。临床表现轻重不一，轻者仅有轻度腹泻；重者剧烈吐泻大量洗米水样排泄物，并引起严重脱水、酸碱失衡、周围循环衰竭及急性肾功能衰竭。病程可分为三期。

1. 泻吐期

多以突然腹泻开始，继而呕吐。一般无明显腹痛，无里急后重感。每日大便数次甚至难以计数，量多。初为黄水样，不久转为洗米水样便，少数患者有血性水样便或柏油样便，腹泻后出现喷射性呕吐，初为胃内容物，继而水样、米泔样。呕吐多不伴有恶心，喷射样，其内容物与大便性状相似。少部分患者腹泻时不伴有呕吐。由于严重泻吐引起体液与电解质的大量丢失，出现循环衰竭，表现为血压下降、脉搏微弱、尿量减少甚至无尿、肌肉痉挛（特别以腓肠肌和腹直肌为最常见）、全身肌肉张力减退、心动过速、心律不齐等，严重者神志不清，血压下降。

2. 脱水虚脱期

脱水虚脱期患者的外观表现非常明显，严重者眼窝深陷，声音嘶哑，皮肤干燥皱缩、弹性消失，腹下陷呈舟状，唇舌干燥、口渴欲饮，四肢冰凉、体温常降至正常以下，肌肉痉挛或抽搐。

3. 恢复期

少数患者（以儿童多见）此时可出现发热性反应，体温升高至38～39℃，一般持续1～3天后自行消退。病程平均3～7天。

【发病原因】霍乱弧菌存在于水中，最常见的感染原因是食用被患者粪便污染过的水。

【治疗方法】

本病的处理原则是严格隔离，迅速补充水及电解质，纠正酸中毒，辅以抗菌治疗及对症处理。

1. 一般治疗

（1）严密隔离：隔离至症状消失6天后，粪便弧菌连续3次阴性为止，方可解除隔离。

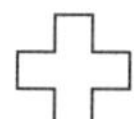

（2）休息：重型患者绝对卧床休息至症状好转。

（3）饮食：剧烈泻吐者暂停进食，待呕吐停止、腹泻缓解可给流质饮食，在患者可耐受的情况下缓慢增加饮食。

（4）补充水分是霍乱的基础治疗。轻型患者可口服补液，重型患者需静脉补液，待症状好转后改为口服补液。

2. 对症治疗

根据病情使用抗生素、肾上腺皮质激素等药物。

▲结核病

【疾病简介】结核病是由结核杆菌感染引起的慢性传染病。结核菌可侵入人体全身各种器官，但主要侵犯肺脏。

随着环境污染和艾滋病的传播，一度基本消失的结核病发病率近年来逐渐增加。多发于青年。

【常见症状】潜伏期4~8周。其中80%发生在肺部，其他部位（颈淋巴、脑膜、腹膜、肠、皮肤、骨骼）也可继发感染。症状视侵入不同部位表现不一。除少数发病急促外，临床上多呈慢性过程。常有低热、乏力等全身症状和咳嗽、咯血等呼吸系统表现。

1. 肺部结核

肺结核早期或轻度肺结核，可无任何症状或症状轻微而被忽视。若病变处于活动进展阶段时，可出现午后体温升高，一般在37~38℃之间。患者常伴有全身乏力或消瘦，夜间盗汗，女性可导致月经不调或停经。咳嗽、咳痰是肺结核最常见的末期症状，痰内带血丝或小血块。

2. 胃部结核

有些无症状或很轻微，有些类似慢性胃炎、胃癌，多数似溃疡病，患者有上腹部不适或疼痛，常伴有反酸嗳气，腹痛与进食无关。除胃部症状外还可伴全身结核症状，如乏力、体重减轻、下午发烧、夜间盗汗等。

3. 肝结核

最常见的症状为发热和乏力。其他症状有食欲不振、恶心、呕吐、腹胀、腹泻。发热多在午后，有时伴畏寒和夜间盗汗；有低热者也有弛张型者，后者高热时可达39~41℃。身患结核病者可长期反复发热。

4. 肠结核

多数起病缓慢，病程较长，早期多不明显。后期可出现消化道症状。

【发病原因】人与人之间呼吸道传播是本病传染的主要方式。传染源是接触排菌的肺结核患者。

【治疗方法】早期诊断、正规治疗多可痊愈。随着多药耐药结核的出现以及艾滋病病毒感染等免疫力低下疾病的增多，治疗难度加大。

根据结核病的类型、病灶进展等情况进

行治疗。肺结核的治疗以化学治疗为主，同时遵循以下治疗原则：早期、规律、全程、适量、联合。只有遵循这五个原则，才能确保治疗彻底。

【预防与康复】

1. 控制传染源

这是控制结核病流行的关键环节。主要是通过肺结核病例的早期发现。早期进行强有效的化学治疗，加强肺结核的化学治疗管理，使排菌的肺结核患者失去传染性，保护健康人群免受结核菌感染。

2. 卡介苗接种

卡介苗在预防儿童结核病，特别是那些可能危及儿童生命的严重疾病，如结核性脑膜炎、血行播散型结核等方面具有相当的效果，但对成人的保护有限，不足以预防感染和发病。

3. 化学预防

针对感染结核菌并存在发病高危因素的人群进行药物预防，主要对象包括：艾滋病病毒感染者；与新诊断为传染性肺结核者有密切接触史且结核菌素试验阳性的幼儿；未接种卡介苗的 5 岁以下结核菌素试验阳性的儿童；结核菌素试验强阳性且伴有糖尿病或矽肺者；与传染性肺结核有密切接触的长期使用肾上腺皮质激素和免疫抑制剂的患者。

4. 其他

结核病患者治疗期间应定期到医院随访，并按医嘱用药。

▲结核性腹膜炎

【疾病简介】结核性腹膜炎是由结核杆菌引起的慢性弥漫性腹膜感染，属于慢性腹膜炎的一种。多见于 20 ～ 40 岁人群，女性多于男性。患者有结核病史。结核性腹膜炎根据病理的改变分为渗出型、粘连型和干酪型，临床上三型常并存，称为混合型。

【常见症状】结核性腹膜炎的症状随原发病灶、感染途径、病理类型及机体反应性的不同而异。多数起病缓慢，主要症状为发热、盗汗、腹胀、腹痛、腹肌紧张、倦怠、低烧、消瘦、食欲不佳或腹泻、恶心、呕吐等。渗出型结核性腹膜炎易出现明显的腹水。粘连型和干酪型结核性腹膜炎易出现肠道粘连、梗阻、穿孔。

【发病原因】通常由肺结核、肠结核、结核性胸膜炎、盆腔结核等病灶转移引起。

【治疗方法】

（1）保持安静和加强营养。

（2）使用抗结核药物是主要治疗手段。

（3）并发肠梗阻、肠瘘、化脓性腹膜炎时需手术治疗。

【预防与康复】

（1）积极治疗腹腔外的结核病灶。

（2）不饮用未经消毒或煮沸的鲜牛奶。

（3）接种卡介苗可增强人体对结核菌的抵抗力，有利于预防结核病的发生。

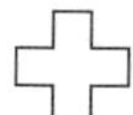

▲寄生虫病

【疾病简介】寄生虫病是多种寄生虫侵入人体而引起的疾病的统称。因虫种、寄生部位、宿主的抵抗力不同，引起的病理变化和临床症状表现各异。

寄生虫病在全球分布广泛，但主要发生在经济水平较低、卫生条件较差的地区，特别是热带、亚热带发展中国家和地区。多发于接触寄生虫机会较多的基层人群和免疫力较低的儿童。

目前，在我国常见的寄生虫病有蛔虫、蛲虫、滴虫感染，部分地区有血吸虫、肝吸虫感染等。

【常见症状】

1. 蛔虫病、鞭虫病

阵发性脐周疼痛、消化不良、消瘦、发育迟缓、记忆力减退。

2. 蛲虫病

肛门周围及会阴部剧烈瘙痒，夜间加重。

3. 钩虫病

面色苍白、发黄、贫血、头昏眼花、乏力。

4. 弓形虫病

主要发生于养猫的孕妇，导致不明原因的流产、死胎或产下患有先天性弓形虫病婴儿。婴儿可无症状，也可出现视力、智力障碍或出生后短期夭折。

5. 阴道毛滴虫病

外阴瘙痒、白带增多，有异味。

6. 阿米巴病

间歇性腹泻、腹胀和痉挛性腹痛，排出暗红色黏液血性粪便且有腥臭味。

7. 疟疾病

间断性发冷、发热，发烧时体温可达39℃左右，持续一周以上，有在疟疾流行区生活或旅行史。

8. 血吸虫病

早期可有咳嗽、胸痛或痰中带血。急性发作期有发烧、寒战、腹泻（黏液血性大便）、咳嗽、胸痛。晚期出现腹水、脾大、极度消瘦。

9. 肝吸虫病

轻度感染者可无症状，重度感染者可出现消化不良、上腹隐痛，腹泻严重者可在数年后发展成胆管炎、胆结石、肝硬化及胆管癌。感染途径为食用淡水生鱼、鱼干、盐渍或酒醉的鱼等。

10. 肺吸虫病

呼吸困难、咳嗽、胸痛、咳血，感染途径为生吃酒醉的蟹、虾。

11. 肠吸虫病

轻度感染可无症状，重度感染者可有腹痛、腹泻和发烧，感染途径为生吃淡水鱼或食入未煮熟的鱼。

【发病原因】寄生虫一般是通过口或皮肤进入人体引起感染。侵入的虫体数量越多、毒力越强，机体抵抗力越弱，发病机会就越大，病情也越重。

【治疗方法】主要是根据寄生虫种类使

用相应的药物，有外科并发症者需进行手术等治疗。

【预防与康复】

（1）养成饭前、便后认真洗手的卫生习惯。

（2）在卫生条件较差地区，食物、饮料和水常被寄生虫污染，前往这些地区旅行时，应避免饮用生水，食物应煮熟、烧开、剥皮后食用。

（3）避免前往寄生虫病流行地区或去之前进行防疫准备。

▲淋病

【疾病简介】淋病是由淋球菌引起的以泌尿生殖系统的化脓性感染为主要表现的性病，是常见的性病之一，其潜伏期短，感染性强。多发于性生活活跃的青年人群，可分为急性和慢性两种。

【常见症状】

（1）男性急性淋病潜伏期2～7天。早期尿道口瘙痒，排尿时尿道口有少量分泌物，几天后出现大量脓性分泌物，排尿时刺痛、红肿，伴轻重不等的全身症状。

（2）男性慢性淋病平时无明显症状，当过度疲劳时出现尿频、尿急和较轻的急性期症状。随病情发展可引起前列腺炎甚至附睾炎症，附睾出现肿胀和触痛感。

（3）女性患者常因阴道短，没有症状或症状轻微。女性急性淋病潜伏期2～3天。外阴瘙痒，有黄色分泌物排出。若炎症向尿道、宫颈等生殖系统扩散，患者还会有排尿疼痛、尿频、发烧等症状。女性慢性淋病表现为下腹坠胀，腰酸背痛，白带较多。

（4）孕妇感染淋病自身多无症状，但可发生胎膜早破、感染、早产、产后败血症等。

（5）新生儿可经产道感染引起淋病性结膜炎，出现结膜充血、水肿，有脓性分泌物，严重时可导致失明。

（6）幼女感染淋菌会出现外阴、会阴和肛周红肿，阴道分泌物增多，尿痛等症状。

（7）与受感染的性伴侣进行肛交或口交者，可导致直肠淋病或咽部淋病，出现排便疼痛或咽痛等症状。

【发病原因】大多通过性接触传染，无论有无临床症状均可传染他人，且女性较男性更易被感染。与感染者阴道性交时，男性患者与女性一次性交，女性被感染机会达90%以上；女性患者与男性一次性交后，男性感染机会为20%。

少数非性接触传染者主要是通过接触病人含淋病双球菌的分泌物或被污染的用具，如沾有分泌物的内裤、毛巾、脚布脚盆、衣被、马桶圈以及握手等传染。

【治疗方法】

（1）患者和性伴侣双方均应及时就诊，确诊后应足量、足疗程使用抗生素进行治疗，以免出现并发症、复发或迁移成慢性。

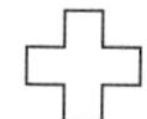

（2）中药可作为淋病治疗的辅助措施，配合西药抗生素的使用，提高疗效。急性淋病以清热利湿解毒为主，慢性淋病以补肾利湿、扶正祛邪为主。

（3）治疗期间禁止性生活。

【疾病预防】

（1）提高防病意识，避免不洁性交和乱交。

（2）禁止淋病病人与儿童，特别是女童同床、共浴。

▲梅毒

【疾病简介】梅毒，俗称“花柳病”，是由梅毒螺旋体引起的一种慢性性接触传染病。可以侵犯皮肤、黏膜及其他多种组织器官。目前，梅毒是与淋病并列的两大主要性病。梅毒如果早期发现和治疗可以治愈，没有永久性的损害，若拖延治疗，可无症状持续数年而最终导致心、脑、神经等损害和死亡。梅毒患者多有包括其他性病在内的感染。梅毒按传染方式可分为后天梅毒（获得性梅毒）、先天梅毒（胎传梅毒）和妊娠梅毒三种。

【常见症状】

1. 后天梅毒

早期（一期和二期）和晚期（三期）症状各不相同。

感染后的潜伏期（平均三周）多无症状，发病后的一期梅毒主要症状是在性器官或嘴唇、乳房、手指等部位出现 1 厘米左右的橡皮样硬块（医学上称为“硬下疳”）。不痛不痒，因此易被忽视，硬块逐渐变成水泡，进而溃疡，不经治疗或简单使用软膏后即可消退，所以多不会想到是梅毒。硬块出现一周后多在腹股沟部出现淋巴结肿胀，无痛，也会在一周左右自行消退，使人误以为痊愈。

二期梅毒的主要症状是随病毒传播至全身，在胸腹、双肋及四肢出现淡红色的皮疹，可自行消退。如果皮疹发生于肛门和外生殖器部位会成为称为扁平湿疣的溃烂。口腔黏膜会出现乳白色斑点，头部可出现虫蛀样脱发。部分患者可出现关节炎、肾病综合征、脑膜炎、神经性耳聋等骨、眼、神经及内脏损害，但大多数患者由于不痛不痒，而与普通皮肤病混淆。

三期梅毒的主要症状是感染两年以后，颈部、手脚、躯干的皮肤出现 1 厘米左右暗红色结节，头部、锁骨、胸骨等出现橡皮般肿瘤，并出现心血管、神经、眼、骨等用梅毒损害引起的相应症状。

梅毒在一期至二期、二期与三期之间分别有一个月左右和数年至数十年的潜伏期，潜伏阶段身体可保持健康。梅毒在一期和二期具有较强的传染性，一次性交，性伴侣可有 30% 的概率被感染。在潜伏期通常没有传染性。

2. 先天梅毒

出生后三周左右发病称为早期先天梅毒，出生后 2 岁以后发病称为晚期先天梅毒，主要症状为发育障碍，全身皮肤或手、掌、脚底等出现梅毒疹，随年龄增长，在牙齿、眼睛、鼻、骨骼、脑部等出现前述梅毒特有症状。

3. 妊娠梅毒

是指在妊娠期间患有未经治疗的一期或二期梅毒。大多会导致流产或婴儿患有先天梅毒。

【发病原因】后天梅毒和妊娠梅毒主要通过性行为染病，个别患者通过接吻、输血、接触污染的衣物等途径染病，先天梅毒由患有梅毒的孕妇通过胎盘传染给胎儿。

【治疗方法】

（1）尽早、足量使用抗生素可有效治愈早期梅毒。

（2）配偶或性伴侣应同时检查治疗。

（3）治疗后应定期随访，以确定疗效。如果治疗失败或再感染，需加倍用药治疗。

【预防与康复】

（1）避免滥交。

（2）使用避孕套，避免不安全的性行为。

（3）未治愈前，禁止性生活。

（4）注意个人卫生，不使用他人毛巾、内裤等私人物品，不与他人同盆同浴。

（5）在治疗完成后，要在医生指导下复查，认真、严格随访 1 ～ 3 年。有复发者应立即复治，以免转入晚期梅毒，造成心血管、神经系统等器官损害。

▲疟疾

【疾病简介】疟疾是因感染一种被称为疟原虫的寄生虫引起的传染病，俗称“打摆子”、“寒热病”。好发于热带、亚热带地区和部分温带地区。疟疾可按致病的疟原虫种类分为四种，即间日疟（间日疟原虫）、三间疟（三日疟原虫）、卵型疟（卵型疟原虫）和恶性疟（恶性疟原虫）。在我国，以遍及全国（除青藏高原）的间日疟和主要分布在秦岭至淮河以南，特别是云贵和两广的恶性疟为主，其他两种较为少见。

【常见症状】潜伏期数周至数月，少数患者可达数年。常呈周期性冷热交替发作是疟疾的典型症状。所有疟疾的始发症状相似，可突发极度寒战，在盛夏盖数层棉被也无法制止，持续半小时至 2 小时左右，体温上升，迅速可达 40℃以上，头痛剧烈、辗转不安、呻吟、皮肤发烧欲揭去衣服，口渴欲饮冷水，恶心、呕吐。4 ～ 6 小时后体温开始下降，出现大汗淋漓，症状缓解，自觉舒畅而乏力、嗜睡，醒后精神、食欲恢复正常。

最初的发热发作可无规律性，很快呈现周期性。间日疟和卵型疟每 48 小时，三日疟每 72 小时重复出现上述寒战 – 发热 – 多汗 – 间歇症状；恶性疟或双重、三重感染时常天天发热。随着病情发展可出现脾肿大、严重贫血、黄疸。恶性疟者常导致脑、肺、肾等多器官受损，出现惊厥、谵妄、

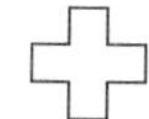

呼吸困难、抽搐、昏迷。也有部分患者只表现为头痛、全身不适、恶心、呕吐、全身关节疼，但突然恶化为难以抢救的危象。恶性疟多发于儿童、孕妇和疟疾高危地区的旅行者。

【发病原因】多为被感染疟原虫的雌性蚊虫叮咬致病，少数为输入感染的血或使用疟疾患者用过的注射器致病。

【治疗方法】在热带等疟疾流行地区旅游或工作归来，出现发烧和其他症状时，应及时就医检查。恶性疟是一种严重急症，应立即就医检查和治疗。

（1）主要使用青蒿素等药物进行治疗。

（2）高烧、惊厥者可采用物理或药物降温。

【预防与康复】

（1）前往疟疾活跃地区旅游者需提前1～2周服用抗疟药，降低染病风险。预防用药必须根据该地区的抗药性而使用不同的药物。

（2）怀孕时感染疟疾会增加母亲死亡及流产的风险，儿童患疟疾很可能会导致严重并发症甚至急速恶化死亡，建议怀孕妇女尽量不要到有疟疾风险的地区尤其是恶性疟流行区旅游。如无法避免，一定要做好万全的准备，避免蚊子叮咬。孕妇应咨询医生使用抗疟药，以免影响胎儿。儿童必须依体重来调整剂量。

（3）在疟疾高发、流行区生活和工作者，应通过穿长衣、长裤，使用喷过杀虫剂的蚊帐，安装纱窗、纱门，使用杀虫剂对室内外进行喷洒消毒，在身体裸露部分涂抹避蚊油膏等措施，避免蚊叮。

（4）曾经前往疫区旅行和生活者，不管有无使用预防用药，返乡后3个月内若有不明原因的发烧，应尽早就医，并主动告知医师相关的旅游史。

（5）患者应及时补充水分，保持水分和电解质平衡。

（6）进食流质半流质、高蛋白质饮食。

（7）造成贫血者需补充铁剂。

▲软下疳

【疾病简介】软下疳是由感染软下疳菌引起的外生殖器疼痛性、溃疡性性传播疾病，多发于男性，患者易感染和传播艾滋病。

【常见症状】溃疡和剧烈疼痛为本病的突出特点。潜伏期平均2～3天。女性比男性的症状一般较轻，潜伏期也长。

男性多出现在龟头或包皮处，女性多在阴唇、会阴及肛周处。软下疳也可出现在肛门、手指、口唇、舌、乳房等处。初发为外生殖器部位的炎性小丘疹。24～48小时后，迅速形成脓疱，3～5天后脓疱破溃后形成溃疡，并逐渐增大、增多。溃疡表面有恶臭的黄灰色渗出物，去除后可见红色组织增生。2～3周后，腹股沟淋巴结出现肿胀、疼痛和溃疡。

【发病原因】主要经性行为感染软下疳菌（杜克雷嗜血杆菌）所致。

【治疗方法】

（1）及时、规范、足量使用抗生素和硫黄剂软膏。

（2）造成组织破坏、瘢痕及畸形者，可采取手术治疗。

（3）可使用冷敷腹股沟、1∶5000高锰酸钾或双氧水冲洗患处，缓解症状。

（4）性伴侣应同时治疗。

（5）治愈前应避免性生活。

【预防与康复】

（1）避免高危性行为，使用安全套减少感染风险。

（2）患者使用过的内衣、床单、被褥、浴盆、马桶等应严格消毒。

（3）在公共浴室洗浴应避免使用池浴，使用公共厕所的坐式马桶时应使用厕垫纸，以保证卫生。

◎急诊科

▲感染性疾病

感染性疾病也称感染症，是由微生物侵入人体并增生繁殖而引起的疾病。

自然界存在成千上万种微生物，但只有部分能进入人体。进入人体内的微生物也不必然引起疾病。一些微生物长期占据身体的某些部位，如皮肤、口腔、上呼吸道、肠道及生殖道（特别是阴道），称为常住菌群。它们相互之间、与人之间常和平相处，并可抵御致病微生物对机体的侵犯。但当因饮食、卫生状况、空气污染、药物等因素使常住菌群之间的平衡被打破，或大部分被杀死时，出现或者某些强大菌群不受限制的生长，引起疾病；或者没有足够的常住菌群抵御致病微生物的侵犯，使人体患病。另一方面，某些进入人体的微生物能产生毒素，破坏机体组织的酶等物质，甚至具有阻断人体防御机制的方法。这些微生物称为致病微生物或感染微生物，主要包括细菌、病毒、真菌和寄生虫，由他们引起的感染分别称为细菌（性）感染、病毒（性）感染、真菌感染和寄生虫感染。

人体遇到感染时，会通过物理屏障和免疫系统进行对抗。物理屏障包括皮肤、黏膜、眼泪、耵聍、黏液和胃酸，以及正常的尿流。免疫系统通过白细胞和抗体，对通过了物理屏障的致病微生物进行识别和清除。炎症、发烧、呕吐、腹泻和免疫反应等是这些对抗引起的相应现象。

洗手、戴口罩、手套、穿隔离服、注射疫苗和某些情况下使用抗生素均是预防感染的常用方法。

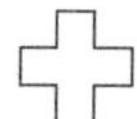

▲颈部创伤

【疾病简介】颈部创伤主要是指由于颈部在外力的剧烈冲击下，造成的颈部肌肉、肌腱、筋膜、韧带和骨骼、神经等损伤。

【常见症状】症状视受伤程度表现不一。如果仅是扭伤，颈部会在数小时内出现明显的疼痛或肿大；如果创伤严重，造成颈椎脱臼、骨折、脊髓和神经受伤，会立刻出现头痛、恶心、呕吐、目眩、耳鸣甚至窒息、昏迷等严重症状。

【发病原因】汽车追尾、身体冲撞等外力冲击是最常见的原因。

【治疗方法】

（1）受冲击较大，症状明显时，应立即去医院检查治疗。

（2）如果症状较轻微，要注意保持颈部相对的固定，睡觉时脖子下方垫上小枕头，使颈部放松。

（3）根据情况使用热敷、理疗、按摩、外敷膏药等方法缓解症状。

【疾病预防】驾车和乘车时，全程系好安全带是最重要的预防措施。

▲酒精中毒

【疾病简介】酒精中毒俗称醉酒，是指因血液中高浓度乙醇即酒精超过肝脏的氧化代谢能力，蓄积体内，而引起的一系列中毒症状，可分为急性酒精中毒和慢性酒精中毒。

酒精对神经系统和肝脏伤害最严重。可在短时间内给患者带来较大伤害，甚至可以直接或间接导致死亡。如果长期超量饮酒易导致慢性酒精中毒，其给患者带来的是累积性伤害，如酒精依赖、精神障碍、酒精性肝硬化及诱发某些癌症，如口腔癌、舌癌、食管癌、肝癌等。

【常见症状】

1. 急性酒精中毒

中枢神经系统首先出现兴奋，随后进入抑制状态，可分为三个阶段。

（1）兴奋期：头晕乏力、自控力丧失、欣快感、眼结膜充血、胡言乱语。

（2）共济失调期：动作失调、步态蹒跚、口齿不清、恶心呕吐。

（3）昏迷期：呼吸深慢、口唇紫绀、脉搏细弱、心率快、四肢湿冷、体温低，严重者深度昏迷。

酒醉醒后可有头痛、头晕、乏力、恶心、震颤等症状。

2. 慢性酒精中毒

可导致神经、消化、呼吸、心血管、代谢、生殖系统的损害，出现相应的症状，如记忆力明显减退或丧失、眼球震颤、手脚感觉异常、腹痛、食欲不振、男性性功能低下、女性宫内死胎率增加、胎儿畸形等。

【发病原因】因过量、过快饮酒而引起。

【治疗方法】

（1）轻症中毒患者无需治疗，可以适当吃一些含糖较多的食品如苹果、香蕉、柑橘、蜂蜜等，以及富含维生素 C 及 B 族维生素的食品，同时鼓励患者多饮水，以促进排尿。对于躁动者可以适当加以约束，重点保护其头面部，以免碰伤。

（2）大量饮酒后如果出现不适感，应立即反复催吐，或就医洗胃，这是防止酒精中毒最有效的措施，可以大大减轻患者的痛苦和伤害，起到事半功倍的效果。但是如果饮酒超过 1 小时，洗胃效果将大大下降，因为饮入的酒精大多数在 1 小时内被吸收，这种情况下不建议洗胃。

（3）对于有呼吸微弱、不规则、体温下降等症状的昏睡和昏迷的患者，以及有心血管疾病的患者，应立即送医院检查治疗。在到达医院前要让患者采取侧卧体位，并注意保持患者呼吸道通畅。

（4）如患者一般情况较好，不去医院的患者，身边一定要有人看护，直至患者清醒为止。千万不要让其独睡，否则患者在睡眠时有可能因呕吐而发生窒息死亡。

（5）慢性酒精中毒者首先应立即戒酒，进行心理治疗，同时根据病情使用相应药物。

【预防与康复】

（1）充分认识酒精中毒对人体的伤害。

（2）酒精依赖者或长期酗酒者应每年进行 1 ～ 2 次肝功能、肝脏 B 超检查。

▲狂犬病

【疾病简介】狂犬病是狂犬病毒所致的急性传染病，因其恐水症状比较突出，故又名恐水症。

【常见症状】狂犬病的临床表现可分为四期。

1. 潜伏期

长短不一，最短 3 天，最长 19 年，一般平均 20 ～ 90 天。在潜伏期中，感染者无任何症状。

2. 前驱期

全身不适、低烧、头痛、恶心、疲倦，继而恐惧不安、烦躁失眠，对声、光、风等刺激敏感，喉头有紧缩感，伤口处及其神经支配区有痒、痛、麻等异常感觉。

3. 兴奋期

高度兴奋、极度的恐怖表情、怕风、怕光、体温升高、呼吸困难、心率加快。

4. 麻痹期

进入昏迷状态，常因咽喉部痉挛而窒息死亡。

【发病原因】主要因被病犬、病猫、病狼等动物咬伤而感染。少数患者因眼结膜被病兽唾液污染而患病。人被感染后并非全部发病，被病犬咬伤（多呈不规则的撕裂伤）而未做预防注射者约 15% ～ 20% 会发病；被病猫和病狼咬伤者，因伤口多较深，常引起发病。是否发病还与以下因素相关。

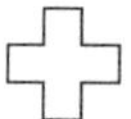

（1）咬伤部位：咬伤头、面、颈、上肢时，发病概率高。

（2）咬伤严重性：咬伤深而大，多处被咬伤发病率高。

（3）咬伤后迅速清洗伤口者，伤口处理好者发病率低。

（4）衣着厚者感染机会少。

（5）及时、全程、足量接种疫苗者发病率低，有免疫低下或缺陷者发病率高。

【治疗方法】狂犬病是所有传染病中最凶险的病毒性疾病，一旦发病，预后极差。迄今尚无特效治疗方法，故强调在咬伤后及时进行预防性治疗，对发病后患者以对症综合治疗为主。

【疾病预防】

（1）伤口处理：早期的伤口处理十分重要。人被咬伤后应及时以 20% 肥皂水充分地清洗伤口，或用吸奶器、拔火罐吸拔出局部的血液。伤口较深者尚需用导管伸入，以肥皂水作持续灌注清洗，然后去医院接受医生的进一步检查和清创处理。伤口不要包扎，要保持暴露，因为狂犬病菌属于厌氧菌，包扎导致伤口缺氧反而会加速病菌繁殖。

（2）预防接种：在被咬（抓）伤 24 小时内到防疫站、疾控中心、医院接种疫苗。

（3）在日常生活中，不要突然地用手去摸狗的头部或者见到狗就急速地奔跑，以免刺激、惊吓动物伤人。

▲颅脑外伤

【疾病简介】颅脑外伤是指头颅因外力造成的创伤，包括头皮裂伤、头皮撕脱伤、头皮血肿、颅骨骨折、脑震荡、脑挫裂伤、颅内血肿和整个脑组织的神经细胞损伤。颅内外伤可造成头皮、颅骨或脑组织的损伤，三者可单独发生，但需警惕其合并存在。

【常见症状】轻度的颅脑外伤会出现头痛、眩晕，部分患者可出现轻度的意识模糊、恶心、呕吐，儿童常表现为呕吐或烦躁。如果头皮裂伤，因头皮有许多血管，出血一般较多，使得损伤可能表现得比实际情况严重。如果发生脑震荡（暂时性的、轻度的神经功能紊乱，而无明显的脑组织结构损伤）常有持续不超过 30 分钟的短暂意识丧失，苏醒后无法回忆受伤前后的情景，可有头痛、眩晕、呕吐、乏力、健忘、易怒、抑郁、焦虑、注意力涣散等症状。

重度的颅脑外伤一般症状与轻度颅脑外伤相同，只是程度更重，意识障碍表现明显，许多患者昏迷数小时、数天或更长时间，苏醒后常有昏昏欲睡、意识模糊、烦躁、易激惹、呕吐、抽搐等症状，并因损伤的脑功能区不同引起相应的运动、感觉、言语、视觉、听觉、记忆、思考、控制情感等能力暂时或永久性损害。

如果发生颅骨骨折，可从鼻孔或外耳道流出清亮的脑脊液。如果外伤引起脑组织出血或肿胀，可导致颅压增高，伤后一天至数天内出现加重的头痛、呕吐和意识障碍，反应迟钝，瞳孔放大，昏迷甚至死亡。

【发病原因】大多是由交通事故、高处坠落、打斗、运动意外、工伤等造成。

【治疗方法】颅脑外伤除非仅有外伤处疼痛而无其他症状，均应立即就医检查治疗，并在伤后几天留意观察。

▲脑震荡

【疾病简介】脑震荡是头部受外力打击后发生的中枢神经系统暂时性功能障碍，一般无器质性损害，是一种轻型脑损伤，经治疗后，大多可以治愈。

【常见症状】一时性的神志恍惚或意识丧失，时间持续数秒至二三十分钟不等，清醒后近事遗忘，可伴有头痛、恶心、呕吐、耳鸣、注意力不集中、失眠、易怒、焦躁、抑郁等症状。

【发病原因】外力冲击引起神经功能改变。

【治疗方法】一般经卧床休息数日或数周后多可自愈。也可进行对症治疗，促进恢复。

治疗和康复过程中要注意观察脉搏、呼吸及神志的变化，警惕可能发生的脑挫裂伤和颅骨血肿等。

▲破伤风

【疾病简介】破伤风是由破伤风菌侵入人体伤口后，在缺氧环境下生长繁殖，产生嗜神经外毒素而导致的神经系统中毒疾病。绝大多数破伤风患者均有外伤史，伤口多先有或合并化脓性感染。一般伤口较深，常有异物及坏死组织残留。部分患者伤口较小而隐蔽，常被患者忽视而致延误诊断和治疗，甚至因病情发展而造成严重后果。

【常见症状】以面部和背部等部位阵发性强直、痉挛为主要特征。潜伏期可从24小时至数月、数年，平均为1～2周，潜伏期愈短病情愈重。

部分患者可有全身乏力、头痛、烦躁、易怒、头部发硬等早期症状，痉挛常开始于面部，表现为牙关紧闭、张口困难和苦笑般表情。随病情发展，依颈、背、腹、四肢顺序出现肌肉僵直和阵发性、强直性痉挛，身体如弓般向后弯曲。痉挛可导致便秘、排尿困难、肌肉断裂甚至骨折，如果达到呼吸肌，可产生呼吸骤停，也可因强烈的肌痉挛导致心力衰竭。

【发病原因】致病原因主要为破伤风菌感染。破伤风菌广泛存在于家畜和人的粪便以及土壤中。感染破伤风菌后只有少数感染者发病，其重要的发病因素是伤口的缺氧环境。破伤风菌属于厌氧菌，不能侵入正常的皮肤和黏膜。但各类创伤，特别是含铁锈的伤口，伤口小而深的铁钉、玻璃等刺伤，提

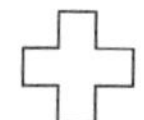

供了适合破伤风菌大量生长的缺氧环境。如果同时存在需氧菌，会消耗伤口残留的氧气，更易导致破伤风。新生儿也可由脐带感染引起破伤风。

【治疗方法】

（1）对伤口进行彻底清创处理。

（2）使用破伤风免疫球蛋白中和毒素，使用抗生素消灭病毒，使用镇静解痉药缓解痉挛。

（3）患者需在安静、昏暗的房间内进行隔离治疗，以减少外部刺激。

【预防与康复】

（1）儿童发生外伤后，家长应特别注意观察病情。

（2）注射破伤风疫苗可做到有效预防。

（3）破伤风不是终生免疫疾病，治愈后仍可再次感染发病，所以患者仍需注射疫苗。

（4）伤口处理，对伤口的及时彻底清创和处理，能有效防止破伤风细菌的感染和繁殖。

▲气胸

【疾病简介】气胸指气体进入正常状态下本没有气体的胸膜腔内，造成积气的状态。气胸可分为两大类：自发性气胸和创伤性气胸，其中自发性气胸按照气胸发生前有无合并肺部疾病又分为原发性和继发性两种。气胸是呼吸科急症之一。

【常见症状】起病大多急骤，突发胸痛，胸痛常为针刺样或刀割样，持续时间短暂，继而出现胸闷、呼吸困难，并可有刺激性咳嗽。部分患者可出现精神紧张、不安、烦躁、气促、发绀、出汗、血压下降、皮肤湿冷甚至意识不清、昏迷等危重症状，若抢救不及时，极易引起死亡。也有少数患者病情发展缓慢，甚至无自觉症状。通常继发性气胸患者的症状比原发性气胸患者严重。

【发病原因】原发性气胸病因未明，但多与胸膜下肺大疱突然破裂有关，易发于青年及年长儿童，特别是男性身材瘦高者，但青年男性发病多无已知的呼吸道疾病。继发性气胸多因慢性阻塞性肺部气肿、支气管哮喘、慢性肺结核、矽肺等肺部疾病损伤胸膜所致。创伤性气胸原因主要为外伤、医疗诊断和治疗时操作不当、呼吸道严重梗阻。

【治疗方法】

1. 一般治疗

症状轻微的患者只需卧床休息，保持安静，积气可自行吸收。

2. 排气治疗

气胸量较大者呼吸困难，多采用胸腔穿刺抽气和闭式引流方法，排出气体。

3. 手术治疗

排气治疗无效或反复发作者，应考虑手术治疗。

【疾病预防】积极防治原发性肺部疾病。

▲深静脉血栓

【疾病简介】深静脉血栓也称深静脉血栓形成，是指血液非正常地在深静脉内凝结。血栓多发生于下肢和骨盆。血栓形成后，除少数能自行消融外，一些血栓会转变为瘢痕组织，可能会损伤静脉中的瓣膜，影响血液正常回流，形成慢性深静脉功能不全，有时血栓会脱落，并随血液循环经心脏流至肺部或脑部，导致血管阻塞，轻者可引起一小片肺叶组织的梗死（肺梗死），重者可引起致命的肺栓塞或脑卒中。

【常见症状】大部分患者没有明显的症状。

慢性深静脉功能不全者，血栓远端肢体或全肢体会出现肿胀（水肿）、疼痛、触压痛、皮肤温暖。疼痛常是最早出现的症状，有时肿胀是最主要或唯一的症状，水肿在一天结束时最重，腿处于水平位置休息时消退。若静脉受损严重，腿部水肿会长期存在，皮肤呈鳞状并感痛痒，或变为红棕色，患处易破裂，形成溃疡，且经久不愈或反复发作。肺梗死和肺栓塞者常可导致胸痛或呼吸困难、咯血，部分可致呼吸、心跳骤停，上述症状多见于术后（特别是骨科大手术）、外伤、晚期癌症、昏迷和长期卧床处于制动状态的病人。

【发病原因】静脉壁损伤、疾病导致血液易凝固和静脉血液滞缓三个因素综合作用导致。

手术、注射刺激性物质和某些疾病可造成静脉损伤。癌症、某些遗传性疾病、口服避孕药、雌激素药物、分娩、脱水和吸烟等可引起异常的血液凝固。长期卧床、双下肢瘫痪、长时间驾驶或乘坐飞机、汽车可引起血液流动速度减慢。

【治疗方法】

1. 早期亚急性期和慢性期（发病八天以上）的治疗

卧床休息、抬高患肢、穿戴医用弹力袜、间歇性充气泵压迫治疗、口服促进活性药物。

2. 急性期（发病七天以内）治疗

采用溶栓、抗凝、手术取栓、置入下腔静脉滤器等方法治疗。

【预防与康复】

（1）大手术后患者和长途旅行者，应多喝水并每 30 分钟做一次四肢伸展运动。

（2）有潜在风险者应持续穿着医用弹力袜，并定期使用间歇性充气泵进行预防性治疗。

（3）忌食辛甘肥厚食物，以免增加血液黏度。

（4）患者不宜按摩、推拿患肢和用力大便使腹压增高，以免血栓脱落。

（5）注意保暖，避免寒冷潮湿。

（6）每日坚持进行抬高患肢（3 分钟）—沿床边下垂（5 分钟）—平放（3 分钟）

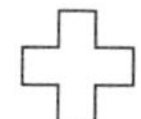

的锻炼，每日十组，每组6次。

▲食物过敏

【疾病简介】食物过敏即食物变态反应，是指某些人在吃了某种食物后，引起身体某一组织、某一器官甚至全身的强烈反应，以致出现各种各样的功能障碍或组织损伤。近年来，随着生活方式转变和水平的提高，食物过敏发病率迅速上升。

引起过敏的食物范围很广，鱼、肉、蛋、奶、菜、果、面、油、酒、醋、酱等都会引起过敏。但一般来说，常见的也是最易引起过敏的物质主要是蛋白质，包括牛奶、花生、虾、螃蟹、豆类、坚果、海产品，及芒果、荔枝等。

【常见症状】最常见的临床表现为出现皮肤症状，也可见消化道症状和呼吸道症状。

过敏反应轻者感觉嘴麻、嗓子痒；重症者会出现皮疹、皮肤肿胀、头晕、恶心、呕吐、腹泻；最严重的可引起心律失常、过敏性休克、急性哮喘、喉头水肿等致死性反应。

【发病原因】具有过敏性体质的人胃肠功能较差，肠壁的通透性较高，容易将食物中未被消化分解的蛋白质直接吸收进入体内，于是这些异体蛋白就成为一种抗原物质，刺激人体产生抗体，当抗体——过敏物质再次进入人体时就会发生过敏。

现代生活的发展使人们的食物品种大为丰富，人们有机会接触到以往难以见到的食品；许多食物具有明显的地区性，而现在便利的交通条件早已打破了地区性；许多食物有特定的季节性，而现在饲养技术、栽培技术和储藏保鲜技术的进步不仅抹去了季节时限，而且也使可以储藏的食物越来越多。运输业的发达更使许多国外食物漂洋过海来到中国；各种各样的方便食品、人造食品也是层出不穷；由于目前广泛使用化肥、杀虫除草剂以及灌溉水源和作物生长环境污染，畜禽使用的混合饲料含较多的致敏物质等因素，使近年来食物所含过敏性物质成分增加，也增加了人群中发生食物过敏的机会。

【治疗方法】

食物过敏尚无有效根治办法。

【预防与康复】

（1）避免摄入含致敏物质的食物，这是预防食物过敏最有效的方法。

（2）对食品进行深加工，如通过加热等方法破坏、分解食品中的过敏原。

▲食物中毒

【疾病简介】食物中毒是由于进食被细菌及其毒素污染的食物，或进食含有毒素的物质引起的急性中毒性疾病，前者称为细菌性食物中毒，后者称为非细菌性食物中毒。

【常见症状】所有食物中毒都会出现腹痛、腹泻、恶心与呕吐症状，常会因上吐下泻而出现脱水症状，如口干、眼窝下陷、皮肤弹性消失、肢体冰凉、血压降低、脉搏细弱，严重时可至休克、死亡。另外，依中毒源不同，症状也不完全相同。肉毒杆菌食物中毒还会有视物双影、说话不清楚、呼吸困难等神经系统症状；毒蘑菇中毒还有意识障碍、痉挛等症状；甲醇（假酒）中毒以神经系统损害和眼部损害为主要表现，严重者可失明；河豚中毒会有口、舌发麻，手脚运动麻痹，呼吸困难等症状。

【发病原因】食入各种有毒物质。

【治疗方法】

（1）中毒早期由于毒素尚停留在胃内，未被人体充分吸收，应立即催吐。通过将手指、羽毛、筷子等物放入中毒者的口腔，刺激咽喉部位，使中毒者呕吐，将中毒物质吐出，清除毒素。

（2）一般性食物中毒，多数是细菌性食物中毒，催吐后，可视情况进行处理。病情较轻者可通过及时补充水分和电解质，调整和控制饮食进行治疗。病情严重者和药物、毒蘑菇、假酒、河豚、有毒化学物质等引起的食物中毒，需立即送医院进行洗胃、导泄、输液等治疗。

（3）由于呕吐、腹泻会造成体液的大量损失，易引起多种并发症状，直接威胁病人的生命。这时，应大量饮用清水，以促进致病菌及其产生的肠毒素的排除，减轻中毒症状。但应注意不能一口气喝一大杯水，而应小口小口地喝水或者喝淡盐水、电解质饮料。因为人在脱水时，体内电解质失去平衡，钠离子和钾离子大量流失，如果短时间喝进大量的水，会使体内钠、钾离子浓度进一步降低，引起心律不齐或猝死。

（4）口服补液，补充因上吐下泻所流失的电解质（如钠、钾）及葡萄糖。

（5）勿急于止泻，呕吐与腹泻是机体防御功能起作用的一种表现，它可排除一定数量的致病菌释放的肠毒素，故不应立即使用止泻药，如易蒙停等。特别对有高热、毒血症及黏液脓血便的病人更应避免使用，以免加重中毒症状。

（6）食用清淡容易消化的食物，避免进食刺激性食品。

【预防与康复】

（1）严禁食用病死畜禽肉或其他变质肉类。最好不吃未经高温加工的蛋白质类食物，如醉虾、腌蟹等。

（2）冷藏食品应保质、保鲜。动物食品食用前应彻底加热煮透，隔餐剩菜食用前也应充分加热。

（3）烹调时要生熟分开，避免交叉污染。

（4）腌制罐头食品，食用前应煮沸6～10分钟。

▲重金属中毒

【疾病简介】重金属中毒是指原子量大

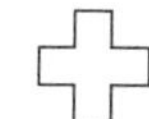

于65的重金属元素或其化合物引起的中毒，常见的引起中毒的重金属元素主要有砷、铅、汞、锌、锡、镍、铬、镉、铜、钴等。重金属元素不能被生物降解，并对体内蛋白质和酶等产生破坏作用，同时因其物理特性不易被排泄，从而在人体中积累，引起急、慢性中毒。

【常见症状】重金属中毒会依短期进入人体量的多少，表现为急性或慢性中毒，也会因重金属种类和人体组织伤害部位不同，表现为不尽相同的症状。急性中毒时，多会有恶心、呕吐、腹泻、头痛、头晕、咳嗽及呼吸困难、心悸、视力障碍、神志不清、昏迷等症状。慢性中毒可因神经、呼吸、血液、消化系统及肝、肾、皮肤等组织的受损表现出相应症状，如脑病变、智力发育障碍、肺水肿、肝炎、肾衰竭、皮炎、不孕不育、皮肤癌、白血病等。

【发病原因】患者多因长期接触含重金属物质，通过吸入、食入、皮肤接触等形式中毒，部分因误食等意外事件引起中毒。

【治疗方法】

（1）急性中毒者应立即送医院急救，采取催吐、加速排泄等方式去除重金属和使用解毒剂。

（2）慢性中毒者需长期使用解毒剂排毒。

【预防与康复】

（1）从事采矿、印刷、电镀、冶炼等工作者，应加强日常防护，并定期进行重金属检测。

（2）遇有交通拥堵时应关闭车窗，并开启室内循环模式，减少汽车尾气污染物吸入。

（3）教育儿童不要啃咬含有油漆或金属材料制造的玩具。

（4）尽量使用陶制器具或纯白瓷器，避免使用含铅量高的彩釉餐具，特别忌用其盛放酸性食品。

第二节　常见儿童疾病

◎新生儿常见疾病

▲精索鞘膜积液

【疾病简介】精索是位于腹腔与睾丸之间，为睾丸、附睾、输精管提供血液供应、淋巴回流和神经支配的柔软圆索。正常情况下，胎儿在８～９个月时睾丸从腹腔降入阴囊，当睾丸降入之后从腹腔到阴囊的通道会关闭。如果不关闭，就成为腹膜鞘状闭锁不全。这种情况下，当腹压增高时，会使得腹腔液体流向精索，形成积液，称为精索鞘膜积液。多见于新生儿。

【常见症状】在精索部有圆形光滑肿块，不能推回腹部。积液较少时可无症状，若积液较多可引起阴囊下坠不适，或排尿及性功能障碍。

【发病原因】先天性鞘状突闭合反常或

者鞘膜内液量异常增多是主要原因。睾丸、附睾感染及外伤等原因也会引起积液增多。

【治疗方法】一岁内精索鞘膜积液多数可自愈，一岁后如不能自动吸收则需要手术治疗。

▲脑性麻痹

【疾病简介】脑性麻痹又称脑性瘫痪，简称脑瘫，是指婴儿出生前、出生时及出生后一个月内，脑组织在发育未成熟阶段受到损害，造成一种非进行性、不可逆性的病变，从而形成以姿势异常和运动障碍为主要表现的综合征。

脑瘫可分为痉挛型、运动障碍型、共济失调型和混合型等类型，其中痉挛最为常见，占全部患儿的75%左右。

【常见症状】

1. 痉挛型

啼哭或站立时，双下肢发生痉挛性伸直和双上肢向后伸展；走路时，双足尖着地，呈现剪刀步型马蹄足，内翻足。多发于出生时体重较轻儿和发生窒息者及早产儿。

2. 运动障碍型

出现无目的、不自主动作，或手足躁动、舞蹈病、动作过多、肌震颤。

3. 共济失调型

主要表现为步态不稳、肌张力低。

严重的患儿除肢体症状外，还可出现智力、认知、语言、学习、视力、听力、进食等障碍或癫痫。

上述症状在新生儿期不易被注意，常以眼睛内斜视被发现。大多数出生数月至一年内出现双侧性或四肢运动障碍。

【发病原因】包括出生前、出生时和出生后三个方面。

1. 出生前

胎儿感染、出血、缺氧、发育畸形和母亲妊娠高血压、糖尿病、脑外伤和接触放射线等。

2. 出生时

羊水堵塞、胎粪吸入、脐带绕颈等导致窒息或产时受伤、颅内出血、缺氧等。

3. 出生后

缺氧、胆红素偏高、颅内出血和严重感染等。

此外早产儿因血管发育受损、代谢障碍等原因较易发生脑瘫。

【治疗方法】目前对于本病尚无根治方法，应尽早开始康复和运动训练以降低身体各项功能障碍程度。

1. 体育锻炼及理疗

肌肉、机体锻炼，推拿、针灸及捏脊疗法和电疗、足疗。

2. 药物治疗

使用脑活素等，帮助脑神经修复。

3. 手术治疗

痉挛型患儿可考虑采用手术，降低肌肉

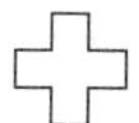

张力，解除肌肉痉挛。

▲尿布疹

【疾病简介】尿布疹又称尿布皮炎、婴儿红臀，是发生在婴儿肛门附近、会阴、臀部等部位的一种皮肤发红、表面出现细小的颗粒状皮疹的皮肤炎症。

【常见症状】尿布覆盖部位出现边界清楚的大片红斑、丘疹或糜烂渗液。如继发感染可出现脓疱、溃疡。

【发病病因】主要是尿布潮湿、粗糙、不清洁或臀部不卫生所致。

尿布疹大多发生在 1 周岁以内的婴儿，通常在 7~9 个月时最厉害，因为婴儿在这一时期开始进食的食物种类逐渐增多，排出的尿便对臀部皮肤的刺激性增大。尤其有腹泻或排出的便在尿布中过夜、婴儿或哺乳期母亲使用抗生素等情况时，更易发生尿布疹。

【治疗方法】

（1）要保持婴儿臀部、会阴、肛门附近皮肤清洁、干燥。

① 每次排便后，用温水冲洗臀部，然后用扇子或吹风机吹干。不要使用毛巾或湿纸巾等擦拭已破溃的皮肤。

② 破溃处无渗液且干爽后，才可使用软膏涂抹。

③ 患病期间尽可能不使用纸尿裤（尿布），减少皮肤和大小便接触时间。

④ 及时更换纸尿裤（尿布）。

（2）皮疹较轻时，清洗后涂以 5% ～ 10% 鞣酸软膏或红外线照射。

（3）如有破溃化脓，应及时就医。

【预防与康复】

（1）选择吸水性强、透气性好的纸尿裤、尿布。

（2）勤更换纸尿裤、尿布。尿布需洗涤干净，阳光下晒干。

（3）大小便后用温开水将臀部洗干净，用细的软布轻轻蘸干，也可撒上少量无刺激性的爽身粉。

（4）穿戴纸尿裤或使用尿布都不宜包得过紧，应保留一定透气空间。

（5）婴儿生病使用抗生素时，可服用益生菌调节肠道菌群，预防腹泻。

▲脐疝

【疾病简介】脐疝是指腹腔内容物由脐环处有向外突出的腹外疝。脐在胚胎发育过程中是腹壁最晚闭合的部位；同时，脐部缺少脂肪组织，也是腹壁最薄弱的地方，腹腔内容物易从此部位突出形成脐疝。

脐疝根据年龄不同分为儿童疝和成人疝，其中儿童疝又分为 0 ～ 6 岁婴幼儿的小儿疝和 7 ～ 18 岁的少年疝，儿童疝比成年疝的发病率高。早产儿和低体重儿脐疝发病率较高，成年疝常见于中年肥胖女性。

【常见症状】

1. 儿童疝

常在哭闹、用力站立时，脐部出现膨胀包块，直径为1厘米左右，可伴有腹部坠胀、疼痛、便秘等症状。

2. 成人疝

多无自觉症状，个别有局部膨胀不适或疼痛。

【发病原因】儿童疝是由先天遗传因素和后天环境因素（如哭闹过多、腹泻、剧烈咳嗽使腹压增高时）共同作用引起。成人疝除少部分是儿童疝的持续或复发外，一般由后天因素引起，如多次妊娠、肥胖、腹水、慢性咳嗽等。

【治疗方法】

（1）儿童疝患者大都可随年龄增长，腹壁肌肉发育增强而自愈，如无特殊情况，首选脐疝带等非手术治疗，效果不佳者可考虑手术治疗。

（2）成人疝不能自愈，应采取手术治疗根治，以免发生肠道绞窄坏死。暂时无法手术者可用疝带、疝托等保守治疗。

（3）非手术治疗的患者应加强脐部护理，防止压迫挤伤脐部薄弱组织，导致感染等严重后果。

▲染色体异常

【疾病简介】染色体是组成细胞核的基本物质，也是基因的载体。人类细胞染色体有46个，两两成一对，共23对。其中22对是男女所共有，称为常染色体；另外一对是决定性别的染色体，男女不同，称为性染色体。

染色体异常就是染色体数目过多、缺陷或构造异常导致的疾病。目前已确认的染色体疾病有100余种。染色体异常可导致胚胎死亡、胎儿产前死亡，或产下带有智力发育迟缓、智力缺陷，身材、容貌特殊，生殖系统异常、癫痫、心脏病、腭裂等残疾婴儿。

【常见症状】临床症状复杂多样。几乎所有的染色体异常均有特殊容貌和体征，智力障碍只出现在常染色体异常者，而性染色体异常者通常不会出现智力障碍。

【发病原因】染色体异常的发病机制和原因尚不明确，但与孕妇年龄密切相关，随怀孕时年龄上升染色体异常发病率增高。此外，辐射、化学、生物、遗传等因素也可引起胎儿染色体异常。

【治疗方法】目前尚无有效药物可治愈染色体异常，但尽早进行康复训练和教育，患儿一般都能达到生活自理水平。此外，针对患者情况可使用生长激素、镇静剂、兴奋剂、抗抑郁、抗焦虑等药物缓解症状。

【疾病预防】

（1）备孕父母可通过检测血液样本评估染色体异常风险。

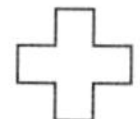

（2）胎儿可通过羊膜腔穿刺或绒毛膜检查进行检测。

▲狭颅症

【疾病简介】狭颅症又称颅缝早期闭锁（颅缝早闭）或颅缝骨化症，是指新生儿在出生前或出生后的生长发育过程中一条或多条颅骨骨缝过早闭合而导致头颅变小畸形。颅缝早闭可以单独发生，也可能是其他疾病的并发症。

【常见症状】头部呈尖头、舟状头、三角头等畸形。因颅腔发育受阻、颅内压增高，出现智力低下、精神萎靡或易于激动、癫痫、四肢肌力减弱、头痛、呕吐、视神经病变、突眼、斜视等症状。

【发病原因】本病的病因不明，可能与遗传及胎儿期发育障碍有关。

【治疗方法】手术治疗是唯一有效的方法。手术通过骨缝再造或颅骨重建，修复颅骨的正常解剖结构，并充分利用婴儿1岁内大脑发育的强大推动力，使颅腔有所增大，以保证大脑的正常发育。因此，手术时间越早，效果越好。一般应在出生后7个月至1岁内施行手术。

【疾病预防】

（1）本病无有效的预防措施，早发现早诊断是预防的关键。

（2）很多狭颅症患者因平卧体位所致，如怀疑是这种原因，父母应避免使婴儿处于平躺头位，改为侧卧位，6~8周后若无改善，则应尽快就医检查。

▲新生儿败血症

【疾病简介】新生儿败血症是新生儿时期一种易发的感染性疾病，早产儿和出生时体重越轻的新生儿发病率越高。该病发展迅速，病情凶险，严重威胁新生儿生命。

【常见症状】反复出现的体温异常（发烧常见于足月儿，早产、体弱儿体温经常不高），精神不振，黄疸突然加重，呼吸困难，皮肤黏膜有瘀斑，面色苍灰。

【发病原因】皮肤黏膜发生破损和伤口感染。

【治疗方法】主要是使用抗生素治疗。

【疾病预防】

（1）对母亲有围产期感染、早产儿、低体重儿等易感高危新生儿应注意观察。

（2）鼓励母乳喂养，有利于增强新生儿抵抗力。

（3）保证新生儿生活环境卫生良好，保持新生儿皮肤和脐部清洁。

▲新生儿产瘤和新生儿头颅血肿

【疾病简介】头皮是颅骨外一层致密的含丰富血管的软组织，由表层皮肤、皮下组织、帽状腱膜层和骨膜层组成。

产妇分娩时由于子宫收缩和产道挤压，胎儿头部易受到损伤。损伤较轻时，胎头皮肤、皮下组织血液循环受阻，局部出现充血、水肿和瘀血，有时胎儿头部暂时拉长变形，出现皮下血肿。损伤较重时，连颅骨也会部分重叠，可造成血管破裂，形成帽状腱膜下或骨膜层下血肿。

新生儿产瘤和新生儿头颅血肿都是胎儿出生时造成的头部损伤，但二者的损伤程度、症状和后继处理不尽相同。

新生儿产瘤是指头皮的皮下组织损伤，又称头皮水肿。因多发生在头顶部先露部位，故又称先锋头。

新生儿头颅血肿主要是指骨膜下血肿，有时将帽状腱膜下血肿也包括在内。

产瘤和头颅血肿通常都不会影响婴儿智力发育，因为这种损伤和出血大多仅发生在颅骨之外，并非颅内出血，不会损伤脑细胞。头颅变形也是暂时的，新生儿骨质柔软，易变形也易恢复，所以家长无需为此而担忧。

少数骨膜下血肿可因出血透过骨缝进入颅内形成颅内血肿。

【常见症状】

1. 产瘤

水肿在胎儿娩出时就存在，肿块柔软、边界不清，不受骨缝限制，有时可慢慢地蔓延至全头部。无波动感，无弹性，用手指压水肿部位可见有凹陷。可以移动，外形像棱形和椭圆形。少数亦可以出现头皮红肿。婴儿头形变长，有时偏向一侧，水肿在产后2~3 天消失。

部分小儿出生时很顺利，但是仍然发现头顶部有局限性水肿。

2. 帽状腱膜下血肿

血肿在出生后不久即可出现，出血量少时血肿范围局限；但出血量大时血肿范围逐渐扩大，可累及整个头皮甚至波及额、眼、颈部，还可引起严重贫血，若不及时治疗可导致死亡。

3. 骨膜下血肿

血肿在出生后数小时至 1~3 天内逐渐出现和增大，肿块略硬，边界清楚，不超过骨缝，有波动感，表层皮肤颜色正常，血肿多可在 2 周至 3 个月左右消退，个别血肿较大者可波及眼睑及前额，患儿出现面色苍白、休克，并致高胆红素血症和新生儿黄疸加重及贫血，可因突然循环衰竭而死亡。

【发病原因】母亲的骨盆和小儿的头部不相称即“不配套”（如产道太小或胎儿太大）、胎位不正（如枕横位），当胎头到达骨盆壁时，头颅骨受压迫，或使用器械助产时牵引力过大等导致。

【治疗方法】

（1）产瘤不需治疗。新生儿出生后，局部压迫消失，血液循环恢复，水肿可逐步

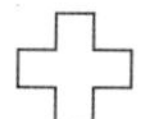

吸收，产瘤在数日内可消失，无需特殊治疗，更不用穿刺，以免引起继发感染。局部热敷、抬高婴儿头部位置，经常转换头位即可。

（2）头颅血肿

① 一般不需要治疗，在出生后一周内局部冷敷，避免出血加重，一周后可改用热敷，促进血肿吸收。

② 血肿大并伴高胆红素血症者应在严格无菌操作下抽吸血肿，并加压包扎 2 ～ 3 天，同时使用维生素 K_1 防止出血加重。

③ 帽状腱膜下出血伴严重贫血者应输血治疗。

（3）无论是产瘤还是头颅血肿均应保持皮肤清洁，切勿揉擦患部，以免发生感染。发生感染时，应及时使用消炎药。

▲新生儿出血症

【疾病简介】新生儿出血症是一种由于新生儿生理特点而与多种凝血因子有关的疾病。

【常见症状】多在出生后 2 ～ 3 天出现带血呕吐物或血便，呕吐物如咖啡渣般呈黑褐色，大便则是呈煤焦油般黑色，个别患儿因出血较多，吐出鲜红色的血液或大便中也有鲜血。

【发病原因】主要因维生素 K 缺乏导致血液中凝血障碍，或因食管、胃肠溃疡所致。另外也可因出生时吞咽产道血液或出生后喝下乳头皲裂流出的血液，导致所谓的假性出血。

【治疗方法】

（1）补充维生素 K，可使大部分患儿出血很快停止。

（2）出血较多者需要进行输血。

【预防与康复】

（1）妊娠期间慎用可影响维生素 K 水平的药物，如利福平、异烟肼等。

（2）出生后尽早补充维生素 K。

▲新生儿肝炎

【疾病简介】新生儿肝炎是指婴儿因感染等原因引起的肝炎，其中以病毒感染特别是乙型肝炎病毒感染最为常见。

【常见症状】新生儿肝炎起病常缓慢而隐匿，多数患儿出生后第一周即出现新生儿黄疸，并持续两周以上，或生理性黄疸消退后又再度出现黄疸。皮肤、巩膜变黄，大便由出生时正常颜色，逐渐变成淡黄色或灰白色。大部分患儿有浓茶样小便，可染黄尿布，伴有呕吐、食欲不振、情绪不佳、体重不增等症状，一般不发烧。

部分患儿因疾病发展缓慢，症状较轻，未引起家长注意，直到满月或更迟发展为重型肝炎才被发觉。也有一开始就出现严重症状者，黄疸日趋严重，大便呈陶土色。

虽然黄疸为新生儿肝炎的主要表现，但新生儿许多肝胆疾病均可引起黄疸，且早期症状类似，应综合考虑患儿的发病、就诊年龄及临床表现、辅助检查结果，从宫内和围产期感染、先天性遗传代谢病和肝内外胆管发育异常等方面进行鉴别。

【发病原因】多因母亲为乙型肝炎患者或妊娠期内感染病毒、细菌、弓形虫，通过胎盘传染给胎儿，也可因产程中或产后感染上述病原体致病。少数患儿因先天性代谢异常引起。

【治疗方法】使用维生素和副肾上腺皮质激素等促进胆汁分泌，保护肝脏。同时针对病因进行治疗。

【预防与康复】

（1）孕前进行肝功能和病毒复制水平检查，根据身体状况选择妊娠时机。

（2）母亲为乙型肝炎患者的，孩子出生后应及时接种乙肝疫苗。

（3）风疹病毒、单纯疱疹病毒、巨细胞病毒引起的肝炎均无传染性。如果验血结果为澳抗阳性，则说明患儿的肝炎是有传染性的，食具、衣物、玩具等用品均要隔离消毒。

（4）注意多喂患儿一些葡萄糖水和B族维生素及维生素C，可改善肝细胞功能。

（5）如果黄疸持续加重，有食欲锐减、鼻衄和烦躁不安、嗜睡等情况应及时就医。

▲新生儿红细胞增多症

【疾病简介】新生儿红细胞增多症又称多血症，是红细胞浓度异常增多的疾病，可分为真性红细胞增多症、症候性红细胞增多症和家族性红细胞增多症。

【常见症状】新生儿大多没有症状，部分可有肤色显得红润或暗红色、反应迟钝、喂养困难，甚至惊厥。儿童出现上火、目眩、头痛、耳鸣、视力障碍等症状。

【发病原因】真性红细胞增多症原因不明；症候性红细胞增多症多因心脏病、呼吸疾病或生活在高海拔地区而致；家族性红细胞增多症为遗传因素。

【治疗方法】真性红细胞增多症治疗主要目标是避免和减少血栓事件，其次是避免和延缓疾病进展至骨髓纤维化和急性白血病，通常采用的治疗措施如下：小剂量口服阿司匹林，静脉放血，细胞抑制剂。对症候性红细胞增多症，主要治疗基础病。家族性红细胞增多症一般不需治疗。

▲先天性代谢异常

【疾病简介】先天性代谢异常是指由于基因原因造成酶结构或数量异常，从而引起的代谢紊乱。

酶也称酵素，是一种由氨基酸组成的具有特殊生物活性的物质，具有生物催化功能。生物体内的化学变化以及新陈代谢几乎都要在酶的催化作用下进行，是维持机体生命活动的一种必要物质。人体的生长、发育和运

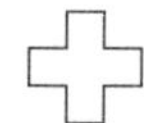

行依赖于蛋白质、维生素、矿物质、脂肪和糖这五大营养素，而这五大营养素是在酶的催化作用下，由人体接收的外界物质转化而来，没有酶，这些生化反应将无法进行。同时，思考、感情、运动、睡眠和激素的分泌也都是以酶为中心的活动结果。酶几乎参与所有的生命活动，对生命的重要性不言而喻。当酶的结构或数量异常时，正常的代谢过程被抑制或被过度促进，导致代谢产物的不足或过剩，以及有害物堆积，进而因这种先天性代谢异常和缺陷而引起多种疾病。

【常见症状】目前已发现的先天性代谢异常所导致的疾病有上千种，有些在临床上无症状，有些在一定诱因作用下才出现症状，也有些不经诱发即出现症状。其中轻度患者可以长期生存，重度患者往往导致死亡。这些症状也因疾病不同而各异，但常引起进行性和不可逆的神经系统损害，导致智力低下。

【发病原因】致病基因遗传和后天基因突变是两大主要病因。

【治疗方法】

（1）先天性代谢异常越早发现、越早治疗效果越好，因此进行新生儿疾病筛查是关键的环节。

（2）大多数先天性代谢异常疾病以通过补充缺乏的代谢物，限制摄入不易分解物质和避免接触诱发物质的饮食疗法为主。

（3）部分患者可通过补充维生素、辅酶等方法治疗。

【疾病预防】

（1）避免近亲结婚。

（2）根据家族中疾病遗传方式等因素，推算胎儿患病的概率，决定是否生育。

（3）妊娠后及时进行相应的产前基因诊断。

▲先天性胆道闭锁

【疾病简介】先天性胆道闭锁是指新生儿肝内外胆管部分或全部发生阻塞造成胆汁无法顺利排出的胆管病变，最终可导致肝功能衰竭并严重危及生命。

【常见症状】患儿多为足月产，出生后 1~2 周表现多无异常，其特征为新生儿生理性黄疸不会消退，或消退后又再度出现并呈进行性加重甚至尿呈浓茶色。有的患儿出生后粪便即成白陶土色，但也有患儿出生后有正常胎便及粪便，随着黄疸的加重，粪便由正常黄色变淡以至白陶土色，病程较长者粪便又可由白陶土色转为淡黄色。2 个月左右肝脏增大，腹水明显。3 个月后出现发育减缓、营养欠佳、精神萎靡、贫血等营养障碍，虽能照常吃奶，但手脚明显消瘦。5 ～ 6 个月后因胆道梗阻，脂肪吸收障碍，脂溶性维生素缺乏，全身状态迅速恶化。若早期不治疗，多数患儿在 1 岁以内因肝功能衰竭死亡。

【发病原因】因多种原因导致胚胎时期肝胆发育障碍所致。

【治疗方法】

1. 手术治疗

尽早进行手术是治疗先天性胆道闭锁的一线（首选）方法。手术时患儿年龄是决定疗效的重要因素，一般出生后60天内进行手术治疗效果较好。所以若发现新生儿皮肤、巩膜黄疸，大便发白，小便深黄，且使用利胆退黄药无效时，应及时进行进一步检查和诊断，以免贻误治疗时机。

2. 肝移植

手术治疗后患儿黄疸仍然不退或发生胆汁性肝硬化时，需进行肝移植。

▲先天性肥厚性幽门狭窄

【疾病简介】先天性肥厚性幽门狭窄是新生儿由于胃与十二指肠间的幽门肌肥厚、增生、水肿，使幽门管腔狭窄梗阻，导致胃排空障碍的疾病。多见于6个月内男婴，尤其是第一胎的男婴。

【常见症状】吐奶呈喷射状是本病显著特征。喷射状吐奶出现在出生2~3周后，通常在刚喂完奶后发生，有时睡觉时也会喷出30~40厘米之远。呕吐物多半是乳汁或乳块，如果脱水严重，可吐出咖啡样血性物。婴儿有食欲也想喝奶，但体重增加不良、停止，甚至下降，尿量减少，便秘等。从腹部外面可摸到幽门部变厚的肌肉，呈橄榄状位于剑突与脐之间。

【发病原因】病因尚不明确，可能与遗传、神经发育和胃肠激素水平有关。

【治疗方法】

1. 外科疗法

采用幽门肌切开术是最好的治疗方法，治疗过程短，效果好。

2. 内科疗法

内科治疗适用于以下情况：诊断未能确定、症状轻微或发病较晚的病例；无外科手术条件或因并发其他疾病暂时不能手术；家长拒绝手术治疗。

▲先天性喉喘鸣

【疾病简介】先天性喉喘鸣是指新生儿在出生后一个月左右发生的吸气性喉喘鸣。

【常见症状】多数患儿出生时呼吸正常，出生后1~2个月内逐渐出现在吸气时喉咙发出咻咻、喀啦喀啦的声音，伴有三凹征（吸气时胸骨上窝，锁骨上窝，肋间隙出现明显凹陷），无嘶哑声音，喂奶时声音更响。有的平时喉鸣不明显，稍受刺激后立即发生。也有的与体位有关，仰卧时加重，俯卧或侧卧时轻，多为持续性或间歇性加重。通常也无其他全身不适症状，很少会发生发绀或影响发育。

【发病原因】由于妊娠期营养不良，胎儿缺钙，致使喉软骨软弱，吸气时负压增大，

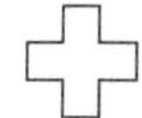

是先天性喘鸣的主要原因，也有因喉咙结构原因吸气时阻塞声门而发生喉鸣。个别患儿可因喉头或舌根部畸形，以及先天性心脏病等引起。

【治疗方法】

（1）喉鸣大多会在一岁左右逐渐改善和自愈，无需治疗。

（2）如吸气困难，可调整婴儿体位，采取侧卧位可减轻喉鸣症状。

（3）个别喉阻塞严重者，需进行手术治疗。

（4）因畸形或其他疾病引起者进行相应治疗。

【预防与康复】

（1）母亲怀孕期间应多晒太阳，适当服用鱼肝油、钙片等，减低婴儿缺钙风险。

（2）让婴儿多晒太阳，多做户外活动，适当补充维生素 D。

（3）防止受凉感冒和受惊吓刺激，以免发生呼吸道感染和痉挛加剧症状。

▲先天性巨结肠

【疾病简介】先天性巨结肠是指新生儿由于部分或全部肠道缺乏调节肠道蠕动的神经节细胞，导致肠管持续痉挛狭窄并失去蠕动，肠内容物不易通过，淤滞于上端结肠，使上端结肠逐渐扩张，肠壁增厚而形成巨大结肠的疾病。多见于男婴。

【常见症状】腹胀和极度便秘。胎便排泄延迟，出生后24小时内无胎便排出。呕吐、腹胀（呈蛙形腹），数日甚至1~2周大便1次，呕吐物可见胆汁及粪便，长期持续便秘后出现食欲不振、消瘦或并发小肠结肠炎，表现为便秘突然转为严重腹泻、排出大量奇臭的粪便，伴有高烧、严重脱水等危重症状。

【发病原因】尚不明确，可能与遗传或胚胎期病毒感染等因素有关。

【治疗方法】

1. 保守治疗

口服润滑剂或缓泻剂、使用开塞露、使用盐水洗肠、扩肛等方法避免粪便在结肠内淤积。

2. 手术治疗

经保守治疗，肠梗阻症状仍不能缓解或合并有小肠结肠炎患儿需采取结肠适度造瘘或根治手术。

▲先天性髋关节脱位

【疾病简介】先天性髋关节脱位是一种由于股骨头在关节囊内丧失其与髋臼的正常关系影响其正常发育的先天性畸形。多见于女婴。单侧特别是左侧脱臼者较多，双侧脱臼者较少。

【常见症状】症状随年龄变化而不同，可分为站立前期（新生儿和婴儿期）和脱位期（幼儿期）。

站立前期主要特点是髋发育不良。可表现为一侧脱臼时，患侧感觉较短，并拢双膝时高度不一致。大腿内侧皮肤皱褶不对称，患侧皮皱加深增多；患侧蹬踩力量较健侧弱，常处于屈曲位，不能伸直；会阴部增宽；女婴大阴唇不对称；牵拉患侧下肢时有弹响声或弹响感觉。双侧脱臼时，外观不易发现。

脱位期患儿一般开始行走的时间较正常幼儿晚。一侧脱臼时患肢短缩、内收，常表现为跛行；双侧脱臼时表现为“鸭步”，站立时骨盆前倾，臀部后耸，腰部前凸明显。

【发病原因】家族遗传、胚胎期髋臼的发育不良及分娩时不正常机械压力等是重要因素。出生后不正确的包尿布和穿衣方法也是常见的诱发因素。

【治疗方法】由于脱臼没有疼痛感，婴儿不会为此哭闹，特别是在站立前期症状较轻，常常不明显，易被家长忽视。但随着年龄增长，病理改变越重，治疗效果越差，特别是到一岁后婴儿开始学步时才发现，极易留下跛行后遗症。所以家长应留意观察，争取早发现、早治疗。

1. 保守治疗

早期可采取手法复位，带蹬吊带、夹板、石膏固定等方法治疗。

2. 手术治疗

4 岁以上经保守治疗无效者可考虑手术治疗。

▲先天性内分泌异常

【疾病简介】新生儿先天性内分泌异常主要包括先天性甲状腺功能低下（呆小症，详见本书该条目）和先天性肾上腺功能亢进（可分为多种，主要是出现男性化现象：女童外生殖器官男性化；男童则是第二性特征提早出现。出生后 2 ～ 3 年内开始治疗，均可治愈）。两者都是由基因缺陷引起的遗传性疾病，通过新生儿疾病筛查均可早期发现。

▲先天性心脏病

【疾病简介】心血管系统由心脏与血管组成，心脏由位于上侧的左、右两个心房和位于下侧的左、右两个心室组成。血液在心血管系统内按照一定的次序和流向运动，由右心房收集静脉血液并泵入心室，再由心室将血液泵出。为保证血液单向流动，每个心房都有一个入口瓣膜和一个出口瓣膜，类似于单向阀门。

先天性心脏病就是指在胎儿发育时期心脏和与心脏有直接关系的血管发育异常所导致的心血管系统先天性畸形，简称“先心病”，是小儿时期最常见的心脏病。先心病有上百种类型，比较常见和具有代表性的包括室间隔缺损（将左右两个心室分开的室间隔有洞，使左心室的血液流入右心室或肺动脉，严重时出现双向分流和右心室向左心室分流）、房间隔缺损（分隔左右两个心房的房间隔有

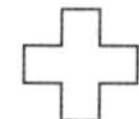

洞，使左心房的血液流向右心房，严重时有双向分流或右心房向左心房分流）、动脉导管未闭（应闭锁的动脉导管未关闭，使血液从主动脉流入肺动脉）、肺动脉狭窄（肺动脉或动脉瓣狭窄）、法洛氏四联症（室间隔缺损、肺动脉狭窄、主动脉骑跨和右心室肥厚同时存在的复杂性心脏畸形）。

【常见症状】由于先天性心脏病类型较多，畸形的大小和复杂程度不一，症状也千差万别。轻者可终身无自觉症状，重者出生即出现缺氧、休克等严重症状。一般典型症状如下：呼吸急促而痛苦，用肩呼吸，鼻翼抽动，体力差（剧烈活动受限），发育慢，易患呼吸道感染，易出现哭闹后鼻尖、口唇、指（趾）甲根青紫的所谓发绀现象，喜欢蹲踞（婴幼儿期抱着时双腿喜欢屈曲在大人腹部，会走路时会因呼吸痛苦而蹲下），部分患者还有手脚浮肿。部分心脏缺损患儿易因形成血栓风险增加而造成脑卒中，严重缺损的患儿还易发生有生命危险的心内膜炎（心脏瓣膜细菌感染）。

【发病原因】胎儿心脏发育过程中，特别是妊娠早期（前三个月）由于受病毒感染、药物、环境污染、遗传等因素影响，造成发育部分停顿或缺陷所致。

【治疗方法】以早发现、早诊断、早治疗为原则。

少数类型的先心病可以自然恢复，也有一些简单而轻微的畸形可以终身不需治疗，但多数患儿需选择适合的时机进行手术治疗。

【预防与康复】

（1）在怀孕早期（3个月之前）尽量不要长时间使用电脑、微波炉等磁场强的电器，以免影响胎儿发育。

（2）不要接触宠物，因宠物身上的细菌及微生物也可能造成孩子先天性心脏病。

（3）加强妊娠期疾病预防和保健，特别要防止病毒性感染。

（4）妊娠期间勿去高海拔地区旅游，以免因缺氧增加先心病发生率。

（5）患儿在进行龋病、拔牙以及其他手术治疗前，应将病情告知医生，需提前进行抗生素预防性治疗，以防发生心内膜炎。

▲婴儿痉挛

【疾病简介】婴儿痉挛又称点头癫痫，是一种以发作时婴儿头部似点头状瞬间向前下垂为特点的癫痫。多发于3岁以下，尤其是5～6个月左右婴儿，且大多会发展成其他形式的癫痫。由于发作时间短，不易察觉。早期发现和控制发作，对今后的智力发育至关重要。

【常见症状】突然头部似点头状瞬间向前方下垂，上身前倾，双手反复上举，伴有翻白眼。发作持续数秒，但一天可多次发作。常发生于醒来时。大多数患儿智力发育缓慢，且会出现智力障碍。婴儿可能会丧失他们已学会的技能，如坐下、翻滚。

【发病原因】产伤是最常见的病因，产前与生产过程中缺氧、维生素 B_6 缺乏、脑发育异常等也是致病原因。

【治疗方法】使用肾上腺皮质激素或糖皮质激素，及抗癫痫药。

▲婴儿疝痛

【疾病简介】婴儿疝痛是指婴儿在没有明显原因的情况下，每天在固定时间哭闹的行为，因一般发生在三个月左右的婴儿，又称三个月痛。

【常见症状】婴儿连续数天在傍晚的同一时刻，好像肚子痛似的双脚缩起不停哭泣，可持续数分钟至数小时。此时只要喂奶或按摩腹部排气，大多就会停止哭泣。

【发病原因】原因未明，可能与孩子对傍晚黑暗的反应有关，也可能与肠道累积气体过多引起腹痛或奶粉过敏有关。由于多发生于有神经质性格或家庭过分溺爱的孩子，也可能是身心症的早期表现。

【治疗方法】多在长到 4 个月后自然痊愈。如果和喂奶时间有关，就可能是奶粉过敏症，改喂不含牛奶蛋白的氨基酸奶粉。

▲婴儿脑积水

【疾病简介】婴儿脑积水，又称先天性脑积水，是指婴幼儿由于脑脊液循环受阻，吸收障碍或分泌过多，使脑脊液在脑室内积聚，导致头颅扩大，颅压增高和脑功能障碍的疾病。

【常见症状】婴儿脑积水的临床特征是头颅进行性异常增大，与全身发育不成比例。除少数出生时头颅即增大者外，大多在出生 1 ～ 2 个月起头围逐渐异常变大，尤其是前额部分。病情进一步发展出现前囟门膨出，并可摸到骨缝分开。头发稀少，头皮静脉扩张，头皮变薄而光滑，如果发病较晚，头围不会明显增大。病情严重者会因颅压增高，脑干受到压迫，影响发育成长，导致颈部不稳、延后会坐、手脚麻痹、抽搐、智力障碍、失明。

【发病原因】产伤后颅内出血和新生儿或婴儿期化脓性、结核性或其他种类脑膜炎是最常见的原因。部分患儿因先天脑导水管狭窄等畸形和脑肿瘤致病，也有部分病例原因不明。

【治疗方法】

1. 药物治疗

减少脑脊液的产生或促进排出。

2. 手术治疗

插入软管，将过多的脑脊液引入腹腔。

◎新生儿常见营养性疾病

▲奶粉过敏

【疾病简介】奶粉过敏是人体对牛奶及

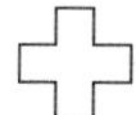

其制品中蛋白质的过敏性反应，多发生于婴幼儿，可分为急性过敏和慢性过敏两种。

【常见症状】急性过敏症状是在使用牛奶后数分钟至数小时出现腹泻、呕吐、荨麻疹。慢性过敏以在食用牛奶24小时后出现湿疹为主要症状。过敏严重者可出现哮喘。

【治疗方法】

（1）停止食用牛奶和牛奶制品，改用氨基酸配方奶。

（2）过敏症状严重者需使用抗过敏药物。

▲乳糖不耐受

【疾病简介】乳糖是乳制品中存在的主要碳水化合物。乳糖进入人体后，在小肠乳糖酶作用下分解成葡萄糖和半乳糖。半乳糖是婴儿大脑发育的必需营养物质，与婴儿大脑的迅速成长有密切关系。

乳糖不耐受，也称乳糖不耐受症，是指由于小肠乳糖酶缺乏，不能完全消化分解母乳或牛乳中的乳糖所引起的以腹胀、腹泻、腹病为主的一系列临床症状。乳糖不耐受分为先天性乳糖酶缺乏、继发性乳糖酶缺乏、成人型乳糖酶缺乏三种。母乳和牛乳中的糖类主要是乳糖，在以乳汁为主要饮食的新生儿及婴幼儿中高发。

【常见症状】

（1）先天性乳糖酶缺乏：新生儿哺乳后，1～2小时即出现以腹泻为主的症状，伴有腹胀、肠鸣音、腹痛、大便为水样，严重时可有呕吐、脱水及营养不良、发育障碍。

（2）继发性和成人型乳糖酶缺乏除有消化道症状外（腹泻、腹痛、腹胀），还有全身乏力、恶心、头晕、头痛等症状。

【发病原因】先天性乳糖酶缺乏患者因遗传因素而造成小肠绒毛细胞无法制造足够的乳糖酶。继发性乳糖酶缺乏患者多因肠炎损伤肠绒毛而导致暂时性的症状。部分新生儿和早产儿因肠黏膜发育尚未成熟或乳糖酶活性暂时低下引起。成人型主要因随年龄增长，乳糖酶活性下降或消失引起。

【治疗方法】

（1）腹泻次数不多且生长发育未受影响者一般无需治疗。

（2）腹泻次数较多，体重增加缓慢的婴儿，可通过以下方法进行饮食调整。

① 选用无乳糖配方奶或在纯牛奶中加入乳糖酶。

② 改喝豆奶或羊奶（羊奶中乳糖含量较牛奶低，而且含有丰富的三磷酸腺苷成分，可促进乳糖分解并转化利用，因此饮用后不易产生“乳糖不耐受”现象，羊奶相对牛奶更养胃，其富含的营养相对来说要超过牛奶）。

（3）对于年龄稍大的儿童和成人可通过以下方法治疗和预防乳糖不耐受：

① 配合谷物同时吃；

② 少量多次；

③ 改喝酸奶；

④ 加一片乳糖酶或含乳糖酶的奶粉。

【疾病预防】

（1）少量、多次摄入乳制品。少量进食乳类(120~240 毫升）不会出现不耐受症状。只要每次饮牛奶时能掌握合理的间隔时间和每日摄入总奶量，就可避免出现乳糖不耐受症状。

（2）不宜空腹饮奶。饮用牛奶时同时进食其他食物，可减轻或避免出现乳糖不耐受症状。

（3）用发酵乳（特别是酸奶）代替鲜乳。发酵乳中的乳糖已有 20%~30% 被降解，易于消化吸收。

▲新生儿低钙血症

【疾病简介】新生儿低钙血症是血液中总钙量低于正常水平时引起的疾病，分为早期低钙血症和晚期低钙血症。早期低钙血症是指发生于产后 72 小时内，多发于早产儿、母亲患妊娠高血压综合征，及有难产、窒息、感染、产伤史者的婴儿。晚期低钙血症是指发生于产后 72 小时之后，多在产后第 1 周末到第 2 ～ 3 周发病，多发于牛乳喂养婴儿。

【常见症状】症状轻重不一，主要表现为手足抽搐（以上肢抽搐为主）、烦躁不安、惊厥、震颤。发作时可以出现心率增快或发绀。消化系统可以出现呕吐、便血。极少数严重者可有喉痉挛和呼吸暂停。

【发病原因】新生儿出生后来自母亲的钙供应中断，血钙水平开始下降。如调节功能不成熟或异常，或胎儿贮钙不足或出生后磷摄入量过多都可引起本病。

【治疗方法】

（1）静脉或口服钙剂治疗。治疗时需监测血钙，以免血钙过高沉积在肾脏。

（2）晚期低钙血症者，宜改用母乳或配方乳喂养。

（3）甲状旁腺功能低下所致的惊厥不易控制，除用钙剂外，需加用大剂量维生素 D 或有助于尿磷排泄的药物。

（4）低钙惊厥可伴低镁血症，需要监测和补充镁剂。

◎常见儿童疾病

▲百日咳

【疾病简介】百日咳是一种小儿常见的急性呼吸道传染病，新生儿广泛接种百日咳疫苗后发病率大大减少，但青年和成年人有发病增多趋势。

【常见症状】起病时有咳嗽、打喷嚏、流涕、流泪、低热或中度发热等，类似感冒症状。3 ～ 4 天后其他症状逐渐消失，阵发性痉挛性咳嗽（痉咳）逐渐加重，尤以夜间为重。咳嗽之后，会发出鸡鸣样声音并深深吸气。

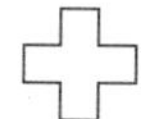

【发病原因】由感染百日咳杆菌引起。

【治疗方法】

1. 西医

（1）一般治疗：注意休息，补充维生素和水分，保持室内空气新鲜，也可使用止咳镇静药。

（2）药物治疗：除可使用止咳镇静药外，在起病前期还可使用抗生素，缩短排菌期和预防继发感染。

2. 中医

（1）百日咳糖浆。

（2）百部，每次 3 克，每日 3 次，水煎服。

【康复与护理】

（1）隔离患儿，保持室内安静、空气新鲜和适当的温度、湿度，避免嘈杂和刺激。

（2）为保持呼吸道通畅和利于分泌物的排出，婴幼儿痉咳时注意低头体位，及时拍背帮助排痰。

（3）痰多者要及时吸痰。为防止婴儿突然窒息（尤其易在夜间发生），应有专人守护。

▲半乳糖血症

【疾病简介】半乳糖是哺乳动物的乳汁中乳糖的组成成分，也是构成脑神经系统脑苷脂的成分，与婴儿出生后大脑的发育生长有密切关系。正常情况下，半乳糖应被酶分解进而被人体吸收。当这种酶缺损而使半乳糖正常代谢受阻，造成作为中间产物的半乳糖在体内沉积，称为半乳糖血症，是一种中毒性临床代谢综合征，属于先天性疾病。

【常见症状】轻者可无临床症状，但随年龄增长逐渐出现发音障碍、白内障、智力障碍及肝硬化。重症患儿在出生后数天，出现食欲不佳、呕吐、恶心、腹泻、体重不增加，之后出现黄疸、腹胀、肝大、低血糖等症状，甚至出现白内障及精神发育障碍。

【发病原因】由于遗传因素导致的半乳糖代谢中的酶的缺失，使得半乳糖堆积在血液中。

【治疗方法】

（1）输入葡萄糖、新鲜血浆。

（2）饮食调整：改用不含半乳糖的特殊配方奶粉。

【预防与康复】高危孕妇应限制乳类或乳制品等含半乳糖食品摄入，以减少对胎儿的损害。

▲扁桃体炎

【疾病简介】扁桃体炎是扁桃体的炎症，可分为急性和慢性两种，急性扁桃体炎多发于儿童及青年，5 岁以上少见，及时治疗，预后良好。慢性扁桃体炎可引起耳、鼻以及心、肾、关节等局部或全身的并发症，如中耳炎、心肌炎、肾炎、风湿性关节炎等，需予以重视。

【常见症状】

1. 急性扁桃体炎

起病急、恶寒、高烧（可达 39 ～ 40℃），幼儿可因发高烧而发生抽搐、呕吐、昏睡、咽痛、喉咙有异物感、食欲不振以及扁桃体充血、肥大。

2. 慢性扁桃体炎

反复发作的咽痛、喉咙有异物感、发干、发痒、口臭、头痛、四肢无力、低烧。

【发病原因】急性扁桃体炎是由于病原体通过飞沫、直接接触等途径进入人体，平时隐藏在扁桃体小窝内，当人体因劳累、受凉或其他原因而致抵抗力减弱时，病原体迅速繁殖而引起发病。慢性扁桃体炎主要由急性扁桃体炎迁延而致，也可继发于猩红热、白喉、流感等某些急性传染病之后。

【治疗方法】急性扁桃体炎一般使用抗生素进行治疗，慢性扁桃体炎以局部涂药为主。若反复发作，可考虑在急性期过后手术治疗。

1. 西医

（1）一般治疗：发烧，全身症状较重者，应卧床休息。儿童高热（39℃以上），应给以物理降温，用凉水袋或冰袋冷敷头颈部、腋窝、腹股沟处，或用酒精擦浴，协助降温。多用淡盐水漱口。

（2）药物治疗：可口服阿莫西林颗粒（胶囊）、头孢拉定颗粒（胶囊）、西地碘片等消炎，口服阿司匹林、对乙酰氨基酚等退热止痛。用氯己定漱口液、复方硼砂漱口液、0.2% 呋喃西林漱口液局部治疗。

（3）手术治疗：每年有 4 ～ 5 次急性发作者，应考虑手术切除扁桃体。

2. 中医

成药：外用锡类散、冰硼散、西瓜霜片（喷剂）吹喉，每 2 小时 1 次。口服六神丸、穿心莲片、银黄含片、草珊瑚含片、蒲地蓝口服药等。

【疾病预防】

（1）扁桃体炎患者应养成良好的生活习惯，保证充足的睡眠时间，随天气变化及时增减衣服，避免室内潮湿。患病儿童，应养成不挑食、不过食的良好习惯。

（2）坚持锻炼身体，提高机体抵抗疾病的能力，不过度操劳，若劳累后应及时休息调整。

（3）戒除烟酒。

（4）扁桃体急性炎症应及时治疗且疗程要足够，以彻底治愈，避免引起并发症或变成慢性炎症。这点对于儿童尤其重要。

（5）预防各类传染病、流行病。

▲川崎病

【疾病简介】川崎病又称皮肤黏膜淋巴结综合征，是一种以全身血管炎为主要病变的小儿急性发热性出疹性疾病。好发于四岁以下，尤其是 6 ～ 18 个月婴幼儿。部分患儿在发病 10 天左右会出现心肌炎、冠状动

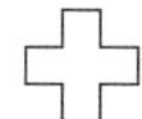

脉瘤、无菌性脑脊髓膜炎等严重并发症，需高度重视，但绝大多数患儿预后良好。

【常见症状】突然发高烧，且平均体温常达 39℃以上，持续 1~3 周。皮疹、结膜充血、嘴唇发红、颈部淋巴结肿大、手脚红肿，严重者可出现乏力、胸闷、心前区痛等心脏损害的症状。

【发病原因】病因尚未明确。免疫系统失调、感染和环境污染、化学品过敏可能是本病的致病原因。

【治疗方法】

1. 西医

早期口服阿司匹林可控制急性炎症过程。静脉输入丙种球蛋白加口服阿司匹林，可降低川崎病冠状动脉瘤的发生率。

2. 中医

中医认为本病是由于婴幼儿体质较弱，季节变化时受温热邪毒侵袭引起，主要通过疏风清热进行治疗，中药对治疗本病有较好效果。

【预防与康复】一般来说，川崎病日后不会复发，但由于心脏受到影响的后遗症要在多年以后才会出现，所以定期进行心脏检查十分必要。

▲肠套叠

【疾病简介】肠套叠是指一段肠管套入与其相连的肠腔内，并导致肠内容物通过困难的疾病，有原发性和继发性两类。原发性肠套叠多发生于 2 岁以下婴幼儿，尤其是 2 ～ 3 个月男婴；继发性肠套叠则多见于成人。肠套叠致命性较高，怀疑肠套叠时应立即就医。

【常见症状】婴幼儿肠套叠常突然发病，出现激烈哭泣、腹痛、呕吐、便血（果酱状）、腹部有肿块、面色苍白等症状，之后变成疼痛间歇性，容易误以为恢复正常。成人症状不如婴幼儿明显，常慢性反复发作。

【发病原因】婴幼儿肠套叠多见于春秋季节。此季节上呼吸道和淋巴结的病毒感染较多，可能导致肠蠕动失去正常的节律性或形成痉挛。

成年人肠套叠一般均有明显原因。多数在肠壁长有息肉、乳头状腺瘤或黏膜下脂肪瘤等。

另外，创伤、手术及肠道炎症也可引起肠套叠。

【治疗方法】肠套叠的治疗应因人施治，婴幼儿肠套叠可视病情选择结肠注气整复、手术整复或肠切除吻合。成人肠套叠多有诱发疾病，故应手术治疗，同时处理原发疾病。

【疾病预防】

（1）保持孩子肠道正常功能，不要突然改变小儿饮食，辅助食物要逐渐添加，使小儿娇嫩的肠道有适应的过程，防止肠管蠕动异常。

（2）平时要避免小儿腹部着凉，适时增添衣被，防止因气候变化引起肠功能失调。

（3）防止肠道发生感染，讲究哺乳卫生，严防病从口入。

（4）避免腹泻，尤其是春秋季节的腹泻。

▲喘息性支气管炎

【疾病简介】喘息性支气管炎是指有喘息（类似气喘）症状的支气管炎，属于儿童支气管炎的一种，婴幼儿多发。喘息性支气管炎虽有哮喘症状，但它是一种与支气管哮喘（哮喘）不同的疾病。前者是因为呼吸道感染，除哮喘外，还伴有发烧、咳嗽；而后者是由于花粉、粉尘、虫螨等过敏而引起，表现以哮喘为主，可无发烧、咳嗽等症状。但如果喘息性支气管炎长期反复发作，部分患儿可发展成支气管哮喘。

【常见症状】出现咻咻的喘鸣声，伴有低烧、咳嗽。没有支气管哮喘那样的严重呼吸困难，患者本身的精神状态也较好。

【发病原因】由急性支气管炎、慢性支气管炎、急性毛细支气管炎、过敏性支气管炎、先天性哮喘等引起。

【治疗方法】使用抗生素或止咳剂、去痰剂、支气管扩张剂。

【预防与康复】注意从饮食、运动、睡眠等方面增强体质，特别要及时补充水分，防止感冒。另外，婴幼儿平时不宜穿衣太厚，以免降低抵抗力。

▲虫咬性皮炎

【疾病简介】虫咬性皮炎又称丘疹样荨麻疹，是由昆虫叮咬而引起的过敏性皮肤病，常见于婴幼儿，多发于夏秋季。

【常见症状】多于手、脚等暴露部位出现红豆大小淡红色丘疹，表面可出现水疱，皮损中心有时可见叮咬痕迹，自觉奇痒，夜晚尤甚，有时有刺痛、灼痛，一般一周左右自行消退。如继发感染，则可迁延较久，如果病因不能去除，原有皮损消退后，还会有新的皮损出现。

【发病原因】被蚊、白蛉、蠓、臭虫、螨虫、蚋、蚤、虱等昆虫叮咬或接触虫体的毒毛后，毒液进入体内引起毒性反应和（或）过敏反应所致。

【治疗方法】

1. 外用

炉甘石洗剂及糖皮质激素止痒；3% 硼酸溶液、食醋和 5% 碳酸氢钠、5% ～ 10% 氨水消肿；继发感染者使用抗生素软膏。

水疱较大者，先用消毒注射器抽吸疱液后再用上述药物治疗。

用消毒纱布冷湿敷患部也可起到止痒效果。

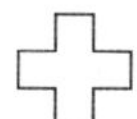

2. 口服

有全身症状时，可服用扑尔敏、西替利嗪等抗组胺药物，情况严重者使用激素治疗。

【预防与康复】

（1）搞好个人、居室和环境卫生，避免昆虫滋生。

（2）夏秋季节应尽量少到花草多的地方，外出涂抹驱蚊剂。

（3）生病期间忌食辛辣刺激食物及海鲜、牛羊狗肉。

▲多动症

【疾病简介】多动症又称注意力缺陷多动障碍，是儿童常见的一种心理障碍，表现为与年龄和发育水平不相称的注意力不集中和注意时间短暂、活动过度和冲动，常伴有学习困难、品行障碍和适应不良。多在9～12岁以后好转。

【常见症状】无法长时间集中注意力，精力充沛，一刻不停地活动，容易发脾气，有攻击性行为等。

【发病原因】病因未明，普遍认为与以下因素有关：遗传递质失衡、大脑部分部位功能过分活跃、父母性格不良、家庭失和、教养方式不当等。

【治疗方法】根据患者及其家庭的特点，采用心理、药物治疗。

▲呆小症

【疾病简介】呆小症又称“克汀病”，是一种先天甲状腺发育不全或功能低下造成幼儿发育障碍的代谢性疾病。主要表现为生长发育过程明显受到阻滞，特别是在骨骼系统和神经系统方面。

【常见症状】多于出生后数周出现症状。初期黄疸不退，吸吮力弱，体重增加缓慢，体温低，面色苍白、浮肿，皮肤干燥，脐突出。随病情发展出现发育缓慢，鼻梁塌陷，双眼间隔大，舌头厚大，四肢短粗，甚至痴呆。

【发病原因】由于母亲怀孕期间碘摄入量不足或患有甲状腺疾病、服用抗甲状腺药物等引起。

【治疗方法】服用甲状腺激素药物。

▲鹅口疮

【疾病简介】鹅口疮是指被一种称为白色念珠菌的真菌感染所引起的疾病。多发于新生儿，尤其是出生一周以后的早产儿。长期使用抗生素、肾上腺皮质激素、口腔不清洁、营养不良、身体衰弱的婴幼儿也易发病。

【常见症状】口腔黏膜出现奶油样白色、膜状斑点，擦去斑点后，会形成红色溃疡，并再次出现斑点。感染轻微时无明显痛感，受损黏膜若扩大到整个口腔或咽喉、食管，患儿可出现烦躁不安、胃口不佳、哺乳困难、吞咽呼吸困难、啼哭等症状。

【发病原因】新生儿、早产儿因母亲阴道有真菌感染，婴儿出生时通过产道，接触母体的分泌物而感染，并可在婴儿房传染给其他孩子。

乳头、奶瓶、奶嘴、尿布、带菌的医护人员以及感染念珠菌的食物、衣物和玩具都可以是感染的来源。

【治疗方法】

1. 西医

（1）局部治疗

① 将制霉菌素研成末，与鱼肝油混合调匀，涂抹创面，每 4 小时用药一次。

② 2% ～ 5% 的苏打水清洗口腔。

（2）全身治疗　补充 B 族维生素和维生素 C。口服制霉菌素或克霉唑等抗真菌药物。

2. 中医治疗

使用冰硼散喷涂口腔患部。

【预防与康复】

（1）产妇有阴道霉菌病的要积极治疗，切断传染途径。

（2）婴幼儿进食的餐具清洗干净后再蒸 10 ～ 15 分钟。

（3）哺乳期妇女要注意保持乳房清洁，在喂奶前应用温水清洗乳晕，喂乳后再给婴儿喂服少量温开水，应经常洗澡、换内衣、剪指甲，每次抱孩子时要先洗手。

（4）婴幼儿的被褥和玩具要定期拆洗、晾晒，孩子的洗漱用具应和家长的分开，并定期消毒。

（5）幼儿应经常性地进行一些户外活动，以增加机体的抵抗力。

（6）在幼儿园过集体生活的婴幼儿，用具一定要分开，不可混用。

（7）观察病儿口腔黏膜及舌面白屑的增减及吮乳情况。若见病儿烦躁、口臭、流涎、便秘，吮吸时啼哭，吞咽、呼吸困难时，应及时送往医院处理。发热者，定时测量体温，给予物理降温，喂服淡盐水或温开水。

▲痱子

【疾病简介】痱子是由汗液潴留引起的发疹性瘙痒性皮肤疾病，也是一种常见的皮肤疾病，有红痱、白痱、脓痱、深痱四种类型。本病好发于夏季，多见于出汗较多的儿童和排汗调节功能较差的长期卧床病人。

【常见症状】多突然在头、脸、胸、背、乳房下、大腿内侧、腋下以及和衣服接触的部位出现小丘疹、小水泡，有瘙痒感和刺痛感，也可出现大面积潮红。白痱和深痱只在热带发病，通常不痒。

【发病原因】由于在高温闷热环境下，出汗过多，汗液蒸发不畅或维生素 A 缺乏而引起。

【治疗方法】

1. 西医

（1）保持室内通风凉爽，勤洗澡；保

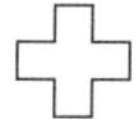

持皮肤清洁、干燥。

（2）避免搔抓，勿用肥皂等刺激性用品洗擦。

（3）瘙痒严重时，可外用皮质类固醇乳膏、1% 薄荷炉甘石洗剂、1% 薄荷酊、2% 鱼石炉甘石洗剂等消炎、止痒制剂。

2. 中医

可服清热、利湿、解暑的中成药，如皮敏消胶囊、大败毒胶囊，外用十滴水、黄连扑粉。

【预防与康复】

（1）每日用温水洗浴 2 ～ 3 次，以保持皮肤清洁，浴后擦上痱子粉。出汗后不要用冷水洗浴，否则极易引发痱子或加重病情。

（2）生了痱子，切忌涂抹软膏或油类制剂。

（3）避免烈日阳光照射。

（4）勤更换内衣，穿着宽松、单薄、布料衣服。

（5）出现大面积痱毒时，应及时到医院治疗。

▲愤怒性痉挛

【疾病简介】愤怒性痉挛又称屏气发作，是儿童在某一种恐惧或悲伤的事件后立即出现短时间的呼吸停止和意识丧失的过程。多发于 1 ～ 2 岁幼儿，大多在 8 岁之前可自行消失。

【常见症状】常在遭受疼痛刺激或情感悲伤时诱发，孩子大哭出声，呼气，然后停止呼吸，之后皮肤变紫并丧失意识，可出现惊厥。持续数秒后，呼吸重现并恢复正常的脸色和意识。

【发病原因】这是年幼儿的下意识反应，原因包括多个方面：个性、当时的环境、生长发育中的行为等。

【治疗方法】发作时用冷毛巾敷孩子脸部可阻断发作。给孩子补铁对本病也有疗效。

【预防与康复】分散孩子的注意力并尽量避免导致发作的行为。

▲风湿热

【疾病简介】风湿热是因咽部细菌感染而引起的一种自身免疫性疾病。本病可造成心脏、关节、皮肤等器官的损害，多发于青少年，尤其是 5 ～ 10 岁儿童。在居住拥挤、经济条件差和医药缺乏地区容易流行。

【常见症状】发病前 1 ～ 6 周可有上呼吸道感染史，出现发烧、咽痛等症状。膝、脚踝、肩肘、髋等关节肿痛，发烧、脉搏加速、脸色差，手肘等关节伸侧出现皮下结节，皮肤出现环形红斑，个别患儿可有不自主的躯干或肢体动作。

【发病原因】尚未完全明确，但目前公认与链球菌感染有关。同时，本病也存在遗传性。

【治疗方法】

（1）卧床休息，减轻心脏和关节负担。注意保暖，避免潮湿、受寒。

（2）根据病情使用抗生素、阿司匹林或激素治疗。

【疾病预防】

1. 预防初次风湿热

（1）防止上呼吸道感染，经常运动，提高自身抵抗力。

（2）对猩红热、急性扁桃体炎、咽炎、中耳炎和淋巴结炎等急性链球菌感染，应早期予以积极彻底的抗生素治疗。

（3）慢性扁桃体炎反复急性发作者（每年发作 2 次以上），应手术摘除扁桃体。

亲属有风湿热的人群，应重点预防。

2. 预防风湿热复发

大部分风湿热会在 5 年内复发，因此已患过风湿热的病人，应根据个体情况长期使用药物预防链球菌感染。

▲腹性癫痫

【疾病简介】腹型癫痫是一种以腹痛为特点的癫痫，多见于儿童。亲属中有癫痫或偏头痛或其他发作性疾病史，或本人有中枢神经系统疾病者易发。

【常见症状】突发性剧烈腹痛，持续数分钟至数小时。腹痛发作后多有疲倦、嗜睡或深睡，醒来后感觉良好。不伴有躯体抽搐，常有定向障碍、知觉障碍、精神模糊等意识障碍，但无完全的意识丧失。可伴有恶心、呕吐、腹泻等。发作频率可一周数次或几月一次，部分患者可发展成癫痫抽搐发作。

【发病原因】病因未明，可能与高热惊厥、头部外伤、分娩时缺氧、早产、脑炎等有关。

【治疗方法】使用抗癫痫药物。

▲胫骨结节骨骺炎

【疾病简介】胫骨结节骨骺炎又称骨软骨炎、无菌性坏死、牵引性骨骺炎，是胫骨结节部的创伤和部分性撕脱。本病好发于 11 ～ 15 岁喜欢剧烈运动的男孩。

【常见症状】患儿的胫骨结节变大伴疼痛。膝痛为主要表现，行走时明显。在做奔跑、跳跃运动使股四头肌收缩时，以及上楼、用力伸膝或跪地活动压迫骨骺时，疼痛加剧。疼痛明显时可导致跛行，疼痛可持续数月或数年。

【发病原因】过量和错误的剧烈运动是致病的重要原因。

【治疗方法】

1. 保守治疗

大部分患者不需治疗或仅需保守治疗。对早期疼痛较轻者，只需停止剧烈运动、注意休息，症状即可消失。局部热敷、理疗有

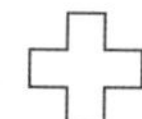

助于血运状况的改善，可以减轻肿胀、疼痛。对疼痛剧烈者，可用石膏托或石膏管型固定，制动 3 ～ 6 周，症状通常可以消失。

2. 手术治疗

当保守治疗无效，且症状持续，并造成功能障碍时，可考虑手术治疗。

▲精神发育迟缓

【疾病简介】精神发育迟缓也称为精神发育不全或智力低下，是指个体在发育阶段（通常指 18 岁以前）智力功能明显低于同龄水平，导致社会适应能力、学习能力、自理生活能力低下等行为缺陷的一组疾病，也是小儿常见的一种发育障碍。

【常见症状】精神发育迟缓的儿童都有不同程度的智力损伤。一般依据测定的智商（IQ）、适应性行为缺陷，分为轻度、中度、重度和极重度四级。

1. 轻度

IQ 为 50 ～ 70，适应性行为轻度缺陷。早年发育较正常儿略迟缓，且不像正常儿那样活泼，对周围事物缺乏兴趣。做事或循规蹈矩，或动作粗暴。言语发育略迟，抽象性词汇掌握少。分析能力差，认识问题肤浅。学习成绩较一般儿童差，能背诵课文，但不能正确运用，算术应用题完成困难。通过特殊教育可获得实践技巧和实用的阅读及能力。长大后可作一般性家务劳动和简单的具体工作。遇事缺乏主见，依赖性强，不善于应付外界的变化，易受他人的影响和支配。能在指导下适应社会。寿命接近正常人。

2. 中度

IQ 为 35 ～ 49，适应性行为中度缺陷。整个发育较正常儿迟缓。语言功能发育不全，吐词不清，词汇贫乏，只能进行简单的具体思维，抽象概念不易建立。对周围环境辨别能力差，只能认识事物的表面和片断现象。阅读和计算方面不能取得进步。经过长期教育和训练，可以学会简单的人际交往、基本卫生习惯、安全习惯和简单的手工技巧。一般可活至成年。

3. 重度

IQ 为 20 ～ 34，适应性行为重度缺陷。早年各方面发育迟缓。发音含糊，言语极少，自我表达能力极差。抽象概念缺乏，理解能力低下。情感幼稚，动作十分笨拙。有一定的防卫能力，能躲避十分明显的危险。经过系统的习惯训练，可养成简单的生活和卫生习惯，但生活需要他人照顾。长大以后，可在监督之下做些固定和最简单的体力劳动。

4. 极重度

IQ 低于 20，适应性行为极度缺陷。对周围一切不理解。缺乏语言功能，最多会喊“爸”、“妈”等，但并不能真正辨认爸妈，常为无意识的嚎叫。缺乏自我保护的本能，不知躲避明显的危险。情感反应原始。感觉和知觉明显减退。运动功能显著障碍，手脚不灵活或终生不能行走。常有多种残疾和癫痫反复发作。个人生活不能自理，多数早年夭折。幸存者对手脚的技巧训练可以有反应。

轻度患儿在早期有时不易察觉，到了学龄期出现明显症状才能确定，其他患儿特别是重度、极重度患儿，一般出生后不久就会发现容易引起痉挛等脑部障碍、或发育畸形和内脏系统疾病。

【发病原因】有多种生物医学因素和社会环境因素可导致本病，如受孕前或受孕时的遗传性疾病；孕期中母体受病毒感染（尤其在妊娠后前三个月），接触药物、化学毒素和放射线，患有严重疾病和严重营养不良、遭受严重精神创伤；出生时缺氧、产伤、早产；出生后中枢神经系统感染、头部外伤、重金属或化学药品中毒、严重营养不良、遭受虐待等。也有部分患儿病因不详。

【治疗方法】治疗的原则是早期发现、早期诊断、早期干预，需综合运用药物、教育、康复等方法进行治疗。

（1）病因治疗：已查明病因者，应设法去除病因，使其智力部分或完全恢复。半乳糖血症、先天性甲状腺功能低下等部分疾病导致的精神发育迟缓，如能早期诊断和治疗，可防止或减轻智力损害。

（2）对症治疗：使用促进和改善脑细胞功能药物促进智力发育。对有精神障碍等患儿可使用相应的精神药物，对有运动障碍的患儿可进行康复治疗。

（3）教育训练是精神发育迟缓最重要的治疗方法，越早开始，效果越好，针对个体病情和年龄特点，进行相应的治疗。

（4）心理治疗：精神发育迟缓不仅对患儿，也对其家庭，特别是对母亲产生巨大压力。所以应同时对患儿和家庭成员进行相应的心理治疗。

【疾病预防】有生育计划的家庭应从遗传、感染性疾病、环境、意外伤害等方面做好预防。

（1）通过基因检测发现夫妻双方是否存在遗传性疾病。

（2）进行风疹等必要的预防接种。

（3）积极治疗感染性疾病。

（4）女性在孕前和怀孕早期服用叶酸。

（5）按时进行产前检查。

（6）孕妇应忌烟酒并停用对胎儿发育有不利影响的药物。

（7）防治理化污染、中毒及噪声损害，减少颅脑外伤及意外事故。

（8）对高危新生儿进行随访，早期发现疾病，给予治疗。

（9）重视早期营养（蛋白质和铁、锌等微量元素）供应和适当的环境刺激对智力发育的良好作用。

（10）对学龄前儿童定期进行健康检查。

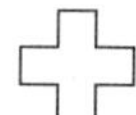

▲急性声门下喉炎

【疾病简介】喉腔以声带为界分为声门上区、声门区和声门下区，急性声门下喉炎就是声门下区口腔的炎症。由于声门下区紧邻气管，炎症极易向下发展延及气管，出现喉阻塞、气管炎、支气管炎和肺炎等。本病常见于1～3岁以下幼儿，好发于冬春两季。儿童急性声门下喉炎病情发展快，应及时治疗，以免出现意外。

【常见症状】多在半夜突然出现高烧、剧烈的咳嗽，咳声钝如吼叫、吸气时可有喘鸣，声音沙哑或失音、呼吸困难，部分患者发病前有轻咳、发烧、声音嘶哑等轻度上呼吸道感染症状。

【发病原因】病毒和细菌感染是主要原因。另外接触过敏原也会致病。

【治疗方法】如果确诊为病毒性喉炎，即使不加治疗也会自行消失。而如果确诊为细菌感染引起的喉炎，就需服用抗生素。进行7～8天的治疗，治疗期间即便好转也要坚持用药，否则过早停药会导致更为严重的感染。

部分患者需要进行雾化或手术治疗。

【疾病预防】

（1）经常用冷水洗脸，增强对温度变化的适应能力。

（2）室温不要过高，衣服不宜穿得过多，天气骤变时注意及时增减。

（3）正确用声，避免嘶喊和长时间哭闹。

（4）去除发病诱因。

▲痢疾

【疾病简介】痢疾有多种，通常指细菌性痢疾，这是由痢疾杆菌引起的一种肠道传染病，也称菌痢，包括急性菌痢和病程超过两个月的慢性菌痢。急性菌痢一般数日即愈，少数病人病情迁延不愈，发展为慢性菌痢。也有部分急性菌痢患者病情严重，发生感染性休克或中毒性脑病，十分凶险。夏秋季多发，儿童发病率最高，其次为中青年。

【常见症状】患者发病前有不洁饮食史或与菌痢患者密切接触及到疾病流行区旅游史。潜伏期数小时至7日，平均1～2日。急性菌痢起病急，多有畏寒、发烧、全身不适、刺痛般腹痛，剧烈腹泻，每日可达10次以上，大便初为稀便，1～2日内转为典型的黏液脓血便，量少，鲜红，常伴有里急后重感。个别患者可排出带血不带脓的大便，称为血痢。少数轻型患者仅有含黏液的稀便，常无脓血，其他症状也较轻。而中毒型患者可突发高烧、反复惊厥、嗜睡，甚至昏迷，而肠道症状较轻，多见于2～7岁儿童。慢性菌痢常为黏液便，或腹泻与便秘交替出现。

【发病原因】主要由于进食被细菌污染的食物和水源以及与菌痢病人或带菌者接触致病。

【治疗方法】

（1）中毒型菌痢者需立即就医。

（2）急性菌痢应进行消化道隔离直至临床状态消失，保证每日足够的水分、电解质及酸碱平衡，并根据病情使用抗生素等药物。

（3）慢性菌痢除使用抗生素外，可配合使用灌肠、微生态制剂保护肠黏膜，调整菌群失调。

【预防与护理】

（1）搞好环境卫生，加强厕所及粪便管理，消灭苍蝇滋生地。

（2）加强饮食卫生及水源管理。

（3）做到饭前、便后洗手，不饮生水，不吃变质和腐烂食物，不吃被苍蝇沾过的食物。

（4）不要暴饮暴食，以免胃肠道抵抗力降低。

▲轮状病毒性肠炎

【疾病简介】轮状病毒性肠炎是一种由轮状病毒所致的急性消化道传染病，也是一种常见的急性胃肠炎。常见于6～24个月婴幼儿，好发于秋季，故又称小儿秋季腹泻。

【常见症状】潜伏期1～3天，起病急，多先吐后泻，伴轻中度发烧，部分患儿有恶心、腹痛症状。呕吐半天到一天后出现剧烈的腹泻，每日5~10次，甚至更多，排出白色洗米水样便或黄色水样便。情况严重者，可出现脱水。

【发病原因】经消化道感染轮状病毒。主要经粪－口或口－口途径传播感染，也可通过水源传播或呼吸道传播感染。

【治疗方法】本病病程较短，大多3～6天可自愈，治疗关键是防止脱水。婴幼儿一般病情较重，需多加留意观察。

（1）及时补充水分和电解质，口服补液盐溶液或含电解质饮料。

（2）发病最初2～3天喂食易消化的流质食物。饮水时不宜一次过多，应少量多次，以免加重腹泻，无法饮水时需进行输液。

（3）根据病情使用止泻剂或抗生素。

【疾病预防】

（1）儿童可接种轮状病毒免疫疫苗。

（2）注意婴幼儿及与其密切接触者的个人卫生，养成勤洗手的习惯。

（3）防止水源和食物污染。

▲梦游症

【疾病简介】梦游症又称“夜游症”，是睡眠和觉醒同时存在的一种意识改变状态，多见于6～12岁男孩，偶尔可首发于老年人或痴呆早期，具有一定的家族性。

【常见症状】通常在睡眠后的2～3小时内，突然起床在室内或室外光脚行走，或做白天的日常活动，一般没有语言，问之不答，多能自己回到床上继续睡觉，次日醒

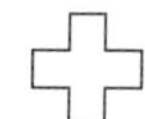

来完全不记得所发生的事。

【发病原因】 表达某种欲望、不满、压力、感情纠结的心理活动、遗传因素、大脑皮质发育延迟等因素和白天过度劳累、连续几天熬夜引起睡眠不足、睡前服用安眠药物等导致的睡眠过深，都可诱发梦游症。

【治疗方法】 无特效治疗方法。儿童一般随年龄增长、发育成熟，症状会自然消失。对与心理因素有关者，可进行心理治疗。

【预防与康复】

（1）梦游症对孩子的健康没有什么不利影响，但家长必须注意加强保护，防止发生意外。如房间内不宜放置危险物品，不宜生火，门窗要加锁等。如发现夜游症发作的患儿已走出门外，家长可将孩子牵回家中，使其到床上，继续睡觉。不要强行叫醒梦游症发作的孩子，以免使孩子出现更加严重的意识模糊、兴奋躁动状态。

（2）家长应使儿童避免可能加深睡眠的因素，如白天过度疲劳、睡前过于兴奋等，以免诱发梦游症的发作。

▲脑底动脉环闭塞症

【疾病简介】 是以脑底动脉慢性进行性狭窄、闭塞、血管网异常为特征，并继发引起颅底形成异常血管网的一种少见的脑血管疾病。由于这种颅底异常血管网在脑血管造影图像上形似“烟雾”，故又称之为“烟雾病”，好发于 10 岁以下儿童和 30 ～ 40 岁成人。

【常见症状】 儿童与成人临床表现各有特点。儿童患者以缺血症状为主要表现，成人患者以出血症状为主。缺血患者可出现晕厥、轻度瘫痪、视觉障碍、近事遗忘、易激惹、焦虑等症状。出血患者多有构音困难、失语、偏瘫、头痛等症状。本病因表现复杂、多样而无特异性，常易出现误诊。

【发病原因】 本病的脑底动脉狭窄并非由动脉硬化引起，具体原因尚未明确，但可能与血管内膜细胞增生、增厚有关。

【治疗方法】

1. 保守治疗

使用血管扩张剂、抗血小板药物及抗凝血药等调节血流。

2. 手术治疗

进行血管重建手术。由于本病具有进展性，且手术治疗效果明显优于药物治疗，故多采用手术方法治疗。

▲脑炎

【疾病简介】 脑炎是脑实质部分受病原体侵袭导致的炎症性病变，多发于 10 岁以下儿童，但成人染病时危险比儿童高。

【常见症状】 因病原的不同，一般有 1 ～ 4 周的潜伏期。突发高烧、头痛、呕吐、昏迷、痉挛等，视病变部位及病变程度不同可有面瘫、失语、皮疹、肢体麻木、腹痛、腹泻等症状。

【发病原因】病毒感染是脑炎最常见的原因，蚊虫叮咬是重要的传播途径，也有因细菌感染、自身免疫异常等引起。有时结核病毒或梅毒也会引起脑炎。

【治疗方法】脑炎目前尚无特效药，主要因病而异，对症治疗，以控制病情发展、抑制症状、减轻后遗症、降低致残率和死亡率。

【疾病预防】

（1）接种疫苗是预防流行性脑脊髓膜炎（流脑）和乙型脑炎的有效措施。

（2）防蚊和灭蚊也对防止感染乙型脑炎有重要作用。

▲疱疹性咽峡炎

【疾病简介】疱疹性咽峡炎是因感染肠道病毒（以科萨奇病毒为主，偶尔也有其他肠道病毒）而引起的一种婴幼儿急性传染病，多发于春季和夏季。

【常见症状】疱疹性咽峡炎的特点是口腔（偶见皮肤）疱疹性溃疡性黏膜损害，临床特征为骤起高烧，伴有咽喉痛、头痛、厌食，并常有颈、腹和四肢疼痛，婴儿常发生呕吐、惊厥。发病两日内口腔黏膜出现数个灰白色疱疹，喉咙变红，之后24小时内水泡溃破变为溃疡，一般发烧2～3天就会退烧（个别会持续4～5天），溃疡7天左右就会消退。

【发病原因】因吸入带有病毒的飞沫而感染。

【治疗方法】尚无特效药，主要是对症治疗。

（1）注意口腔卫生和室内卫生。

（2）可用淡盐水漱口，用10%硝酸银涂于溃疡处，或用冰硼散吹播咽部缓解疼痛。

（3）多喝水，防止脱水。

（4）因为溃疡部位会产生疼痛，所以应避免喝果汁或喂食硬的食物，可喂食白粥、汤类等刺激性小的、清淡、易消化食物。

【疾病预防】疱疹性咽峡炎为儿童春夏季节常见病，家长要注意保持孩子个人和室内卫生，避免过度劳累，疾病流行期间尽量不带孩子去嘈杂的公共场所。

▲桡骨小头半脱位

【疾病简介】桡骨小头半脱位也称“牵拉肘”，俗称“胳膊脱臼”，是婴幼儿常见的一种肘部损伤，常见于5岁以下儿童，以2～3岁发病率最高。

【常见症状】牵拉孩子上肢时，疼痛哭闹，不愿他人触碰，肘关节不能活动，外侧有明显压痛，前臂旋前下垂，胳膊无红肿。

【发病原因】5岁以下儿童桡骨头发育尚不完全，环状韧带松弛，在外力牵引下，桡骨头从环状韧带中脱出，形成半脱位。多发生在牵拉孩子胳膊上下台阶、穿衣服或在活动时身体将下肢压在身下等上肢受到较大

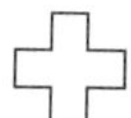

外力牵拉时。

【治疗方法】尽快就医进行手法复位。

▲弱视

【疾病简介】眼部没有器质性病变而矫正视力低于 0.9 或两眼视力差≥ 2 行者称为弱视，是常见的儿童眼病。弱视通常为单侧，也有双侧的，是一种可治疗的视力缺陷疾病。人的视力在 5 ～ 6 岁发育完成，早发现早治疗十分关键。

【常见症状】弱视的体征之一是分读困难，就是对单个字体的识别能力要大大高于对同样大小但排列成行的字体的识别能力，也称拥挤现象，此外还可有视力障碍、斜视等症状。

【发病原因】因先天性白内障、眼睑下垂、近视、远视、斜视等引起。

【治疗方法】根据弱视的不同类型采取遮盖、佩戴眼镜和手术等方法治疗。

【预防与康复】弱视仅发生在视觉尚未成熟的婴幼儿时期。视觉发育的关键期(3 岁以前)和敏感期(6 ～ 8 岁)是视觉发育的最快时期，同时也是视觉在遭受异常环境刺激后最易产生永久性损害的时期。因此，在视觉发育的关键期和敏感期及时矫正屈光不正、屈光参差、斜视及去除视觉剥夺因素是预防弱视发生的根本办法。家长应注意观察婴幼儿是否有产生弱视的可能因素，并通过定期的检查早期发现，及时纠正。

▲暑热症

【疾病简介】暑热症是婴幼儿时期一种特有的季节性疾病，多见于我国南部及中部奇热地区的婴幼儿，好发于 6 个月以上和 3 岁以下婴幼儿，年龄越小发病率越高。暑热症出现于盛夏季节，并与气温升高、气候炎热关系密切，气温越高发病越多，且随气温升高病情加重。秋凉以后症状多能自行消退。近年来由于生活水平的提高和空调的大量使用，其发病率有明显下降的趋势。暑热症与中暑的区别是，一般前者起病缓，症状较轻，持续时间较长；后者起病急、病情较重。

【常见症状】长期发热、口渴多饮、多尿、少汗或无汗。

【发病原因】内因为体质虚弱，外因为暑气炎热。其发病与脏腑的发育、功能的健全情况及个人体质强弱有着密切的关系。

【治疗方法】

1. 中医治疗

（1）暑伤肺胃证：盛夏期间长期发热，气温越高，身热越高，皮肤灼热，少汗或无汗，口渴欲饮，小便频数，烦躁，口唇干燥，舌质稍红，苔薄黄，脉数。

治法：清暑益气，养阴生津。中成药：生脉饮口服液、健儿清解液（热重、纳差者）。方药：王氏清暑益气汤加减。

（2）上盛下虚证：发热日久不退，朝盛暮衰，口渴多饮，尿多清长，甚至频数无度，少汗或无汗，精神萎靡或虚烦不安，面色苍白，下肢清冷，大便稀溏，舌质淡，苔薄白，脉细数无力。

治法：温补肾阳，清心护阴。中成药：藿香正气水。方药：温下清上汤加减。

（3）也可选用针灸、推拿治疗。

2. 物理治疗

（1）热水浴法：水温以患儿能耐受为限，沐浴时用手轻轻揉其皮肤，使周围血管扩张，汗张，汗孔开放，若能出汗散热效果更佳。每天 1 ～ 2 次，每次 20 ～ 30 分钟。

（2）酒精浴法：75% 酒精及温水各半，反复擦腋窝、腹股沟、腘窝等大血管走行处。

（3）冷盐水灌肠法：0.9% 冷盐水 300 ～ 500 毫升，由肛门缓缓灌入，保留 10 ～ 30 分钟，患儿有便意即可排出，对伴有大便干结的患儿降温效果极佳。

【预防与康复】

（1）加强锻炼，提高体质。

（2）可用鲜藿香、薄荷、青蒿等中药煎汤代茶，以预防本病的发生。

（3）降低室内温度，室温以保持在 26 ～ 28℃为宜。

（4）饮食宜清淡，注意补充营养物质。

（5）高热时可适当采用物理降温。常用温水沐浴，帮助发汗降温。

▲手足口病

【疾病简介】手足口病也称发疹性水疱性口腔炎，是由多种肠道病毒引起的常见传染病，因主要侵犯手、足、口部位而得名。多数可自愈，预后良好，无后遗症。多发于 5 岁以下儿童，易于在幼儿园发生集体感染。

【常见症状】本病潜伏期 2 ～ 5 天，多以中度发热（体温在 38℃左右）急性起病。口腔内多处出现米粒大小疱疹或溃疡，由于口腔溃疡疼痛，患儿流涎拒食。手掌、脚底也会出现相同疱疹，有时可扩展到臂部、腿部。一般 3 天左右就可以退烧，一周左右疱疹消失痊愈。

个别重症患儿病情进展迅速，发病 1~5 天左右并发无菌性脑膜炎、脑炎、心肌炎等。出现精神差、嗜睡、恶心、呕吐、头痛、肢体抖动、呼吸困难、昏迷等症状。

【发病原因】通过空气飞沫和接触被病毒污染的手、毛巾、玩具、食具、衣被、食物和水等发生感染。

【治疗方法】手足口病是病毒引起的传染病，目前没有特效治疗，主要以对症治疗和护理为主。轻症者不必住院，宜居家治疗、休息，以减少交叉感染；重者需住院治疗。

（1）安静休息，加强营养和口腔护理，及时补充水分。

（2）口腔疼痛剧烈者，可用漱口药物含漱、涂抹。

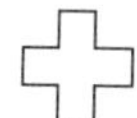

（3）注意观察、监测病性变化，如出现呼吸困难、嗜睡、头痛、面色苍白、心率加快或减慢等肺、脑、心系统症状时，及时就医。

【疾病预防】

（1）饭前、便后、外出后要用肥皂或洗手液等给婴幼儿洗手；不要让婴幼儿喝生水、吃生冷食物；避免接触患病婴幼儿。

（2）接触儿童前、替幼童更换尿布、处理粪便后均要洗手，并妥善处理污物。

（3）婴幼儿使用的奶瓶、奶嘴使用前后均应充分清洗。

（4）本病流行期间不宜带婴幼儿到人群聚集、空气流通差的公共场所。注意保持家庭环境卫生，居室要经常通风，勤晒衣被。

【康复护理】

（1）一旦发现感染了手足口病，应将患儿隔离，以免引起流行蔓延。孩子应留在家中，直到热度、皮疹消退和水疱结痂。一般需要隔离 10 天。

（2）患儿宜卧床休息 1 周，多喝温开水。

（3）小儿手足口病一般为低热或中度发热，无需特殊处理。

（4）可将维生素 B_2 粉剂直接涂于口腔糜烂部位，或涂鱼肝油，亦可口服维生素 B_2、维生素 C 以减轻疼痛，促使糜烂早日愈合，预防细菌继发感染。

（5）要保持孩子口腔清洁，饭前饭后用生理盐水漱口，对不会漱口的婴幼儿，可以用棉棒蘸生理盐水轻轻地清洁口腔。

（6）患儿因发热、口腔疱疹，胃口较差、不愿进食，宜吃清淡、温性、可口、易消化、柔软的流质或半流质食物，禁食冰冷、辛辣、咸等刺激性食物。

（7）定时测量孩子的体温、脉搏、呼吸。

（8）患儿用过的物品要彻底消毒：可用含氯的消毒液浸泡，不宜浸泡的物品可放在日光下暴晒。

▲妥瑞症

【疾病简介】妥瑞症是一种遗传性的身心疾病，患者的身体会出现无意识、不由自主、重复性的动作或声语上的抽搐，常见于 5 ～ 10 岁儿童，男孩发病率高于女孩。随着年龄增长，症状逐渐缓和，部分患者在成年时症状会完全消失。根据抽搐的类型，妥瑞症分为动作型、声语型和综合型。

【常见症状】

（1）动作型抽搐主要症状包括眨眼、耸肩、擤鼻子、口歪眼斜、摇头晃脑、踢腿等。

（2）声语型抽搐主要症状包括清喉咙、擤鼻涕，发出像猪似的咕噜声、狗叫声，重复别人的话，反复喃喃自语，甚至发出猥亵、诅咒的言词。

（3）综合型抽搐有上述两类症状。

这些症状会因疲劳或压力而恶化，但当

其专心于某一事物时，症状自动消失。

【发病原因】多为潜在的不安或欲望、需求不能满足，寂寞、厌恶或反抗周围的人等心理因素造成。患者多具有性格上不沉稳、缺乏耐心、任性、神经质、容易受到刺激或伤害等特点。受到过度的保护，母亲过于琐碎、唠叨的家庭环境也是重要原因。

【治疗方法】绝大部分患者症状温和，只要发现和排除致病原因就能自然痊愈，但痊愈需要一个过程。当孩子出现症状时，家长应以轻松的心情、宽松的气氛对待和引导，不要加以强硬制止或责骂，否则会加重病情。部分症状严重者，可接受心理医生治疗。

【疾病预防】妥瑞症虽不影响患者的智力发育和寿命，但会造成其人际交往、职业、家庭的重大困扰。其压抑、孤立退缩、被排斥的心理和人格不健全特质会增加其工作和生活中的障碍、挫折和苦难，影响其拥有幸福的人生。故家庭成员，特别是父母应留心观察孩子的行为，营造宽严适度的家庭氛围，耐心鼓励、帮助孩子克服心理弱点。

▲同型胱氨酸尿症

【疾病简介】氨基酸是人体营养所需蛋白质的基本物质，但它在人体内并不能被直接利用。同型胱氨酸尿症是一种先天性氨基酸代谢异常疾病。

【常见症状】婴儿出生时正常，多在3岁后起病，出现发育迟缓、智力低下、骨骼异常（骨质疏松、脊柱弯曲、四肢细长、蜘蛛样长指）、晶状体脱位导致视力减退，血液凝集导致高血压、休克等症状。

【发病原因】多为父母近亲结婚引起染色体缺陷和酶缺乏，无法分解氨基酸之一的甲硫氨酸，使得其在体内蓄积致病。

【治疗方法】目前治疗遗传性代谢病的最主要方法是饮食控制、产物替代、酶替代疗法。

饮食控制（禁其所忌）：当代谢异常造成机体缺乏某些必需物质时，通过饮食加以补充；而当代谢物质发生贮积时，则限制此代谢物或其前身物质的摄入，来维持平衡。

产物替代：当重要的酶促反应产物不足而致病时，可直接补充相应的必需的终产物。

酶替代疗法：直接给酶缺陷患者提供相应的正常的酶。

（1）限制蛋白质特别是动物蛋白质的摄入，从而减少甲硫氨酸的摄入。

（2）补充大量维生素B_6。

（3）有血栓者，使用抗血小板制剂。

【预防与康复】本病是青少年严重心血管疾病的重要原因之一，需长期随访。应高度警惕双眼晶状体脱位的发生，并定期进行眼科检查。

▲特异性皮炎

【疾病简介】容易出现过敏反应的体质

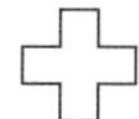

称为特异性体质，由这种体质引起的皮肤病称为特异性皮炎。由于大多数患者家族中有过敏、哮喘或过敏性鼻炎等遗传过敏史，因此特异性皮炎也是一种具有遗传倾向的过敏反应性皮肤病，多发于婴幼儿。

【常见症状】特异性皮炎具有慢性、瘙痒性、炎症性等特点。婴儿期主要在额头或耳朵周围出现红色小颗粒，因湿黏而变成疮痂，有时也会长在颈部周围或腋下、大腿根部，因发痒婴儿会摩擦头部或情绪不佳。幼儿期皮疹会长在颈部或全身的关节，干燥的情况较多，之后手肘和膝盖内侧发红，皮肤粗糙硬化、发痒，如果搔抓，症状会进一步加重。随年龄增长，皮疹面积逐渐缩小，但皮肤粗糙感增强。多数患者可随年龄增长，症状逐渐减轻，十五岁以后就基本痊愈。部分患儿症状会延续到成人，也有部分患儿在幼儿期发展为支气管哮喘或在学龄期发展为过敏性皮炎、过敏性结膜炎。

【发病原因】主要与遗传因素有关，同时也受气候、生活环境、精神等因素的影响。

【治疗方法】目前尚无根治方法，以生活中多加注意为主，辅之以药物治疗。皮质激素类软膏效果明显，但其副作用较强，局部易形成药物依赖和停药后加重情况，应在医生指导下用药。

（1）尽量找出和远离过敏原。

（2）保持皮肤清洁、湿润，避免使用刺激性沐浴用品，淋浴后用毛巾拍干身上的水，并立刻涂抹无色、无味保湿剂。

（3）药物治疗：使用抗过敏药、免疫抑制剂和皮质激素类药。

【疾病预防】

（1）提倡母乳哺育，这可使特异性皮炎发生率大大降低。

（2）减少过敏原：灰尘、尘螨、宠物、体毛、寒冷潮湿的环境、化纤织物、化学药剂及精神压力都易诱发特异性皮炎的发作，应尽可能避免。

（3）避免进食刺激性食物。

（4）多进行室外活动，但应避免强烈阳光刺激。

▲腺样体肥大

【疾病简介】腺样体又称增殖体，位于鼻咽部顶部与咽后壁交界处，与颚扁桃体、咽鼓管扁桃体和舌扁桃体共同构成扁桃体组织（由于颚扁桃体最大，因此通常所说的扁桃体实际是指颚扁桃体），均属于淋巴组织，具有防御感染的功能，腺样体和扁桃体一样，出生后随着年龄的增长而长大，4～5岁时最大，之后逐渐缩小，10岁之后就迅速萎缩，到了青春期就只留下痕迹。腺样体肥大就是腺样体因炎症的反复刺激而发生的病理性增生，多见于儿童，多与慢性扁桃体炎、扁桃体肥大合并存在。

【常见症状】鼻塞、鼻炎、说话带鼻音、张口呼吸、听力减退、中耳炎、味觉障碍、打鼾，严重者出现睡眠呼吸暂停，部分患儿可因睡眠不足而出现注意力不集中、记忆力下降、缺乏耐心、夜尿情况，病程较长者由于长期张口呼吸影响面部骨骼发育，形成面部表情呆滞，牙齿、口腔变形的所谓“腺样体面容”。

【发病原因】除少数为生理原因外，常见病因为急慢性鼻炎、扁桃体炎、流行性感冒等反复发作导致的炎症刺激。

【治疗方法】

（1）保守治疗：积极治疗原发病，并加强身体锻炼，预防感冒。

（2）药物治疗：急性发病期和症状较轻患儿首选药物治疗。

（3）手术治疗：病史 3 个月以上，症状较重（如打鼾、呼吸暂停）者应尽早进行切除手术。

【疾病预防】

（1）均衡膳食，加强运动，增强体质。

（2）及时增减衣服，但不要穿得太热，要让孩子有适当的耐寒锻炼。

（3）活动后出汗时要及时换衣，不要穿汗湿的衣服。

（4）家长要学会观察小孩是否有感冒的异常情况，发现有异常时就应及时作出处理。

▲小儿腹泻

【疾病简介】小儿腹泻也称儿童腹泻，是由多种病原体、多种因素引起的大便性质改变、大便次数增加的一种常见疾病，也是造成小儿营养不良、生长发育障碍等问题的主要原因。夏秋季节多见，多发于 2 岁以下婴幼儿。

【常见症状】

1. 轻型

起病可急可缓，以腹泻、呕吐、腹痛、食欲不振等胃肠道症状为主，大便次数增多（一般 4 ～ 6 次 / 日），大便性状改变，比平时变稀。

2. 重型

常起病较急，也可由轻型逐渐加重而来，胃肠道症状较轻型的严重。腹泻频繁（每日十至数十次），大便呈黄色或黄绿色，稀水便或糊状便，含有黏液或有血便。水分由于上吐下泻丢失和摄入量的不足，会出现不同程度的脱水，小婴儿会有哭时无泪，大婴儿会有尿量减少、口干及过度口渴等症状，部分患儿可有电解质紊乱和酸中毒症状。轻者状态不明显，重者可有发烧、精神萎靡、烦躁不安、面色苍白、口唇樱红、呼吸加快，呼出气有酮味（类似烂苹果的味道），前囟眼窝凹陷，尿量明显减少，四肢发凉，嗜睡甚至昏迷的情况。

小儿经常在秋冬季因轮状病毒感染引起

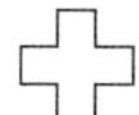

腹泻，其特点一般是先有呕吐，半天到一天后出现腹泻，大便呈白色水样便，除大便次数增多外，无其他症状，食欲好，情绪佳不影响发育。

【发病原因】可分为感染因素和非感染因素两大类原因，感染因素主要包括病毒、细菌、真菌和寄生虫，以及其他部位炎症扩散和长期使用广谱抗生素等，其中病毒和细菌，尤其是病毒为主要感染来源。非感染因素包括饮食护理不当、过敏、气候突然变化、原发性或继发性酶缺乏或活性降低等。

病毒感染引起的腹泻好发于秋末、春初，细菌引起的多发于夏季，非感染性腹泻季节性不明显。

【治疗方法】防止脱水是治疗小儿腹泻的第一要务。有脱水倾向时，需及时就医。

1. 一般治疗

主要是预防脱水和调整饮食。

（1）及时补充水分：可口服自制糖盐水（500 毫升开水中加入葡萄糖或白糖 10 克，食盐 2 ～ 5 克）或盐米汤（500 毫升米汤加入食盐 2 克），也可使用口服补液盐或含有电解质的运动饮料。补水时注意少量多次，以免一次补水量过大，加剧腹泻。

（2）适当调整饮食：母乳喂养的婴儿可照常喂奶，人工喂养的婴儿基本仍可采用平时的喂养方式，进食时需遵循少吃多餐、由少到多、由稀到浓的原则。

2. 药物治疗

（1）细菌感染者使用抗生素。

（2）使用黏膜保护剂吸附病原体和毒素，增加胃肠屏障功能。

（3）病情较重时采用静脉补液。

【预防与康复】

（1）养成勤洗手和不吃未正常烹饪和保存的食物的习惯。

（2）接种轮状病毒疫苗，预防常见的小儿秋季腹泻。

（3）避免滥用抗生素对胃肠正常菌群的破坏。

（4）随气候变化及时增加衣服，以免受凉。

▲小儿高热惊厥

【疾病简介】小儿高热惊厥，是小儿常见的伴随发烧引起痉挛的疾病。多发于 6 个月至 4 ～ 5 岁婴幼儿，尤其是 1 ～ 2 岁孩子，6 岁以后随大脑发育完善一般不会再出现。绝大多数情况下，小儿高热惊厥预后良好，对智力、行为、学习均无影响，但少数可转为癫痫。

【常见症状】在急性发热（6 小时内体温升到 39℃左右）时，出现全身性、对称性、强直性阵发痉挛，常伴有突然失去知觉、目光呆滞、双眼斜视、上翻、牙关紧闭、嘴唇乌紫，持续数秒至 15 分钟，然后会完全恢复。发作前多伴有咳嗽、咳痰等呼吸道感染症状。

小儿惊厥与脑炎或髓膜炎类似，为避免误诊应就医检查。另外如果有以下情况时，可能会转移为癫痫，也应尽快就医检查。

（1）发作次数多，每次发作时间都持续 15 分钟以上；

（2）家族中有癫痫病史；

（3）脑部患过重病；

（4）痉挛并非全身性，而只限于半身或局部，4 岁过后才开始发病，或 6 岁后仍会发病。

【发病原因】与小儿神经系统发育不完善、脑功能的协调能力低、体温骤然升高，使脑功能发生紊乱有关，最主要的诱因是呼吸道感染。本病有明显的家族遗传倾向。

【治疗方法】

（1）小儿发生高热惊厥时，首先大人要安静，禁止给孩子一切不必要的刺激，如掐人中、过度按压、拍打等。让孩子侧卧，解开领扣，以防呕吐物阻塞气管，待发作平息后就医。一般发作不超过 10 ～ 15 分钟，如有持续的发作，应尽快就医。

（2）温水擦身，退热药化水流入口腔，或肛门塞入退热栓均可快速退烧。

（3）使用镇静止惊和退烧药物。

【疾病预防】

（1）4 岁之内的婴幼儿遇发热性疾病时，应积极降温，防止热性惊厥的发生。

（2）家长应掌握惊厥发作时的家中急救措施。

（3）有反复发生小儿热性惊厥的孩子，在发烧时可在医生指导下服用药物，预防发作。

▲小儿急性咽炎

【疾病简介】小儿急性咽炎是指由多种病原引起的，以主要侵犯咽部为特征的一种上呼吸道感染（感冒）。小儿急性咽炎有时单独发病，有时是上呼吸道疾病的一部分。咽部感染常出现并发症，累及临近器官，如喉、气管、支气管、肺、口腔、鼻窦、中耳、眼及颈部淋巴等。有时还可出现咽部症状已好或消失，而其并发症却迁延或加重的情况。

小儿急性咽炎多发于 4~7 岁幼儿，常见于冬春两季。当流感、麻疹、猩红热、急性传染病流行时，也容易引起急性咽炎。

【常见症状】病毒引起的小儿急性咽炎起病较缓，以发烧、全身倦怠、食欲下降、咽痛起病，2~3 日后症状加重，出现声音嘶哑、咳嗽，多伴有颈部淋巴肿大。若继发细菌感染可使病情加重。

若因一种常见的溶血性链球菌感染所引起，起病急，以发高烧起病，有时会出现头痛、腹痛、呕吐，可伴有咽痛或喉痛。体温在 1~4 天恢复正常，但颈部的淋巴结出现肿大。

小儿急性咽炎一般 5~7 日自然痊愈，

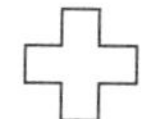

在此时间出现发烧不退、耳痛、浮肿、关节痛、面色苍白、全身疲乏无力等症状就可能是发生了并发症。

【发病原因】大多为病毒引起，少数患儿由细菌引起。营养不良、气候变化和环境不良等因素常导致本病反复发生或病程迁延。

【治疗方法】

1. 一般治疗

注意休息，居室定时开窗换气（避免直吹人体），多饮水和补充维生素 C，进食易消化、清淡食物。

2. 对症治疗

高热者可采用物理降温或药物降温（如对乙酰氨基酚或布洛芬）。咽痛剧烈者可含服咽喉片。

3. 抗感染治疗

细菌感染者使用抗生素。

【预防与康复】

（1）注意孩子饮食起居，加强体格锻炼，保证睡眠充足，防止受凉，多通风，晾晒衣被。

（2）避免与感冒病人密切接触，防止交叉感染。

▲小儿毛细支气管炎

【疾病简介】小儿毛细支气管炎是婴幼儿支气管的最前端——毛细支气管的炎症。本病是小儿常见且危险的一种感染性疾病。多见于 24 个月以内，特别是 6 个月以内婴儿，好发于冬季和初春。

【常见症状】以流鼻水、喷嚏、轻微咳嗽等感冒症状起病，可伴有中低度发烧、食欲减退，2~3 天逐渐出现持续性干咳和发作性呼吸困难。咳与喘憋同时发生为其特点。患儿呼气时发出高调喘鸣音，喘憋发作时呼吸明显加快，可达每分钟 60~80 次以上。重症患儿有明显的三凹征（即吸气时出现锁骨上窝、胸骨上窝和上腹部凹陷）和鼻煽，脸色苍白，全身软弱无力，嘴唇或指甲发紫的紫绀，患儿常烦躁不安、呻吟不止。病情复杂者可合并心力衰竭或呼吸衰竭。

【发病原因】多因接触感冒病人，感染病毒所致。

【治疗方法】

（1）大多数患儿可通过在家休息和及时足量补充水分在 3~5 天内恢复。要注意保暖和增加室内湿度，需频繁给患儿喂水以免引起脱水。

（2）有先天性心脏病、肺部疾病和免疫功能缺陷等基础病患儿，病情会较重，应尽早住院治疗。

（3）当患儿出现呼吸困难、发绀、疲乏、脱水等重症征兆时，应尽快就医，进行输液、输氧治疗。

【预防与康复】

（1）女性，特别是孕妇应戒烟，以免增加婴儿发病风险。

（2）母乳喂养可提高婴儿抵抗力，降低发病风险。

（3）避免婴幼儿衣服和被子太厚，降低其抵抗力。

（4）避免让感冒病人接近婴幼儿。

（5）让患儿取侧卧位休息，并每隔1小时帮助翻身拍背，以利痰液排除。

（6）部分患儿发病后可出现反复发作的喘鸣，需高度重视，尽早治疗，以免发展成哮喘。

▲小儿尿路感染

【疾病简介】尿路是指包括肾盂、输尿管、膀胱、尿道等尿液排泄的一连串路径。小儿尿路感染就是尿路因感染细菌而引发的炎症。根据感染的部位分为上尿路感染的肾盂肾炎和下尿路感染的膀胱炎和尿道炎。由于小儿尿路感染时，很少局限于某一部位，且症状十分接近，难以准确区别，故通常不加区别，统称为尿路感染。

小儿尿路感染是儿童的常见病，尤其多发于1~5岁期间。在婴儿期，男童更易发生尿路感染，而在婴儿期后，女童因尿道短、更接近肛门，细菌更易上行引起感染，发病率远高于男童。学龄前患儿一半以上为上尿路感染，部分患儿可因此形成肾瘢痕，导致高血压和慢性肾功能衰竭。

【常见症状】新生儿和婴儿除发烧以外，可无其他症状。新生儿（少数）或婴儿有时出现似乎和尿路感染不相干的呕吐、腹泻、情绪不佳、食欲不振、体重减轻、贫血等症状。年长儿童表现为尿痛、尿频、膀胱区疼痛，部分患儿还有排尿困难、尿失禁、尿恶臭等症状。肾脏感染时其典型症状为患侧腰痛、发热、寒战、下腹部疼痛、消瘦和精神倦怠。因婴幼儿多无法准确表达其感受，所以出现持续原因不明的发烧时，家长须留意孩子尿液的气味、浑浊度、次数及尿失禁、突然开始的夜尿和排尿时的状况等情况。

【发病原因】绝大多数是因细菌沿尿路上行感染所致，其中许多年幼患儿常因先天性尿道畸形，使尿液从膀胱反流回肾脏引起感染。极少数患儿是病菌随血液播散至尿路引起感染。

【治疗方法】

（1）一般治疗

① 多休息，多饮水，保持外阴部清洁。

② 多进食高热量、丰富蛋白质和富含维生素食物，增强抵抗力。

（2）药物治疗

① 根据病菌种类使用相应抗生素，症状消失后，仍需继续治疗7~10天，以确保彻底消灭细菌。

② 高烧、头痛、腰痛者使用解热镇痛药缓解症状。

（3）所有年龄段的男性和2岁以下女性患儿均应进行尿路畸形筛查。畸形轻微者随患儿发育可自行消失，无需特殊治疗。其

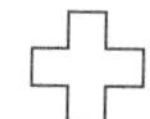

他尿路畸形患儿需手术治疗或口服长程低剂量抗菌药物一年以上。

【预防与康复】

（1）勤换内裤或尿布，保持阴部清洁。

（2）教育女孩养成便后由前向后擦拭习惯，减少细菌进入尿道口的机会。

（3）养成多饮水、不憋尿的习惯。

（4）注意足部和下腹部保暖以防复发。

▲小儿肾病综合征

【疾病简介】小儿肾病综合征是一种以大量蛋白尿、低蛋白血症、高胆固醇血症和严重水肿为特点的肾小球疾病，是小儿常见的肾脏疾病，在儿童肾脏疾病中的发病率仅次于急性肾炎。多发于 18 个月至 5 岁期间儿童，男孩多于女孩。分为原发性、继发性和先天性三种类型，其中绝大多数为原发性。

【常见症状】浮肿为典型症状，但早期多由于病情发展缓慢，眼睑浮肿易被忽略。在此阶段还伴有肌肉萎缩、泡沫尿，睑部和脚部等部位水肿明显，尿量减少，血压降低，头发和指甲变脆，还可有显著阴囊水肿，少数患儿可出现肾衰竭。

【发病原因】原发性小儿肾病综合征由肾脏本身疾病引起；继发性多由糖尿病、系统性红斑狼疮和病毒感染引起；先天性小儿肾病综合征由遗传因素引起。

【治疗方法】以免疫抑制剂治疗为主，一般治疗、对症治疗为辅。浮肿严重者应住院治疗。本病易反复，需耐心治疗。

1. 一般治疗

应注意休息，同时控制盐分和高胆固醇食物摄入。

2. 药物治疗

使用激素、免疫抑制剂、利尿剂等药物。

【预防与康复】

（1）积极锻炼身体，增强免疫力。

（2）积极防治皮肤损伤和各类感染。

（3）浮肿严重者应严格限制水分摄入。

（4）有高尿蛋白者应注意，补充优质蛋白质饮食，如牛肉、瘦肉、鱼等。

（5）注意防止感冒和疲劳，以免病情反复。

【中医观点】由于激素副作用较大，可抑制儿童生长发育和性成熟，中西医结合治疗具有更好的效果，即在激素治疗不同阶段配合相应的中医治疗，可增加疗效，并能减轻激素的不良反应，减少复发率。

▲小儿糖尿病

【疾病简介】小儿糖尿病是指发生于未成年人群的糖尿病，绝大部分属于胰岛素分泌不足的 1 型糖尿病（胰岛素依赖型）。目前，胰岛素分泌水平高于正常人，胰岛素敏感性降低的 2 型糖尿病（非胰岛素依赖型）发病率逐渐上升。小儿糖尿病各年龄均可发病，但多发于5~6岁及10~14岁儿童，且以1型糖尿病为主，14岁以上发病者多为2型糖尿病。

【常见症状】小儿1型糖尿病患儿起病多数较急骤，发展快，常由于感染、呕吐、腹泻等发病。数天至2~3周内可突然出现明显多尿、多饮、多食、体重减轻的“三多一少”和容易疲劳症状，每天饮水量和尿量可达几升。婴幼儿患病特点常以遗尿的症状出现，但多因吃奶和使用“尿不湿”（纸尿裤）等原因，多饮多尿现象容易被忽视，多半直到出现恶心、呕吐、脱水、腹痛、食欲不振及神志模糊、嗜睡，甚至完全昏迷等酮症酸中毒症状后才被发现。而且年龄越小酮症酸中毒的症状越重。酸中毒严重时出现呼吸深长、节律不正，呼吸带有酮味症状。由于进展迅速，可在几小时内导致死亡。

小儿2型糖尿病患儿的症状比1型轻，且起病缓慢，一般不发生酮尿酸中毒症和严重脱水。

【发病原因】小儿1型糖尿病是自身免疫反应异常、基因易感性和环境因素综合作用的结果，这些环境因素包括：病毒感染、药物和化学因素刺激，过早、过多地摄入牛乳制品。

肥胖和遗传是2型小儿糖尿病的最重要原因。双亲中有一人患糖尿病，子女的发病率为3%~7%，双亲均为糖尿病患者，子女发病率可高达30%~50%。

【治疗方法】

（1）小儿1型糖尿病需终身使用胰岛素治疗，同时进行饮食控制和适当运动治疗。

（2）小儿2型糖尿病以饮食和运动治疗为主，辅之以胰岛素治疗。

【预防与康复】

（1）父母应积极预防和控制糖尿病，尤其应控制好备孕和怀孕期间的血糖状况。

（2）婴儿出生后最好8个月以后才进行牛奶喂养。

（3）培养孩子形成良好的饮食和运动习惯，尤其要控制高油、高脂、高热量食物摄入。

（4）积极预防和控制小儿病毒感染。

▲小儿斜颈

【疾病简介】小儿斜颈又称先天性肌性斜颈（俗称“歪脖子”），是由于一侧胸锁乳突肌挛缩引起的头颈歪斜的疾病。

【常见症状】患儿头部向患侧倾斜，面部向健侧旋转，下颌指向健侧肩部。2～3周后斜颈畸形更加明显。将头转向健侧明显受限，症状较轻者应仔细观察才能发现。此症状随着患儿的生长发育日益加重。早期未得到有效治疗者，2岁后即会出现颜面部畸形。主要表现为面部不对称，健侧颜面圆而饱满，患侧则窄而平。颈椎可发生代偿性侧凸畸形。

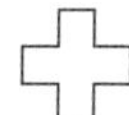

【发病原因】病因目前仍未明了，但大多数学者认为子宫内压力异常或胎儿胎位不正是主要原因。

此外，1/5 的患儿有明确的家族史，故认为其发生同遗传有关，且此类患儿常合并先天性髋臼发育不良等其他部位畸形。

【治疗方法】本病治疗越早效果越好。婴儿期采用保守治疗，大多数疗效满意。方法包括局部热敷、按摩、卧床固定和手法牵引。1 岁后，若非手术治疗无效则采用手术治疗。一般 3 岁以上，面部畸形难以完全恢复正常。

▲小儿斜视

【疾病简介】小儿斜视是指当一眼注视目标时，另一眼视线的方向却偏离注视目标，双眼不协同的眼科疾病，也是儿童眼病中的常见病和多发病。儿童斜视不仅易发展为弱视甚至失明，而且影响外貌美观。同时，早期轻度斜视不明显，容易被忽视，所以家长平时应留意观察。斜视根据不同的标准可分为不同的类型，临床最常见的为内斜视。

【常见症状】视物模糊、复视、头痛、眼痛、畏光、眼疲劳、恶心与呕吐、结膜充血，看东西时喜欢闭上一只眼睛、歪头或转头，这些状况经常在生病、疲劳、发呆等身体和精神状态不佳时出现。

【发病原因】遗传、远视、眼睛结构异常、因外伤或脑部肿瘤等造成的眼睛肌肉或神经麻痹等是导致小儿斜视的重要因素。

【治疗方法】斜视需尽早治疗，越晚治疗恢复难度越大。

（1）因眼部或脑部疾病引起者，治疗相应疾病。

（2）因远视引起者，可佩戴眼镜治疗。

（3）其余原因引起者需手术治疗。

【疾病预防】

（1）预防斜视要从婴幼儿时期抓起。家长要注意仔细观察孩子的眼睛发育和变化，3 岁时应开始进行视力筛查。

（2）要经常注意孩子的眼部卫生和用眼卫生情况。灯光照明要适当，不能太强或太弱；不要躺着看书；不可长时间看电视及打游戏机与玩电脑、手机；不看三维图像。

（3）对有斜视家族史的孩子，即使外观上没有斜视，也要在 2 周岁时请眼科医生检查一下，看看有无远视或散光。

（4）孩子看电视时，除注意保持一定距离外，不要让小孩每次都坐在同一位置上，尤其是斜对电视的位置，应时常左、中、右变换位置交换座位。

▲小头症

【疾病简介】小头症是指婴幼儿由于脑组织本身发育不良，导致头围相对于其年龄与性别的平均值小三个标准差以上的疾病。

本病不同于脑组织生长发育正常，而由于颅骨骨缝过早闭合影响头颅生长的狭颅症（颅缝早闭）。

【常见症状】头围增长较慢、较小，精神发育迟缓，注意力不集中，经常出现痉挛。头小畸形患儿体力发育和智力发育往往落后，但并非所有头小畸形的患儿均伴有智力低下。

【发病原因】多为遗传和妊娠感染、营养不良、宫内缺氧、颅内出血、放射线照射、中毒等因素造成神经损伤引起。

【治疗方法】由于神经损伤多不可逆，目前没有特别有效的治疗方法，但长期耐心的教育和训练仍可使智力得到发展。可使用抗痉挛药、精神安定剂、脑刺激剂等缓解症状。

▲遗传性出血性毛细血管扩张症

【疾病简介】遗传性出血性毛细血管扩张症是一种血管结构异常疾病，其病变特征是血小管缺乏弹性纤维与平滑肌，毛细血管、小动脉、小静脉管壁变厚，缺乏收缩能力，导致局部血管扩张、扭曲易破裂和出血，多发于青中年。

【常见症状】皮肤和黏膜出现鲜红色或紫红色的毛细血管或小血管扩张，呈针尖状、小结节状、团块状或血管瘤状，加压后颜色消失，病变常发生于手足、颜面、唇、口腔、鼻腔及消化道。某些固定部位自发性或轻度外伤后反复出血，多表现为鼻出血、牙龈出血、皮肤出血，少数可为反复呕血、黑粪、咯血、血尿、月经过多、眼底或颅内出血。出血多时可导致贫血。

【发病原因】常因染色体显性遗传（一种缺陷基因呈显性表达，而使 50% 的子女都有发病可能性的遗传性疾病）所致。

【治疗方法】

1. 一般治疗

局部压迫止血，需要时使用云南白药、安络血、止血散等止血药。

2. 手术治疗

反复出血且出血量大的局部病变，特别是造成反复大量呕血、咯血、黑粪、血尿的患者，可考虑用激光电灼或手术治疗。

▲幼儿急疹

【疾病简介】幼儿急疹，又称突发性皮疹、婴儿玫瑰疹，是婴幼儿常见的急性出疹性疾病，其特点为婴幼儿在高烧了 3 ～ 5 天后，体温突然下降，同时出现玫瑰色的斑丘疹。全年均可发病，冬春季节较多。多发于 6 个月至 2 岁，特别是 1 岁以内的婴幼儿。发病后可获得终身免疫力。

【常见症状】突然高烧（通常是出生后第一次发高烧），可达 39.5 ～ 40℃。可伴有嗜睡、情绪不佳、轻微流涕、咽喉疼痛、腹泻，少数患儿可因高烧出现短暂惊厥。一般在第四天高烧骤退，多在退烧后出现皮疹。

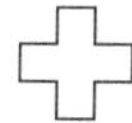

皮疹可由颈部和躯干开始，1 日内可迅速遍布全身，但以胸腹部为多。之后 1 ～ 2 日内可完全消失，皮疹不痒，不脱皮，不留痕迹。

【发病原因】经唾液飞溅或血液感染病毒所致。

【治疗方法】本病属自限性疾病，以对症治疗为主，由于传染性不强，一般无需隔离。

（1）卧床休息，补充足量水分，进食易消化食物，保持皮肤清洁。

（2）高烧时采取物理降温，并适当应用对乙酰氨基酚或布洛芬退烧药。

【预防与康复】

（1）避免与患病且处于发烧期的患儿直接接触。

（2）患儿应在皮疹完全消退后再去幼儿园。

▲幼儿自闭症

【疾病简介】自闭症又称孤独症，是一种导致儿童全面发展障碍的精神疾病，多见于 3 岁以下男童。

【常见症状】自闭症主要有社会交往障碍、语言交流障碍、兴趣狭窄和刻板反复的行为方式三大类核心特征。

1. 社会交往障碍

回避目光接触，表情贫乏，缺乏期待被抱起、爱抚的表情或姿态，或抱起时身体僵硬，不愿与人贴近，对父母不产生依恋，也缺乏与同龄儿童玩耍的兴趣，患儿常以哭或尖叫表示不舒适或需要。

2. 语言交流障碍

多在 2 ～ 3 岁时仍然不会说话，或曾有表达性言语，但以后逐渐减少，甚至完全消失，语言缺乏交流性质。

3. 兴趣狭窄和刻板反复的行为

对一般儿童所喜爱的玩具和游戏缺乏兴趣，而对一些通常不作为玩具的物品却特别感兴趣，如车轮、瓶盖、转动的电风扇等圆的可旋性东西，有些患儿对塑料瓶、木棍等非生命物体产生依恋行为。常用同一方式做事或玩玩具，要求物品放在固定位置，出门坚持走同一路线，长时间只吃少数几种食品和重复蹦跳，将手放在眼前凝视或用脚尖走路等怪异行为。

大部分患儿有不同程度的智力发育障碍，但也有部分患儿在智力低下的同时有“孤独症才能”，如在音乐、计算、机械记忆和背诵等方面有超常表现。

【发病原因】病因尚不十分明确，目前的研究表明多与遗传、围产期脑损害（如产伤、宫内窒息、中毒、感染等）、免疫系统异常和调节情感的神经物质异常有关。

【治疗方法】目前尚无治疗儿童自闭症的特效治疗方法，多采用教育训练和药物相结合的综合治疗方法。儿童自闭症治疗越早，改善程度越明显，所以早发现、早治疗十分关键。治疗中应坚持药物治疗为主，非药物治疗为辅，精神训练与躯体锻炼相结合和个性化长期治疗原则。

▲遗粪症

【疾病简介】遗粪症又称功能性大便失禁，是指已经会上厕所的儿童，在无器质性因素或躯体疾病的情况下，经常、反复在不适当的时间和地方解大便，而大便形状正常的排便障碍。多见于 4 岁以上男孩。

【常见症状】患儿并无精神发育迟缓、意识障碍、肛门括约肌功能障碍或腹泻情况，却不由自主地在不允许的场合排出大便，且反复发作，轻者一月几次，重者一日几次。

【发病原因】与功能性便秘和紧张、不安（如弟妹出生后，对于父母关注照顾减少疏离的不安、家长对大小便等管理过严导致抵触情绪、家庭不和睦等）的心理密切相关。

【治疗方法】从患儿饮食、排便习惯和心理因素几个方面查找原因，加以改善。

（1）增加进食富含纤维素食物和新鲜蔬菜水果，防止食物过于精细化。

（2）培养良好的排便习惯，有便意时及时告诉家长和老师，防止憋便，最后引起排便反射迟钝而出现大便失禁。

（3）因此类患儿多属害羞、敏感性格，应对患儿多从正面鼓励，减少负面批评，耐心培养定时排便习惯。

（4）少数患儿需在心理治疗的同时使用小剂量抗焦虑抑郁药物。

▲牙颌畸形

【疾病简介】牙颌畸形是指儿童因各种原因造成的牙齿、颌骨和颅面畸形。

【常见症状】个别牙齿错位，牙弓形态和牙齿排列异常，上下牙弓之间咬合关系异常（上下牙前突，下巴前翘、嘴巴歪偏等）。

牙颌畸形有时开始并无不适，但由于咀嚼压力异常，易造成牙齿的松动和折裂。严重时可导致咬合、咀嚼、发音和呼吸功能的正常发挥，还易影响牙周组织健康，增加发生龋病、牙龈炎的风险。

【发病原因】

1. 先天遗传因素

父母的牙颌畸形可遗传给子女。

2. 后天获得因素

换牙时乳牙该掉未掉，挤占了恒牙的位置，或恒牙长出前乳牙已发生龋病造成恒牙移位、倾斜；牙齿缺失使临近的牙齿向缺牙间隙移动；颌骨骨折后愈合错位；小儿吮指、咬下唇和偏侧咀嚼等不良习惯；妊娠期母亲患病、过量的放射线照射和外伤，以及小儿佝偻病、慢性鼻炎等。

【治疗方法】

（1）一般的畸形主要使用各种矫治器、

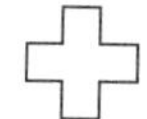

保持器等进行治疗。

（2）严重的骨性牙颌畸形需进行外科手术治疗。

【预防与康复】

（1）孕妇应注意营养，做好放射线防护、慎用药物，保证胎儿正常发育。

（2）儿童2岁以后，应定期进行牙齿检查，及时治疗龋病，及时拔除滞留乳牙、多生牙。

（3）培养儿童养成饭后刷牙、漱口和少吃甜食的良好口腔卫生习惯，去除可导致牙颌畸形的不良习惯。

（4）家长发现儿童牙颌畸形应尽早治疗，以免畸形向严重方向发展。

▲咽结膜热

【疾病简介】咽结膜热是一种以发热、咽炎、结膜炎为特征的病毒性结膜炎。多见于4～9岁儿童和青少年，常于夏、冬季流行，由于多经游泳池水感染又称游泳池病毒热，是一种传染性较强的疾病。

【常见症状】前驱症状为全身乏力、体温升高，随着发烧出现结膜发红、咽喉痛。

【发病原因】因感染腺病毒引起。

【治疗方法】本病无特效药，但属自限性疾病，一般四天左右即可退烧，结膜炎也会逐渐痊愈，以休息和对症治疗为主。

【疾病预防】疾病流行期间应避免去游泳池等公共场所。

▲夜惊症

【疾病简介】夜惊症属于儿童的一种睡眠障碍。多发于3～6岁男孩，大多在2～3年内自然痊愈。

【常见症状】在睡眠中突然号啕大哭，心率和呼吸加快；双眼凝视，表情惊恐，意识模糊；有时发出像野兽般的声音，或呼救命，或骂脏话；或起床在屋内来回走动，做些无目的的动作；当时无法唤醒，对父母的安慰无反应。发作持续时间只有几分钟，随即进入深睡。醒后对发作无记忆。

【发病原因】多因白天精神高度兴奋、紧张或受到惊吓。

【治疗方法】避免白天过度兴奋、劳累，合理安排生活。如果出现痉挛应去医院就诊检查。

▲幼女性外阴阴道炎

【疾病简介】幼女性外阴阴道炎是指发生在婴幼儿期的少女或幼女外阴皮肤和阴道黏膜的炎症，是婴幼儿期幼女常见的妇科疾病。

【常见症状】外阴部红肿，尿布或内裤上有发臭的脓性分泌物，因无法表达外阴瘙痒、分泌物增多、尿频尿急等不适，往往表现为烦躁不安、哭闹不止或以手抓外阴部。

【发病原因】幼女外阴发育尚未成熟，皮肤和外阴黏膜薄嫩，加之雌激素较成人少，对细菌的抵抗力弱，局部不清洁、接触污物时引起感染是主要原因。部分患儿通过使用他人衣物、浴盆或将异物放入阴道感染。

【治疗方法】

（1）保持外阴清洁、干燥、减少摩擦。

（2）局部以适当比例高锰酸钾坐浴。由于幼女外阴皮肤黏膜稚嫩，局部用药浓度必须偏稀，以免发生化学灼伤。

（3）局部或全身使用抗生素。

【预防与康复】

（1）保持手指、外阴的清洁，勤换尿布和内裤，每天清洗外阴。

（2）养成便后由前向后擦拭的习惯。

（3）避免使用他人浴巾、浴盆。

（4）尽量不让孩子在地板上坐卧。

（5）不穿化纤、紧身的内裤和高筒袜。

▲幼年性变形性骨软骨炎

【疾病简介】幼年性变形性骨软骨炎又称多发性骨骺发育不良、幼年畸形性骨软骨炎，是先天性骨发育障碍，会造成股骨生长发育供血不足，影响髋关节的生长发育。多发于5～10岁男孩。

【常见症状】婴儿初生后并无明显畸形，直至4～6岁走路不稳，身体横距宽，个子矮小，方引起重视。一般于4岁以后出现症状，表现为关节疼痛(髋关节和膝关节)，运动障碍和步态不稳（首发症状通常是髋关节疼痛或步行困难）。症状尤其在11～12岁最明显，青春期前可出现关节隐痛，青春期后随年龄增长症状可改善。

【发病原因】本病是家族遗传性疾病。

【治疗方法】目前尚无有效的根治方法，视病情和患儿年龄分别采取观察、保守治疗（使用矫形工具减轻关节负担、休息、制动）或矫形手术治疗。但手术不宜过早进行，一方面是因为随年龄增长症状可改善；另一方面骨骺未闭合前矫形，畸形复发率甚高。宜以保守治疗为主。

▲异食症

【疾病简介】异食症是指一种嗜吃非食物的行为。

【常见症状】嗜吃纸张、沙土、煤渣、墙皮、自己的头发等。

【发病原因】

（1）嗜异症是一种心理失常的强迫行为，多半与父母管教太严、年长兄姐抢夺玩具或欺负等使患儿变得畏缩、无法自在活动有关。

（2）与小儿体内缺铁、缺锌有关，某些缺铁性贫血和锌缺乏小儿有嗜食异物表现，当他们的贫血和锌缺乏纠正后，症状亦

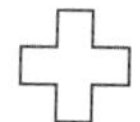

随之消失。

【治疗方法】

（1）为孩子提供自由自在和充满关爱的生活环境。切忌简单粗暴，不可对患儿责罚和捆缚孩子的手足，这样不但不能解除嗜异习惯，反而使他们暗中偷吃此类不洁之物。

（2）根据需要服用铁剂或在膳食内补充锌剂。

▲婴幼儿胃食管反流

【疾病简介】婴幼儿胃食管反流是指胃中的食物和胃液反流入食管，甚至反流入口腔的情况。

绝大多数婴儿都有胃食管反流的时期，其表现为吃奶后打湿嗝和溢乳，通常是一种正常现象。如果胃食管反流严重，影响了喂养及营养时，就是一种病理现象，称为胃食管反流病。可造成食管黏膜受损、体重不增、呼吸困难等情况，甚至影响婴儿发育。

【常见症状】婴幼儿胃食管反流的典型症状是呕吐和频繁溢乳。通常在最初的几个月里会加重，6~7 个月时达到高峰，之后逐渐减轻。绝大多数婴儿胃食管反流的症状会在 18 月龄左右时消失。

如果发展成胃食管反流病，可出现身体扭曲等类似抽搐的姿势，和形成因胃部不适引起的易怒、喂养问题导致的发育缓慢。若将胃酸和食物吸入肺部，可引起肺炎、哮喘、呼吸暂停。患儿也可出现耳痛、声嘶、鼻窦炎。

【发病原因】食管下括约肌发育尚不成熟、平卧位喂奶或喂奶后立即将婴儿平放、吃奶过量、咖啡因和香烟刺激是常见原因。此外，食管狭窄、幽门狭窄、肠转位等组织结构异常也会导致胃食管反流。

【治疗方法】根据患儿年龄和症状进行治疗。

1. 一般治疗

仅有打嗝的婴幼儿采取少量、多次喂较黏稠的食物，并改变喂养姿势、喂后多拍打。

年长儿童，床头应抬高 15 厘米，睡前 2 ～ 3 小时禁止进食，避免过量进食，少喝碳酸饮料和含咖啡因饮料，勿吃巧克力，远离香烟。

2. 药物治疗

一般治疗无效者，需视情况使用抗酸药、抑酸药及胃动力药物。

3. 外科治疗

症状十分严重者，可考虑手术治疗。

▲婴幼儿脱发

婴幼儿脱发的原因一般有如下两类。

一、生理性脱发

孩子在出生后数周中，可以出现胎毛脱落，经数月后复原，属于正常现象。婴儿也可因头部不断摩擦而引起脱发。婴儿睡觉时仅仅是由于头部重量产生的压力，就可以使枕部产生大片的脱发区。这是由于新生儿毛发的发根还未能很牢固地附着于皮肤内，因而尽管摩擦并不频繁，也会引起毛发的松动脱落。

二、病理性脱发

1. 枕秃

以佝偻病（缺钙）多见，佝偻病除了掉头发以外常伴有其他症状，如爱哭闹、睡觉易惊醒、多汗等。由于枕部受汗液刺激，婴儿经常在睡觉时摇头与枕头摩擦，结果造成枕部头发稀疏、脱落，形成典型的枕部环状脱发，医学上称之为“枕秃”，是婴儿佝偻病的早期表现。

2. 斑秃

为圆形斑片状脱发，即圆形脱发。这种脱发与孩子自身免疫系统、激素分泌及精神压力有关，多发于家庭关系紧张、课业压力大的儿童，且绝大多数会并发特异性皮炎。

▲游走肾

【疾病简介】正常情况下，肾脏位于脊柱两侧，紧贴腹后壁，在第二、第三腰椎平面之上，右侧略低于左侧。直立时肾可下降一个椎体的高度（约 2 厘米），超过此范围者称为肾下垂。个别患者由于肾脏固定组织过于松弛，肾脏能在腹部移动，甚至下降，此类肾下垂就称为游走肾，一般多见于右侧肾脏。肾下垂与游走肾对生育并无影响。

【常见症状】少数患者可出现腰部钝痛或牵拉痛，活动时加重，平卧后消失，可伴有尿频、尿急等慢性尿路感染症状，偶有下肢浮肿、腹胀、恶心、呕吐等情况。

【发病原因】大多由于胚胎发育不良、肾脏固定组织结构不健全所导致，少数由肾外肿瘤压迫所致。

【治疗方法】

（1）大多数患者没有不适症状，对生育健康也无影响，无需治疗。

（2）有腰痛、血尿者，可通过加强腹肌锻炼和使用肾托、腰带等方法控制肾脏活动度，改善症状。

（3）症状较重者可考虑手术治疗。

▲直立性调节障碍

【疾病简介】直立性调节障碍又称起立性调节障碍，是儿童期的一种自主神经功能失调疾病，多发于 10 ～ 15 岁青少年。

【常见症状】由卧位转为直立位的瞬间或直立时间较长时出现头晕、眼花、胸闷不适等症状，严重者可有恶心、呕吐，甚至晕倒，不需治疗能迅速恢复清醒，部分患者表现为晨起头晕，精神不振，不愿运动，稍事运动即感不适，泡热水澡时感觉明显不适，可伴有面色苍白、食欲不振、倦怠无力、头痛、晕车（船）等症状。

【发病原因】一般认为是由自主神经功能尚未发育完善，功能不稳定，以至有时血管舒张和收缩反应不良，尤其在体位变动时，

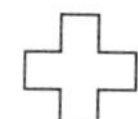

由卧位变为直立位时引起一过性脑供血不足所致。

【治疗方法】随着年龄增长，生长发育成熟，多在青春期后可逐渐自愈，一般不需特殊治疗，可通过心理治疗和体育运动缓解精神负担，增强适应性，必要时可使用谷维素改善神经系统。

▲周期性呕吐综合征

【疾病简介】周期性呕吐综合征是指恶心、呕吐的周期性发作，因为在呕吐发作时验尿可以发现丙酮，故又称其为丙酮血性呕吐症。多见于2～10岁儿童，尤其是脸色白、偏瘦型神经质男孩。常在幼年时发病，到青春期就会结束，但有的人也会持续到成年。

【常见症状】突然呕吐，全身无力，神色疲惫，脸色苍白，头痛，腹痛，食欲不振，呼吸急促，吐气有甜酸味，胃中食物吐完后，还会吐出黄色胆汁或咖啡渣样带血物质，一天呕吐数次，可持续几小时到2～3天。上述症状每隔数周或数月就反复发作一次。

【发病原因】因感冒、疲劳、精神紧张等，使自主神经失调，血液中丙酮增加所致。

【治疗方法】

（1）保持安静，充分休息，放松精神，停止进食。

（2）注射镇静剂、止吐剂。

（3）输液补充水分，以防脱水。

【预防与康复】

（1）避免给孩子过大压力和过度保护。

（2）避免身心疲劳，注意生活规律，增强体质。

（3）注意发病前先兆，采取针对性措施防止发病。

▲中耳炎

【疾病简介】耳朵由外耳、中耳和内耳三部分构成，中耳功能是声音放大器，负责将经外耳道接收的声音，经处理后转递至内耳，再经内耳通过听神经传入大脑。

中耳炎就是指发生在中耳的炎症，可分为化脓性和非化脓性两大类。化脓性中耳炎又可分为急性和慢性两种，非化脓性中耳炎包括分泌性中耳炎、气压性中耳炎。此外还有常见的结核性中耳炎。

【常见症状】

1. 急性化脓性中耳炎

好发于儿童，特别是3个月～3岁婴幼儿，常是普通感冒或过敏反应的并发症，多见于冬春季节。

耳内先有闭塞发胀感，继而出现强烈的耳痛，还可出现听力下降、全身倦怠、食欲减退、头痛、发烧、畏寒，小儿症状较重，常伴有近40℃的高烧和呕吐、腹泻。婴幼儿因不会表达耳痛感觉，常表现为搔耳、摇头、哭闹不安等。

少数患者可导致严重的并发症。耳周骨质感染时，耳周及耳内可有持续性的跳痛（随脉搏的搏动而产生的痛感），听力进行性下降；内耳感染时，可有头晕、耳聋症状；导致脑膜炎和脑脓肿等脑组织感染，时可出现惊厥和其他神经系统的症状；鼓膜穿孔时，可出现耳内出血及流脓。一旦发生鼓膜穿孔，耳内脓液外泄后，症状可得到缓解。

2. 慢性化脓性中耳炎

包括单纯型、骨疡型和胆脂瘤型三种。单纯型慢性中耳炎病变仅限于中耳黏膜层，也称非危险型。骨疡型慢性中耳炎病变已伤及耳骨，而胆脂瘤型慢性中耳炎不仅造成骨破坏，还常常影响到更深、更广的组织，引起内耳炎、面瘫、脑膜炎、脑脓肿、败血症等严重并发症，所以这两种慢性中耳炎又称危险型慢性中耳炎。

慢性的化脓性中耳炎的特点是长期或反复耳流脓、听力减退、鼓膜穿孔。单纯型慢性中耳炎脓液一般较稀薄，呈间断性，无臭味；而骨疡型和胆脂瘤型流脓虽不多，但较稠，呈持续性，有恶臭味。如有头晕、呕吐、面瘫、剧烈头痛、高烧等症状，多为胆脂瘤型引起的并发症。

3. 分泌性中耳炎

又称浆液性中耳炎、渗出性中耳炎等，多发于学龄前儿童（约 90% 以上的学龄前儿童患过本病）。由于可导致难以治愈的听力障碍，应高度重视。成人的主要症状为耳内闭塞感，听力下降，听力可随头位变动而变化，可伴有耳痛、耳鸣。儿童和成人的症状有所差别，多无耳痛，其听力下降主要表现为对父母的呼唤不理睬、注意力不集中，或看电视、听广播音乐时音量过大、学习成绩下降或其他因听力受损引起的语言理解能力、语言发展、学习能力和行为发育的障碍。

4. 气压性中耳炎

当乘飞机起降、潜水等外界气压突然发生改变时，耳朵产生胀满感或疼痛感，听力下降或眩晕，甚至鼓膜破裂、出血。

【发病原因】上呼吸道感染后，鼻咽部分泌物因擤鼻、吞咽及呕吐等进入耳鼓室，是造成急性化脓性中耳炎最常见的原因。此外，火器震伤、挖耳损伤、拳击和跳水引起鼓膜破裂造成的感染，以及哺乳位置不当，乳汁等经咽鼓管逆流入中耳引起的感染，患者急性重度传染病和脓毒血症时，细菌经动脉直接进入鼓室，也都是致病原因。

慢性化脓性中耳炎多因急性期未能得到及时和正确治疗所致，也可因急性化脓性中耳炎、外伤直接病变发展而成，或耳朵附近病灶如化脓性鼻窦炎、扁桃体炎等扩散致病。

分泌性中耳炎因急性化脓性中耳炎未完全愈合或过敏、胃食管反流、淋巴结肿大、鼻炎、鼻窦炎、鼻中隔偏曲、鼻息肉、鼻咽部肿瘤、放疗等引起咽鼓管阻塞导致中耳腔内积液造成。

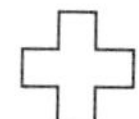

气压性中耳炎是因为鼓膜内外两侧压力不平衡导致中耳损伤引起。

【治疗方法】

1. 急性化脓性中耳炎

（1）药物治疗：早期足量使用抗生素控制感染，使用喷剂、滴剂等局部治疗。疼痛严重者可加用对乙酰氨基酚或非甾体抗炎药。

（2）手术治疗：如果鼓膜肿大而多脓需进行鼓膜切开术排脓。

2. 慢性化脓性中耳炎

（1）单纯型慢性中耳炎主要使用抗生素控制炎症。由于多数患者会有耳膜穿孔或中耳破坏情况，炎症控制后大多需进行手术修补鼓膜。

（2）危险型慢性中耳炎需立即进行手术治疗。

3. 分泌性中耳炎

（1）积极治疗引起本病的基础病。

（2）使用肾上腺素、麻黄碱等减充血剂减轻咽鼓管充血，有过敏反应者使用抗组胺药物减轻充血。

（3）急性期可使用抗生素药物。

（4）慢性期（持续时间超过 3 个月），可采取鼓膜穿刺或切开术，使中耳积液流出。

4. 气压性中耳炎

（1）可通过咀嚼口香糖、张口呼吸（飞机起飞时）、闭口呼吸、捏鼻鼓气（飞机下降或潜水时）调整鼓膜内外压力。

（2）必要时使用减充血剂滴鼻。

【疾病预防】

（1）注意锻炼身体，提高身体素质，积极预防和治疗上呼吸道感染和鼻部、咽部慢性疾病及急性中耳炎。

（2）禁用硬物掏耳，防止鼓膜损伤。有陈旧性鼓膜穿孔或鼓室置管的患者应禁止游泳，防止水进入耳内。

【康复护理】

（1）病发初期高烧时，要多饮白开水。

（2）睡眠时患耳应在下侧，同时注意不能受到压迫以利脓液排出。

（3）按时服药及换外用药。换药器具注意需严格消毒。

（4）换药时嘱患者应侧卧或将头倾向一侧肩部，并牵引耳郭，成人的耳郭可向后上方牵引，儿童则向后下，然后滴入或纳入药物。

（5）保持外耳道清洁，但不能用力擦拭。局部用药前，可先用 3% 双氧水或硼酸水清洗耳道，用消毒棉签拭净。

（6）在哺乳时，小儿要采取头高脚低的体位，禁止卧位喂奶。

◎常见儿童急性传染病

▲白喉

【疾病简介】白喉是由白喉杆菌引起的一种急性呼吸道传染病，其典型的临床表现为咽喉等部位形成由死亡的白细胞、细菌和其他物质所组成的白色伪膜。伪膜常造成呼吸道狭窄，引起呼吸困难。有些类型的细菌还可释放出特殊的毒素，并视伪膜部位不同，造成心脏、神经、肾脏或大脑等器官损害。

本病原易发于儿童，随着近年来百白破疫苗的广泛使用，发病率已大幅降低，同时好发年龄向大年龄组推移。

白喉可分为四种类型，依发生率由高到低依次为：咽白喉、喉白喉、鼻白喉和其他部位的白喉。咽白喉和喉白喉是白喉的主要类型，其中咽白喉占白喉病人的80%。咽白喉多发于5~10岁儿童和成人；其他类型白喉多见于5岁以下幼儿。本病多发于冬季。

【常见症状】潜伏期1~5天，视病灶部位、患者免疫状态、毒素量以及是否进入血液循环而有不同的表现。

咽白喉的症状是咽痛、疲乏、呕吐、发烧和扁桃体或咽喉红肿，其上有灰白色斑点。起病半天之后，斑点变成伪膜。感染较重者伪膜可扩大至软腭、咽后壁和鼻咽部，出现高烧（可达39℃以上），出现极度乏力、恶心、呕吐、严重口腔腐臭味、颈部淋巴结肿大症状。极重型感染时，伪膜会扩展到气管、支气管，伪膜颜色呈黑褐色，影响呼吸和吞咽，出现血压下降、发绀、高烧、烦躁不安、心跳加快等全身中毒症状，可并发心肌炎和周围神经麻痹，导致心肌、软腭、眼肌、四肢、呼吸肌麻痹，有猝死风险。

喉白喉多由咽白喉向下扩散所致，患者出现声音嘶哑甚至失音、犬吠样咳嗽、呼吸困难并呈进行性加重等症状。

鼻白喉和其他部位的白喉一般症状较轻，可在鼻部或身体其他感染部位出现伪膜。

【发病原因】主要经飞沫途径感染病菌所致，也可通过污染的手、玩具、餐具等物品或尘埃等传播途径感染。白喉杆菌可在牛奶内繁殖，从而引起暴发流行。

【治疗方法】

（1）因伪膜可突然脱落，造成窒息或因心肌炎、呼吸肌麻痹等猝死，患者应立即就医，住院隔离治疗两周。

（2）使用抗毒素中和细菌毒素，同时使用抗生素杀死细菌。

（3）呼吸严重困难者进行气管切开手术。

【预防与康复】

（1）按时接种百白破三联疫苗可有效预防白喉，必要时成人也应加强免疫。

（2）没有接受全程免疫而与白喉患者密切接触的幼儿，应给予白喉类毒素与抗毒素同时注射。

（3）白喉杆菌在衣服、床单上可生存数天至数周，能耐寒冷和干燥，在干燥的假膜中可生存3个月，但易被消毒剂杀死。患者接触过的物品须煮沸或加倍量的10%漂白粉乳剂或5%石炭酸溶液浸泡1小时，患

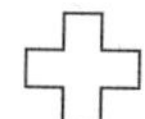

者的分泌物及所用物品应进行焚毁或消毒。

（4）发病后前三周必须卧床休息保持安静，密切观察病情和心电图，严防猝死。

（5）禁鱼腥、辛辣等刺激性食物。宜进食高热量、高蛋白、高营养的食物，并多食米汤、青菜、豆腐等清淡、容易消化的食物。

▲传染性红斑

【疾病简介】传染性红斑，是一种病毒性皮肤病，也是一种传染性疾病，好发于2～10岁儿童，多在春夏季节发病，易在幼儿和少儿中引起暴发流行。孕妇在妊娠初期感染，常导致胎儿畸形或流产。本病感染后具有终生免疫力。

【常见症状】潜伏期5～15天，常突然在面部出现皮疹，而无全身症状或症状轻微，出现低烧、咽喉痛、眼结膜充血等类似感冒症状。皮疹初期表现为双侧面颊玫瑰红色斑疹，融合后形成水肿性红斑，呈蝶形（看起来似乎被拍打过一样），皮疹不发生于口唇周围。约1～2天后，四肢、臀部、偶见躯干出现边界清楚、对称的斑疹。约4～5天后皮疹依出现次序逐渐消退，整个病程10天左右。青少年和成人患者可大多有轻度的关节疼痛和肿胀。但少数症状严重者整天无法活动，皮疹可在病愈后数周内，因阳光、高温、运动、情绪紧张等因素再次出现。

【发病原因】主要通过呼吸道感染病毒。

【治疗方法】

（1）传染性红斑属于自限性疾病，大多数患儿只需多加休息，吃易消化的食物，多饮水注意观察即可。

（2）瘙痒明显者可使用抗组胺药，皮损处可外搽炉甘石洗剂以止痒，如有发热者可口服退烧药。

（3）患儿应隔离至皮疹完全消退。

▲风疹

【疾病简介】风疹，又称德国麻疹、三日麻疹，是一种病毒性传染病。多发于冬末春初，常见于青少年。一般症状轻、病程短。但孕妇若在怀孕最初的16周，尤其是8～10周感染时，常传染给胎儿，造成流产、死亡或婴儿心脏畸形、白内障及听力障碍等先天缺陷。

【常见症状】潜伏期2～3周后，出现流涕、咳嗽等轻微感冒症状，多数患儿首发症状是耳朵或颈后、枕部出现淋巴结肿大，1天后从面部开始出现红色皮疹，并逐渐扩展到躯干、上肢、下肢。出疹后会出现持续2～3天38～39℃发热，伴有全身倦怠、喉咙痛等症状。成人特别是女性，易出现关节疼痛，部分患者仅有发热、上呼吸道炎症和淋巴结肿大而无皮疹，甚至无任何症状。传染期在出疹前1周至出疹后2周。少数患者可并发脑炎或中耳炎。

【发病原因】通过风疹患者呼吸道飞沫

传播或与风疹患者亲密接触感染。

【治疗方法】

1. 西医

一般症状轻微，不需要特殊治疗。安静休息 3 ～ 5 天即可痊愈，但在出疹后一个月内应留意观察以防并发症发生。症状较显著者，应尽快就医。

2. 中医

中医认为本病系感受风热时邪，发于肤表所致。可服用银翘解毒丸、板蓝根冲剂或汤药。

【预防与康复】

（1）1 ～ 12 岁儿童和有计划怀孕者通过接种疫苗，可有效免疫。

（2）儿童和妊娠期、特别是妊娠早期的妇女在风疹流行期间应尽量避免接触风疹病人。

（3）患儿卧床休息，避免直接吹风，防止受凉后，加重病情。发热期间，多饮水。饮食宜清淡和容易消化，不吃煎炸与油腻之物。

（4）防止搔破皮肤，引起感染。

▲流行性腮腺炎

【疾病简介】流行性腮腺炎，俗称“痄腮”，是因病毒感染引起的腮腺炎症，也是一种多发于儿童和青少年的急性呼吸道传染病，病后可获得终身免疫。本病四季均有流行，但以冬末春初最为常见。病毒主要侵犯腮腺，也可侵犯各种腺组织、神经系统及心脏、肝脏、肾脏、关节等器官，还可引起脑膜炎、睾丸炎、胰腺炎、卵巢炎等。

【常见症状】腮腺炎潜伏期 2 ～ 3 周，起病大多较急。前期为耳痛、咀嚼时疼痛，可有发热、畏寒、头痛、咽痛、食欲不佳、恶心、呕吐、全身疼痛等，数小时至 1 ～ 2 日腮腺肿痛逐渐明显，体温可达 39℃以上。腮腺肿胀大多于发病后 3 天左右达到高峰，之后逐渐退烧、消肿，成人患者一般较严重。

如果合并脑炎、睾丸炎、胰腺炎以及病毒性心肌炎，除了腮腺炎症状外，还会出现其他相应疾病的症状。

【发病原因】主要通过直接接触或接触被飞沫、唾液污染的食物或玩具等形式感染腮腺炎病毒所致。

【治疗方法】本病属病毒感染，无有效药物，由于多为自限性，以休息静养为主。

（1）卧床休息并进行隔离，直到腮腺肿大完全消失 3 天后才可以解除隔离。

（2）急性期应避免刺激性特别是酸性食物，多喝水保持口腔卫生。

（3）可冷敷患处，缓解肿痛，发热或疼痛明显者使用抗病毒药物、抗生素和维生素 C，也可服用解热止痛药。

（4）严重化脓者需手术排脓治疗。

【疾病预防】

（1）接种流行性、腮腺炎灭毒活疫苗。

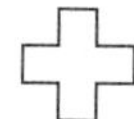

（2）嘱咐孩子避免与腮腺炎患者密切接触。

（3）室内要注意通风，保持空气流通，家里可用0.2%过氧乙酸消毒。流行期间不要参加大型集体活动。

（4）药物预防，板蓝根30克或金银花9克煎服，每日1剂，连续6天。

【护理与康复】

（1）不要让孩子上学，以免传染给其他同学，直至腮腺肿胀消退后五天再去学校。

（2）在腮肿的早期，可用冷毛巾局部冷敷，使局部血管收缩，从而减轻炎症充血的程度，达到减轻疼痛的目的。亦可用如意金黄散调茶水或食醋敷于患处，保持局部药物湿润，以发挥药效，防止干裂引起疼痛。如果男孩的睾丸疼痛，可以用绷带把阴囊托起，以减轻疼痛。

（3）鼓励患儿多饮水以利汗液蒸发散热及毒素的排出。高热时可采用头部冷敷、温水或酒精擦浴进行物理降温或服用适量退热剂。发热早期可给予利巴韦林、干扰素或板蓝根进行抗病毒治疗。

（4）患腮腺炎时，病儿常因张嘴和咀嚼食物而使疼痛加剧，因此，应给病儿吃富有营养易消化的流食、半流食或软食，不要给病儿吃酸、辣、甜味过浓及干硬食物，因为这些食品易刺激腮腺使腮腺分泌增加，刺激已红肿的腮腺管口，使疼痛加剧。

（5）饭后及睡觉前后用淡盐水漱口或刷牙，清除口腔及牙齿上的食物残渣，防止继发细菌感染。

（6）重症病患儿因高热，精神及体力都很差，应当卧床休息，减少体力消耗，以利于康复。

（7）腮腺炎可引起多种并发症，应密切观察，发现异常应立即就医。

▲麻疹

【疾病简介】麻疹是麻疹病毒引起的急性呼吸道传染病。本病传染性极强，在人口密集而未普种疫苗的地区易发生流行。疫情主要威胁5岁以下儿童，成人也会发病，约2～3年发生一次大流行。近年来因预防接种疫苗的推广，发病率已大幅下降，但如果是母亲没有免疫力的孩子，或出生后六个月未接种疫苗者，还是有可能被感染。

【常见症状】典型的麻疹具有“发烧3天，出疹3天，退疹3天”的特点。患病初期很像感冒，出现发烧、咳嗽、流涕、喷嚏等症状。同时伴有眼睛怕光、流泪、充血的现象。起病第2～3日，在颊内黏膜上相当于第二磨牙的外侧，可见白色斑点，直径为0.5～1毫米，外周有红晕，此即为本病特征性麻疹膜斑，即科氏斑又称费科氏斑，此斑持续1～2日即消失。在发热第3、第4日开始出现皮疹，先见于耳后、发际，很快波及面部、躯干，遍及四肢、手掌和脚心。

皮疹为暗红色的丘疹，大小如小米粒，如果出得多便会融合成片。一般来讲，出疹时热度会更高，怕光、流泪、流涕、咳嗽的症状也更加重。在皮疹出齐后，会依出疹顺序逐渐消退，同时体温下降。在皮疹消退时，出过皮疹的皮肤开始出现麦麸样脱皮，并留下色素沉着。不过，这样的出疹过程表明经过顺利，称“顺疹”。

现在由于麻疹疫苗广泛接种，轻型麻疹较为多见。发烧时体温不会太高，眼睛流泪、怕光及流涕的症状也较轻，颊黏膜上很少出现“科氏斑”，皮肤上的皮疹稀而疏，通常1～2天即可退掉。

孕妇和新生儿麻疹：患麻疹的孕妇分娩前可经胎盘将病毒传给胎儿，使刚出生的新生儿也可发生麻疹，病情轻重不等，但往往无明显前驱症状而出疹较多。

容易并发中耳炎、肺炎、脑炎等。

【发病原因】接触通过呼吸道分泌物飞沫传播的麻疹病毒。

【治疗方法】

1. 一般治疗

最重要是隔离、卧床休息与补充足量水分。常通风保持空气新鲜。有畏光症状时房内光线要柔和；给予容易消化的富有营养的食物；保持皮肤、黏膜清洁，口腔应保持湿润清洁，可用盐水漱口，每天重复几次。一旦发现手心脚心有疹子出现，说明疹子已经出全，病人进入恢复期。密切观察病情，出现合并症立即就诊。

2. 对症治疗

高烧时可用小剂量退热剂；剧咳时用镇咳祛痰剂；使用抗生素预防继发细菌感染导致的并发症。麻疹患儿应补充维生素A。

【预防与康复】

（1）接种疫苗是最有效的预防措施。

（2）切断传播途径：如发现麻疹病人，则应采取综合措施防止传播和流行。麻疹流行期间对室内环境进行消毒。麻疹病毒抵抗力不强，对干燥、日光、高温均敏感，紫外线、过氧乙酸、甲醛、乳酸和乙醚等对麻疹病毒均有杀灭作用，但在低温中能长期存活。

（3）隔离传染源：患者应到传染病医院住院治疗，在家隔离治疗时应尽量减少与他人接触。患者隔离至出疹后5天；伴有呼吸道并发症者隔离期延长至出疹后10天。

▲水痘

【疾病简介】水痘是由水痘——带状疱疹病毒引起的一种急性传染病，主要发生在婴幼儿，冬春两季多发。成人感染时症状较儿童严重，免疫系统受损者感染时有生命危险。水痘传染性极强，自发病前1~2天至最后一个水疱结痂都具有传染性，易发生在幼儿园等集体生活环境。水痘愈后可获得终身免疫，但如果病毒潜伏在脊髓的神经节，长大或成年后遇抵抗力下降而再度感染时，会以带状疱疹形式出现。

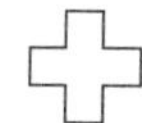

【常见症状】潜伏期约为2～3周，婴幼儿常无早期症状。年长儿或成人出疹前可有发热头痛、全身不适、食欲不振及上呼吸道症状。皮疹先见于躯干、头部，后延及全身。其分布呈向心性，以发际、胸背较多，四肢面部较少，手掌足底偶见。鼻、咽、口腔、外阴等部位的黏膜亦可发疹。皮疹在1~6日内相继分批出现，皮损呈细小的红斑→丘疹→水疱→结痂→脱痂的演变过程，水疱期痛痒明显，同一部位可有斑疹、丘疹、疱疹和结痂同时存在。如无感染，1～2周后痂皮脱落，一般不留瘢痕。

新生儿、成人和免疫系统受损人群易并发肺、脑、心脏或关节感染出现咳嗽、呼吸困难、头痛、头晕、意识错乱、心脏杂音、关节疼痛等症状。妊娠头三个月内感染水痘，可导致胎儿先天性畸形、早产或死胎。

【发病原因】经飞沫或直接接触感染病毒所致，儿童与带状疱疹患者接触也可发生水痘。

【治疗方法】水痘是一种自限性疾病，也无特效药治疗本病，主要是对症处理和防止皮肤发生继发感染。

（1）尽早隔离患儿，直到全部皮疹结痂，注意补充水分，进食营养丰富易消化食物。

（2）经常用水和肥皂清洗皮肤防止感染。

（3）剪短指甲，避免抓搔水疱，引起皮肤继发感染。

（4）可外涂炉甘石洗剂止痒。

（5）有继发感染者，使用抗生素治疗。

（6）居室要经常通风。

【预防与康复】

(1) 注射水痘疫苗：一般推荐1周岁以上婴幼儿注射水痘疫苗，体弱者和孕妇可在接触水痘患者后4天内注射丙种球蛋白。这种疫苗的缺点是可能引起一些副作用，而且还有部分儿童不能完全免疫。但接种过水痘疫苗的孩子即使感染了水痘，症状也很轻微，有的甚至不出皮疹。所以如果健康状况允许，应该接种水痘疫苗。

（2）疾病流行期间健康儿童应尽量不到公共娱乐场所游玩，或去病儿家串门，以防接触传染。

（3）对接触过水痘病人的孩子最好也要隔离观察3周。

（4）患儿护理

① 注意消毒与清洁：对接触水痘疱疹液的衣服、被褥、毛巾、敷料、玩具、餐具等，根据情况分别采取洗、晒、烫、煮、烧消毒，且不与健康人共用。同时还要勤换衣被，保持皮肤清洁。

② 注意病情变化：个别患儿可合并发生肺炎、脑炎，如发现出疹后一周内体温不降，全身状况未见改善或加重，应及时送到医院。

③ 定时开窗通风：房间尽可能让阳光照射。

④ 物理退烧：如有发烧情形，最好是采用冰枕、毛巾、多喝水等物理退烧法。应避免使用阿司匹林类的药物来退烧，以免发生瑞氏综合征（一种严重的药物不良反应，死亡率高）。

▲猩红热

【疾病简介】猩红热是一种急性出疹性呼吸道传染病，主要发生在冬春季节。任何年龄均可患病，但多发于5～15岁儿童。临床以发热、咽峡炎、全身弥漫性猩红色皮疹和疹退后皮肤脱屑为特征。少数患者可并发风湿热或急性肾炎。

【常见症状】潜伏期3天左右，突然出现39℃左右的高烧，畏寒、头痛、喉咙痛、扁桃体红肿、食欲减退、呕吐、颈部淋巴结肿痛，舌头的乳头红肿，颗粒变大，呈草莓样。发病1～2天后出现猩红色皮疹，一般在皮疹出现前，先可见有黏膜内疹（软腭充血水肿，并伴有米粒大的红色斑疹或出血点）。皮疹从上身开始迅速扩展至全身，皮肤常有瘙痒感，皮疹在3～7天后完全消失，体温也逐渐正常。皮疹消退一周后，腋下、手指尖、指甲根部、鼠蹊部的皮肤如米糠状脱落，手掌、足底皮肤呈膜状整片脱落。

【发病原因】与猩红热患者或带菌者近距离接触，通过飞沫感染化脓性链球菌引起，部分患者经皮肤或产道感染。

【治疗方法】

1. 一般治疗

（1）卧床休息，并隔离一周。

（2）保持口腔卫生，用生理盐水漱口，进食清淡、半流质食物。

（3）使用物理方法降温，及时补充维生素和水分。

2. 药物治疗

使用抗生素和退热剂。

【预防与康复】

（1）避免接触猩红热患者，已接触者应密切观察7天。

（2）本病流行期间，应避免到拥挤的公共场所。

▲支原体肺炎

【疾病简介】支原体肺炎是由肺炎支原体（一种比细菌小、比病毒大的微生物菌）引起的急性呼吸道疾病。好发于幼儿、学龄儿童及年轻人，易在大、中、小学和集体单位引起小范围的爆发和流行，是秋冬季高发的一种传染病。

【常见症状】症状轻重不一。大多起病不急，有发热、厌食、咳嗽、畏寒、头痛、咽痛、胸骨下疼痛等症状，以发热和咳嗽为主要表现。体温在38～39℃左右，初期干咳，继而有痰（偶含少量血丝）。一般无呼

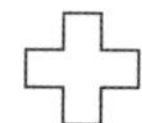

吸困难表现，但婴儿患者可有喘鸣及呼吸困难。少数病情发展迅速，可出现呼吸窘迫，甚至死亡。大多数在 8 ～ 12 日退热，体温正常后仍可遗有咳嗽，恢复期需 1 ～ 2 周。

【发病原因】支原体由口、鼻分泌物经空气传播引起呼吸道感染。

【治疗方法】本病的治疗原则是以抗感染为主要措施，辅以祛痰、化痰，以减轻咳嗽症状。用药疗程不应少于 2 周，以有效杀灭微生物，防止病情反复。

【预防与康复】支原体肺炎可以造成小流行，故应注意呼吸道隔离。秋冬季房间也要定期开窗通风，保持室内空气新鲜。多喝温水，饮食以易消化、营养丰富的食物为宜。多开展户外活动，进行身体锻炼，尤其要加强呼吸运动锻炼，以改善呼吸功能。在寒冷季节或气候骤变外出时，要及时增添衣服，以防受寒感冒。

参考文献

[1] Robert S. Porter,Justin L. Kaplan,Barbara P. Homeier. 美国默克家庭医学手册 . 第3版 . 胡大一主译 . 北京：人民卫生出版社，2014.

[2] Mark C. Henderson, Lawrence M. Tieney, Gerald W. Smetana. 全科医生鉴别诊断−基于循证医学方法的鉴别诊断 . 第 2 版 . 刘 尚勤，胡家美，陈中山译 . 北京：人民军医出版社，2014.

[3] 于军著 . 心身健康调适指南 . 合肥：安徽科学技术出版社，2014.

[4] 杨刘清，贾丽娜等 . 营养与膳食 . 北京：高等教育出版社，2012.

[5] 斐海泓 . 体育 . 第 5 版 . 北京：人民卫生出版社，2013.

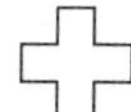

索引

E

F

G

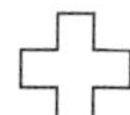

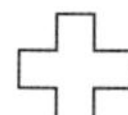

T

W

X

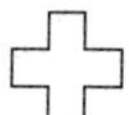

Y

Z